임상 전문가를 위한

수용전념치료의 이론과 실제

Debrin P. Goubert, M.D.
Niklas Törneke, M.D.
Robert Purssey, M.D., FRANZCP
Josephine Loftus, M.D., MRCPsych
Laura Weiss Roberts, M.D., M.A., DLFAPA, FACLP
Kirk D. Strosahl, Ph.D. 공저

나경세 역

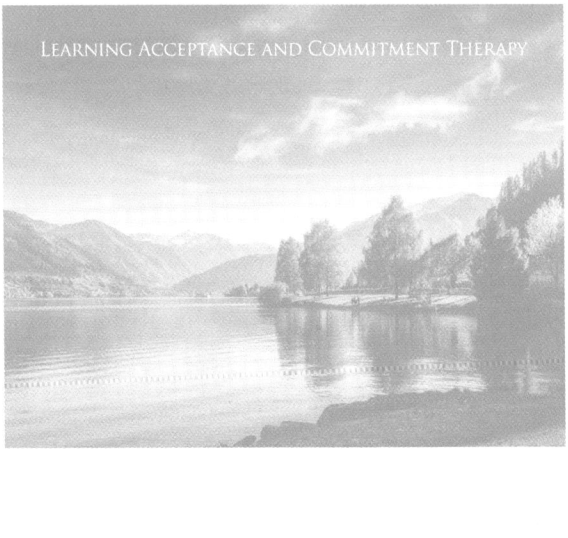

학지사

Learning Acceptance and Commitment Therapy:
The Essential Guide to the Process and Practice of Mindful Psychiatry
by Debrin P. Goubert, M.D., Niklas Törneke, M.D., Robert Purssey, M.D., FRANZCP, Josephine Loftus, M.D., MRCPsych, Laura Weiss Roberts, M.D., M.A., DLFAPA, FACLP, and Kirk D. Strosahl, Ph.D.

역자 서문

이 책은 American Psychiatric Association Publishing에서 발간한 『Learning Acceptance and Commitment Therapy』를 번역한 것이다. 수용전념치료(Acceptance and Commitment Therapy: ACT)는 현상학적 증상 중심의 진단분류체계에 따른 '질환 맞춤형' 접근을 지양한다. 대신 범진단적 관점에서, 생활 맥락에서 가치와 접촉하지 못한 채 괴로움의 덫에 갇히게 만드는 효용성 없는 행동(중독, 자해, 폭식 등)을 알아차리고 개선해 나가는 '사람 맞춤형' 접근을 지향한다. ACT는 대상과 맥락에 따라 유연하게 적용하는 것을 원칙으로 하며, 어떤 공식적인 매뉴얼이나 프로토콜도 존재하지 않는다. 이 때문에 ACT를 처음 접하는 치료자는 어디에서부터 시작해 어떻게 접근해야 할지 막막함을 느낄 수 있다. 대개 병원을 찾는 환자는 우울과 불안에서 벗어나려는 기대를 품고 있으며, 정신과 의사는 이러한 기대에 부응하여 증상을 호전시켜 관해에 이르게 하는 것을 목표로 한다. 이렇게 고통 감소를 목적으로 하는 진료실에서 '삶이란 원래 고통의 연속'이라는 ACT를 어떻게 적용할지 난감함을 느낄 수 있다.

이 책은 ACT의 핵심 철학과 이론인 기능맥락주의와 관계구성틀이론부터 시작해서 약물치료와 정신병동에서의 입원치료까지 아우르면서, 임상 전문가가 ACT를 이해하는 틀을 갖추고 임상 현장에서 활용하는 방법을 익히도록 친절히 안내해 준다. 본문의 내용도 충실하지만, 방대한 임상 도구와 교육 영상을 통해 '실제로 ACT를 어떻게 하는지' 보여 주는 것도 큰 장점이다. 교육 영상에서는 ACT 치료자가 면담에서 풍기는 분위기와 더불어, 실제로 환자와 함께 매트릭스를 어떻게 활용하는지 생생히 볼 수 있다.

ACT의 유연한 정신에 비춰 보면 이 책도 ACT를 이해하고 실천하는 여러 방법 중

하나일 뿐이지만, 임상 현장에서의 적용을 극대화할 수 있도록 구성되어 있어서 상당히 유용하게 활용할 수 있을 것이다. 부디 많은 임상 전문가 이 책을 잘 활용하여, 환자가 헛된 씨름에서 벗어나 기꺼이 현실 세계에서 실험에 참여함으로써 더 가치 있는 삶을 살아가도록 도움을 주었으면 하는 바람이다.

마지막으로, 번역 과정에서 도움 주신 분들께 감사의 말씀을 드리고자 한다. 데브린 P. 구베르Debrin P. Goubert 선생님과 커크 D. 스트로샐Kirk D. Strosahl 박사님은 역자의 여러 질문에 대해 자세하고 명료하게 답변해 주셨다. 탁주현 선생님은 대본도 없는 25개 교육 영상을 꼼꼼히 확인하며 자막 작업을 함께해 주셨다. 탁주현 선생님이 없었다면 영상 자막 작업을 성공적으로 마무리하지 못했을 것이다. 학지사 이영민 과장님은 원고를 여러 차례 검토하고 수정하는 과정에서 교정과 교열에 큰 도움을 주셨다. 모든 분께 다시 한번 깊은 감사의 말씀을 드린다.

2023. 1. 10.

나경세

저자 서문

여행은 사람과 같아서 똑같은 것이 하나도 없다. 어떤 계획, 안전 장치, 감시, 강제력도 무의미하다. 오랫동안 씨름한 뒤에야 비로소 우리가 여행을 하는 것이 아니라, 여행이 우리를 이끈다는 것을 알게 된다.

존 스타인벡John Steinbeck

이 책을 만들기 위해 1년 넘게 삶의 여정을 함께한 여섯 명의 저자는 매우 다양한 개인적 및 전문적 배경을 지니고 있다. 이들은 네 나라에 흩어져 활동하고, 다학제 클리닉, '1인' 정신과의원, 대규모 영리의료시스템 내의 자문조정정신의학, 기분장애 병동, 대학병원 정신과 및 정신과 전공의 프로그램에서 활동하고 있다. 다양한 전문가적 경험에도 불구하고 이들이 한데 모일 수 있었던 것은 바로 정신과 진료의 가치에 대한 믿음과, 환자의 웰빙과 임상 경과를 향상시키기 위해서 현재의 정신과 진료에 근거기반 정신치료 접근법을 체계적으로 접목해야 한다는 공통된 확신이 있었기 때문이다. 가장 중요한 사실은, 이러한 새로운 접근법이 가져다주는 긍정적인 이점들을 알고 있다면 '어려운' 환자들을 진료할 때도 분명 더 전문적이면서 개인적으로도 보람된 정신과 진료를 할 수 있다는 것이다.

이 책에 기술된 근거기반 임상적 접근법은 수용전념치료Acceptance and Commitment Therapy("액트ACT"라고 발음한다.)라고 불리는 것이다. ACT는 환자와 새로운 유형의 임상적 대화를 나누기 위해 수용과 변화의 원리를 결합한 획기적인 인지행동치료다(Hayes et al., 2011). 이미 많지만 계속 늘어나는 임상연구 결과와 우리의 임상 경험에 비춰 볼 때, 흔하든 흔하지 않든 우리가 치료하는 정신과적 문제들에 ACT를 적용하면 더 폭넓고, 깊이 있고, 오래 지속되는 임상적 효과를 얻을 수 있다. ACT는 독특하면서도 어떻게 보면 반직관적인counterintuitive 특징을 많이 지니고 있는데, 그중 가장 핵심적인 특징은 정신적 및 감정적 기능장애를 유발하는 것이 고통스럽고 원치 않는 생각, 감정, 기억, 충동, 감각을 직접 경험하는 것 자체가 아니라, 이러한 개인적 경험을 없애려는 시도라고 보는 것이다. 이는 필연적으로 고통스러운 정신적 경험의 부재가 곧 '심리적 건강'을 정의하지는 않는다는 믿음으로 이어진다. 즉, 건강한 기능은 환자가 이러한 인간적 경험에 '공간을 마련해 주고' 그것들이 외부 세계에서의 활동을 방해하지 않게 만드는 능력으로 정의된다.

우리 안에 존재하는 것을 수용할 수 있는 능력을 육성하는 동시에, 확고한 개인적 가치에 부합하는 행동을 실제 현실에서 행할 수 있도록 조직화하는 것이야말로 ACT 접근법의 전형적인 특징이라 할 수 있다. 수용과 변화의 모티브로 되돌아가 보면, 우리는 삶의 어떤 순간에서도 내부에서 자연스럽게 나타나는 것을 직접 통제하거나 없앨 수 없으며 오직 그 순간의 행동만 통제할 수 있다. 또한 피부 안에서 벌어지고 있는 일과 '관계 맺는' 방식을 선택할 수도 있다. 그렇게 함으로써 우리는 사회적 환경의 즉각적인 요구에 반응하는 방식을 선택하게 된다.

얼핏 보기에 수용과 변화의 역동이 간단하고 단순해 보여도, 임상 전문가로서 우리는 정신과 치료를 시행하는 목표에 대한 가장 기본적인 가정을 다시 생각해 볼 필요가 있다. 만약 사람의 평상시 자연스러운 상태가 증상이 없고 '행복하며' 감정적 걱정이 없는 것이 아니라, 오히려 가혹하고 자기비판적인 생각, 고통스러운 감정, 침습적이고 고통스러운 기억, 강력하고 불쾌한 충동, 불편한 신체 감각과 늘 접하고 있는 것이라면, 만약 증상을 조절하고 없앤다고 해서 저절로 심리적 건강과 웰빙으로 이어지지 않는다면, 충만하고 만족스럽게 살기 위해 무엇을 해야 할까? 임상 전문가는 더 폭넓은 건강 및 임상적 결과를 얻기 위해 무엇을 더 해야 할까? 환자가 앞으로 몇 달 혹은 몇 년에 걸쳐 만성적인 치료저항성 증상으로 고통스러워할 가능성이 높은 상황이라면, 증상 위주의 접근법을 어떻게 변화시켜야 할까? 적어도 일부나마 고통스러운 개인적 경험(증상)이 적응적 역할을 하는 것이 정말 가능한 일일까? 환자가 지속적으로 외부 세계의 요구에 적응하려고 시도하는 데 증상이 중요한 역할을 담당할 수 있을까? 고통스러운 증상은 환자의 생활 맥락이 중요한 측면에서 균형을 잃었음을 알려 주는 신호가 될 수 있을까? 환자가 호소하는 증상의 고통을 누그러뜨리지 않은 채 그대로 두는 것이 환자가 필요한 행동을 하는 데 동기부여가 될 수 있을까? 최초로 ACT를 임상 중심의 정신과적 프레임워크로 변환한 이 책은, 이러한 중요한 질문과 더불어 나타나는 많은 임상적 고려사항의 해답을 얻기 위해 치열하게 고민한 내용을 담고 있다.

≫ 이 책의 사용법

이 책은 세 부분으로 이루어져 있다. 1부('ACT란 무엇인가')에서는 일상적인 정신과 진료에 ACT를 사용하는 것의 임상적 이점을 샅샅이 파헤친다. 또한 인간 언어의 기능에 대한 기초과학적 연구에서부터 임상적 평가 및 개입을 위한 매우 정교화된 모형에 이르기까지 ACT 모형을 심도 있게 분석한다. 2부('ACT 실행하기')에서는 기능 정신의학의 실제를 설명하는데, 기능적 프레임워크에 따라 평가와 개입 활동을 구성하는 것뿐만 아니라 개별 임상 회기의 진행을 최적화하는 방법도 살펴본다. 당신은 ACT의 임상 개념과 개입 기법을 기본 및 심화 수준에서 모두 배우게 될 것이다. 또한 ACT 개입을 약물학적 치료 및 관리에 접목하는 복합적인 내용도 다룬다. 3부('ACT의 실제')의 각 장에서는 외래 정신과 세팅, 병원 자문조정 서비스, 정신병동에서 ACT를 실행하는 방법을 다룬다. 3부의 마지막 장에서는 지극히 중요한 사안으로, 정신과 전공의 및 의학적·정신과적 치료팀으로 활동하는 건강 전문가들에게 ACT를 가르치는 방법을 다룬다. 어떤 이들은 독서를 통해, 어떤 이들은 영상을 통해, 또 어떤 이들은 실습을 통해 가장 잘 배운다. 우리는 이렇게 다양한 학습 스타일을 고려하여 독자들에게 맞는 다양한 학습 전략을 제공한다. 당신이 독서를 통해 배우는 스타일이라면, 거의 모든 장에 수록되어 있는 수많은 현실 속 임상적 대화를 관심을 갖고 보게 될 것이다. 이 대화들은 정신과 의사가 ACT에 부합하는 핵심 평가와 개입을 수행하는 방법을 보여 준다. 우리는 무엇을 하라고 '말만' 하지 않는다. 임상적 대화를 순차적으로 전개하면서 정신과 의사가 정보를 분석하고 환자의 반응을 공식화하는 방법을 해설하면서 이 과정이 실제로 어떻게 일어나는지 보여 준다.

시청각 자료를 선호하는 사람을 위해서는 교육 영상이 준비되어 있다.  아이콘이 있으면 해당 절에서 다루는 임상적 평가나 개입 내용에 대한 영상을 p. 9의 QR코드를 통해 시청할 수 있다. 실습을 선호하는 사람을 위해서, 진료 시에 ACT를 시작하면서 활용할 수 있는 자기보고 질문지, 사례분석과 치료계획 서식, 실행 팁, 지침, 환자 참여 및 개입 도구 포트폴리오를 잘 모아 놓았다. 아이콘이 있으면 진료에 활용할 수 있는 임상 도구를 p. 11의 QR코드를 통해 내려받을 수 있다.

≫ 맺음말

비록 ACT에 다양한 이론이 가미되어 있지만, 우리는 전체 모형 중에서도 임상적 관련성이 있는 부분만 책에 담고자 노력했다. 실제로 ACT 모형은 이론적으로 너무나 풍성하고 다양한 함의를 지니고 있어서, 이 책의 저자들조차도 구체적인 환자 진료 상황에서 ACT를 적용하는 방법을 저마다 매우 다르게 해석하기도 했다. 그래서 우리는 각 장마다 특정한 이론적 혹은 임상적 개념에 대해 더 많이 알고 싶을 때 읽어 볼 만한 문헌들을 수록했다. 우리는 모두 이 책을 쓴 것이 정말 좋아서 한 일이었다고 자신 있게 말할 수 있다. 이 책은 우리가 정신과 의사를 비롯한 임상 전문가들에게 주는 선물이다. 우리는 이 책이 전 세계에서 활동하는 임상 전문가들에게 인간적 괴로움의 문제와 그에 대해 무엇을 할 것인지에 대한 새롭고 낙관적인 관점을 전해 주기를 바란다. 만약 독자 여러분이 획기적이고 임상적으로 강력한 이 접근법에 대해 더 알고 싶다면, 지금 시작하면 된다!

■ 참고문헌

Hayes, S., Strosahl, K., & Wilson, K. (2011). *Acceptance and Commitment Therapy: The Process and Practice of Mindful Change*. 문성원 역(2018). 수용과 참여의 심리치료. 시그마프레스.

교육 영상 안내

본문에서 교육 영상은 아이콘 옆에 이름을 표기하여 다음과 같이 제시되어 있다.

영상 #: 영상 제목

교육 영상은 온라인으로 제공되며, 다음 URL(https://blog.naver.com/ksna13/222845179030)을 통해 해당 사이트 안에서 시청할 수 있다.

교육 영상

4장	영상 1: 단기 맥락적 평가(8:41) 영상 2: 감정이 고조된 상황에 대한 'A-B-C' 분석(5:08) 영상 3: 과녁 한가운데 가치 연습(6:28) 영상 4: 회피 분석하기(4:54) 영상 5: 감정적 고통을 중요한 것과 연결하기(2:49) 영상 6: 간단한 경험적 인식 끌어내기(5:29) 영상 7: 내적 경험으로부터 분리된 자아감 증진하기(3:37) 영상 8: 고통스러운 내적 경험으로부터 관찰 거리 확보하기(4:40) 영상 9: 가치 있는 삶의 장애물 분석하기(2:21) 영상 10: 버스 안의 승객들 은유(3:18) 영상 11: 인생 경로 목표 설정 연습(4:51) 영상 12: ACT 매트릭스 모형 소개하기(4:30) 영상 13: 매트릭스-가치 평가하기(4:08) 영상 14: 매트릭스-힘든 생각과 감정: 무엇이 방해가 되는가?(3:58) 영상 15: 매트릭스-행동 회피 평가하기: 물러나는 움직임(3:49) 영상 16: 매트릭스-가치 있는 행동 평가하기: 다가가는 움직임(4:15) 영상 17: 매트릭스-물러나는 움직임 평가하기: 단기적 효과(3:37) 영상 18: 매트릭스-물러나는 움직임 평가하기: 장기적 효과(3:01) 영상 19: 매트릭스-핵심 회피행동 식별하기: 고리에 갇히다!(4:17) 영상 20: 매트릭스-구멍에 빠진 사람의 은유와 다가가는 움직임 선택하기 (3:09)

6장	영상 21: 약물–효과, 부작용, 금단증상을 기능적으로 평가하기(4:11) 영상 22: 약물–맞춤형 정신의학: 질문, 청취, 공동의 의사 결정(4:27) 영상 23: 약물–환자에게 힘을 북돋아 주는 담론의 수준 정하기(6:58) 영상 24: 감정을 회피하지 않고 수용하도록 장려하기(4:07) 영상 25: 약물–다가가는 움직임을 촉진하기 위해 약효를 활용하기 (4:45)

임상 도구 안내

본문에 나와 있는 많은 척도와 선별 도구를 온라인으로 접할 수 있다. 이는 다음과 같이 제시되어 있다.

임상 도구 #: 도구 이름

ACT를 시행하는 데 활용할 수 있는 임상 도구는 다음 URL(https://www.hakjisa.co.kr/subpage.html?page=book_book_info&bidx=5504)을 통해 내려받을 수 있다.

임상 도구

3장	임상 도구 1: 사랑, 일, 놀이, 건강 면담 임상 도구 2: 접근-회피 분석 워크시트 임상 도구 3: 문제의 맥락: 세 개의 T 임상 도구 4: 효용성 평가 요약 워크시트 임상 도구 5: ACT 사분면 사례분석 임상 도구 6: 수용과 행동 질문지-II(AAQ-II) 임상 도구 7: 인지융합 질문지(CFQ) 임상 도구 8: 가치 부여 질문지(VQ) 임상 도구 9: 단축형 5요인 마음챙김 질문지(FFMQ-SF) 임상 도구 10: 플로리싱 척도 임상 도구 11: 유연성과 동맹 회기 도구(FAST) 임상 도구 12: ACT 중심 기둥 평가 도구(PΛT)
4장	임상 도구 13: 과녁 한가운데 실천 계획 임상 도구 14: 과녁 한가운데 실천 계획 지침 워크시트 임상 도구 15: 인생 경로 연습 임상 도구 16: 인생 경로 연습 지침 임상 도구 17: ACT 매트릭스 서식 임상 도구 18: ACT 매트릭스 성인 환자 교육 핸드아웃 임상 도구 19: ACT 매트릭스 아동 · 청소년 환자 핸드아웃

차례

1부

ACT란 무엇인가

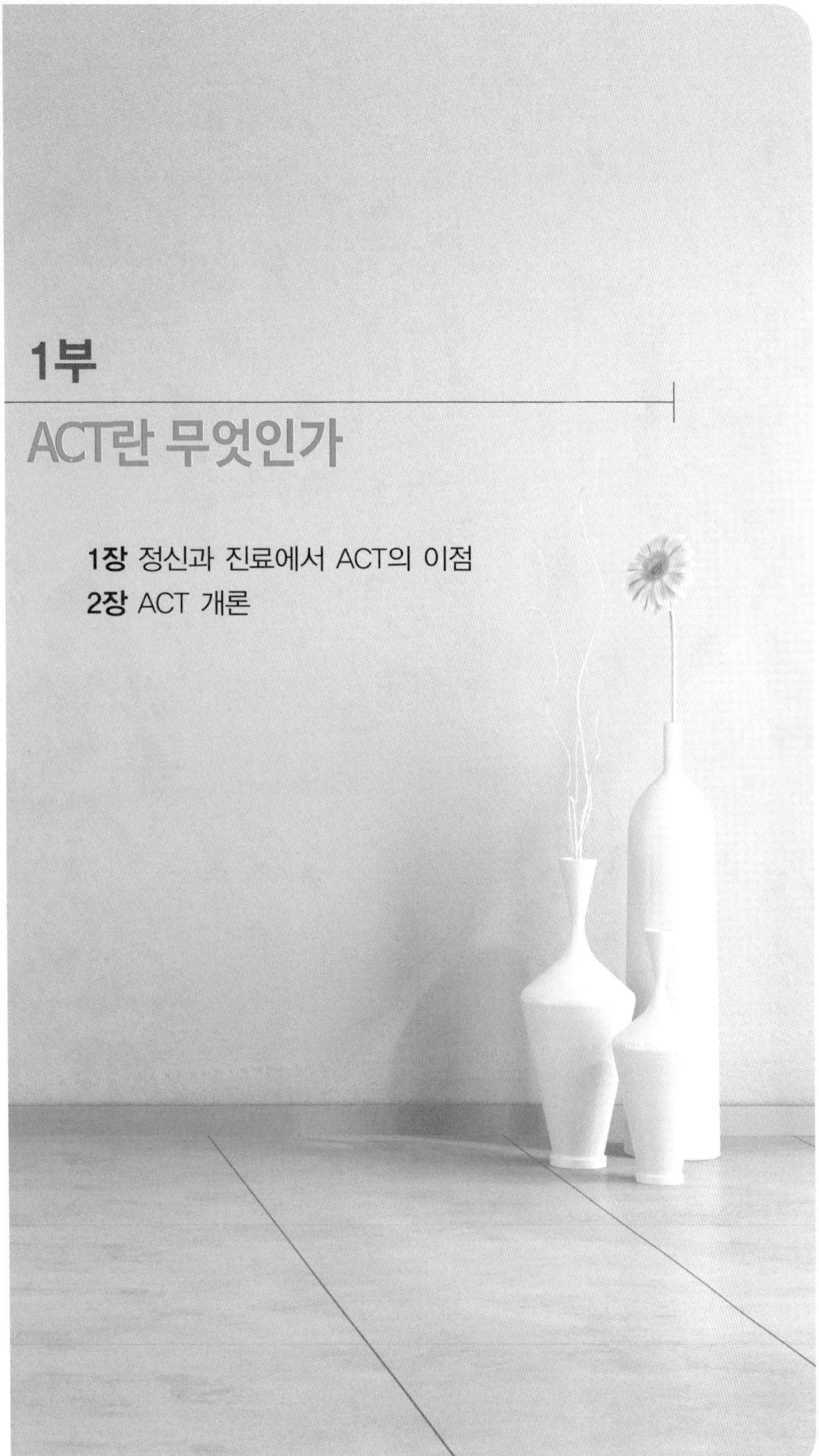

1장
정신과 진료에서 ACT의 이점
– 일선에서 온 편지 –

삶을 견딜 수 없는 것은 결코 상황 때문이 아니라 의미와 목적이 부족하기 때문이다.

– 빅터 프랭클Victor Frankl

정신과 의사는 정신건강, 물질 관련 문제, 사회적 이슈와 관련된 다양한 요구를 다뤄야 하며, 환자 한 명을 진료하면서 이 모든 것을 전부 고려해야 할 때도 많다. 의사가 정신 · 생물 · 사회적으로 모든 부분을 고려하고 다루는 것은 벅찬 일이다. 특히 도구상자에서 활용할 수 있는 것이 주로, 어쩌면 오직 약물 처방밖에 없다면 더욱 그럴 것이다. 비록 약물치료를 비롯한 여러 신체적 치료법이 증상을 치료하는 데 매우 효과적이라 하더라도, 많은 환자가 약물치료에 부분적으로만 반응하거나 아예 반응을 보이지 않는다는 사실은 우리를 슬프게 한다. 초기에 반응을 보였던 일부 환자는 약물 '소진burnout'을 경험하는데, 이 경우 증상을 다시 조절하기 위해 더 많은 약물을 처방받고 그만큼 부작용도 더 심하게 경험할 수 있다. 어떤 환자는 치방대로 약물을 복용하는 데 어려움을 겪는다. 약물 복용과 관련된 이슈 외에 우리가 처방전을 발급하는 것이 단지 고통의 원인 위에 붕대를 감는 것에 불과할 정도로 끔찍한 사회적 여건에서 살아가는 환자도 있다. 마약과 알코올 같은 중독행동과 관련된 심각한 문제들이 혼돈을 조장하고 더 많은 정신과적 증상을 유발하기도 한다. 비교적 간단한 문제를 지닌 환자조차도 건강 증진을 위해 우리가 권고하는 수면 위생, 운동, 사람들과의 교류를 비롯한 여러 활동을 하지 않는 경우도 많다.

정신과 의사로서 우리의 의미와 목적 중 하나는 환자가 '더 나아지도록get better' 돕는 것이다. 그런데 대체 '나아진다'는 것의 의미는 무엇일까? 환자가 증상의 고통에서 벗어나는 것을 의미하는 것일까? 혹시 우리가 정신질환의 증상을 통제하고 없애는 데 너무 몰두한 나머지 실제로 환자에게 삶에 대해 잘못된 교훈을 가르치고 있는 것은 아닐까? 고통스러운 증상이 적이 아니라 오히려 환자가 경청해야 할 삶의 변화에 대한 중요한 신호라면?

우리가 진료하는 많은 환자가 경험하는 고통스러운 만성 증상을 만성 통증에 비유해 보자. 통증을 없애는 것에 대한 현대 약물치료의 한계로 인해 만성 통증에 대한 치료적 초점은 변화되어 왔다. 치료의 목표는 통증을 없애는 것이 아니라, 우리가 할 수 있는 모든 것을 다 한 다음에 여전히 통증이 남아 있더라도 환자가 만족스럽고 활력이 넘치는 삶을 살도록 도와주는 것으로 바뀌었다. 이와 마찬가지로 고통스러운 생각과 감정 상태에 대한 현재의 신체적 치료에도 한계가 있다. 우리가 세상에 의미 있게 참여할 수 있는 능력을 과감하게 둔화시키지 않는 한 지속적인 감정적 고통이 사라지는 경우는 별로 없을 것이다. 이렇게 '고통을 무감각하게 만드는' 방식은 다음의 질문으로 이어진다. 우리는 환자들이 불편한 감정을 지니고 있음에도 불구하고 더 풍요롭고 만족스러운 삶을 살 수 있도록 도와줄 수 있을까? 정신건강과 약물남용의 복합적인 문제를 치료하는 데 있어서 약물치료를 보완할 수 있는 추가적인 기법이 있을까? 더 근본적으로, 우리는 환자가 자신의 힘과 타고난 회복탄력성을 증진하여 고통을 견디고, 희망을 가지며, 건강하게 미래로 나아가도록 도와줄 수 있는 유용한 기법을 가지고 있을까?

이 책의 주제인 **수용전념치료**Acceptance and Commitment Therapy: ACT는 환자들이 더 심리적으로 유연해짐으로써, 고통스럽고 원치 않는 증상을 더 잘 관리하고 풍요롭고 의미 있는 삶의 방향으로 나아갈 수 있도록 도와주는 것이야말로 우리가 가야 할 길이라고 말한다. 실제로 ACT는 환자가 겪는 고통스러운 증상의 상당수는 자신의 가치에 따라 살지 못한 채 실패와 좌절, 뜻대로 안 되는 상황 등에 의한 고통스럽고 원치 않는 감정 반응을 피하려는 헛된 시도에서 비롯된다고 본다. 정신과 의사는 증상에 대한 이러한 보완적이고 대안적인 관점을 통해 환자가 자신의 가치와 현재의 생활 맥락에 훨씬 더 많은 호기심을 갖도록 장려하며, 이를 통해 새로운 유형의 임상적 대화를 이끌어 낸다.

ACT는 환자를 구체적인 생활 맥락에서 중요한 삶의 가치와 포부를 이루었는지 혹은 그러지 못했는지의 관점에서 보도록 한다. 이러한 접근을 통해 우리는 환자가 불가피한 삶의 굴곡을 헤쳐 나가도록 도와주고, 고통을 피하려고 시도해 봤자 역설적으로 효용성 없는 대처 행동의 자기영속적 소용돌이에 갇힐 뿐이라는 것을 이해하도록 도와줄 수 있다. 우리는 환자의 삶의 여정에 함께할 수 있고, 환자가 뜻대로 안 되고, 좌절하고, 실패로 인한 감정적 고통을 겪을 때도 더 가치에 부합하는 삶의 방향으로 나아가고 긍정적인 행동을 지속하도록 도와줄 수 있다. 가치 있는 삶을 위해서 이렇게 열심히 노력한다는 느낌은 삶의 굴곡을 정당화하고 존엄하게 여기게 해준다.

≫ ACT 간단 소개

ACT는 본질적으로 환자가 심리적으로 유연해질 수 있는 방법을 가르친다. 심리적 유연성이 있으면 고통스럽고 원치 않는 내적 경험을 굳이 통제하거나 없애려 애쓰지 않고 직접 접촉할 수 있으며, 고통스러운 경험을 하는 와중에도 개인적 믿음과 가치에 따라 행동할 수 있다. ACT는 환자가 현재 순간과 무방비 상태로 온전히 접촉하는 능력을 개발하고, 고통스럽고 원치 않는 정신 경험의 존재와 접촉하며, 이를 수용하면서 자신의 개인적 가치와 연결되고 이러한 가치에 부합하는 방향으로 나아가는 행동을 선택하도록 도와준다. ACT는 다양한 치료 상황에서 광범위한 대상자에게 사용할 수 있다. 간단한 초기 평가, 15분 동안의 약물치료, 50분 동안의 정신치료 회기, 정신병동 내에서의 집단치료, 응급실에서의 일회성 상담, 의료진 내에서의 사례 논의에 모두 적용할 수 있다.

ACT에서 성신과 의사는 '해결해야 할 문제'를 증상의 제거나 감소가 아닌, 환자를 역동적인 생활 맥락 안에서의 온전한 한 사람으로 여기는 것으로 재정의한다. 환자가 맥락 안에서 최선의 이익을 얻도록 도와주는 것이 목표다. 이런 관점에서 보면, 비슷한 증상으로 고통스러워하는 환자는 있어도 똑같은 환자는 없다. ACT는 신체적 및 정신적으로 고통스러운 현실 속에서 환자가 삶을 개선할 수 있는 방법을 파악하고, 불편한 감정을 환자가 원하는 삶과 실제 삶 사이의 괴리를 알려 주는 유용한 신호로 재구성하며, 환자가 생동감, 목적의식, 의미를 부여하는 가치 부합values-consistent 행동을 파악하고 실천하도록 도와준다.

요약하자면, ACT는 환자가 고통스러운 생각, 감정, 기억을 아무런 의심 없이 현실로 받아들이지 말고 마음의 산물임을 인지하도록 가르친다. 정신적 고통에 빠져 있는 것은 고장 났다는 신호가 아니라, 사람으로서 존재하고 있다는 신호다. 환자는 고통스럽고 원치 않는 감정 경험을 통제하고, 없애며, 회피하려는 욕구를 극복해 나가면서 삶에 균형과 통찰, 기쁨을 줄 수 있는 방식으로 행동하는 능력을 증진한다. ACT는 정신과 의사와 환자 모두에게 개인적 고통의 의미가 무엇이고 그에 대해 무엇을 해야 하는지에 대한 새로운 관점을 적용할 수 있게 도와준다. 우리는 그동안 다양하고 어려운 임상 상황에서 ACT의 원리를 적용한 결과, 의사들이 더 사려 깊게 약물을 처방하고, 환자의 동기를 강화시키며, 치료계획에 대한 순응도를 증진하고, 치료 결과를 향상시켰음을 확인했다.

≫ ACT의 근거에 대한 간략한 고찰

ACT에 대한 연구 문헌들을 빠짐없이 검토하는 것은 이 장의 범위를 벗어난다. 다양한 범위의 정신건강, 약물 사용, 건강 관련 문제에 대한 ACT의 효과성을 입증하는 300개가 넘는 연구가 동료 심사 저널에 게재됐다는 언급만으로도 충분할 것이다. ACT는 '흔하디 흔한' 정신건강 문제(예: 우울, 불안, 공황, 강박장애 등)뿐만 아니라, 정신병이나 만성 외상후 스트레스장애와 같은 중증 정신건강 문제에도 활용된다. ACT가 다양한 만성 및 급성 의학적 문제(예: 암, 당뇨, 만성통증증후군, 편두통, 다발성경화증, 뇌전증)뿐만 아니라, 건강에 해가 되는 행동을 치료하는(예: 금연, 체중조절, 운동) 목적으로도 급속히 확산되고 있는 것이 가장 두드러져 보인다. 메타분석 연구는 ACT가 경험적으로 입증된 다른 인지행동치료들보다 최소한 비슷하거나 더 우수한 임상적 효과가 있음을 확인했다(A-Tjak et al., 2015). 또한 ACT의 치료 효과는 시간이 지나도 지속되는 것으로 나타났다. 이를테면 일부 임상연구에서는 ACT의 치료 효과가 시간이 갈수록 계속 '커지는' 것을 확인했다. 개입이 끝나고 추적 기간 동안에 효과 크기가 더 커진 것이다. 마치 환자가 삶의 주요 원리로서 수용과 변화의 역할에 대해 점점 더 균형을 잘 맞춰 가는 것처럼 말이다. 마지막으로 ACT는 문화, 인종, 성소수자 등에도 적용할 수 있다는 것이 기본 방침이며, 이러한 광범위한 적용 가능성은 이미 경험적 문헌을 통해 드러나 있다(Woidneck et al., 2012). 인도, 이란, 남아프리카 공화국, 튀르키예 등 다양한 문화권에서 이미 ACT 임상연구가 진행됐다.

≫ 정신과 진료에서 ACT의 이점: 사례

ACT 모형은 많은 의미를 담고 있지만, "복잡하고 어려울 거 하나 없다."라는 말처럼 기본 도구들을 매우 쉽게 배워서 일상적인 진료에 활용할 수 있다. 이 장의 나머지 부분에서는 ACT 모형을 전통적인 정신과적 치료 기법들에 접목해서 사용할 때 얻을 수 있는 임상적 유익을 기술한다.

ACT는 환자가 바꿀 수 없는 것을 수용하도록 돕는다

베아는 69세 기혼 여성으로 진행성 파킨슨병의 맥락에서 신체 기능을 상실한 것을 슬퍼하고 있다. 1차 의료 의사는 치료저항성 우울증 치료를 위해 그녀를 의뢰했으며, 지금까지 총 세 종류의 항우울제를 시도했으나 부분적인 반응밖에 나타나지 않았다. 리튬lithium 병합요법도 효과가 없었고, 파킨슨병 때문에 항정신병약물은 시도할 수 없는 상황이다. 환자는 최근 들어 절망감을 표현했고, 주치의는 체중 감소와 더불어 환자가 삶에서 가장 중요한 자리를 차지해 왔던 딸들에게조차 무관심한 모습을 보이는 것을 우려하였다. 의사는 다음 단계로 전기경련치료Electro-convulsive Therapy: ECT를 고려했지만 환자가 거부했고, 정신치료자를 찾아가 보라는 권고도 받아들여지지 않았다.

우리는 베아를 스스로 망가졌으며 아무것도 소용없을 거라는 생각을 지닌 채로 돌려보내는 대신, 그녀의 슬픔을 정상화normalization할 수 있다. 우리는 인간적이고 공감적인 방법으로 앞으로 다가올 것들에 대한 그녀의 불안을 인정할validate 수 있다. 그런 뒤에 신체적 및 인지적으로 건강이 악화되는 와중에도 그녀가 자신의 가치에 따라 계속 살아가기 위해 실천할 수 있는 과정을 명료화하도록 도울 수 있다. 질병과 기능적 쇠퇴라는 스트레스에 대한 지극히 합당한 감정 반응인 우울증에 초점을 맞추기보다는, 신체적 제약이 늘어나는 맥락에서 그녀가 의미와 목적을 만들어 내는 데 초점을 맞추도록 도울 수 있다.

정신과 의사: 기대했던 삶이 사라졌다는 말씀을 들으니까 슬프신 게 이해 됩니다. 여행 계획도 세워 놓으셨지만 이제는 어디 돌아다니는 것도 힘드시고요. 장기적으로는 이 병 때문에 독립성을 잃게 될까 봐 걱정도 되시죠. 제가 이해한 게 맞나요?

베아: 네. 저는 항상 혼자 두 발로 서 있을 수 있었어요. 여행도 하고 싶었고요. 이젠 다 틀렸어요. 제 몸 하나 제대로 돌볼 수 있을지 모르겠어요. 남편도 별로 도움이 안 될 것 같고요.

정신과 의사는 베아의 삶에서 중요한 것으로 대화를 옮겨서, 베아에게 가치 있는 것과 그녀가 삶에서 계속 선택해 나갈 수 있는 능력에 대해 이야기하기 시작한다.

정신과 의사: 당신은 항상 강인함, 신뢰, 독립성을 가치 있게 여긴다고 말씀하셨습니다. 지금은 어떠신가요? 역경을 헤쳐 나가는 방식과 관련해서 따님들에게 어떤 롤 모델이 되고 싶으신가요?

베아: 그런 건 생각해 본 적 없어요. (눈물을 글썽이기 시작한다.) 딸들에게 제가 여전히 강하다는 것을 보여 주고 싶어요.

정신과 의사: 힘들어 보이시는데요, 어떤 것 때문에 그러시죠?

베아: 제가 은혜를 모르는 것 같아요. 전 항상 딸들에게 우리가 축복받은 것에 감사하라고 가르쳐 왔어요. 그런데 전 저한테 없는 것에 집착하고 있어요. 하지만 멈출 수가 없어요. 너무 우울하거든요. 딸들은 계속 저를 도와주고 있어요. 심지어 트리샤는 제가 원하면 자기 집으로 이사 와서 함께 살자고까지 말했어요. 하나님은 제게 이 모든 축복을 내려 주셨는데, 전 정말 배은망덕해요.

베아는 이런 상황에서 정상적으로 할 수 있는 생각을 하는 자신을 판단하고 있다. 이러한 판단은 괴로움을 가중시키고 그녀가 가치 부합 행동을 선택하기 더 어렵게 한다. 정신과 의사는 이러한 생각을 포함한 마음의 산물을 정상화하려고 시도한다.

정신과 의사: 당신은 축복받았어요. 이런 상황에서 당신이 축복받았다는 생각과 슬픈 감정을 모두 느끼는 것은 정상적인 거예요. 당신이 바라 왔던 것도, 지금 대처해야 하는 것을 고통스럽게 느끼는 것도 모두 정상적인 겁니다. 많은 사람이 "이건 불공평해." 혹은 "대체 내가 뭘 잘못했길래 이런 일을 겪는 거지?" 같은 생각이 드는 것을 느낍니다. 당신에게는 어떤 생각이 나타나는지 모르겠네요.

베아: 네. 저도 이건 불공평하고 제가 뭘 잘못했길래 이런 일을 겪는지 계속 생각했어요. 전 딸들에게 짐이 되고 싶지 않아요.

정신과 의사: 제가 제대로 이해했는지 한번 들어 보세요. 당신은 짐이 되고 싶지 않고 파킨슨병을 앓는 것이 불공평하다고 생각하시는 것 같아요. 그리고 이런 시련 속에서 자신을 친절하게 대하는 데 어려움을 겪고 있습니다. 스스로를 '배은망덕하다'고 여기고 있으니까요. 맞나요?

베아: 네, 맞아요.

정신과 의사: 이런 모든 생각을 그냥 느끼고만 있으면 어떨까요? 생각을 판단하지도 않고, 생각을 하고 있는 자신을 자책하지도 않는 거예요. 가능할까요? 우리 대부분은 언젠가는 건강이 안 좋아질 거라는 걸 알지만, 좀 무섭기 때문에 그런 생각을 가둬 두고 있죠.

베아: 하지만 그러기엔 그런 생각들이 너무 강해요.

정신과 의사: (다시 그 느낌을 인정함) 당신은 큰 상심에 빠져 있어요. 쉽지 않죠.

베아: 바보 같죠. 너무 걱정돼요. 만약 그냥 슬픈 채로 있으면 침대 속으로 들어가서 절대 안 나올 것 같아요.

정신과 의사: 이건 모 아니면 도가 아닙니다. 지금 우리는 당신이 고통에 잠식되지 않으면서 고통을 알아차리는 방법을 배우는 것에 대해 얘기하고 있어요. 만약 친구분이 파킨슨병으로 진단받았다면 뭐라고 말씀해 주시겠어요? 친구분이 슬픔을 무시하려고 애써야 하나요? 그분이 얼마나 슬픈지 아무도 모르게 하루 종일 혼자서만 지내야 할까요? 뭔가 절충할 만한 게 있지 않을까요?

베아: (침묵에 잠겨 생각함) 얼마 동안은 아침마다 슬픔에 빠져 있다가, 일어나면 세

수를 한 뒤에 할 수 있는 일들을 할 것 같아요. 딸들에게 짐이 되고 싶지는 않으니까요. 딸들을 위해 강해지고 싶어요.

정신과 의사: 어떤 감정도 허락하지 않을 정도로 강한 모습을 보이고 싶으신 건가요?

베아: 아니요. 저도 저한테 더 친절해지는 노력을 하고 싶어요. 제 딸들, 특히 트리샤에게 본보기가 될 수 있게요. 지난주 자기자비self-compassion 집단 회기는 정말 좋았어요.

정신과 의사는 이 짧은 대화를 통해 대화의 방향을 우울증을 '없애는' 것에서 개인적 가치에 따라 살아가는 쪽으로 돌렸다. 정신과 의사는 또한 내담자가 전에 참석했던 정신교육 집단 회기에서 배운 기술도 활용했다.

ACT는 동기부여를 돕는다

만성 우울증 환자와의 대화에서는 삶이란 무엇이며 거기에 어떻게 다가가거나 멀어지는지 이야기하는 것이 강력한 동기부여 방법이 될 수 있다. 다음의 예에서 보여주듯이, 동기가 없거나 심지어 무기력한 환자도 존중, 호기심, 진실된 태도에는 긍정적으로 반응한다.

오언은 27세의 미혼 남성으로, 20대 초부터 불안과 우울증을 앓아 왔다. 그는 세 차례 약물 과다복용으로 자살시도를 했으며, 그중 두 번은 작년에 한 것이었다. 오언은 어릴 때부터 부모와 함께 살았다. 현재 직업은 없다. 이따금씩 낮에 걸어서 근처 도서관에 가기도 하지만 대개는 오후 늦게까지 침대에서 지낸다. 독서를 많이 하는 편인데 요즘에는 줄었다. 저녁 때는 대개 부모와 함께 앉아 TV를 본다. 부모는 오언을 혼자 두지 않고 그가 '괜찮은지 확인하기' 위해 저녁 때는 집에만 있는다.

오언은 신호등 정지 신호를 어겼던 것 때문에 경찰이 체포하러 올까 봐 밤마다 불안해한다. 비합리적인 생각인 것을 알면서도 경찰이 자신을 관타나모 수용소로 데려가서 고문하지 않을까 걱정한다. 매일 밤 오언은 자신이 어떻게 고문받을지 두려워하는 내용을 부모에게 자세히 이야기한다. 부모는 어떤 말로도 오언을 안심시킬 수 없다. 어머니는 "그 애는 걱정을 그냥 흘려보내지 못해요."라고 말한다. 9개월 전에 오언은 약물을 과다복용했다. 입원 기간 중 항정신병약물이 클로자핀clozapine으로 변경됐다. 어머니는 오언이 호전된 것을 전혀 느끼지 못했다. 3개월 전에 그는 또다시 약물을 과다복용했다. 이번에 입원했을 때는 항정신병약물이 페르페나진perphenazine으로 다시 변경됐다. 어머니는 여전히 어떤 변화도 못 느끼겠다고 보고했다. 어머니는 아들이 점점 더 '구멍'으로 빠져들어 간다는 생각이 들었다. 그녀는 "그 애는 아무 기력도 없어요."라며, "모든 것을 지나치게 두려워해요."라고 말했다. 오언은 더 이상 집안일을 하지 않는다. 더 이상 규칙적으로 목욕이나 양치도 안 한다. 지난 한 달 동안은 거의 자기 방을 벗어난 적이 없었다. 오늘 아침 그는 사례관리자에게 또다시 약물을 한꺼번에 먹을 생각이 들었다고 말했고, 입원을 권고받고 병원으로 의뢰됐다.

오언의 정신과 주치의로서 당신은 오언이 지금껏 시도했던 수많은 항불안제, 항정신병약물, 항우울제 목록을 보며 그에게 도움을 줄 수 있는 자신의 능력에 의구심을 가질지도 모른다. 다른 약을 시도하는 것 외에 당신이 할 수 있는 것은 무엇인가? 당신은 ACT 면담 기법을 정신과적 평가 과정에 통합함으로써 오언이 집에서 기분, 활력, 동기부여를 끌어올리기 위한 새로운 전략을 시도하도록 촉진할 수 있다. 당신은 또한 페르페나진이 증상을 개선하는지 아니면 무기력과 기능 저하를 심화하는지도 알고자 한다.

정신과 의사: 어머니 말씀을 들어 보니 어릴 때부터 고등학교에 입학하기 전까지는 굉장히 사회적이고 외향적이었던 것 같네요. 궁금한 게 있는데요. 만약 기적이 일어나서 내일 일어나 보니 증상이 모두 사라지고 없다면 뭘 하면서 살고 싶나요?

오언: 기적이요?

정신과 의사: 네, 기적이요. 일어나 보니 증상이 하나도 없는 거예요. 증상이 그냥 다 사라지면 뭘 하면서 살고 싶나요?

오언: 글쎄요. 무섭지 않을 것 같아요. 전 항상 체포될까 봐 걱정이었거든요.

정신과 의사: 만약 두렵지 않다면요? 누군가 지금 당신의 삶에 대한 영화를 찍고 있는데, 당신이 더 이상 두렵지 않다면요? 어떤 행동이 달라 보일까요? 이런 기적이 일어난 뒤 제가 당신의 삶에 대한 영화를 본다면 화면에서 당신이 뭘 하는 모습을 볼 수 있을까요?

오언: 하루 종일 침대에 있지는 않을 것 같아요.

정신과 의사: 다른 사람과 지내는 모습도 다를까요? 이를테면 부모님이나 오래된 친구들하고요.

오언: 엄마가 더 이상 무서워하지 않았으면 좋겠어요. 전 저녁마다 부모님과 같이 앉아서 TV를 봐요. 잠깐은 즐겁지만, 결국에는 항상 제가 어떻게 체포되고 고문당할지에 대한 이야기로 이어져요. 그럼 엄마가 우시고, 전 기분이 안 좋아져서 으레 하듯이 제 방으로 가요. 전 무서운 기분이 싫은데 부모님에게 그 내용을 말하면 꼭 도움이 될 것만 같거든요.

정신과 의사: 부모님께 이야기하면 도움이 되나요?

오언: 네. 아, 잠깐만요, 아니요. 그냥 부모님에게 이야기를 해야 한다고 느끼기만 해요. 이야기를 하고 나면 엄마를 화나게 한 것 때문에 기분이 나빠요. 하지만 이야기를 꺼낼 때는 항상 도움이 될 것만 같은 느낌이 들어요.

이어지는 대화에서 정신과 의사는 오언의 불편한 감정을 인정하는 동시에, 현재의 전략이 효용성이 없음을 명료화함으로써 오언이 행동을 변화시킬 수 있는 문을 열어 놓는다.

정신과 의사: 제가 잘 이해했나 들어 보세요. 당신은 부모님에게 이야기하고 싶은 욕구가 들어요. 그렇게 해야 고통스러운 생각이 좀 나아지는 것 같거든요. 그건 일시적으로는 도움이 되지만, 효과가 오래 지속되지는 않아요. 오히려 어머니를 화나게 만들어 기분이 나빠지죠.

오언: 네, 네, 바로 그거예요. 그게 잠시라도 도움이 되는지도 잘 모르겠어요. 그냥 항상 도움이 되어야만 한다고 느끼는 것 같아요.

정신과 의사: 그런 생각이 떠오를 때 다른 방식으로 행동하는 것을 생각해 보신 적 이 있나요?
오언: 아니요.

여기서 참을성을 가지고, 환자에게 생각할 시간을 주거나, 친구에게 어떤 조언을 해 주고 싶은지 물어보는 것이 도움이 된다. 또한 "당신이 한번 생각해 볼 만한 것들을 말씀드려도 될까요?" 같은 말을 서두에 꺼내면서 몇 가지 전략을 소개할 수도 있다.

정신과 의사: 비슷한 생각으로 어려움을 겪고 계신 분들이 시도했던 방법을 제가 좀 알려드려도 될까요? 말씀드리는 것 중 일부를 해 보실 생각이 있을까요?
오언: 다른 사람들도 이런 생각을 한다고요?

정신과 의사는 이제 오언의 고통스러운 강박사고에 새로운 꼬리표와 속성을 부여할 기회를 확보했다. 이는 일반적인 정신과적 문제뿐만 아니라 강박장애, 외상후 스트레스장애, 상당수 유형의 정신병 및 우울증 같이 강박사고와 두려움이 재발하고, 환자가 그런 증상들을 무서워하는 질환에 ACT를 적용할 때 중요한 부분이다.

정신과 의사: 자꾸 반복해서 나타나면서 좀처럼 사라지지 않는 생각들을 적어 보라고 했던 질문지 기억하나요? 대부분 우리 마음은 어느 정도씩은 불편한 생각들을 만들어 내지만, 마치 딸국질처럼 어떤 고통스러운 생각에 흰진히 빠진 것 같을 때도 있어요. 자꾸 나타나 당신을 성가시게 하는 생각을 '마음의 딸꾹질'로 부르면 도움이 됩니다. 당신의 마음은 이런 생각을 하고 싶은 충동을 가지고 있고, 그건 딸꾹질처럼 갑자기 나타나거든요.
오언: 경찰이 저를 찾아와서 체포한 뒤 관타나모로 보내서 고문할 거라는 생각을 말씀하시는 건가요? 저도 이게 비합리적인 생각이라는 것을 알아요. 하지만 도저히 생각을 멈출 수가 없어요.

여기서 환자의 생각이나 감정을 인정하면서 환자가 거기에 다른 이름을 붙일 수 있도록 도와주는 것이 중요하다.

정신과 의사: 바로 그거예요. 정말 불편한 생각이죠! 그건 누구라도 불안하게 만들 수 있어요. 여기다 한번 써 보시겠어요? 다른 딸꾹질도 많이 나타나나요? 이런 생각의 이름으로 '딸꾹질'이 괜찮나요?

오언: 생각은 딱 한 가지만 있어요. 이름은 괜찮은 것 같은데요, '악마의 딸꾹질'도 좋을 것 같아요.

정신과 의사: 훌륭하네요. 비디오 게임에 나오는 적 같아요. 혹시 괜찮으면 은유를 좀 더 이어가 볼게요. 당신이 비디오 게임을 하는 중에 악마의 딸꾹질이 당신을 파괴하려고 하면, 뭘 할 수 있을까요? 아마 게임에서는 돈이나 능력치 같은 것들이 있겠죠. 그런데 부모님 같이 다른 사람들과 함께 있을 때 당신이 악마의 딸꾹질에 맞서야 한다면 어떤 전략을 쓸 수 있을까요? 당신이 부모님과 함께 시간을 보내는 모습을 제가 본다면, 어떤 행동을 볼 수 있을까요?

오언은 저녁 내내 부모와 함께 앉아 있으면서 자신이 체포되고 고문당할 것 같은 두려움을 말하지 않을 수만 있다면, 자신이 바라는 아들의 모습에 가까워질 수 있을 것 같다고 보고했다. 이 목표를 이루기 위해 오언과 정신과 의사는 그런 생각에 사로잡히지 않고 그저 느끼기만 하기 위해 마음챙김, 운동, 자기관찰, 생각 적어 보기, 앉아 있는 동안 그런 생각이 얼마나 자주 나타나는지 세어 보기 같은 방법을 상의했다. 그들은 약을 어떻게 조정해야 그런 생각이 덜 '달라붙을지'에 대해서도 논의했지만, 생각을 완전히 떨구기는 어려우므로 오언이 자신만의 기술을 연마하는 것이 중요했다. 오언은 혹시라도 자신이나 다른 사람을 해치려는 생각이 들 때 부모에게 알리는 데 동의했다. 부모와 함께 앉아 있는다는 목표는 부모에게 알려도 되지만, '악마의 딸꾹질'은 비밀로 간직하기 원했다. 오언과 정신과 의사는 부모에게 이 목표를 어떻게 말할지, 지지와 격려가 될 만한 것으로 무엇을 요구할지 큰 소리로 리허설했다. 가장 중요한 것으로, 오언과 정신과 의사는 '얌전히 앉아 있기' 실험을 하는 도중 두려움이 느껴질 때 그가 부모에게 도움받기를 꺼리는 것을 다루었다.

오언: 전 엄마를 울리고 싶지 않아요. 그런다고 제 기분이 나아지는 것도 아니고요. 하지만 하루 종일 제 방에서만 지내는 것도 싫어요. 부모님과 함께 앉아 있는 건 정말 좋은 생각인 것 같아요.

정신과 의사: 아까 같이 이야기했던, 두려운 생각과 상상에 대해 이야기하지 않고 부모님과 저녁 내내 함께 앉아 있을 수 있는 가능성은 얼마나 될까요? 10점 만점으로 하면요.

오언: 4점이나 5점 정도요?

정신과 의사: 0점이 아니라 4점이나 5점인 이유는 뭐죠?

오언: 전 엄마를 울리기 싫고, 부모님은 필요한 것보다 더 심하게 걱정하세요. 부모님에게 안심하시라고 해도 소용이 없어요. 그래서 그런 말을 안 하고 앉아 있고 싶어요.

정신과 의사: 그럼 10점이 아니라 4점이나 5점인 이유는 뭔가요?

오언: 글쎄요, 부모님은 TV를 한두 시간 정도 보세요. 저한테는 그게 길게 느껴져요.

정신과 의사: 처음에 시간을 짧게 시작했다가 나중에 길게 늘리는 게 더 나을까요?

오언: 그럼 30분부터 시작해도 되나요? 그런데 제가 기다려야 하는 걸 어떻게 기억해야 할지 잘 모르겠어요.

정신과 의사: 기억하는 데 도움이 될 만한 게 뭐 없을까요?

오언: 음, 아빠한테 알려 달라고 부탁드릴 수도 있을 것 같아요. 아, 생각났어요! 팔에다가 펜으로 쓸 거예요. 전 항상 팔에 새긴 문신을 보거든요. 그 밑에다가 "기다려."라고 쓰면 될 것 같아요. 부모님께 계획을 말씀드리면서, 시간이 안 됐는데 제가 이야기를 시작하면 알려 달라고 부탁드릴 거예요. 제 폰으로 알람을 설정할 수도 있고요.

정신과 의사: 좋은 생각 같네요. 그런 계획이 있는 상태에서는 성공할 확률이 10점 만점에 몇 점이나 될까요?

오언: (들어왔을 때보다 더 신나고 활기차 보임) 음, 9점이요, 어쩌면 10점일 수도 있어요.

정신과 의사: 훌륭하네요. 집에 있을 때 앞으로 나아가는 데 또 중요한 게 있을까요? 집 밖으로 나가서 사람들을 만나고 싶지는 않나요? 그게 중요하다고 이야기했잖아요. 아니면 도서관까지 걸어 다니고 다시 운동을 하는 것처럼 건

강을 회복하는 활동도 할 수 있을 거고요. 예전에 이것들이 다 도움이 됐었다고 했죠.

오언: 여기서는 더 잘 먹으면서 한 바퀴씩 걸어요. 요령을 익혀서 작년에 살을 많이 빼고 나니까 기분이 더 좋았어요. 약 중에 진짜 피곤하게 만드는 게 있는 것 같았고, 그래서 우울했어요.

정신과 의사는 이 상황에서 오언이 측정 가능한 목표를 설정하도록 도와줄 수도 있고, 아니면 의료기관이나 지역의 YMCA에서 제공하는 프로그램에 의뢰할 수도 있다.

정신과 의사: 일은 어때요? 지금은 장애인으로 등록되어 있죠. 어머니께서는 당신이 번역가가 되기 바랐다고 말씀하시던데요. 만약 마술처럼 좋아질 수 있다면 뭘 하면서 시간을 보내고 싶은지 생각해 본 게 있나요?

오언: 꼭 장애인 등록을 취소해야 한다고 생각하지는 않지만, 도서관에서 자원봉사를 하는 생각은 해 봤어요. 어쩌면 수요일 밤마다 도서관에서 진행하는 정신장애인 모임에서 동료 상담가로 활동할 수도 있고요.

당신은 이러한 방식의 변화 지향적 면담을 통해 정신과 의사로서 더 많은 자비심과 희망을 가질 수 있다. 오언의 병적 비만과 불량한 위생 관리뿐만 아니라 편집증의 내용도 더 물어보기 쉽고, 이를 통해 더 정확한 진단을 할 수 있다. 일단 윤곽을 잡고 나면 증상이 오언을 괴롭히지 않을 때 그가 삶에서 되고 싶은 것을 생각하도록 도와줄 수 있다. 약물의 역할을 '보조 바퀴'로 여기고, 마음챙김과 꼬리표 다시 붙이기 전략을 가르치며, 그가 노력해서 나아갈 방향을 설정하기 위해 가치를 활용하기도 한결 쉬워진다.

ACT는 치료 순응도를 향상시킨다

치료를 충실히 이행하는 데 어려움을 겪는 환자에 대한 최선의 개입은 무엇일까?

다음의 사례에서 보여 주듯이, ACT는 환자의 저항이 아니라 활력과 목적이 있는 삶에 관련된 가치에 초점을 맞춘다.

조지는 74세 남자로, 2년 전에 당시 50세였던 아내를 심장마비로 여의었다. 매달 로라제팜lorazepam을 처방받기 위해 내원하는 것 외에 그에게 달리 도움될 만한 치료는 없어 보인다. 많은 약물치료를 시도했음에도 불구하고 그는 여전히 우울하고 불안하며, 비록 적극적인 자살사고는 부인하지만 사별한 아내와 재회하기 위해 죽음을 바라고 있다. 그는 과거에는 매우 행복했다고 보고한다. 아내를 사랑했고, 매주 교회에서 진행되는 은퇴한 남성 모임에 참석했으며, 딸과 두 명의 손주와 시간을 같이 보냈고, 1년에 한 번씩 채소밭을 수확해 가족들끼리 나눠 먹고 교회에도 도움을 주었다. 그는 채소밭을 다시 가꾸고, 화요일마다 하는 커피 모임에 참석하고, 손주들과 시간을 보낼 거라고 늘 이야기했지만 한 번도 실천한 적은 없었다. 정신과 의사는 그가 이러한 계획의 타이밍, 가치, 이점 등을 더 구체화할 수 있게 노력해 왔다. 조지는 병원에 올 때마다 항상 '무엇'을 하겠다고 약속하고, 다음 방문 때는 어김없이 딱한 표정을 지으며 자신이 또 실패했음을 알린다.

정신과 의사는 행동 목표를 포기해야 할까? 조지는 가망이 없는 경우라고 결론을 내려야 하나? 그럴지도 모른다. 하지만 의사는 조지가 배우자 없는 삶의 가치를 명료화하고 약속을 이행하는 데 걸림돌이 되는 정신적 과정을 파악하도록 도와줄 수도 있다. 다음을 보자.

정신과 의사: 병원에 오시는 게 어떤 도움이 되나요?

조지: 모르겠어요. 전 캐롤이 없으면 소용없어요. 아내를 절대 못 잊을 거예요.

정신과 의사: (감정을 인정하면서) 맞습니다. 당신의 삶은 결코 이전과 같아질 수 없을 겁니다. 당신은 그녀를 잊고 싶어하지 않고, 그녀를 그리워하는 것을 절대 멈추지 않을 거예요. 캐롤 없이 앞으로 10년 혹은 20년을 더 살게 될지도 몰라요. 한 가지 궁금한 게 있는데요, 당신이 생을 마감할 때 캐롤 없이 살아온 나날이 어떻게 기억되기를 바라세요? (침묵) 당신과 캐롤이 추구했던 건 뭐였을까요? 캐롤은 당신에게 뭘 바랐을까요?

조지: 글쎄요, 가족하고…… 교회요. (아래를 내려다보며 땅이 꺼져라 한숨을 쉬며 보이지도 않는 먼지를 바지에서 털어 낸다.)

정신과 의사: 지금 어떤 생각을 하시는지 말씀해 주실 수 있을까요?

조지: 제 자신이 부끄러워요. 선생님한테 이야기한 걸 생각만 하고 실제로 하지는 않죠. 소파에 앉아서 야구를 보면서, 슬픔을 안 느끼려고 애쓰면서 캐롤이 저한테 얼마나 실망할지 생각해요. 그녀가 천국에서 저를 보고 있는지는 모르겠지만, 만약 보고 있다면 저한테 실망할 거라고 확신해요.

정신과 의사: (이 말에 관심을 가짐) 그녀가 당신에게 사랑을 느끼고, 당신이 적응하려고 애쓰는 모습을 자비롭게 여기고, 당신이 계속 나아가기 힘들어하는 걸 확실히 걱정할 것 같긴 합니다. 그런데 실망은 뭣 때문인가요?

조지: 그냥 못하겠어요. 전 갇혔어요. 여기서 나갈 때는 다르게 행동하려고 하지만, 그냥 못하겠어요.

정신과 의사: 당신이 중요하게 여기는 것을 못하게 막는 게 뭔지 알아볼 수 있을까요? 예를 들면, 예전에 따님 가족과 같이 저녁 드시러 가는 것을 시작하겠다고 말씀하셨는데요, 그동안 못하셨던 이유가 뭐죠?

조지: 모르겠어요. 하고는 싶죠. 딸이 제 걱정하는 것도 알고요.

정신과 의사: 따님이 마지막으로 초대했을 때 말씀을 좀 더 해 주실 수 있을까요?

조지: 음, 그 애는 매주 화요일 저녁에 저를 초대해요.

정신과 의사: 그리고 당신은 거절하고요?

조지: 아니요, 보통 "생각해 보마."라고 대답하죠.

정신과 의사: 그게 '못 간다'는 의미인가요?

조지: 아니요. 제 생각에는……, 노력해 본다는 의미 같아요.

정신과 의사: 흠, 오늘은 수요일이군요. 어제도 따님이 초대했는지 궁금하네요. 제가 이해할 수 있게 알려 주실 수 있을까요? "생각해 보마."가 어떻게 해서 '못 간다'가 됐는지 궁금해서요. 어젯밤에 무슨 일이 있었나요? (여기서 정신과 의사의 목표는 조지가 정말 무슨 일이 일어났는지를 자세히 알게 만드는 것이다.)

조지: 어제 아침에 일어났을 때는 가야겠다고 생각하고 있었어요. 처음에는 약간만 불안했는데 곧 더 심해졌죠. 오후 들어 아내가 살아 있을 때 매일 저녁을

함께 먹었던 생각이 나니까 정말 심하게 불안해지고 아내가 너무 그리워졌어요. 그리고 딸에게 전화해서 "못 간다."라고 이야기했어요.

정신과 의사: 뭐가 그렇게 불안하셨나요? 머리 속에 뭐가 떠오르시던가요?

조지: 잘 모르겠어요. 하지만 심장이 빨리 뛰기 시작했고, 숨을 못 쉴 거 같고, 속이 울렁거리고 부대꼈어요. 로라제팜을 더 먹어도 되는지 선생님한테 물어봐야겠다는 생각이 들어서 집 밖으로 나가려고 했고요.

정신과 의사: 그것도 가능한 방법들 중 하나죠. 하지만 거기까지 가기 전 이야기를 좀 더 해 볼 수 있을까요? 당신은 불안을 느끼고 있었고, 불안하기 때문에 따님 집에 갈 수 없었어요. 마음이 당신에게 거기 가면 무슨 일이 생길 거라고 하던가요? 마음에서 어떤 그림을 그리고 있었죠?

조지: 말도 안 되는 거요.

정신과 의사: 저도 그 그림에 기꺼이 넣어 주실 수 있을까요?

조지: 글쎄요, 선생님은 제 주치의 같은데요. (아래를 내려다보고 눈물을 글썽인다. 정신과 의사가 휴지를 건낸다.) 함께 식사하면 울까 봐 두려워요. (몸을 추스린 뒤 눈물을 닦아 낸다. 무릎을 바라보며 보이지 않는 먼지를 더 털어 낸다.) 캐롤은 아이들을 사랑했어요. 아내가 아이들과 함께 있어야 해요. 저는 남아 있을 자격이 없어요. (울기 시작한다.)

정신과 의사: (조지에게 어느 정도 시간을 준 뒤) 말씀하신 내용들은 정말 고통스러운 생각 같습니다. 저녁 식사에 왜 안 가시려고 했는지 이해가 되네요. 그건 둑이 무너질 것만 같은 두려움을 보호하는 한 방법이었을 거예요. 하지만 캐롤이 손주들과 함께 있어야 하고 당신은 남아 있을 자격이 없다는 생각을 피하려고 하는 것과, 손주들 앞에서 슬픔을 느끼는 것에 대한 두려움을 피하려고 하는 것이 당신이 원하는 사람이 되는 데 어떤 도움이 될까요? 전에 가족을 얼마나 많이 사랑하시는지 말씀하셨던 적이 있었죠. 만약 캐롤이 바로 지금 당신과 이야기를 나눌 수 있다면, 당신이 따님 집에 못 간 것을 어떻게 생각할까요?

조지: 엄청 화냈겠죠.

정신과 의사: 캐롤이 여기에 있어야 한다는 생각이나 당신이 저녁 식탁에서 엎드

려 흐느껴 우는 것처럼 두려운 생각과 상상을 대하는 더 좋은 방법이 있을 거예요. 그것들에 굴복할 필요는 없습니다. (양손을 얼굴 위로 올린다.) 그렇다고 그런 생각과 상상을 없앨 필요도 없고요. (한 손으로 다른 손을 밀어낸다.)

조지: 하지만 그래도 딸네 집에 저녁 먹으러는 못 갈 것 같아요. 캐롤이 그리워요. 제가 아닌 캐롤이 여기 있어야 해요. 전 못 갈 것 같아요. 제가 이렇게 느끼는 한은 못 가요.

정신과 의사: 우리는 이따금씩 불안을 느끼고 마음에서 불편한 생각과 이미지를 보내고 있을 때도 중요하게 여기는 것을 할 때가 있습니다. 당신은 참전 용사시죠?

조지: 네.

정신과 의사: 무서웠지만 어떻게든 군인으로서 임무를 완수하신 적이 있지 않나요?

조지: (싱긋 웃으며) 그런 것 같아요! 하지만 그건 제 생각이 아니었어요.

정신과 의사: 군복무 중에 '죽을지도 몰라.' 같은 생각이 들거나, 뭔가 안 좋은 일이 생길 것 같은 두려움을 느껴 보신 적이 있나요?

조지: 그럼요, 많이 있었죠.

정신과 의사: 주말과 평일에 퇴근하시고 나서 집을 다시 지으셨다고 하셨죠. 그때 마음이 너무 힘들다면서, 화장실에서 일하는 대신 나가서 낚시를 해야 한다고 말한 적이 있지 않았을까요?

조지: 줄곧 그랬죠.

정신과 의사: 그럼 마음에서 일하지 말라고 이야기하는데 어떻게 해서 계속 일을 하실 수 있었죠?

조지: 글쎄요, 머릿속에서 "화장실에서 일하기 싫어." 같은 말을 하면 전 곧바로 이렇게 말했어요. "하지만 넌 일을 해야 해. 네가 가족을 책임지고 있으니까."

정신과 의사: 그건 마치 상황만 맞으면 마음의 조언을 안 받아들일 수도 있다는 말씀 같네요. 궁금한 게 있는데요, 이럴 때 당신이 해야 할 일을 어떻게 아실 수 있을까요? 지금은 마치 마음이 알아서 하게 내버려 두시는 것 같아서요.

조지: 그런 식으로 생각해 본 적은 없었던 것 같아요.

정신과 의사: 화요일에 저녁 식사하러 갈 생각을 할 때 마음이 뭐라고 이야기한다

고 하셨죠?

조지: 전 그럴 자격이 없는 것 같다고요, 캐롤이 가 버린 지금 전 행복할 자격이 없다고요. 그리고 아이들 앞에서 울까 봐 걱정된다고요. 캐롤이 죽은 뒤부터 울기 시작했는데, 지금은 늘 우는 것 같아요.

정신과 의사: 식사하러 간 첫날 따님 가족 앞에서 우실지도 모르죠. 장기적으로 당신이 원하는 삶을 살기 위한 관점에서 보면, 따님 가족에게 당신이 우는 모습을 절대로 안 보여 주는 게 더 중요한가요, 아니면 거기 가서 따님과 손주들의 삶의 일부가 되는 게 더 중요한가요?

조지: 매번 안 갈 때마다 딸에게 양해를 구하는 게 딱히 좋지는 않아요.

정신과 의사: 네. 삶에서 원하는 것을 얻는 것은 그냥 이런 생각과 느낌이 들 거라는 걸 수용하는 것을 의미할 수도 있습니다. 하지만 그렇다고 해서 생각과 느낌이 당신을 좌지우지하게 놔둬서는 안 돼요. 뭐든 떠오르는 불편한 생각, 이미지, 느낌을 그냥 알아차리기만 하는 실험을 기꺼이 해 볼 의향이 있으신가요? 그것들과 싸우는 게 아니라, 그냥 그대로 두면서 당신에게 중요한 것을 하는 거예요.

ACT에서는 환자가 선택할 수 있는 '둘 다/그리고' 방향으로 임상적 대화를 이어 간다. 가치기반 행동의 맥락에서 환자는 고통스럽고 원치 않는 감정이나 기억, 생각, 충동, 심상, 신체 감각의 존재를 수용하면서도, 자신이 확고히 지니고 있는 가치를 반영하는 행동을 선택할 수 있다. 이 모든 것을 매우 존중하면서도 비판단적인 방식으로 진행한다. 환자가 이러한 방식으로 삶의 중요한 것에 전념할 수 있다면 삶에서 자신에게 의미 있는 방식으로 더 쉽게 나아갈 수 있을 것이다.

ACT는 감정의 회복탄력성을 증진한다

ACT의 기본 원리에 따르면, 고통스럽고 원치 않는 정신 경험만으로는 기능장애를 유발하지 않는다. 그보다는 오히려 원치 않는 경험을 회피하려는 시도가 문제를 일으킨다고 본다. 다음의 사례에서 알 수 있듯이, ACT는 감정 **회피**avoidance보다는 감정 **접근**approach을 촉진함으로써 힘든 감정 경험을 건강에 도움이 되는 방향으로 통합한다.

애나는 48세의 중학교 음악 교사이자 10세 아들을 둔 어머니로 행복한 결혼 생활을 보내고 있었다. 그녀는 항상 에너지가 넘치고 약간의 불안을 지니고 있었는데, 지난 1년 사이에 감당하기 힘들 정도로 불안이 심해졌다. 그녀는 불안을 견딜 수 없다고 여기고, 무엇이 자신으로 하여금 '어두운 생각들'을 하게 만들었는지 반추한다. 불안이 절대 사라지지 않을 것 같아 걱정도 든다. 약물에도 매우 민감해서 렉사프로lexapro를 하루 10mg 복용하는 것이 오히려 불안과 자살 생각을 유발하는 것 같아서 중단했다고 보고한다. 최근에는 잠을 못 자고 입맛이 없어서 정신병동에 입원했고, 클로나제팜clonazepam과 플루옥세틴fluoxetine을 낮은 용량으로 복용하기 시작했다. 그녀는 불안과 우울 증상이 나아져서 퇴원했다가, 다음날 저녁에 견딜 수 없는 '어두운 생각', 심해진 불안, 절망감 등을 호소하며 다시 입원했다. 그녀가 남편에게 도움을 요청하는 전화를 하기로 마음먹었을 때는 이미 유서를 작성한 뒤 차를 몰고 나무를 들이받기에 가장 좋은 장소를 생각하던 중이었다.

어떤 치료 방법이 있을까? 정신과 의사는 플루옥세틴을 증량할 수 있고, 클로나제팜을 늘리거나 항정신병약물을 추가할 수도 있을 것이다. 하지만 약물치료로 고통스러운 생각이나 불안을 영원히 없앨 수는 없다. 대신 정신과 의사는 애나의 '어두운 생각'의 내용을 탐색하고 이를 무해한 것으로 만드는 수용과 마음챙김 기법을 알려줄 수 있었다. 다음을 보자.

정신과 의사: 어두운 생각에 대해 이야기를 나눠 볼 수 있을까요?

애나: (찌푸린 얼굴로 아래를 내려다보며) 음…… 네.

정신과 의사: 그럼 그것들에 대해 더 구체적으로 말씀해 주시겠어요? 어제처럼 자살을 생각하거나 유서를 쓰고 있을 때 속에서 어떤 게 떠오르던가요?

애나: 제가 얼마나 형편없는 엄마인지 생각하고 있었어요. 저스틴(아들)이 숙제를 한 뒤 아빠한테 도와 달라고 하면서 저를 그냥 지나치면서 무시했어요. 대수롭지 않은 일인 건 저도 알지만, 그냥 그때 걔한테 화가 나는 게 느껴졌어요.

애가 아빠한테 숙제를 봐 달랬다고 화나는 엄마가 어디 있겠어요? 저한테 문제가 있는 게 분명해요. 전에는 전혀 안 그랬는데 요즘 왜 그런지 모르겠어요. 저한테 뭔가 문제가 있어요. 수렁에 빠졌는데 해결할 방법이 없어요.

정신과 의사: 그렇군요, 당신이 망가졌고, 결코 나아지지 않을 것이고, 아들이 자신을 지나쳐서 아빠한테 숙제를 봐 달랬다고 한 것에 상처받는 괴물이라고 느끼는 것이 당신이 말하는 어두운 생각이로군요. 맞나요?

애나: 네, 제가 좋은 엄마가 아니라는 생각이죠. 남편이 저한테 싫증을 낼 것 같아 걱정도 되고요. 전에는 안 그랬는데, 이런 어두운 생각을 어떻게 멈춰야 할지 모르겠어요.

정신과 의사: 이따금씩 원하는 만큼의 '사랑'을 충분히 못 받았다고 느낄 때 자녀들의 관심을 독차지하고 싶고 질투가 느껴지는 것은 정상적인 겁니다. 그런 느낌은 그냥 저절로 나타나는 거라서 아무리 불편해도 우리가 그걸 멈추기 위해 할 수 있는 건 별로 없어요. 우리가 자신을 판단하고 그런 느낌을 통제하거나 없애려고 하면 할수록 오히려 더 강하게 느껴질 수도 있고요. 저한테 예전에 명상을 해 보셨다고 말씀하셨죠. 어제 마음챙김 수업에 참여하셨나요?

애나: 좋은 수업이긴 한데 이런 불안감을 해소하는 데는 효과가 없어요. 가만히 앉아 있기도 힘들고요. 설령 한다고 해도 불안하고 어두운 것은 똑같아요.

정신과 의사: 일단 이런 맥락에서 마음챙김의 목표는 불편한 생각과 감정을 없애는 것이 아니라 그저 알아차릴 수 있도록 마음의 중심을 잡을 수 있게 해 주는 거예요. 그것들을 치워 버리는 것도 아니고 휘둘리는 것도 아니에요.

애나: 아, 저는 마음챙김을 하면 기분이 더 나아져야만 하는 줄 알았어요.

정신과 의사: 음, 마음챙김의 궁극적인 목표는 당신이 이런 어두운 생각에 휘둘리는 것을 멈추는 겁니다. 당신 안에 있는 어두운 생각이 조장하는 분위기나 감정을 좋아할 필요는 없지만, 활력 있는 삶을 원한다면 그것들을 위한 공간을 반드시 마련해 줘야 해요. 때로는 이런 고통스러운 생각이나 심상, 기억, 감정이 우리가 실제로 삶에서 뭘 원하는지 알려 주거든요. 당연한 이야기지만, 만약 당신이 아드님을 사랑하지 않는다면 아드님이 누구한테 숙제를 봐 달라고 하든 신경도 안 썼겠죠. 아무런 상처나 질투도 안 느낄 수 있어요. 스

스로를 그렇게 가혹하게 판단하지 않아도 되고요. 그런 생각이나 이미지, 감정 등과 싸우지 않고 그냥 그것들의 존재를 알아차려 보세요. 그것들이 당신이 원하는 삶을 살지 못하게 내버려 두는 게 아니라, 당신 자신의 모습으로 존재하도록 돕는 역할을 존중하는 거죠.

애나: 굳이 불안과 어두운 생각을 없앨 필요 없이 그냥 불안을 느끼고 어두운 생각을 할 수 있다고요? 제가 그렇게 할 수 있을지 모르겠어요. 그동안 제가 해왔던 거랑은 너무 다르네요.

정신과 의사: 그런 생각을 통제하거나 없애려고 하면 그걸 더 거대하고 위협적으로 느끼게 된다는 것을 알아차리는 게 무엇보다 중요합니다. '밝은 생각'을 하려고 하면 할수록 '어두운 생각'이 더 많이 들게 될 거예요.

애나: 정말 희한한데 저한테 일어나고 있는 일과 완전 똑같아요!

정신과 의사: 고통스러운 생각이나 감정, 기억을 뿌리 뽑으려는 유혹을 견디기는 쉽지 않습니다. 한 가지 방법은 일어나는 일이나 자신을 판단하지 않고, 이를 수용할 수 있는 공간을 마련하는 것입니다. 판단하지 않으면서 알아차리는 방법을 실천하는 데 도움이 되는 간단한 연습을 알려 드려도 될까요? 이 연습은 기분이 좋을 때 할 수도 있지만, '어두운 생각'에 의해 경로에서 벗어나려고 할 때도 당연히 활용할 수 있습니다.

이 짧은 대화에서 정신과 의사는 애나의 불편한 생각과 감정을 정상화했고, 마음챙김 훈련의 목적을 명확히 했으며, 기본적인 마음챙김 기법을 제시했다. 이제 정신과 의사는 애나가 불편한 생각에 반응하는 방식을 변화시키려는 노력을 할 수 있다.

정신과 의사: 당신은 여기 입원해 있을 때와 예전에 외래 집단치료에 참여했을 때 모두 다양한 고통감내 도구를 배웠는데요, 혹시 그것들을 실천하고 있나요?

애나: 네, 여기 병원에 있으면서는 훨씬 좋아요. 거의 불안하지 않아요.

정신과 의사: 그건 문제일 수도 있지 않을까요? 당신이 생각에 좌지우지되지 않는 방법을 연습할 수 있도록 일부러 스스로를 불안하게 만들어 보는 건 어떨까요?

애나: 클로나제팜을 끊어야 되나요?

정신과 의사: 그거 좋은 생각이네요. 지금처럼 안전한 장소에 있을 때 생각과 불안을 다루는 연습을 할 수 있도록 내일부터 용량을 낮추는 건 어떨까요? 어두운 생각과 불안에 얽매이지 않는 방법을 연습하기 위해 기꺼이 그것들이 나타나기를 바라는 거예요. 먼저 어떤 생각과 감정이 드는지 적어 보고, 우리가 방금 했던 알아차리기 연습부터 시작할 수 있을 것 같아요.

정신과 의사는 고통스러운 정신적 사건을 통제하고 없애는 것에서 그것들과 기꺼이 직접 접촉하려는 것으로 초점을 옮김으로써, 애나가 당면한 문제를 새롭게 정의하도록 도와준다. 이렇게 '기분이 나아지는' 것에서 '기분을 더 낫게 느끼는' 것으로 초점을 변화시키는 것이 바로 ACT가 전하는 강력한 메시지다. 이는 환자가 구조화된 병동이나 외래 환경에서 기분이 나아졌다가, 퇴원한 뒤에 고통스러운 생각과 감정이 나타나는 것을 감당하기 어려워하는 것을 다루는 데 유용하다.

ACT는 복합적인 사례에서 치료를 단순화하는 데 도움을 준다

ACT의 또 다른 특징은 증상과 효용성 없는 대처 행동의 **형태**가 아닌 **기능**을 강조한다는 것이다. 전통적 정신의학에서는 오랫동안 증상의 형태에 초점을 맞춰 왔다. 진단체계는 주로 증상이 나타나는 형태나 패턴에 근거한다. 겉보기에는 달라 보이는 임상적 문제도 ACT 안에서는 종종 비슷한 속성을 지닌 것으로 간주된다. 역기능적 행동은 표면적으로는 서로 다르게 보이지만, 기저에서 활성화되는 심리기전은 동일하다. 이러한 접근을 복합적인 치료저항성 사례에 적용하면, 얼핏 보면 나른 것 같은 역기능적 행동을 동일한 기능적 계열로 분류할 수 있다. 다음의 예에 나와 있듯이 정신과 의사는 이를 통해 서로 다른 것처럼 보이는 다양한 임상적 문제에 동일한 기본 개입 원리를 적용할 수 있다.

미구엘은 41세 기술자로 과거 우울증으로 치료받은 적이 있다. 그는 알코올 사용장애 병력이 있으며 최근 2년 동안 금주를 이어 오다가 지난달에 잠깐 술을 마셨다. 지금 그는 다시 금주를 시작했다. 그는 여자 친구를 위해 2년 동안 '깨끗한' 상태를 유지하고 있었는데, 그녀는 여러 가지 생각할 시간이 필요하다며 앞으로 연락하지 말라고 했다. 정신과 의사는 과거에 미구엘을 진료한 적이 있었지만 지난 1년 동안은 보지 못했다. 미구엘의 경과가 좋아져서 약물치료를 담당하는 1차 의료 의사한테 돌아갔기 때문이다. 미구엘은 우울증, 무쾌감증, 절망감, 무기력감, 수동적 자살사고 등의 증상이 급격히 악화된 채 되돌아왔다. 그는 새로운 여자 친구에 대해 이야기하며, 그녀가 자신과의 관계를 끝내려고 하는 것이 얼마나 속상한지 이야기한다. 그는 "전 그녀 없이는 아무것도 아니에요."라고 말한다. 그의 우울증은 대부분 관계의 상실에 초점이 맞춰져 있다. 그는 **익명의 알코올중독자들**Alcoholics Anonymous: AA에 잘 다닌다고 보고한다. 여자 친구와 함께 산책과 요리도 즐긴다. 더 건강한 식단과 금주 덕분에 몸무게는 14kg 줄었고 당뇨도 잘 조절되고 있다.

정신과 의사는 분명 약물을 점검할 것이다. 미구엘이 과거에 효과를 봤을 때처럼 날트렉손naltrexone과 설트랄린sertraline을 복용하고 있을까? 하지만 정신과 의사는 미구엘이 최근에 경험한 좌절뿐만 아니라, 삶의 목표와 이를 이루기 위해 거쳐 온 여정에도 초점을 맞추기 위해 관계, 업무, 여가, 건강을 더 파악하고자 한다. 정신과 의사는 또한 미구엘이 원치 않는 생각이나 감정, 기억 등을 회피하는 방법으로 알코올중독이 재발했다고 추측하며, 그가 최근의 재발을 탐구하는 것을 도와주고자 한다.

정신과 의사: 미구엘 씨, 오랫동안 못 뵀네요. 말씀을 들어 보니 한동안 잘 지내시다가 최근 들어 힘들어지신 것 같아요. 요즘엔 어떻게 지내고 계신가요?

미구엘: 네, 선생님, 프로그램에 참여하고 있었어요. 운동도 더 규칙적으로 하고 식단조절도 하고요. 당뇨도 좋아지고 있어요. 살은 14kg 뺐어요. 승진을 준비하고 있는데 잘되면 월급도 많이 오를 것 같아요. 가장 큰 문제는 비비안이에요. 우린 금방 친해졌죠. 저는 그녀가 바라는 대로 행동해요. 정말이지 전 그녀 없이 잘 지낸다는 건 생각조차 할 수 없어요. 그녀가 지금 저에 대한 마음의 문을 닫으려고 해요.

정신과 의사: 다시 술을 드신 것에 대해 말씀해 주실 수 있을까요?

미구엘: 그냥 실수였어요.

정신과 의사: 당신은 원하는 삶, 당신의 가치와 맞닿아 있는 삶을 살기 위해 노력해 온 것 같습니다. 당신은 비비안에게 헌신하는 관계를 지속할 수 있는 방법을 찾고 있고, AA 프로그램에도 적극적으로 참여하고 있어요. 숙취에 시달리지도 않고, 출근도 규칙적으로 하며 승진을 앞두고 있죠. 훌륭해요! 건강도 훨씬 잘 챙기는 것 같고요. 비록 최근에 재발하긴 했지만 전반적으로 금주를 유지하려고 노력해 왔고, 규칙적으로 운동을 하며, 식단도 잘 조절하고요. 제가 이해한 게 맞나요?

미구엘: 음, 제가 믿을 수 있는 사람이 되는 게 중요해요. 사람들이 저를 믿었으면 좋겠어요. 제가 되고자 마음먹었던 그런 사람이 되고 싶어요. 비비안이 삶을 함께하고 싶은 그런 남자가 되고 싶었다고요. (말을 중단하고 바닥을 내려다본다.)

정신과 의사: 지금은 어떤가요? 제가 당신의 마음이 하는 말을 들을 수 있다면, 뭘 들을 수 있을까요?

미구엘: 그런 게 다 무슨 소용이에요. 어차피 제가 다 망쳐버릴 텐데요. 비비안 없이는 하고 싶지 않아요. 그녀가 없으면 전 무너져 버릴 거예요. 제가 얼마나 어리석었는지 믿을 수가 없어요. 전 정말 어리석어요.

정신과 의사: 이렇게 어두운 공간에 빠질 때는 마음이 또 뭐라고 이야기하나요?

미구엘: 제가 패배자라고요, 전 아무짝에도 쓸모없고, 결국 혼자 남을 거고, 아무도 저를 사랑하지 않는다고요.

정신과 의사: 술이 그런 소리에서 벗어나는 데 도움이 된 것 같네요.

미구엘: 네, 술이 그런 생각에서 벗어날 수 있는 유일한 방법이에요. 아버지는 우리를 떠나기 전에 저를 심하게 학대했어요.

정신과 의사: 힘든 어린 시절을 보내셨군요. 그런 경우 어른이 돼서도 스스로를 관대하게 대하기 어려운 경우가 많습니다. 아까 말씀하셨던 마음의 소리 중에서 최근에 재발하기 전에 떠오른 게 있었나요?

미구엘: 네. 비비안과 저는 이 문제로 싸웠어요. 저 때문에 숨이 막힐 것 같다고 하더라고요. 그걸 견딜 수 없었어요. (바닥을 내려다보고, 잠시 말을 멈춘다.)

정신과 의사: 그걸 견딜 수 없었군요. 그녀가 그런 말을 했을 때 떠오른 것을 견딜 수 없었던 건가요?

미구엘: 네, 최악의 느낌이었어요.

정신과 의사: 그런 나쁜 느낌이 들 때 사용할 만한 전략이 있나요?

미구엘: 재활센터에서 좀 배운 게 있어요. 그것들을 사용하려고 했지만 저한테는 효과가 없어서 그만뒀어요.

정신과 의사: 당신한테는 효과가 없었다고요?

미구엘: 네, 편안한 상태로 흘려보내려고 노력했어요. 계속 천천히 숨을 쉬는데도 여전히 기분이 안 좋더라고요.

정신과 의사: 그런 느낌들을 없애기 위한 목적으로, 통제의 수단으로 사용하신 것 같네요.

미구엘: 네, 제가 편안한 상태로 심호흡을 하면 그런 느낌이 그냥 다 사라질 거라고 생각했어요.

정신과 의사: (왼손을 얼굴 앞으로 가져옴) 네, 불편한 생각과 감정과 기억이 우리를 잠식하면 삶을 사는 게 힘들어지죠.

미구엘: (웃으며) 물론이죠.

정신과 의사: (오른손으로 왼손을 밀어냄) 하지만 이런 문제를 항상 치워버리는 것은 피곤한 일이에요, 그렇지 않나요?

미구엘: 네.

정신과 의사: (왼손을 다시 얼굴 앞에 가져감) 그리고 무슨 일이 벌어지나요?

미구엘: 시작한 곳으로 되돌아오죠.

정신과 의사: 혹시 우리가 여기서 제3의 방법을 찾을 수 있을지 모르겠네요. 아마 당신이 전에 시도했던 방법과는 많이 다를 거예요. 불편한 것에 빠지지 않으면서 그냥 그것의 존재를 알아차리는 겁니다(손을 얼굴 앞으로 들어올림). 하지만 그렇다고 치워 버리는 것도 아니에요(손을 치움). 그냥 거기 존재하게 내버려 두는 거죠(손바닥을 위로 향한 채 손을 무릎 위에 내려놓음). "예."라고 말하는 것도 아니고, "아니요."라고 말하는 것도 아니에요. 그걸 없앨 수 있었으면 진작에 했겠죠. 그걸 없앨 수 있었나요?

미구엘: 아니요. 무슨 말씀인지 알 것 같아요. 전 기억에서 벗어나기 위한 방법으로 술을 마시곤 했어요.

정신과 의사: 정신을 잃을 때까지 술을 마시는 것이 효과가 있었나요?

미구엘: 아니요. 음, 아마 처음에는 좀 그랬을 것 같아요. 하지만 모든 게 더 나빠졌어요. 다시 거기로 되돌아가고 싶지는 않아요.

정신과 의사: 제가 이해한 게 맞다면, 당신은 어릴 때부터 그런 생각과 감정을 없애지 못했어요. 하지만 당신은 거기에 끌려다니지 않을 수 있어요. 그걸 가지고 있으면서도 삶을 꾸려 나가는 데 필요한 것들을 할 수 있어요.

미구엘: 그녀는 저한테 딱 이렇게 한계를 정해서 관계가 잘 되게 노력해 왔어요. 제가 재발한 지금은 관계를 어떻게 느끼는지 확신이 안 선다고 하더라고요. 그럼 전 어린 시절부터 오랫동안 느껴 온 것처럼, 뭔가 문제가 있고, 항상 엉뚱한 말만 하고, 멀쩡하지 못한 제 자신에게 화가 나고 수치심을 느끼는 식으로 반응해요. 전 그녀 없이는 금주를 유지할 수 없다고 생각해 왔어요. 그녀는 저의 새로운 잭 다니엘 같아요.

정신과 의사: 그녀도 술과 마찬가지로 당신이 그런 생각과 감정을 없애게 도와줄 수 없어요. 그런 오래된 생각과 감정이 나타날 때 그냥 알아차리기만 하는 것을 기꺼이 연습해 볼 의향이 있나요? 그것들을 향해 손을 흔들면서 이렇게 말하는 거죠. "안녕, 난 너희를 잘 알아." 그것들이 당신을 잘못된 방향으로 밀어내려고 하면, 당신은 숨을 들이마시고 당신의 가치를 지향하는 행동을 할 거라는 것을 기억할 수 있습니다. 금주를 유지하고, 형과 연락을 유지하고, 비비안에게 여유를 주고, 일, 운동, 식단을 조절하고, 당뇨를 잘 관리하고, 밖에서 시간을 보내는 것들 말이에요.

미구엘: 네. 훨씬 더 명확해지네요. AA 후원자에게는 이미 전화했어요. 비비안과 함께한 건 좋은 일이었어요, 결과와 상관없이요. 애인을 사귀는 것은 제가 삶에서 원하는 것에 다가가는 거예요. 전 그녀와 함께하고 싶지만, 그녀 없이도 잘 지내고 싶어요. 그렇게 해야 일이 해결될 것 같아요.

이 대화에서 정신과 의사는 미구엘이 알코올 사용과 비비안에 대한 '중독'이 어떻게 감정 회피 기능을 하는지 알게 도와주었다. 미구엘은 이러한 인식을 바탕으로 금주를 지속하고, 지금의 관계에서 더 건강한 균형을 이루며, 비비안과의 관계가 지속되지 않을 때 시련을 견뎌 낼 수 있을 것이다. 이후 그는 비비안과의 관계가 끝나더라도 삶을 계속 살아갈 것이며, 비비안이 자신과의 관계를 계속 유지할지 여부는 전적으로 그녀에게 달려 있다고 이야기했다. ACT의 기능적 접근법을 통해 서로 달라 보이는 두 개의 문제를 하나로 합칠 수 있었고, 이를 통해 미구엘은 이후의 행동을 더 잘 통제하는 연습을 할 수 있었다.

≫ 요약

이 장에서 우리는 통상적인 정신과 진료에서 ACT를 사용하는 것의 전반적인 이점을 일부 살펴보았다. ACT는 단독으로 사용되든 약물과 함께 사용되든 효과적으로 개입할 수 있는 다양하고 새로운 방안을 제시한다. 정신과 의사는 ACT를 치료 기법 목록에 포함시킴으로써 약물이 기대만큼 효과를 보이지 않거나 처방 금기에 해당할 때 '옴싹달싹 못 하는' 느낌을 덜 수 있다. 이런 상황에서 정신과 의사는 간단하게 방향을 바꿔 대화의 초점을 환자의 가치와, 일상에서 그 가치를 추구하려는 환자의 의지로 옮기기만 하면 된다. 정신과 의사는 또한 ACT를 활용하여 건강하지 못한 형태의 감정 회피를 약화시키고, 환자가 평생 활용할 수 있는 다양한 수용 및 마음챙김 전략을 가르쳐 줄 수 있다. 다음에 이어지는 장들을 통해 우리는 이론적 모형에서부터 강력하고 지속 가능한 변화를 위한 임상적 적용에 이르기까지 ACT의 세부적인 특징들을 더 깊이 들여다볼 것이다. 이 시점에서 ACT에 관심이 있거나 흥미가 느껴진다면 계속 읽어 볼 것을 권한다!

핵심 정리

ACT는 환자가 다음과 같은 것을 할 수 있도록 돕는다.

- 문화적으로 이어져 온 규칙이 고통스러운 개인적 경험을 건강에 해로운 것으로 여기면서 그것을 회피하고, 통제하며, 제거해야 할 대상으로 묘사하는 것에 의문을 제기한다.

- 마음챙김 전략을 사용해서 고통스럽고 원치 않는 생각, 감정, 충동, 기억, 감각에 휘말리지 않은 채 이를 알아차리고 수용한다.
- 과거나 미래에 오래 머무르지 않고 지금 여기를 사는 방법을 배운다.
- 가혹한 자기서사self-narrative를 파악함으로써 새롭고 유연한 대처 전략을 채택할 수 있는 역량을 늘린다.
- 깊이 간직한 가치를 명료화하고, 삶에서 의미 있는 행동을 활력과 목적이 있는 삶을 추구하는 것과 연결 짓는다.

ACT는 정신과 의사가 다음과 같은 것을 할 수 있도록 돕는다.

- 자신이 할 일은 환자가 고통스러운 생각과 감정을 없애는 것을 도와주기 위해 약을 잘 맞추는 것이라는 지배적 패러다임에서 벗어난다.
- 환자의 고통스럽고 원치 않는 개인적 경험을 새롭고, 더 자비롭고, 수용적인 방식으로 대한다.
- 환자가 감정적 고통 속에서도 심리적 유연성과 개인적 활력을 높이는 기술을 터득하도록 돕는다.
- 환자와의 대화의 초점을 오직 증상을 완화하기만 하는 것에서 증상이 생활 맥락에 어떻게 부합하는지에 대한 더 광범위한 논의로 변화시킨다.
- 우리는 대개 인간의 조건에서 비롯되는 불가피한 고통을 치료할 힘이 없음을 깨닫는다.

■ 읽어 볼 만한 문헌

Hayes, S., Strosahl, K., & Wilson, K. (2011). *Acceptance and Commitment Therapy: The Process and Practice of Mindful Change*. 문성원 역(2011). 수용과 참여의 심리치료. 시그마프레스.

Strosahl, K., Robinson, P., & Gustavsson, T. (2012). *Brief Interventions for Radical Change: Principles and Practice of Focused Acceptance and Commitment Therapy*. 김창대 외 공역(2017). 상담에서의 단기개입전략: 초점화된 수용전념치료의 원리와 실제. 시그마프레스.

■ 참고문헌

A–Tjak, J. G., Davis, M. L., Morina, N. et al. (2015). A meta–analysis of the efficacy of acceptance and commitment therapy for clinically relevant mental and physical health problems. *Psychother Psychosom, 84*(1), 30–36.

Woidneck, M., Pratt, K., Gundy, J. et al. (2012). Exploring cultural competence in acceptance and commitment therapy outcomes. *Prof Psychol Res Pr, 43*(3), 227–233.

2장

ACT의 이해

– 기초행동과학적 토대에서부터 인간의 회복탄력성 모형까지 –

나는 내 몸에서 뇌가 가장 멋진 기관이라고 생각하고는 했다. 그러다 누가 내게 그런 말을 했는지 깨달았다.

– 에모 필립스Emo Phillips

이 장에서는 ACT 기법의 근간을 이루는 이론을 다룬다. ACT 모형이 진화를 거듭하며 이룬 엄청난 깊이와 범위를 고려하면 이는 쉬운 일이 아니다. ACT의 핵심 개념은 진화과학, 실험 및 응용행동분석, 실험정신병리학, 발달심리학, 기초언어연구, 정서뇌과학 등에 걸친 광범위하고 다양한 과학적 전통에 그 뿌리를 두고 있다. 동기강화, 건강행동 변화, 성장과 발달, 습관 형성, 자기주도적 행동 변화와 관련된 많은 임상적 이론 또한 ACT의 근간을 이룬다. 이렇게 다양한 과학적 전통에서 비롯된 많은 임상적 원리는 동양의 종교적 전통에서 말하는 영성과 굉장히 비슷하기도 하다. 책의 한 장에서 이렇게 복잡한 이론적 · 임상적 · 영적 프레임워크를 다루기는 어려울 것이다. 이 장에서는 ACT의 근간이 되는 기초행동과학적 뿌리, 정신병리학, 그리고 정신치료적 개입이라는 아주 정교한 임상적 모형으로서 ACT 기법의 가장 중요한 특징을 소개한다. 특별히 관심 있고 더 배우고 싶은 모형이 있다면 이 장의 끝에 있는 '읽어 볼 만한 문헌'을 참조하라.

똑똑하고, 선의 있고, 동기도 가지고 있는 환자가 효용성 없는 행동을 똑같이 반복하는 이유는 무엇일까? 심지어 치료 회기 때 그런 행동이 효과가 없음을 인정한 직후에도 말이다. ACT의 창시자들은 대부분의 정신과 의사가 한 번 이상 자문했을 법한 이 질문에 대한 본질적인 해답을 찾으려고 노력했다. 알베르트 아인슈타인이 했던 “정신 나간 짓은 똑같은 짓을 계속 반복하면서 결과가 다르기를 기대하는 것이다.”라는 말이 왜 그렇게 익숙한 걸까? 자신의 대처 전략이 효과가 없다고 말한 지 얼마 되지도 않았는데도 진료실을 나가면 다른 것을 시도하지 않은 채 항상 틀에 박혀 그동안 해 왔던 행동을 똑같이 반복하는 환자를 어떻게 치료할 수 있을까?

우리가 이 질문에 대한 답을 탐색하기 전에 먼저 중요하게 인정해야 할 것이 있다. 바로 모든 사람이 그렇게 한다는 것이다! 이는 비단 정신건강에 문제가 있는 환자에게만 국한되는 현상이 아니다. 사람이라면 누구나 하는 행동 중 하나인 것이다. 우리가 해야 할 더 중요한 질문은, 왜 이런 일이 생기는지와 정신과적 평가와 개입을 통해 무엇을 할 수 있는지다. 길게 대답하기에 앞서 일단 짧게만 말하자면, 인간의 언어는 행동을 정교하게 통제하는 기능을 하고 어디에나 존재하기 때문에, 이러한 영향을 체계적으로 통제하고 조절하기 위해 의식적으로 노력하지 않으면 대개 자동적으로 통제 작용이 이루어진다. 언어와 생각은 언제 어디서나 존재하기 때문에, 우리는 언어와 생각이 우리에게 최선의 이익을 가져다주지 않는 상황에서도 이러한 습관적인 과정을 좀처럼 멈추지 못한다. 우리는 언어와 생각의 시스템이 알아서 하도록 놔두는 경향이 있는데, 이는 대부분 그렇게 하는 것이 굉장히 효율적이기 때문이다. 하지만 언어의 강력한 규제regulatory 기능이 비언어적 영역으로까지 확대되면, 우리는 효용성 없고 경직된 행동 패턴이라는 덫에 빠질 수 있고 실제로 그렇게 된다. 사람들이 정신건강 문제로 도움을 청할 때는 그들이 호소하는 증상 및 그 기저 요인들이 이렇게 습관적이면서도 무의식적인 정신 규칙과 직접적으로 관련된 경우가 많다.

따라서 해결 방법은 규칙을 어떤 대가를 치러서라도 무조건 따라야 하는 것이 아닌 그저 마음의 산물로 바라보게 함으로써, 마음의 지시를 더 잘 인식하고 의심할 수 있게 가르치는 것이다. 마음이 되지 말고 마음의 주인이 되어야 하는 것이다. ACT의 핵심 기법들은 서로 방식은 달라도 모두 생각과 생각하는 사람, 감정과 감정을 느끼는 사람, 기억과 기억하는 사람을 구분하게 해 준다. 사람이라는 존재와 사람이 하는 생각 사이의 틈을 벌려야만 마음의 가장 파괴적이고 효용성 없는 규제 기능을 차단할 수 있다. 일단 마음의 헤게모니가 뒤바뀌면 우리는 환자에게 규제와 통제가 아닌 그 대안적 형태를 제시할 수 있는 위치에 서게 된다. 즉, 의식적으로 자신의 개인적 가치 및 그와 관련된 삶의 포부를 반영하는 행동을 선택하게 하는 것이다. 이러한 경지에 이르기 위해 ACT 모형을 만든 사람들은 그들의 방식을 알리고 입증하는 데 필요한 기초 및 응용 연구를 수행하며 수십 년의 시간을 보냈다. 이어지는 절들에서는 ACT 모형이 오늘날의 모습을 갖추게 된 과정을 그 기원에서부터 다룬다.

≫ ACT의 기초행동과학적 기원

ACT는 정신치료 분야에서 다소 독특한 위치에 있다. **기능맥락주의**functional contextualism로 일컬어지는 철학과 **관계구성틀이론**Relational Frame Theory: RFT으로 알려져 있는 인간 언어에 대한 행동분석학적 설명에 그 뿌리를 두고 있기 때문이다(Hayes et al., 2001). **기능맥락주의**는 응용행동분석학에서 오랫동안 기본 모형이 되어 왔다. 응용행동분석학은 발달장애와 자폐스펙트럼장애를 성공적으로 치료하는 모형으로 널리 인정받고 있다. 기능맥락주의와 그에 부합하는 정신과 진료에 대해서는 3장에서 더 자세히 살펴볼 것이다. 여기서는 이러한 과학적이고 인식론적 이론의 주요 원리를 살펴본다.

기능맥락주의의 첫 번째 원리는 사람의 행동을 그것이 놓인 상황적 맥락에서 분리하는 것은 불가능하다는 것이다. 맥락적 접근은 모든 행동이 특정한 선행조건(촉발 사건)이나 결과(행동에 따르는 보상이나 처벌)에 의해 통제된다는 입장을 견지한다. 이 책에서 우리는 A–B–C 접근법이라 불리는 행동분석학적 기법을 다양한 방식으로 사용한다. 'A'는 **선행조건**antecedents, 즉 특정한 반응을 촉발하는 요인을 밝혀내는 것을 의미한다. 'B'는 선행조건으로 촉발된 **행동**behavior을 나타낸다. 'C'는 행동의 **결과**consequences다. 이는 그 속성상 단일하고 선형적이기보다는 순환적인 과정이다. 즉, 행동이 그 통제 요인과 상호작용하고 그것을 변화시키는 것이다. 그래서 모든 행동은 주변 환경과 함께 끊임없이 변화하는 역동적인 관계에 있다. 실질적으로 어떤 행동이 발생한 환경에 영향을 끼치고 통제할 수 없으면 그 행동에도 영향을 끼치거나 통제할 수 없다. 기능맥락주의 관점에서 보면 모든 행동은 계획적이고 그 목적이 있다. 설령 그 행동이 사회적 규범을 벗어나거나 행동의 당사자가 그 행동이 어떻게 작용하는지 전혀 모르더라도 말이다.

기능맥락주의의 두 번째 원리는 사람의 행동은 외부 세계뿐만 아니라 언어의 정신적 맥락에 따른 사건에도 영향을 받는다는 것이다. 언어적 맥락은 정신적으로 구성되는 선행조건과 결과가 마음껏 작동할 수 있는 곳이다. 대개 외부 및 내부 세계에서는 일련의 반복적인 감정, 생각, 행동이 순환적으로 작동한다. 아이가 실제로 하지 않은 일로 부모한테 혼나는 경우를 예로 들어 보자. 이때, 아이는 자신이 부당하게 취급받았다고 믿으며 분노를 표출하고, 이는 부모에게 또 다른 부정적 결과를 불러일으킨다. 분노 폭발을 이유로 부모가 아이를 병원에 데리고 오면 정신과 의사는 문제적 상호작용의 양쪽에 있는 행동 사슬을 역순으로 돌려 봐야만 이 문제를 이해할 수 있다. 기능맥락주의에 기반하여 행동분석학적으로 접근할 때는 당연히 아이와 부모 사이에 있었던 일들의 전후관계를 자세히(때로는 직접적으로) 살펴봐야 한다. 어떤 개입이든 이러한 행동/반응의 사슬이 펼쳐지는 방식을 변화시켜야 한다(Ramnerö & Torneke, 2011).

≫ 관계구성틀이론

지난 수십년 동안 많은 행동분석학 이론가가 두각을 나타냈지만, 단언컨대 이 분야의 대표적 인물은 B. F. 스키너Skinner다. 행동심리학에 대한 스키너의 공헌은 오늘날까지도 지속적으로 행동분석학적 이론 및 응용에 강한 영향력을 발휘하고 있다. 스키너는 행동분석학에서 '유심론mentalism'의 열렬한 옹호자는 아니었다. 유심론은 관찰된 행동을 설명하기 위해 관찰할 수 없고 측정할 수 없는 경험적 요소를 활용한다. 스키너가 볼 때 생각, 감정, 기억, 충동을 이론적으로 연구하는 것은 가능하지만, 이를 정확하게 과학적으로 탐색하고 분석하는 것은 문제의 소지가 있었다. 그는 그렇게 관찰 불가능한 정신 경험을 행동의 원인으로 상정하지 않아도 사람의 행동을 예측하고 통제할 수 있다고 주장했다. 물론 그는 이러한 관점으로 인해 임상과학 분야에서 인본주의, 정신분석, 인지행동 학파에게 공격받았다.

그러면서도 스키너는 사람의 언어와 생각이 '실재real'하기는 하지만 관찰 가능한 최종 산물이 없고 모두가 동의할 수 있는 행동 규준이 없기 때문에 연구 대상이 될 수 없음을 인지했다. 말년에 스키너는 만약 언어를 행동분석학적 프레임워크에서 연구한다면 언어의 습득, 유지, 기능을 지배하는 법칙은 곧 관찰 가능한 인간 행동의 습득, 유지, 기능을 설명하는 법칙을 반영할지도 모른다고 추측했다. 다시 말해, 언어라고 해서 특별할 것이 없는 것이다.

ACT의 첫 책이 출판되기 거의 20년 전인 1980년대 초, 행동분석학적 프레임워크로 개인적 사건을 분석하는 것은 활용성이 없다는 스키너의 회의주의에 동의하지 않는 행동분석학 연구자들이 인간 언어의 기능과 그 기능이 발달하는 방식에 대한 기초연구를 시작했다. 이 연구의 획기적인 결과는 인간 언어에 대한 행동분석학적 설명인 RFT로 이어졌고, 마침내 그 임상 모형인 ACT에 이르게 됐다. 이 연구자들은 언어가 문제해결의 강력한 형태일 뿐만 아니라, 기능장애와 괴로움을 지속적이고 강력하게 초래하는 핵심 특징임을 발견했다. 그들은 언어가 사람의 유연성이나 회복탄력성뿐만 아니라 행동적 경직성과 정신병리의 근원이기도 함을 입증했다(Törneke, 2010).

≫ 행동 통제 시스템으로서 언어의 진화

언어에 대해서는 먼저 그것이 사회적 조직화, 순응, 생식, 생존을 증진하기 위한 목적으로 진화해 왔을 가능성이 높다는 것을 알아야 한다. 꽤 예측 가능한 방식으로 행동하는 조직화된 사회적 무리는, 포식자에게서 집단을 보호하고 생식과 사회 질서를 유지하는 측면에서 굉장한 진화적 장점을 지니고 있다.

빈틈없이 조직된 사회 집단의 구성원으로서 기능하기 위해서는 영유아 때부터 집단의 이익을 옹호하는 규칙을 따르는 방법을 배워야 한다. 사람은 두 가지 기본적인 방식으로 이러한 규칙을 배운다. 바로 수반성기반 학습과 상징적으로 파생된 관계다. **수반성기반 학습**Contingency-based learning은 행동의 결과를 통해 배우는 것을 말한다. 특정한 행동에는 특정한 결과가 따르고, 이러한 결과는 이후 새롭지만 비슷한 상황에서의 행동 방식에 영향을 준다. 수반성기반 학습의 또 다른 예는 사건을 시간과 장소와 결부시키는 것이다. 이는 파블로프의 개가 종이 울린 뒤 먹이 그릇이 나오는 것을 여러 차례 경험하고 나서 종소리를 듣고 군침 흘리는 것을 학습하는 것과 같다. 어떤 일들은 시간적·물리적으로 근접해서 발생하고 이것이 비슷한 속성을 공유하는 새로운 상황에 반응하는 데 영향을 준다. 성적 학대를 당한 뒤 특정한 냄새를 맡게 되면, 나중에 그 냄새를 맡게 됐을 때 학대당했을 때 들었던 많은 생각, 감정,

기억, 감각들을 다시 느낄 가능성이 높다. 사람과 동물 모두 수반성기반 학습을 활용하며, 이를 통해 비교적 복합적인 행동 패턴을 활용할 수 있다.

진화에서 광범위한 사회 조직과 통제를 촉진하는 것이 중요함을 고려하면 수반성기반 학습에는 한 가지 커다란 결함이 있다. 바로 사람이나 동물이 꼭 따라야 하는 규칙을 학습하기 위해서는 반드시 직접 경험해야 한다는 것이다. 복잡한 사회 시스템과 문화적 관행을 만들고 유지하기 위해서는 훨씬 더 강력한 시스템이 필요하다. 이것이 바로 직접 경험이 아닌 언어적 신호를 통해 쉽게 전달될 수 있는 상징적으로 파생된 관계다. 인간 언어의 진화적 이점은 정보를 전달하기 위해 꼭 수반성기반 학습을 통해야만 하는 번거로움 없이 복잡한 사회 시스템과 문화적 관행을 만들 수 있는 훨씬 더 강력한 방법과 직접적으로 결부되어 있다. 인간 언어는 **임의적이고 상징적으로 파생된 관계**arbitrary, symbolically derived relations 시스템을 통해서 이 위업을 달성한다. 이렇게 임의성에 기원한 규칙은 다시 그 규칙에 명시된 행동에 직접적인 영향력(통제)을 발휘한다. 이는 누군가 우리에게 직접 경험하지 않은 것에 대한 규칙을 부여할 수 있고, 우리가 그 규칙을 직접 시험해 보지 않은 채 곧바로 행동의 지침으로 삼을 수 있음을 의미한다. 예를 들어, 부모가 "버너가 빨간색일 때는 손을 올려놓지 마. 안 그러면 심한 화상을 입고 오랫동안 아플 거야."라고 말하면, 아이는 버너에 손을 데지 않는 방법을 배우기 위해 굳이 빨갛고 뜨거운 버너에 직접 손을 올려놓지 않아도 된다. 행동의 내용(버너에 손대지 마라)과 상징적으로 파생된 결과(화상을 입고 오랫동안 아플 거야)만으로도 효과를 발휘하기에 충분하다. 이런 식으로 행동에 영향을 미치고 통제하는 능력이 언어적으로 확립되면, 한 세대에서 다음 세대로 문화적 관행과 사회적 규범을 전달하는 주된 방식으로 빠르게 자리잡는다. 우리가 하는 대부분의 행동이 이러한 유형의 명시적(혹은 암묵적)·언어적 지시에 의해 아주 간단히 통제된다.

≫ 관계 시스템으로서의 언어

RFT에서는 언어의 구성 요소를 **관계구성틀**relational frame이라고 부른다. 놀라운 것은, 우리가 언어와 생각이라고 부르는 상징적 활동의 전체적인 시스템을 만들기 위해서 고작 몇 가지 관계구성틀만 있으면 된다는 것이다. 예를 들어, 당신이 '지금'을 '그때'와 다르게 설정하는 관계구성틀을 가지고 있다면 시간적으로 앞선 것과 나중 것을 관련지을 수 있다. 마찬가지로 '만약/그러면' 관계를 만들 수 있는 능력이 있다면 현재의 맥락에서 선택한 특징을 근거로 미래의 사건을 예측할 수 있다. 또 다른 중요한 관계구성틀로 지시적deictic 틀이 있다. 이것은 나와 당신 사이를 구분함으로써 소통의 주체와 대상을 근본적으로 구분하게 해 준다. 일단 '나'라는 인칭이 확립되면 당신의 경험과 나의 경험을 구분할 수 있다. 이를 통해 자신의 욕구를 표현하고, 행동을 정당화하고 설명하며, 다른 사람들에게서 정확한 언어적 지침을 받을 수 있다.

관계구성틀을 설정하면 세상과 직접적인 접촉 없이 상징적으로 상호작용할 수 있다. 언어는 하나의 상징을 다른 상징과 관련짓게 해 줌으로써 이러한 상호작용을 도와준다. 실제로 "나는 가게에 갈 것이다."라는 문장은 최소한 세 개의 상징적 관계를 포함한다. 나(당신이 아닌)는 이 관계의 주어다. 나는 내가 있는 곳으로부터 다른 장소로 이동하려고 한다. 그 장소는 가게다. 이 예에서 보듯이 인간 언어의 간단한 예조차도 많은 실행 단위를 지니고 있다. 이 커뮤니케이션 전체가 아직 일어나지 않은 행동을 언급한다는 점에 주목하라. 커뮤니케이션의 수신자(당신)는 가까운 미래에 내가 어디에 있을지 알 수 있다. 듣는 사람은 만약 내가 '거기'에 있는데 당신은 내가 '여기'에 있는 것을 필요로 한다면, 내가 당신을 도울 수 없을 것이라고 추론할 수 있다.

일단 우리가 상징적 관계를 유도할 수 있게 되면 지각하는 대상의 물리적 특성에 근거하지 않아도 될 뿐만 아니라, 대상을 시간과 공간에 연관시킴으로써 또 다른 것들과 관련지을 수도 있다. 또한 '단어'라고 부르는 독특한 소리의 조합뿐만 아니라 몸짓을 통해서도 다른 사람으로부터 받은 신호에 기반해 '이것'을 '다른 것'과 관련지을 수 있다. 이를테면 공의 물리적 속성이 아니라 특정한 사회적 신호인 '더 큰'이라는 단어 때문에 불필요하게 공을 '더 큰' 것으로 여기며 상호작용하는 방법을 배울 수 있다. 누가 당신에게 똑같은 크기의 파란색 공과 빨간색 공을 하나씩 주고 빨간색 공이 더 크다고 말한 뒤, 어느 공이 더 작은지 물었을 때 당신이 '파란색 공'이라고 대답하는 것을 상상해 보라.

또 다른 예로, 두 개의 기호 ϕ과 Δ이 있다. Δ은 $10,000의 가치가 있고 ϕ는 Δ의

두 배의 가치가 있다. 당신은 어느 기호를 가지고 싶은가? 아마도 ф를 고르고 싶을 것이다. 당신은 이 과제들을 수행하면서 두 개의 공이나 기호의 물리적 속성이 아닌, 오직 단어에 의해 형성된 상징적 속성과만 관계했다. 언어는 사물과 사건의 최종적 속성을 매끈하게 탈바꿈시키는 공유 게임이다. 우리가 특정한 언어적 신호나 단서, 이를테면 '더 작은', '더 큰', '두 배 더 많은'과 같은 것들에 기반하여 대상과 관계할 때 이러한 탈바꿈이 이루어진다. 이런 방식으로 관계하는 것을 관계구성틀 설정하기라고 부른다. 우리는 이러한 행동 양식을 통해 모든 것을 가상의 관계구성틀 안에 놓을 수 있다. 원칙적으로 사람은 어떤 방식으로든 서로 다른 두 개를 관련지을 수 있다.

≫ 규칙지배행동

여러 가지 것을 복합적인 방식으로 관련짓는 능력은 사람에게 막대한 진화적 레버리지를 부여한다. 우리가 갖고 있는 가장 중요한 기술 중 하나는 즉각적으로 고통스러운 결과를 초래하는 행동을 하고 그것을 계속 유지하는 것이다. 이는 즉각적인 결과에만 따르는 행동보다 상징적 관계가 더 우선적으로 적용됐기 때문이다. 어떤 동물이든 행동에 고통스러운 결과가 수반되면 그 행동을 그만둘 것이고, 다시 그 상황으로 되돌아가지 않으려고 할 것이다. 하지만 사람은 즉각적으로 바람직하지 않은 결과를 가치 있는 것이나 장기적으로 바람직한 것과 관련지을 수 있고, 그럼으로써 즉각적인 결과의 통제를 비켜 갈 수 있다. 언어의 이러한 특징이 적용되는 범위는 거의 무한하다. 예를 들어, 전투 중인 군인이 동료 병사를 죽음에서 구하기 위해 자신의 목숨을 희생하는 경우가 있다. 충성심과 전우애라는 매우 중요한 긍정적이고 지속적인 가치가 죽음이라는 매우 부정적이고 단기적 결과를 능가하는 것이다.

행동분석학에서는 이를 **자기지시적 통제**self-instructional control라고 부른다. 사람은 다른 사람들로부터 전달받거나 스스로 관계구성틀을 설정하는 능력을 통해 상징적으로 파생된 지침을 따를 수 있는 독특한 능력이 있다. RFT에서 지시적 통제 관계 시스템을 지칭할 때 사용하는 용어가 바로 **규칙지배행동**rule-governed behavior이다. 통상적으로 규칙지배행동은 지시적 통제를 받는 많은 개별 행동 단위를 포함하고, 이 개별 단위들을 한데 모아 실행할 때 더 크고 사회적으로 허용되는 결과로 이어진다. 규칙지배행동에서는 즉각적인 보상이 전혀 없어도 미래에 원하는 결과를 얻기 바라면서 길고 긴 일련의 행동을 연속적으로 할 수 있다. 사람이 문제를 해결하고, 목표 지향적 행동을 하며, 서로 협력하는 복합적인 방식은 모두 이런 유형의 규칙지배행동과 긴밀히 관련되어 있다.

언어는 모두가 함께 참여하는 궁극의 사회적 게임이다. 이 게임의 규칙에 따르면 직접 경험은 더 이상 가장 중요한 것이 아니다. 더 큰 사회적 맥락에서 중요하다고 정해진 것들과의 관계에 의해 그 중요성이 상당 부분 결정되기 때문이다. 이제 우리는 "나는 가족에게 최선인 것을 진정으로 원해.", "나는 살면서 규칙에 따라 행동해.", "나는 옳은 일을 할 거야."처럼 자신이 바라고 필요로 하는 것보다 다른 사람을 돕는 것을 더 우선시할 수 있다. 우리는 어떤 것도 다른 것과 관련지을 수 있는 이 강력한 능력의 어두운 부분과도 접촉한다.

성공의 팁

사람은 두 가지 방법으로 학습한다. 하나는 직접 경험을 통한 **수반성기반 학습**이고, 다른 하나는 언어적 지시에 의해 생성된 **상징적으로 파생된 자극 관계**이다.

사람이 동물과 다른 점은, 엄청난 양의 문화적 지식과 사회적 관습을 한 세대에서 다음 세대로 전달해 주는 상징적으로 파생된 관계에 광범위하게 의존한다는 것이다.

사람이 꼭 직접적인 결과를 통해서만 배울 필요가 없게 되자, 언어를 사용해 거의 모든 것을 다른 것과 관련짓고 단어를 통해 엄청난 양의 문화적 지식을 전달할 수 있게 됐다.

지시적 통제는 장기적으로 사회적으로 허용된 결과와 보상을 얻기 위해 단기적 결과의 정서적 유의성valence을 감소시키는 작용을 하는 상징적으로 파생된 규칙에 따라 행동하는 것을 말한다.

규칙지배행동은 언어의 자기지시적 통제를 받으며 대규모로 이어지는 행동을 말한다.

≫ 언어의 어두운 면

자기지시적 통제와 규칙지배는 당장 부정적인 결과를 얻더라도 특정한 행동을 지속할 수 있는 능력을 부여한다. 이것은 축복인 동시에 저주다. 우리는 직접적인 결과와 무관하게 행동할 수 있고, 장기적 인생의 목표와 우리가 아직 경험해 보지 못한 목표를 향해 나아갈 수 있다. 이것은 당신이 정신과 의사가 되기 위해 오랫동안 했던 것이다! 한편, 이 과정의 방향이 잘못되면 상당히 위험해질 수도 있다. **규칙지배행동의 한 가지 위험한 특징은, 규칙을 따름으로써 현실에서 나타나는 결과에 대한 개인의 '감수성'을 없앤다는 것이다. 이 때문에 규칙지배행동을 따랐을 때 부정적 결과가 초래되더라도 거의 행동이 달라지지 않는다.** 어떤 행동이 자기지시적 통제와 규칙의 지배하에 있다면, 부적응행동maladaptive behaviors의 결과는 무시되기 쉽다. 상징적으로 파생된 관계에서 행동(B)의 결과(C)가 나타날 것이라고 명시됐음에도 불구하고 실제로는 명시되지 않았던(그리고 원치 않는) 결과(D)가 나왔다고 해서, 어긋난 결과 D를 고려하여 관계를 수정한다는 보장은 없다. 우리는 이런 현상을 **맥락둔감성** context insensitivity이라 부른다. 어떤 상황에서는 언어적으로 구축된 규칙이 수반성기반 학습을 못하게 막는다. 뒤에서 다루겠지만 ACT 관점에서 볼 때 환자가 도움을 요청하는 이유는, 그가 실제로는 효과가 없는 대처방식과 문제해결 규칙을 따르고 있지만 자신이 애초에 규칙을 따르고 있다는 것을 모른 채 효용성 없는 똑같은 행동을 끊임없이 반복하기 때문이다.

우리가 관계의 타당성을 미리 확인하지 않아도 무엇이든 다른 것과 관련지을 수 있게 해 주는 시스템에는 또 다른 위험이 내재되어 있다. 바로 고통스러운 주관적 경험을 과거에 있었던 다른 경험이나 아직 발생하지 않은 미래의 경험과 관련지음으로써 주관적 고통의 수준을 증폭할 수 있다는 것이다. 과거에 경험했던 공황발작을 이야기하면서 실제 지금 공황발작을 일으킬 수 있고, 과거에 공황발작을 경험했던 장소(예: 마트)에 있다고 상상하는 것만으로도 예기 공황발작을 유발할 수 있다. 단지 과거에 환청과 환시를 경험했던 이야기를 하는 것만으로도 환청과 환시를 유발하고 증폭할 수 있다.

이 시스템이 실제 삶에서 어떻게 작동하는지 더 잘 이해하기 위해, 당신과 당신이 기르는 강아지가 추운 겨울날 산책을 하고 있다고 생각해 보자. 당신은 며칠째 얼어붙어 있는 호숫가를 걷는다. 얼음은 빛나고 투명하다. 당신이 얼음 위로 올라가자 갑자기 얼음이 깨지면서 당신과 강아지는 차가운 물 속에 빠진다. 전광석화와 같이 두려움이 엄습한다. 당신과 강아지는 살기 위해 몸부림친다. 당신과 강아지는 잠시 물 속에 빠져 있다가 곧 수면 위로 떠올라 충분한 공기를 마신다. 마침 지나가는 행인이 당신과 강아지가 물에 빠지는 모습을 본다. 그는 다른 행인들에게 소리를 지르고 그들은 당신과 강아지를 구해 준다. 이러한 뜻하지 않은 행운이 없었다면 당신과 강아지는 저체온증으로 익사했을 것이다.

몇 주 뒤 당신과 강아지가 호숫가의 바로 그 장소로 산책을 나간다면, 당신과 강아지는 수반성에 기반한 공포 반응을 경험하고 얼음 위로 다시 올라가지 않으려 할 것이다. 강아지가 다시 얼음 위로 올라가게 만드는 데는 상당한 재훈련이 필요할 수 있지만, 당신은 "생각해 보면 그때는 겨우 이틀만 얼어 있었어. 하지만 지금은 영하 12도에서 2주째 얼어 있어서 얼음 두께가 15cm는 될 거야." 같은 몇 가지 기본적인 관계만으로도 얼음 위로 다시 올라갈 수 있다.

하지만 다른 관점에서 보면, 언어가 당신에게 준 선물은 강아지에게는 없는 진짜 문제를 안겨 준다. 당신이 구조된 지 몇 시간이 지나 강아지와 함께 집 벽난로 앞에 앉아 있다고 생각해 보자. 먹고 마실 것은 충분하다. 강아지가 당면한 현실은 무엇인가? 강아지는 차가운 물과 죽을 뻔한 순간을 '기억하고' 있는가? 강아지는 자신 혹은 자신이 좋아하는 누군가가 다시 거기로 갈까 봐 두려워하는가? 알 수 없다. 이 상황에서 강아지에게 주어진 것은 따뜻하고 만족스러운 바로 그 순간이다. 하지만 당신은 그렇게 간단하지 않을 것이다, 설령 똑같이 따뜻하고 만족스러움을 느끼더라도 말이다. 당신은 그때 죽을 뻔했던 고비를 거의 모든 방법과 상징을 통해 관련짓기 시작한다. 사건을 분석하고 삶의 의미를 궁금해한다. 과거와 미래를 모두 돌아보며, "무슨 일이 일어난 거지? 얼음은 충분히 안전해 보였어. 난 그런 얼음 위를 아무 문제없이 여러 번 올라갔었다고. 어쩌면 그렇게 어리석을 수 있지? 걷기에는 얼음이 너무 얇았다는 걸 왜 몰랐을까? 생각 없이 행동해서 위기를 자초한 꼴이잖아. 아빠는 내가 언젠가는 부주의로 인한 대가를 치르게 될 거라고 말씀하셨지. 아빠 말씀이 맞았어."라고 중얼거린다. 그러다 당신은 바닥에 놓여 있는 딸의 신발을 보고 문득 딸이 3학년 동급생들과 함께 당신이 물에 빠졌던 곳과 아주 가까운 곳으로 현장학습을 갈 예정인 것을 알아차린다. "걔들이 거기가 얼마나 위험한지 알까?"

그렇게 사람은 두 가지 고통의 길을 만들 수 있다. 하나는 직접 경험한 뒤 미래의 상황을 처음 경험과 유사하게 받아들이는 것으로, 다른 동물들도 똑같이 경험하는 것이다. 더 중요하게 고려해야 할 또 다른 길은, 자신의 경험을 수없이 다양한 방식으로 다른 사람들의 반응이나 다른 사건들과 관련지을 수 있다는 것이다. 그 사건의 실체적 속성과는 전혀 무관하게 말이다. 이게 도움이 되는 경우도 있다. 호수에 대한 조건화된 경험보다 지금/그때 관계를 우선적으로 사용하는 것처럼 말이다. 하지만 범주화, 비교, 평가, 예측의 힘을 통해 달갑지 않은 사건(거의 익사할 뻔함)을 당신에게 바람직하지 않은 다른 것, 이를테면 먼 과거와 관련지을 수도 있다(아빠한테 혼나는 것, 나중에 안 좋은 일을 겪을 것이라는 아빠의 경고).

언어의 이러한 특징은 너무나 강력해서, 단지 고통스러운 생각과 느낌을 다른 종류의 안 좋은 경험과 관련짓는 것만으로도 그것을 긍정적 상황에 일반화하여 적용할 수 있다. 당신이 아름다운 해변에서 시간을 보내고 있다고 상상해 보라. 밤은 기분 좋게 따뜻하고, 당신은 좋은 친구들과 둘러앉아 훌륭한 음식을 즐기고 있다. 사람들은 이야기를 나누며 즐거운 시간을 보내고 있고, 당신은 특별히 관심이 가는 이런저런 이야기를 듣고 있다. 바다는 당신이 앉아 있는 넓은 테라스 아래 거울처럼 투명하다. 웨이터가 방금 당신이 좋아하는 저녁 요리를 가지고 왔다. 당신은 모든 것이 즐겁고 정말 좋은 시간을 보내고 있다. 그때 이런 생각이 든다. "만약 앤이 살아 있었더라면 그녀도 무척 좋아했을 텐데."

아무리 좋은 경험도 안 좋은 것과 연관될 수 있다. 우리는 꼼짝도 안 한 채 생각의 속도로 어디로든 이동할 수 있다. 이것은 엄청난 기회의 창을 제공해 줄 수 있지만, 고통과 괴로움과의 접점 또한 더 많아지게 한다. 고통이 외부 세계의 특정한 상황에 연결되어 있는 한, 우리는 대개 그 상황에서 벗어날 수 있고 미래에 그것을 피할 수 있는 방법을 사용할 수 있다. 하지만 단지 생각만으로 나타난 고통으로부터 도망갈 수 있는 곳은 어디일까?

사람은 상징에 의해 발생한 고통과 광범위하게 접함으로써 발생한 고통스러운 생각, 감정, 기억에서 벗어나거나 통제하기 위해 더 크고 조직화된 형태의 규칙지배행동에 빠지기 쉽다. 벗어나고 회피하는 행동을 뒷받침하는 규칙지배적 관계는 현대 사회에서 쉴 새 없이 지속된다. 그 이유는 쉽게 이해할 수 있다. 우리는 주관적 경험이 고통스러우면 자연스레 건강과 웰빙을 위협하는 외부 사건에 대처할 때와 똑같은 방식인 탈출과 회피로 대처한다. 주관적으로 불편한 경험과 접촉할 수 있는 위험이 늘 존재하는 것이 바로 인간의 조건인 것이다.

≫ 언어와 마음의 경험

언어와 상징적 학습의 출현은 행동 통제의 새로운 맥락을 만들었다. 이를 통해 사람은 외부 세계에서 직접 경험하는 수반성에 근거할 뿐만 아니라, 내부 세계에서 다른 것과 상징적으로 관련짓는 방식의 행동 통제 시스템에도 대처해야 하는 독특한 위치에 있다. 우리는 이러한 관련짓기 훈련을 아주 잘 받은 덕분에 다른 사람들이 알아차리지 못하게 은밀히 관련짓기를 할 수 있다. 이렇게 조용히 메시지를 수신하고 반응하는 개인적 경험은 마음의 경험을 만들어 낸다. 흔히 이를 컴퓨터의 하드웨어와 운영체계에 비유한다. 뇌는 하드웨어고 언어 시스템은 OS-X나 윈도Window 같은 운영체계다. 마음은 운영체계가 모니터를 통해 우리에게 보여 주는 내용이다. 우리는 운영체계를 작동하는 수백만 개의 명령어를 모른다. 마치 미시적 수준에서 관계구성틀 설정을 모르는 것처럼 말이다. 우리는 관계구성틀 설정의 결과로 나오는 메시지만 본다.

대부분 사람은 이 비유가 무엇을 뜻하는지 확실히 이해한다. 마음의 경험에는 늘 작동하고 있는 내부 지각적 인식 과정도 있지만(우리는 감정, 기억, 충동, 생각, 신체 감각을 인식한다), 우리는 인식의 컴퓨터 화면을 통해 언어의 범주, 평가, 예측 기능 또한 전부 목격한다. 이는 우리가 실시간으로 진행되는 지각 경험을 인식할 뿐만 아니라 그에 대한 평가도 실행할 능력이 있음을 의미한다. 우리의 경험을 다른 사람의 경험과 비교하고, 범주화하고, 미래의 사건이나 경험을 예측하는 데 활용하는 것이다. 우리가 이러한 마음의 활동을 항시 진행되는 조용한 내면 대화의 형태로 경험한다는 점이 가장 중요하다. 우리는 생각하는 것을 알기 위해 잠시 멈출 때마다 항상 무언가를 생각한다. 인간은 대부분 이러한 고성능 시스템의 수신부에 있기 때문에 이 과정을 멈출 힘이 없다.

이러한 마음의 특징은 심각한 위험을 야기한다. 특히 마음에서의 내부 대화가 외부 세계의 규칙을 따르는 결과를 기각할 수 있는 지시적 통제의 형태를 지닐 때 그렇다. 훨씬 더 끔찍한 것은, 이러한 지시적 통제가 외부 세계에서 실제로 해로운 결과를 유발하는 규칙지배 패턴을 초래할 수 있다는 것이다. 한 예로 자기에 대한 것을 다른 것과 관련짓기 위해 언어를 사용하면서 생성되는 '자기개념'이 있다. 당신이 아동기 때 학대당해서 '신뢰 문제' 때문에 연애를 못한다고 생각하는 것처럼, 역사적 사건을 미래와 관련지을 수 있다. 비록 언어적 관련성이 임의적이고 상징적으로 파생되더라도, 지시적 통제의 지배에 놓인 행동은 시간이 갈수록 고도로 조직화되고 지속될 가능성이 높다. 그래서 비록 아동기 학대가 '신뢰 문제'와 성인기의 사회적 고립을 유발한다고 말하는 것이 기술적으로 부정확할지라도, 이미 형성된 관계 시스템은 마치 인과관계가 사실인 것처럼 많은 행동을 그 패턴에 따라 조직화하는 것을 도와줄 것이다. 그로 인한 행동 패턴은 자기지시적 규칙에 명시된 결과를 초래한다.

≫ 인간적 문제해결의 문제

언어의 진화적 이점은 우리가 원인에 대한 선형적이고 환원주의적 분석을 통해 생존, 건강, 웰빙에 위협이 되는 것들을 통제하거나 없애는 방식과 긴밀히 연결되어 있다. 문제의 원인을 파악하고 없앤다면 문제도 사라질 것이라고 추론할 수 있다. 그래서 인간적 문제해결은 일명 **불일치기반**discrepancy-based 추론에 근거한다. 불일치는 당신이 있고 싶은 곳과 실제 있는 곳 사이의 차이에서 비롯된다. 조직화된 사회적 행동 패턴을 만들기 위해서는 거의 끊임없이 진행되는 불일치기반 추론이 대규모로 이뤄져야 한다. 예약 환자 때문에 아침 8시까지 출근하는 것을 예로 들어 보자. 당신과 환자 모두 해결되어야 할 불일치(문제)가 있다. 전날 밤 11시에 당신과 환자 모두 다음날 진료 장소에 없다는 것이다. 뇌의 문제해결 기능은 이 불일치를 해결하기 위해 필요한 모든 단계를 계산한다. 알람을 아침 6시 30분에 맞추고, 30분 동안 샤워를 하고 옷을 입으며, 그 뒤 30분 동안은 아침을 먹는다. 출근 시간대 러시아워를 고려하면 집에서 여유 있게 7시 30분에는 출발해야 한다. 이런 각각의 문제해결 행동의 큰 줄기 안에는 더 작은 일련의 행동이 다수 포함돼 있다. ACT에서는 운영체계의 이러한 특징을 **문제해결 마음**problem-solving mind이라고 부른다. 문제해결 마음은 다가올 문제를 파악하고 해결하는 데 필요한 지침을 내리기 위해 끊임없이 경계 상태에 있다. 만약 문제해결 마음으로부터 필요한 지침을 받지 못한 상태에서 차가 많이 다니는 교차로를 건너려고 한다면, 그리 멀리 가지 못할 것이다.

효용성 없는 변화 의제

마음의 문제해결 활동은 어디에나 존재하기 때문에 많은 당면 과제를 성공적으로 처리할 수 있으며, 우리는 이런 방식의 접근법이 우리가 겪는 모든 문제에 다 효과가 있을 것이라고 쉽게 단정 짓는다. 언어의 이러한 특징은 물리적 세계에서 겪는 어떤 문제도 가상으로 해결할 수 있기 때문에 발달할 수 있었음을 기억하라. 덕분에 우리는 옷을 입고, 살 집을 마련하고, 집에 냉난방 시스템을 설치한다. 우리는 어디를 가더라도 이 강력한 분석 기법의 특징적인 결과를 볼 수 있다.

잠시 뒤로 물러나서 언어의 이러한 특징이 진화함에 따라 물리적 세계가 우리 선조들에게 부여한 속성을 조사하면, 인간적 문제해결 모형이 제대로 작동하려면 두 가지 핵심 요건이 충족되어야 함을 깨닫게 될 것이다. 첫째, 불일치를 파악했으면 그것을 최우선 순위로 직접 변화시켜야 한다. 이는 기본적으로 우리가 올바른 원인을 찾아내고 되돌릴 수 있다면 당면한 바람직하지 않은 결과를 무효화할 수 있음을 의미한다. 둘째, 식별된 어떤 원인도 되돌리거나 변화시킬 수 있어야 한다. 외부 세계에서 이 두 가지 요건은 대부분의 상황에서 쉽게 충족된다. 하지만 슬퍼하고, 외상적 사건의 플래시백을 경험하고, 하루 종일 불편한 생각을 하고, 날마다 지속되는 허리 통증을 느끼는 등의 개인적 경험의 세계에서도 과연 그럴까? 이런 개인적 사건은 인간적 문제해결 모형이 작동하는 데 필요한 두 가지 요구사항을 충족시킬 수 있을까?

간단한 대답은 '아니요'다. 대부분의 개인적 경험에서는 한번 나타난 것을 안 나타나게 할 수도 없고, 자발적으로 통제하거나 없앨 수도 없다. 외부 세계에서 인과성의 역할과 달리, 개인적 경험에서는 고통스럽고 원치 않는 정신적 사건을 유발했을 만한 원인을 알고 분석하더라도 그 사건을 없애지 못할 것이다. 환자가 이를 극단으로 몰고 갈 때를 일컫는 '분석 마비analysis paralysis'라는 용어도 있다. 내부 세계에 존재하는 그 어떤 것도 가상으로 분석할 수 있지만, 그것이 학습 이력에서 비롯되는 선행조건의 힘을 없애는 기능은 못할 것이다. 인간적 문제해결 모형이 현존하는 거의 모든 영역에서 압도적인 성공을 거뒀기 때문에 대부분의 환자(그리고 임상가들)는 그런 불일치를 다룰 수 있는 다른 방법을 쉽게 생각하지 못한다. 그 대신 문제해결 모형을 '어떻게든 작동시켜서' 개인적 세계에 존재하는 달갑지 않은 불일치에도 똑같이 적용할 수 있는 것처럼 보이게 한다. ACT에서는 이렇게 아주 약간 수정된 문제해결 방식을 **효용성 없는 변화 의제**unworkable change agenda라고 부른다(〈표 2-1〉).

〈표 2-1〉 효용성 없는 변화 의제

1. 모든 불일치에는 원인이 있다. 따라서 불일치를 변화시키기 위해서는 유발 요인을 규명하고, 통제하며, 없애야 한다.
2. 우리가 불일치의 이유로 거론하는 것은 타당한 유발 요인이다.
3. 생각, 감정, 기억, 충동, 감각은 타당한 이유이기 때문에 타당한 유발 요인이다. 불일치를 통제하기 위해서는 생각이나 감정, 기억, 충동, 감각을 통제해야 한다.

전통적 정신의학은 물론이고 거의 모든 정신치료 시스템에서 어떤 식으로든 '분석하고 제거한다'는 원칙을 담고 있는 것만으로도 인간적 문제해결 모형에 대한 문화적 충성과 확신을 확인할 수 있다. 정신과 의사는 환자가 정신건강 문제를 해결하려는 노력도 이와 동일한 방식을 따를 것으로 확신한다. 당신이 대부분 시간 동안 슬프고, 울적하고, 우울하다고 가정해 보자. 그동안 살면서 온갖 사상을 주입받은 사회문화적 규범에 따르면, 당신은 이런 감정을 느껴서는 안 된다. 당신이 느껴야만 하는 방식과 당신이 느끼고 있는 방식 사이에 불일치가 존재한다. 이러한 불일치는 문제해결 순서의 첫 번째 단계를 활성화한다. 당신의 안 좋은 기분은 회복될 수 있다. 하지만 그 원인이 먼저 규명된 이후에나 가능하다. 원인을 파악할 수 있다면 기분을 되돌리거나 중화함으로써 다시 '정상'으로 돌아갈 수 있다고 추정할 수 있다. 다음 단계는 당신이 우울한 이유를 찾는 것이고, 문제해결 마음은 그럴듯한 '이유'를 만들어 낸다(최근의 이혼, 과거 학대 병력). 만약 문제가 되는 생각("나는 혼자야.", "사람들을 못 믿겠어."), 감정(지루함, 외로움), 기억(어릴 때 홀로 남겨진 채 방임됨)이 나타나면, 이는 '이유'이면서 동시에 '유발 요인'도 된다. 다음 단계는 유발 요인의 영향을 없애거나 통제하는 것이다. 이 사례에서 유발 요인은 당신 안에 축적된 학습 이력과 역사적으로 경험한 내외부의 선행조건에 의해 촉발된 자발적인 감정, 생각, 기억, 신체감각이다. 당신의 학습 역사를 어떻게 무효화하거나 되돌릴 수 있을까? 이미 자연스럽게 생겨 난 감정을 어떻게 변화시킬 수 있을까?

당신은 이렇게 물어볼지도 모른다. "이런 방식으로 정신건강을 관리하는 게 무슨 문제지? 어차피 이런 질환들은 비정상적인 것이고 무언가에 의해 유발된 게 분명한데 말이야." 우리가 논의했다시피 여기서의 중대한 결함 중 하나는 주관적 경험의 세계 안에서는 원인-효과의 관계가 선형적인 것과 한참 거리가 멀다는 것이다. 수만 가지의 학습 경험이 어떤 분석에서는 괴로움과 기능장애에 기여하는 것으로 여겨질 수 있고, 또 다른 분석에서는 개인적인 회복탄력성과 긍정적인 대처 능력에 기여하는 것으로 여겨질 수도 있다. 문제해결 마음은 어쩔 수 없이 동일한 감정적 분위기를 공유하는 여러 학습 이력 중에서 '원하는 것만 고를' 것이다. 기억이 기분에 상당히 많이 좌우된다는 것은 오래전부터 잘 알려진 사실이다. 따라서 인과 분석에서는 현재 환자의 감정 상태에 부합하는 생각, 감정, 기억만 드러날 것이다.

불쾌한 개인적 사건이 해결되어야 할 문제인 이유

우리는 이 장에서 여러 차례 언어가 사회적 규범을 주입하고 지배적인 문화적 관행에 대한 광범위한 순응도를 확보하기 위해 만들어진 시스템이라고 말했다. 우리는 이러한 모든 사회적 규범과 문화적 관행을 말로 전할 뿐만 아니라, 상징적 능력을 획득해 나가는 항시 진행 중인 과정의 일부로 편입시킨다. 이렇게 깊이 각인된 사회적 규범은 바람직하고 정상적이고 건강한 모습에 대한 상을 제시한다. 우리는 어릴 때부터 무수히 많은 삶의 영역과 사회적 상황 속에서 우리의 행동을 지시하고 규제하는 '사회적 나침반'에 이러한 기준을 적용하도록 훈련받는다.

안타깝게도 현실에서 크게 간과되고 있는 부분이 있는데, 바로 현대 사회의 훈련에서 말하는 삶의 모습과 실제 삶의 모습 사이에 심각한 불일치가 존재한다는 것이다. 문화적으로 장려되는 이미지로서 '건강'은 고통, 원치 않는 감정, 기억, 충동, 신체 증상 등이 없음을 의미한다. 당연히 인간적 속성이 '휴지기resting state'일 때 건강과 행복이 찾아온다. ACT에서는 문화적으로 허용된 이런 믿음을 **건강한 정상 상태에 대한 근거 없는 믿음**이라고 부른다. 따라서 이 모든 불편함에서 자유로운 이상화된 상태에서 많이 벗어난 것은 전부 불일치로 간주된다. 건강을 위협하는 것이 제거되면 우리는 다시 건강하고 행복한 상태로 돌아올 것이다. 하지만 현실에서 흔한 삶의 모습은 고통스럽고 원치 않는 주관적 경험을 만들어 내는 수많은 순간들로 가득 차 있다. 당신이 사랑하는 사람들은 죽게 될 것이다. 암으로 자녀를 잃을 수도 있다. 이혼할 수도 있고, 뭐가 됐든 고통스럽게 관계의 단절을 경험할 것이 거의 확실하다. 직장과 퇴직금을 동시에 잃을 수도 있다. 심각한 교통사고를 당할 수도 있다. 당신이 통제할 수 없는 삶의 목록은 끝이 없다. 당신이 어느 쪽을 향하더라도, 삶에서 이미 발생한 것에 의해서든 앞으로 발생할 것에 의해서든 고통스럽고 원치 않는 경험과 함께하게 될 것이다.

문제해결 마음은 인간 존재에 대한 이상적 관점과 실제 사람이 살아가며 일어나는 일들 간의 격차를 넓히는 데 큰 역할을 한다. 안 좋은 기분을 느끼는 것은 건강에 안 좋으며, 자연 상태의 건강을 되찾기 위해서는 그런 불편함을 유발하는 것을 제거해야 한다는 메시지가 사방에서 들려온다. 고통스럽고 원치 않는 감정이나 생각, 기억, 충동, 감각은 이제 특정한 맥락에서 생활 사건이 펼쳐지는 것에 따른 자동적이고 학습되고 즉각적인 반응이 아닌, 해결해야 할 문제가 된다. 그것은 건강에 위협적이고, 그것과 접촉하는 것은 해로우며, 건강을 지키기 위해서는 그것을 피하거나, 억제하거나, 없애야만 한다. 그것을 직접적으로 통제하거나 제거할 수 없다면 차선책은 그것의 존재를 부정하거나, 억압하거나, 의식적으로 회피하는 것이다.

≫ 자기성찰적 인식의 중요한 역할

다행히도 우리는 관계구성틀 설정을 통해 **자기성찰적 인식**self-reflective awareness이라 불리는 마음의 다른 모드에 접근할 수 있다. 이는 영적 및 인간적 성장의 전통에 따라 '관찰자로서의 자기', '현명한 마음', '초월적 자기' 등 다양한 이름으로 불린다. 만약 당신이 정신분석학적 전통을 따른다면 '관찰하는 자아'로 부를 수도 있을 것이다. 우리는 언어의 규제 효과를 상쇄하기 위해 규칙 따르기를 유발하는 것과 동일한 언어적 과정으로 지시적 구성틀을 설정할 수 있다. 지시적 구성틀을 설정함으로써 현재 진행 중인 마음의 경험과 이를 경험하는 사람의 관점을 명확히 구분할 수 있다. 나/당신 구성틀 안에서 사람의 존재는 그 안의 마음과 다르다. 이런 방식으로 마음의 경험과 관계를 맺으면 임의적으로 파생된 규칙의 규제적 우위를 없앨 수 있다. 우리는 마음과 대화하고 있는 것을 알아차릴 수 있다. 우리는 마음을 지니고 있는 것을 알지만 그렇다고 우리가 마음과 똑같은 것은 아니다. 우리는 마음이 끊임없이 만들어 내는 무언의 담론을 듣는 사람들 중 한 명이다. 이는 의식하고 있다는 것의 의미를 이해할 수 있는 기반이 된다. 우리는 언어를 통해 우리가 존재한다는 것을 알아차릴 수 있다. 우리는 언어를 통해 자신을 경험한다. 생애 초기 언어 훈련에서는 주로 사회적 의사소통과 통제를 위한 목적으로 자신의 반응에 대한 관점을 지니는 방법을 배운다. 그러나 적절한 훈련과 연습을 통해 이러한 능력을 확장하면, 도움이 안 되는 일련의 규칙지배와 자기지시적 통제를 인지하고, 규칙을 따르는 것의 현실적인 결과를 측정하며, 기존의 규칙을 변화시키거나 새로운 행동 지배 규칙을 만들 수 있다. 일반인들 사이에서 온갖 종류의 마음챙김 훈련의 인기가 올라가는 것은 자기성찰성을 가꾸는 것이 심리적 웰빙을 촉진한다는 인식이 늘어나고 있음을 보여 주는 것이다. 모든 내외부 경험이 펼쳐지는 관점으로서의 나의 이러한 맥락을 통해 환자가 뒤로 물러나 마음의 내용과 탈동일시할 수 있기 때문에, ACT에서는 이를 장려하려고 애쓴다. 안타깝게도 현대사회의 문화적 관습은 대개 자기성찰적 인식의 중요성을 무시하거나 폄하한다. 그 결과 대부분 사람들은 이 중요한 영역에서 발휘할 수 있는 기술이 상대적으로 부족하다. ACT에서는 사람의 괴로움suffering이 상당 부분 자기성찰적 인식의 실패에서 비롯되고, 이것이 자동적이고 습관적인 규칙지배로 이어진다고 가정한다. 그래서 ACT에서는 환자가 현재 순간으로 돌아와 비판단적인 인식, 초연함, 자기자비와 같은 자기인식 행동을 실천하도록 가르친다.

성공의 팁

규칙지배행동은 현실 세계의 결과에 의해 잘 변화되지 않는다. 오히려 규칙을 따랐을 때 부정적 결과가 나타나더라도 지속된다.

언어와 생각의 역할을 이해하기 위해 뇌를 컴퓨터의 하드웨어로, 언어를 운영체계로 생각할 수 있다. 사람들은 대부분 운영체계를 작동시키는 소스 코드를 모르는 것처럼 언어가 어떻게 기능하는지 모른다.

마음의 관계적 기능은 습관적이며 어디에나 존재하기 때문에 흔히 주관적 웰빙의 문제에도 적용되는데, 이는 처참한 결과를 불러일으킨다.

우리는 과거의 감정 경험이나 기억을 미래의 결과와 관련지을 수 있는데, 이를 통해 과거의 경험이 현재의 결과의 실질적 유발 요인인 것처럼 착각하게 된다.

인간의 언어를 통한 문제해결 프레임워크는 물리적 세계에서는 놀라울 정도로 훌륭하게 작동하지만, 개인적 세계의 고통스럽고 원치 않는 경험에 적용할 때는 실패할 수밖에 없다.

자기성찰적 인식은 나라는 관점을 만들고 '나'와 '내가 인식하고 있는 내 안의 것'을 구분할 수 있게 해 준다.

자기성찰적 인식은 우리 안의 '프로그래밍'과 자기지시적 규칙을 살펴볼 수 있게 함으로써, 그것이 우리의 행동을 규제하는 영향력을 감소시킨다.

행동하는 사람으로서의 자신을 마음과 구분하는 경험은 규칙지배의 규제적 영향력에서 벗어나는 핵심 요소이자 ACT에서 양성하는 기술이기도 하다.

≫ ACT 임상 프레임워크

이제 이 장의 서두에서 제기한 질문에 답할 때가 왔다. 똑똑하고, 선의 있고, 동기도 가지고 있는 환자가 효용성 없는 똑같은 행동을 계속해서 반복하는 이유는 무엇일까? 심지어 그 결과가 부정적이고 자기파괴적인데도 말이다. 그 답은 그들의 행동이 규칙지배적이어서 규칙을 따름으로써 발생하는 부정적 결과에 둔감해지기 때문이다. 만약 당신의 행동이 지시적 통제 아래에 있다면, 당신은 행동의 직접적이고 단기적 결과에 상관없이 행동을 계속할 위험을 감수할 것이다. 규칙지배행동은 흔히 모든 실제적 접촉과 매우 동떨어져 있다. 규칙을 따름으로써 담보된 결과가 중장기적이거나, 허위라고 입증하기에는 너무 추상적이기 때문이다(예: '아빠처럼 행동하기'). 지시를 따르는 습관적인 경향은 고통스럽고 원치 않는 개인적 경험을 통제하거나 없애야 한다고 말하는 문화적으로 확립된 규칙과 합쳐져 사람을 괴로움에 빠트린다.

하지만 속담에도 나와 있듯이 손바닥도 마주쳐야 소리가 나는 법이다. 사람이 적극적으로 '구매buy-in'하지 않으면 마음의 규칙과 명령은 한낱 소 귀에 경 읽기에 그칠 뿐이다. 그래서 정신병리의 기원을 이해하기 위해서는, 집요하고 오랫동안 환자를 효용성 없는 행동 패턴의 함정에 빠트리는 과정을 파악해야 한다. ACT에서는 세 가지 기본 과정이 단독 혹은 공동으로 괴로움과 정신병리를 유발한다고 본다. 시각적 학습을 선호하는 독자들을 위해 [그림 2-1]에 세 가지 과정이 나와 있다. 다음 장에서는 이 유해한 과정을 더 자세히 들여다볼 것이다.

알기 쉽게 이 세 가지 유해한 경로를 차단closed off, 무신경checked out, 분리disengaged로 부르겠다. 정신건강이든 물질남용이든 괴로움에 빠진 사람들은 자신이 속으로 느끼고 있는 것을 느끼고 싶지 않을 것이다. 하지만 그들은 오히려 이 모든 불편한 내적 경험에 반응하고, 판단하며, 거부하는 경향을 지닌다. 그들은 자신이 경험하고 있는 바로 그 순간에 주의를 기울이는 데 어려움을 겪고, 자신의 행동이 자기와 세상에 어떤 효과를 나타내는지 알지 못한다. 대개 그들의 생활 방식은 개인적 가치와 확고한 삶의 포부가 아닌, 습관적이고 자동적으로 따르는 사회적 규칙과 규범에 따

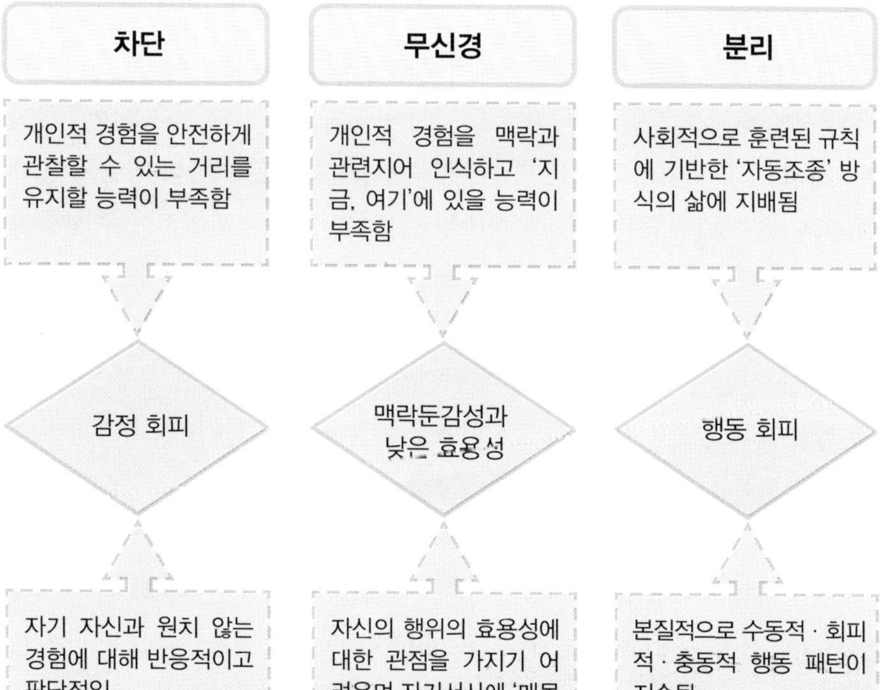

[그림 2-1] ACT의 정신병리 모형

라 구성된다. 기술적 용어로는 괴로움과 정신병리의 기전에 있는 세 가지 유해한 과정을 규칙 따르기/맥락둔감성, 감정 회피, 행동 회피로 부른다.

≫ 규칙 따르기와 맥락둔감성

ACT에서는 규칙 따르기와 맥락둔감성을 인간의 괴로움과 정신병리의 핵심으로 본다. 최선의 이익에 부합하지 않는 규칙지배행동을 반복할 때 **규칙 따르기**rule-following가 문제가 된다. **맥락둔감성**은 특정한 맥락에서 특정한 규칙에 따를 때 나타나는 결과에 대해 효용성 있는 조망수용perspective-taking을 촉진하기 위한 자기성찰적 인식을 확립하지 못함을 의미한다. 앞서 언급한 것처럼 규칙지배행동의 주된 특징은 특정한 규칙을 따를 때 나타나는 실제적인 결과에 둔감하게 만들고, 부정적 결과에도 불구하고 효용성 없는 규칙이 변화되지 않아 효용성 없는 행동 패턴이 지속되게 한다는 것이다. 규칙 따르기가 낮은 수준의 성찰적 자기인식과 결부되면, 마음의 산물과 과도한 동일시를 초래함으로써 자기와 마음 사이의 구분이 사라지게 된다. 이 함정에 빠지는 사람 중 상당수가 자신이 규칙을 따르고 있음을 인식하지 못하거나, 어떤 규칙을 따르고 있는지 모른다. 게다가 자신을 마음의 과정(감정, 기억, 침습적 사고, 감각 등)과 분리하는 데 실패함으로써, 자기성찰적 인식이 부족할 때 특징적으로 나타나는 조망수용 능력의 심각한 저하를 야기한다. 그래서 자기성찰적 인식의 부족과 규칙 따르기는 다음 세 가지의 선행조건이 된다. 이는 ① 고통스럽고 원치 않는 경험이 건강에 위협이 된다는 믿음, ② 당면 과제는 고통스럽고 원치 않는 경험을 위한 공간을 마련하는 것이 아니라 그것들을 억제하고, 통제하며, 없애는 것이라는 믿음, ③ 역설적으로 회피 경험을 더욱 침습적이게 하고 심리적으로 괴롭게 하는 회피 전략을 지속적으로 사용하는 것이다. 자기성찰적 인식의 부족과 규칙 따르기의 결과로 나타나는 맥락둔감성은 이러한 규칙지배 시스템의 쓸모없음을 인식하지 못하게 하고, 새롭고 효용성 있는 전략을 실행할 가능성을 낮춘다.

규칙 따르기와 맥락둔감성의 근본적 문제를 보여 주는 임상적 예로, 기분장애와 불안장애의 특징적 증상인 반추와 걱정을 들 수 있다. 대부분의 경우 환자는 특정한 문제를 반복적으로 분석하고 '충분히 생각'하지만, 기대한 만큼 우울감이나 불안감이 줄어드는 성과는 얻지 못한다. 환자가 따르는 규칙이 "만약 네가 이것을 오랫동안 아주 열심히 생각하면, 결국에는 네가 행복하지 못한 이유를 발견할 수 있을 거야. 그러고 나면 문제를 해결할 수 있어."라고 말하기 때문에 환자는 여전히 반추를 계속한다. 반추가 정말 심각하게 문제가 되면 삶의 중요한 활동을 온전히 못하게 할 정도로 행동을 지배하기도 한다. 반추의 직접적 결과로 기분이 변화되지 않은 채 삶의 주요 활동이 중단돼도 반추 행동에는 영향을 끼치지 못한다. 문제는 규칙지배적 관계가 새로운 관계("그냥 견뎌. 시간이 필요해. 결국에는 기분을 더 나아지게 만드는 비법을 발견해 낼 거야.")를 만들면서 이러한 즉각적 결과의 의미를 변화시킬 수 있다는 것이다. 이제 반추는 더 이상 기분이나 삶의 활력에 대한 즉각적인 영향력이 아닌, '옳은 일을 하는 것'과 '장기적으로 내 문제를 해결하기 위해 해야만 하는 것'의 측면에서 평가된다.

≫ 감정 및 행동 회피

앞서 언급한 것처럼 고통스러운 개인적 경험을 억제하고, 통제하며, 없애려는 시도는 실패할 뿐만 아니라 문제를 더 악화시키기까지 한다. 대부분의 개인적 경험은 역사적으로 학습한 것이며, 자발적으로 통제할 수 없이 자동적으로 촉발되는 반응이다. 우리는 생각하는 것을 생각하고, 느끼는 것을 느끼며, 기억하는 것을 기억할 뿐, 아무리 인지적으로 많은 노력을 기울여도 현실을 반대로 뒤집을 수는 없다. 실험정신병리학과 감성과학 분야의 연구들은 억제와 회피 노력이 **반동 효과**rebound effect를 유발함을 명확히 입증했다(Flynn et al., 2010; Wegner et al., 1987). 이는 생각이나 감정, 기억, 충동을 억제하면 곧 훨씬 더 침습적인 방식으로 의식 속으로 되돌아오며, 그것들을 더 혐오스럽고 통제 불가능한 것으로 경험하게 됨을 의미한다. ACT에서는 무미건조하게 이렇게 이야기한다. "안 가지려고 하면 더 많이 갖게 될 것이다."

원치 않는 개인적 경험을 직접적으로 통제하거나 없애려는 시도가 역효과를 내면 일단 뒤로 후퇴하게 된다. 만약 고통스러운 경험을 직접 통제하거나 없애지 못하면, 다음으로 할 수 있는 최선의 방법은 그런 경험과 직접 접촉하지 않는 것이다. 이렇게 고통스럽고 원치 않는 개인적 경험과 심리적으로 접촉하지 않으려 하는 것을

감정 회피라고 부른다. 불쾌한 감정(예: 외상적 기억, 거북한 충동, 침습적인 부정적 사고, 고통스러운 감각)이 아닌 경험을 회피하더라도, 이 모든 경험은 부정적 정서를 유발한다는 공통분모를 지닌다. 개인적 경험을 직접 겪을 때 드는 감정적 불편은 결국 경험을 회피하게 한다. 일부 학파는 이렇게 모든 불편한 내적 경험을 회피하는 일반적인 경향을 **경험 회피**라고 부른다. 높은 수준의 경험 회피는 일반인구집단에서 높은 수준의 심리적 괴로움뿐만 아니라 우리가 떠올릴 수 있는 거의 대부분의 정신질환 및 중독질환과 관련된다(Hayes et al., 1996).

이 책에서는 **감정 회피**를 **경험 회피**와 동의어로 사용한다. 그 이유는, 대부분의 부정적인 감정 경험이나 이를 경험할 만한 임박한 위협이 규칙지배적 회피행동을 유발하기 때문이다. 만약 고통스럽고 원치 않는 경험과 접촉을 못하게 하는 것이 목표라면, 실제로 현재 순간의 알아차림을 낮추는 것이 보호 기능을 한다. 하지만 감정 회피 전략을 뒷받침하기 위한 '무신경'(예: 조망수용 능력의 감소, 과도한 규칙 따르기, 맥락둔감성)에는 그 대가가 따른다. 환자는 언어적 조절 수단을 통해 경험 회피를 실천한다. 여기에는 자신의 개인적 경험을 이야기하지 않기, 주의 산만, 다른 것을 생각하기 위한 의도적인 자기지시, 원치 않는 경험과 가까워질 것 같을 때 주제 바꾸기, 백일몽, 만성적 걱정 등이 있다.

감정 회피를 추구하는 효과적인 방법은 고통스럽고 원치 않는 개인적 경험을 촉발할 수 있는 현실적인 상황이나 사건, 상호작용을 샅샅이 파악하고 회피하는 것이다. 어떤 사람들은 원치 않는 개인적 경험을 촉발할 만한 사회적 상황에서 효과적으로 벗어날 수 있는 충동적이고 자기파괴적인 행동을 활용하기도 한다. 이러한 고립, 위축, 충동적 반응 패턴을 **행동 회피**라고 한다. 행동 회피가 해로운 이유는 그 때문에 가장 중요한 삶의 상황에서 가장 고통스럽고 원치 않는 개인적 경험을 할 가능성이 높기 때문이다. 정을 떼는 것과 관련된 감정을 기꺼이 느낄 의향이 없다면 사랑을 할 수 없다. 삶에서 정말 중요한 것은 모두 고통스러운 감정적 결과를 초래할 수 있다. 실제로 그런 삶의 활동들이 그렇게 중요한 이유는 실패, 실망, 좌절할 가능성이 확실히 있기 때문이라고도 할 수 있다. 상실, 실망, 실패의 고통을 기꺼이 감수하고자 할 때 그와 씨름하는 것이 타당성을 얻을 수 있다. 회피행동은 급격히 일반화하고 빠르게 삶의 지배적 특징이 되며, 그렇게 해서 접촉은 기본적인 삶의 포부 및 목표와 함께 사라진다. 삶은 특정한 유형의 개인적 경험을 회피하려는 욕구를 중심으로 조직화된다. 감정 회피에서 그랬던 것처럼, 행동 회피 역시 상황을 나아지게 하기는커녕 더 악화시킬 뿐이다. 거절이나 이혼이 두려워 결혼 생활의 중요한 문제를 무시한다고 해서 부부간의 문제가 사라지는 것은 아니다. 오히려 문제는 수면 위로 떠오르지 않을 뿐 계속될 것이며, 그렇게 조용히 유지되면서 실제로 또 다른 부부 문제를 유발할 수 있다.

환자들은 종종 고통을 느끼고 몇 년쯤 지나 나름의 대처 방법이 실패한 뒤에야 정신과 진료를 받으러 온다. 그들은 외롭고 부족하며 목적이 없다고 느낄 수 있으며, 다른 사람들이 사는 그런 삶을 살지 못할 수도 있다. 근본적으로 그들의 삶의 활력은 내리막을 향하고 있다. 고통스러운 감정과 이를 유발하는 현실 세계의 경험(관계, 사회적 역할, 활동)을 회피한 결과, 강력하고 고통스러운 여러 인지 · 감정 · 신체적 반응이 나타난다. ACT에서는 이런 반응을 회피의 논리적이고 필연적인 결과로 개념화하며, 이것이 나타난 내외부적 맥락을 이해하지 못하면 그 기능적 측면을 이해할 수 없다. 환자는 대개 '건강과 행복'을 '감정적 고통으로부터의 해방'과 연결하는 규칙에 따르고, 그로 인해 "건강하기 위해서는 감정적인 고통이 없어져야만 해."라는 규칙을 따를 것이다. 이러한 규칙을 따르는 것은 효용성 없고, 경직되며, 변하지 않는 회피행동 패턴이라는 판도라의 상자를 연다. 규칙이 침묵을 지키거나, 식별되지 않거나, 의심의 여지없이 유지되는 한, 아무리 똑똑하고 선의와 강한 동기를 가진 사람이라도 이런 행동 패턴을 계속할 것이다. 이러한 이유들로 인해 ACT에서는 다음의 핵심 격언을 통해 인간적 괴로움에 대한 대안적인 접근을 제시한다. **사람들은 망가지지 않는다. 단지 갇혀 있을 뿐이다.**

ACT의 치료 기법을 논의하기 전에 먼저 규칙 따르기/맥락둔감성과 감정 및 행동 회피가 뿌리 깊은 사회적 훈련의 자연스러운 결과임을 기억하라. 우리는 모두 감정 및 행동 회피 전략을 사용하는 규칙을 따르도록 훈련받아 왔다. 규칙이 실제로 효과가 없을 때도 말이다. 그래서 ACT의 관점에서는 우리 모두가 접하는 일상의 딜레마를 '정신건강 문제'가 있는 사람들이 당면한 문제와 확실히 구분하는 경계란 존재하지 않는다. 운명의 장난으로 테이블은 쉽게 엎어질 수 있고, 당신이 환자가 되고 환자가 당신이 될 수 있다. 만약 실제로 경계선이 있다면, 그것은 감정 및 행동 회피가 가치 있는 삶의 장애물로 기능하는 것 정도일 것이다. ACT는 다른 변수들(예: 유전적 · 생물학적 · 사회문화적 요인)이 임상적 문제에 기여할 수 있음을 부정하지 않지만,

모든 경우에서 문화적으로 장려된 감정 및 행동 회피가 정신과 진단과 상관없이 가장 핵심적인 역할을 한다고 가정한다.

성공의 팁

규칙 따르기는 고통스럽고 원치 않는 개인적 경험을 규제하고, 없애며, 억제하기 위해 고안된 역기능적 자기지시적 통제를 유발할 수 있다.

규칙 따르기는 맥락둔감성을 유발하거나 회피 전략의 현실적 결과를 평가하는 능력을 감소시킴으로써, 효용성 없는 전략을 계속해서 사용하게 만든다.

현재 순간에 대한 자기성찰적 인식이 부족하면 규칙을 인식하지 못한 채 그냥 따르기 쉽다.

낮은 수준의 인식은 다양한 감정 회피 전략의 일부일 수도 있다.

감정 회피는 감정적으로 고통스럽고 원치 않는 개인적 경험과 직접 접촉하는 것을 꺼리는 것이다.

감정 회피는 역설적으로 고통스럽고 원치 않는 사건의 강도와 침습성을 증가시킨다.

행동 회피는 두렵고 원치 않는 개인적 경험을 촉발할 수 있는 삶의 사건이나 상황, 상호작용을 회피하려는 체계적인 시도다.

지속적인 행동 회피 패턴은 고통의 '증상'을 만들고 도움을 요청하는 감정적 피드백 고리를 활성화한다.

사람은 다양한 유형의 감정 및 행동 회피를 장려하는 정신 규칙을 따르도록 '프로그래밍'되어 있다. 그래서 모든 사람은 이러한 유해한 과정의 감정적 결과를 경험하도록 설정되어 있다.

ACT 치료 프레임워크

ACT 치료 프레임워크는 고통을 유발하는 세 가지 유해한 과정을 되돌리는 데 특화된 세 가지 치료기전으로 구성된다. ACT에서는 심리적 경직성과 고통을 유발하는 과정 대신에 각각 심리적 유연성, 활력과 목적이 있는 삶의 과정을 이루고자 한다.

이 접근법의 한 가지 중요한 의의는 정신병리와 심리적 건강이 기본적으로 동일한 과정에 근거하고, 약점에서부터 장점으로 이어지는 연속선상에서 정의된다는 것이다. 이는 정신질환에서의 신경회로 기반 및 생화학적 기전과 아주 유사하다. 즉, 정신건강과 정신질환에서 동일한 신경회로나 신경전달물질이 의의가 있는 것과 같은 이치다. 똑같은 경로와 수단이 뇌의 기능과 기능부전 모두에서 의의를 지닌다. [그림 2-2]는 심리적 회복탄력성의 ACT 모형을 보여 준다.

차단, 무신경, 분리에 대한 근본적인 해결책은 내적 경험에 대한 개방성을 장려하고, 성찰적 자기인식을 통해 맥락감수성을 증진하며, 가치기반의 삶에 참여하도록 고취하는 것이다. [그림 2-2]에 나와 있듯이, 자기성찰적 인식을 함양하면 맹목적인 규칙 따르기 및 맥락둔감성에 긍정적 변화를 줌으로써 ACT의 모든 치유 기전의 기초를 닦을 수 있다. 이러한 이유로 자기인식은 종종 ACT 모형의 '중심 기둥 center pillar'으로 불린다. 차 앞유리의 와이퍼가 운전자의 시야를 확보하기 위해 좌우로 닦는 것처럼, 자기성찰적 인식도 우리가 내적 경험에 초연하고 비판단적인 상

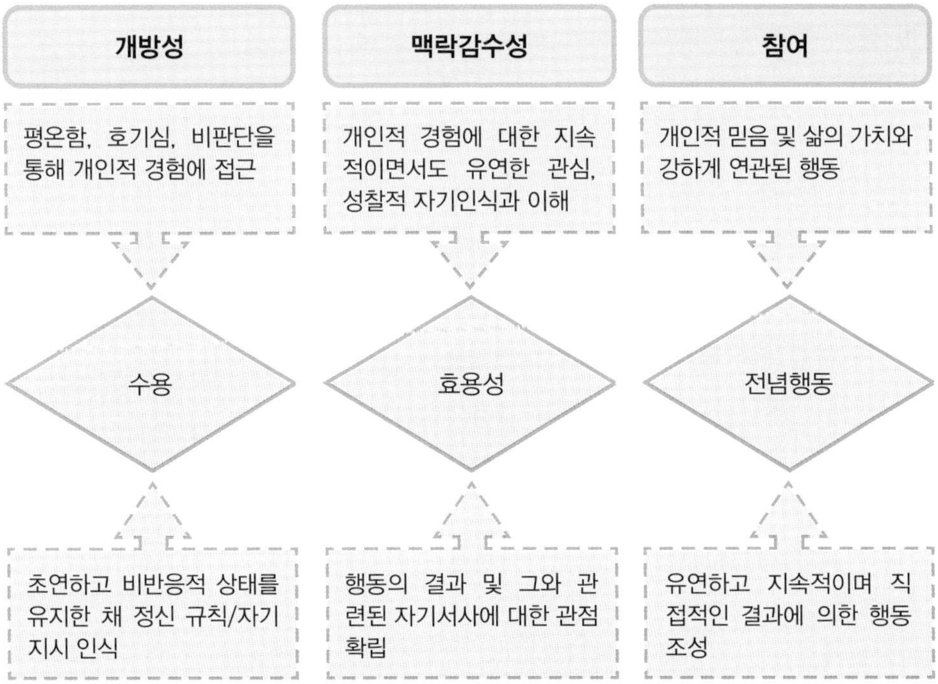

[그림 2-2] ACT의 심리적 회복탄력성 모형

태로 머무를 수 있도록 왼쪽으로 닦았다가, 개인적 가치, 삶의 포부, 행동의 의도를 명확히 하기 위해 오른쪽으로 닦는다. 자기성찰적 인식은 시종일관 우리가 규칙 따르기에 빠지거나 맥락둔감성의 포로가 되지 않도록 지켜 준다. 또한 이를 통해 긍정적 형태의 조망수용을 확립할 수 있다. 조망수용에서는 당장의 고통스러운 개인적 경험을 넘어 삶의 '큰 그림'을 살펴보는 것이 중요하다. 이러한 형태의 조망수용을 통해 새로운 형태의 자기지시적 통제로 기능할 수 있는 개인적 가치와 접촉할 수 있다.

따라서 자기성찰적 인식은 규칙 따르기가 더 효용성 있는 생활 맥락과 수반성기반 학습이 더 효용성을 발휘할 수 있는 생활 맥락을 구분하는 데 핵심적인 역할을 한다. 이러한 자기성찰적 인식의 핵심 역할은 ACT가 왜 그렇게 다양하고 많은 종류의 주의통제 기법(호흡하기, 이완훈련, 심상유도, 노출, 경험처리 연습, 마음챙김 연습, 은유)을 활용하는지 설명해 준다. 이 모든 것은 환자가 현재 순간에 머무르고, 나타나는 것을 수용하며, 더 효용성 있는 가치기반 전략을 실행하는 방법을 가르치기 위한 것이다.

≫ ACT의 세 가지 치료기전

환자로 하여금 끊임없이 현재를 인식하고 현재 순간에 자기성찰적 주의를 기울이게 하는 것과 별개로, 정신과 의사로서 당신은 환자가 규칙 따르기의 속박에서 벗어나 더 유연한 방식으로 행동하기 위해 무엇을 할 수 있는가? ACT의 모든 치료적 결정은 세 가지 기본 원리를 따른다. 이것들은 꼭 순서대로 적용되는 것은 아니며, 치료 과정에서 병렬적으로 나타난다고 보는 것이 더 합당할 것이다. 세 가지 원리는 매 회기마다 반복적으로 나타난다. ACT에서 이 원리들 사이를 자유롭게 움직일수록 임상적 대화의 영향력을 더 늘릴 수 있다. 여기서는 이해를 돕기 위해 각각의 원리를 따로 떼어 설명하겠다. 이 원리들 사이를 자유롭게 움직이는 것이 ACT의 주춧돌임을 꼭 명심하라.

맥락감수성/효용성

앞서 언급했다시피 맥락감수성은 자기성찰적 인식을 통해 규칙지배행동 패턴을 식별하고, 그로 인해 현실에서 나타나는 결과를 조사하며, 똑같은 전략을 다시 사용할지 아니면 새로운 전략을 시도할지 여부를 선택하는 과정이다. 또 다른 임상 용어로 **효용성**workability이 있다. 효용성은 ACT 임상가가 반복해서 계속 활용하는 핵심지표다. 치료의 목표는 결국 환자가 삶에서 어떤 전략이 효과가 있고 어떤 것이 효과가 없는지 결정하도록 도와주는 것이다. 실제로 우리는 환자가 마음의 지시를 따르는 것이 더 유용한 상황과, 마음의 지시를 따를 때 역효과가 나타나고 더 악화될 가능성이 높은 상황을 변별하는 방법을 가르친다. 효용성에 대한 대화에서는 특정한 전략이 고통스럽고 원치 않는 감정을 통제하거나 없애는 데 도움이 되는지 여부가 아닌, 무엇이 '효용성 있는지'에 대한 대안적 정의를 함축적으로 제시하는 것이 가장 중요하다. 이 새로운 지표는 어떤 전략이 고통스러운 개인적 경험에 끼치는 영향은 고려하지 않은 채, 오직 가치 있는 삶의 방향으로 움직이는 데 도움이 되는지만 고려한다. 효용성을 중심으로 하는 임상적 대화는 고통스러운 개인적 경험을 통제하거나 없애기 위해 새롭거나 더 나은 방법을 찾는 것이 아닌, 삶의 가치에 기반한 방향을 찾아 나가는 데 중점을 둔다. 환자는 가치 있는 행동을 실천한 직접적인 결과로 고통스러운 개인적 경험이 나타나는 것을 기꺼이 감수해야 함을 이해하게 된다.

효용성을 성공적인 삶의 '척도'로 삼는 것은 환자가 ACT에서 첫 번째로 꼭 이뤄야 할 중요한 수용적 움직임이라고 할 수 있다. 환자는 흔히 수없이 많은 회피 결과를 직접 경험하지만 가치에 따른 삶의 결과를 직접 경험하는 경우는 훨씬 적다. 접근행동과 회피행동을 동시에 할 수는 없으므로 둘 중 하나는 포기해야 한다. 더 효용성 있는 것을 찾기 위해서는 먼저 효용성 없는 전략을 그만둬야 한다. 게다가 환자는 사회에서 반복적으로 자주 강화해 온 회피 규칙을 따르며 '올바르게' 살기 위해 많은 것을 쏟아 부은 상태일 수도 있고, 실제로도 그렇다.

효용성을 새로운 지표로 활용하여 환자가 오래되고 더 익숙한 회피 규칙에 대항할 수 있는 새로운 규칙지배적 관계를 만들도록 하는 것이 핵심목표다. 새로운 규칙 하나는 효과가 없는 것을 멈추는 것이다. 성공적인 전략이라면 생활 맥락에서 환자에게 최선의 이익을 가져다주는 관점에서 **더 장기적 이익**을 증진해야 한다. 실제로 일부 회피 전략은 **단기적 이익**을 증진하는 데는 잘 작동한다. 대개 음주, 마약, 폭식 후 제거, 낭비, 자해는 우선적으로 고통스러운 개인적 경험을 통제하거나 없애는 기능을 한다. 이러한 전략은 대개 중장기적 효용성의 시험을 통과하지 못한다. 감정조절 전략으로 활용되는 술과 마약의 경우, 중독이라 불리는 두 번째 큰 문제가 발생할 때까지 점점 더 많은 양을 더 자주 사용해야 한다. 실제로 단기간에 효과를 나타내는 대부분의 회피 전략에는 한 가지 공통점이 있다. 바로 계속 효과를 보기 위해서는 시간이 지날수록 점점 더 자주 사용해야 한다는 것이며, 그 결과 수명이 단축된다는 것이다.

환자가 이런 식으로 인지할 수 있도록 주로 환자가 고통스러워하거나 문제라고 여기는 상황의 사례를 분석한다. 이때, 임상가와 환자는 환자의 행동(B)과 그 결과(C)에 영향을 끼치는 선행조건(A)을 식별하기 위해 함께 노력한다. 어떤 사건, 상황, 상호작용이 고통스럽고 원치 않는 내적 경험을 만들고 회피기반 자기지시를 촉발하는지 찾아내기 위해, 환자가 회피의 역설적 결과와 실험적으로 접촉하게 도와줘야 한다. 대개 정신과 의사는 환자와 대화 중에 회피 전략에서 파생된 결과가 '그만한 가치가 있는지' 측정해 나가면서 자기성찰적 인식과 이를 통한 조망수용 능력을 다루게 된다. 혹시 잘 안 되면 회피에 대해 어떤 대안이 가능한지 논의하기 위해 ACT의 두 번째 기전인 개방성으로 넘어가게 될 것이다.

개방성

ACT가 감정 회피에 대한 대안으로 제시하는 것은 바로 **개방성**openness이다. 이러한 행동 전략의 한가지 특징은 ACT의 'A'에 해당하는 **수용**acceptance이다. 수용은 의식에 떠오르는 것에 초연하고, 비반응적이며, 비판단적인 태도를 취하는 것을 의미한다. 생각이나 감정, 기억, 감각과 씨름하고, 통제하며, 바꾸려고 애쓰는 것은 불필요하다. 정말 아무런 행동도 필요 없다.

의식에 떠오르는 것으로부터 떨어져서 이를 관찰할 수 있는 거리를 유지하지 못하면 수용을 실천하기는 상당히 힘들다. 이러한 긴장은 우리의 대응이나 반응에 대한 관점을 확립하는 능력을 향상시키는 데 핵심 역할을 하는 자기성찰적 인식으로 다시금 귀결된다. 수용의 기초가 되는 행동 레퍼토리 중 조망수용 능력이 있다. 이는 행동하는 한 사람으로서의 자기와 의식에 떠오르는 내용을 구분하는 것이다. 수용이 가능하려면 반드시 자신의 존재를 인식하고 정신적 활동의 산물과 거리를 둬야 한다. 우리가 마음의 상징적 활동에 더 가까이 다가갈수록 우리가 생각, 감정, 기억, 충동과 똑같지 않음을 인식하기는 더 어려워진다. 그렇게 관찰 거리가 확보되지 않으면 개인적 경험의 문자적 의미와 자신을 과잉동일시하게 되고, 이는 곧 다시 통제 및 회피 지향적 자기지시를 촉발한다. 따라서 환자가 자기성찰적 인식을 사용해 개방성을 실천하면 문자적 의미로부터 초연해질 수 있다. '나는 패배자야.'라는 생각을 하는 것은 패배자가 되는 것과 다르다. 이러한 구분이 사라지면 규칙이 지배하게 되고 유연하게 대응할 수 있는 능력은 사라진다.

정신적 활동의 내용과 과잉동일시하는 것은 환자들이 치료받으러 올 때 보이는 흔한 정서 상태다. 대부분의 환자는 다음의 질문을 받기 전까지는 자신이 정신적 자기지시에 낚였다는 것조차 모른다. "당신의 마음은 슬픔(혹은 들리는 목소리, 불안, 죄책감, 수치심, 외로움, 음주나 마약을 하려는 충동 등)이 떠오를 때 무엇을 하라고 얘기하나요?" 환자가 정신 규칙이 효과가 없음에도 불구하고 따르는 것도 문제지만, 회피를 장려하는 정신적 지시의 존재조차 인식하지 못하는 것 또한 문제다.

가장 먼저 사용할 수 있는 기술은 환자가 정신적 경험의 내용(괴로운 생각, 감정, 기억, 충동, 감각)과 탈동일시하고 이러한 정신적 산물의 존재를 쉽게 알 수 있도록 돕는 것이다. 회피기반 규칙 따르기의 규제적 영향으로부터 벗어나기 위해서는 관찰 거리를 확보할 수 있는 능력을 개발하는 것이 절대적으로 필요하다. 순간의 정신적 활동의 산물(감정, 생각, 기억, 충동)을 '문자 그대로'가 아니라 일시적인 지각 경험의 일부로 알아차리고 인식해야 한다. 환자는 순간적으로 발생하는 정신적 사건과 활동이 나타날 때 그것들을 그냥 알아차리는 동시에 관찰 거리를 유지하는 방법을 배울 수 있다.

이 핵심 기술과 유용성을 설명하는 또 다른 방법은 우리가 마음의 내용에 대해 비반응적이고 비판단적인 입장을 취할 수 있다고 말하는 것이다. 이에 대한 가장 흔한 표현은 의식에 무엇이 떠오르든 그에 반응하거나 씨름하려는 충동에 초연해지거나 그냥 두는 것을 실천하는 것이다. 우리는 생각, 감정, 기억이 나타나게 놔두고, 그것들을 알아차리며, 다음에 할 일(아무것도 안 하는 것도 포함)을 선택할 수 있다. 초연함은 정신적 사건(감정과 실제 경험에 동반되는 문자적 의미를 포함)에 대해 일종의 거리감이나 회의주의를 도입한다. ACT의 이러한 측면은 어떤 이들에게는 역설적으로 보일 수도 있다. 특히 전통적 인지행동치료자를 포함한 많은 치료자는 환자가 자신이 겪은 괴로운 경험의 의미를 적극적으로 변화시키는 것이 전반적인 감정 반응을 부정적인 것에서 긍정적인 것으로 변화시킬 수 있다는 믿음을 가지고 있고, 실제로 그러한 경험의 의미를 바꾸는 활동을 하도록 장려한다. 이러한 '갈림길'은 내용 지향적 치료와 맥락 지향적 접근법 사이의 핵심적인 차이를 보여 준다. 맥락적 접근에서 개인적 경험의 내용이나 형식은 변화될 필요가 없다. 그저 개인적 경험과 그 개인적 경험을 하는 사람의 차이만 인식하면 된다. 이 장의 앞부분에서 다루었다시피, 문제해결 마음의 지시적 통제는 오직 우리가 고통스러운 내용을 통제하거나 없애려는 목적으로 메시지의 내용에 '반응하고' 중요성을 '부여할' 때만 효력을 발휘한다. 비판단을 실천하는 것은 말 그대로만 하면 된다. 마음에서 나오는 지시를 포함해 의식에 떠오르는 어떤 것에 대해서도 참과 거짓을 판단하지 않는다. 그러지 않고 개인적 경험의 '의미'를 판단하면 필연적으로 그 판단에 근거한 행동으로 이어진다. 문화적으로 전해 내려온 고통스러운 감정을 다루는 방식에 대한 규칙은 좋고 나쁨에 대한 판단뿐만 아니라, 건강을 위해 우리가 무엇을 해야 하는지에 대한 판단으로 점철되어 있다. 비반응과 비판단으로 조성된 고요한 정신적 공간에서는 문화적으로 훈련된 어떤 것도 중요하지 않다. 문제해결 마음에서 비롯된 규칙은 그저 단어들의 나열일 뿐이기에 매우 빠르게 반복해서 말하면 목구멍에서 나오는 이해할 수 없는 소리들로 빠르게 와해될 것이다.

ACT 작업의 핵심은 앞 장에서 설명한 효용성 지표를 반복적으로 사용하는 것에 그 뿌리를 두고 있다. 이를 통해 환자가 특정한 유형의 자기성찰적 분석을 사용하도록 가르칠 수 있다. "이것은 내가 생각하는/느끼는/기억하는 거야."와, "이것은 내가 생각하고/느끼고/기억하고 있던 것에 반응해서 했던 거야."의 차이를 알아차리는 것이다. 저절로 나타난 생각, 감정, 기억의 내용을 접할 때 이를 관찰할 수 있는 거리를 확보하도록 개방성 기법을 활용할 수 있다. 그런 개인적 경험에 이름을 붙이는 것이 회피행동을 촉발할 만한 상황의 특성을 이해하는 데는 분석적으로 중요하지만, 그렇다고 개인적 경험이 정당화될 수 있는지에 대한 판단에 초점을 맞추지는 않는다. ACT에서는 모든 것이 지각적 수준에서 '실재'한다. 당신은 생각을 했고, 감정을 느꼈으며, 몸의 감각을 느꼈다. 당신은 그런 개인적 경험의 증인이 될 수 있으며, 어떤 평가나 판단도 하지 않고 그런 경험을 아주 정확하게 기술할 수 있다.

또 이 기술을 활용하면 개인적 경험이 시시각각 펼쳐지는 것에 따라 지속적으로 이를 인식하고 접촉을 늘릴 수 있다. 이를 통해 우리는 순간순간의 경험과 명확하게 접촉하고, 우리의 밖과 안에서 벌어지는 사건들 사이의 '점들을 더 잘 연결'할 수 있게 된다. 만약 당신의 슬픔이나 불안이 정신병리의 징후가 아니라면, 그것들이 의미하는 것은 무엇인가? 어쩌면 당신의 감정 반응은 이 상황에서 당신에게 중요한 무언가가 위태롭다고 말하고 있는지도 모른다.

정신과 의사는 ACT를 활용한 진료를 하면서 굉장히 자주, 진심으로 걱정과 호기심을 가지고 환자에게 다음과 같은 질문을 할 것이다. "여기에 대해 함께 이야기를 나누면서 무엇이 떠올랐나요? 마음속으로 그것과 접촉해서 질감, 모양, 색깔, 온도, 냄새를 느낄 수 있을까요?" 또는 이렇게 물어볼 수도 있다. "당신은 지금 저와 함께 있나요? 당신은 이 방 안에 있나요, 아니면 다른 곳에 있나요? 저와 함께 다시 방 안으로 들어올 수 있을까요?" 우리는 이러한 자기성찰적 인식의 측면, 즉 자신의 반응에 대한 조망수용을 통해 고통스러운 개인적 경험이 도발하고 상기시키면서 끌어당기는 것을 초월할 수 있다. 예를 들면, 우리가 현재 진행 중인 고통스러운 개인적 경험을 판단하려 할 때, 그것이 우주적 관점에서는 한갓 사소한 문제이며 시간의 흐름에 따라 변화될 수밖에 없음을 깨닫는 것이다. 고통스러운 내적 경험은 또한 마음이 바라는 것처럼 우리를 다른 사람들과 동떨어진 섬으로 만들지 않는다. 오히려 그것은 모든 사람이 공통적으로 지니고 있는 특징이고 우리를 다른 사람들과 연결해 주는 것이다. 이를 통해 우리는 고통스러운 경험과 계속 접촉을 유지하면서도 그 고통스러운 속성에 빠지지 않을 수 있다.

≫ 참여

지금까지 우리는 언어에 기반해 상호작용하고, 평가하며, 자기패배적 방식으로 반응하는 능력 때문에 생길 수 있는 다양한 문제를 중점적으로 살펴봤다. 많은 측면에서 언어는 양날의 칼이다. 언어에 지나치게 많이 의존하면 괴로워진다. 언어에 너무 의존하지 않아도 괴로워진다. 괴로움을 피하기 위한 여정에서 자신의 반응과 상호작용할 수 있는 능력이야말로 긍정적인 임상적 목적으로 활용할 수 있는 자산이라는 사실을 결코 간과해서는 안 된다. 올바른 목적으로 활용되는 자기충족적 지시를 따르는 데에는 분명한 이점이 있다.

치료자는 ACT를 통해 환자가 당장 좋은 기분을 느끼고 싶은 욕구를 초월해, 깊이 내재된 삶의 가치와 포부에 따라 가장 장기적으로 가장 유익한 활동에 참여할 수 있는 새로운 규칙지배적 관계를 개발하도록 도와준다. 비록 ACT의 궁극적인 목표는 환자가 역동적인 생활 맥락에서 효용성 있는 행동에 참여하도록 도와주는 것이지만, 참여의 원리는 참여 자체에 가치를 부여하는 실천을 통해서도 구현된다. ACT 치료자는 환자가 깊이 내재된 믿음과 삶의 포부에 따라 행동하기 바란다. 이는 그 자체로 희망을 가져다줄 뿐만 아니라, 자신의 능력 또한 최고조로 발휘할 수 있기 때문이다. 환자는 당장의 고통과 불편을 기꺼이 감수하며 삶의 목적지를 설정하고, 그 목적지를 향해 계속 나아갈 수 있다. ACT에서는 이런 긍정적이고 진취적인 지시적 통제 관계를 가치values라고 부른다. 가치는 우리가 삶의 기준이나 목적으로 삼고자 하는 기본 원리이자, 활력을 불어넣는 삶의 목표를 향해 나아갈 수 있는 동기부여의 연료로 기능한다. 가치는 결코 문자적으로만 이해할 수 없다. 가치가 가리키는 목표에 도달하는 여정은 절대 끝나지 않기 때문이다. 만약 당신이 다정하고, 헌신적이며, 열정적인 삶의 동반자가 되는 것에 가치를 둔다면, 오늘 얼마나 잘했는지와 상관없이 내일도 계속 더 많이 그렇게 해야 한다. 당신은 다정하고, 헌신적이며, 열정적인 동반자가 되는 것을 완수할 수 없다. 오직 삶에서 그런 유형의 사람이 되기를 열망할 수 있을 뿐이다. 오직 사람만이 자비, 사랑, 충성, 이타주의와 같은 추상적 속성을 실현하려는 염원을 지닐 수 있다. 이것은 언어가 제공하는 가장 복잡한 상징 활동이다.

환자가 일단 고통스럽고 원치 않는 경험을 회피하지 않고 수용하는 방법을 배우고 나면 거의 자동적으로 자신의 가치에 기반한 활동에 참여한다. 당신 안에서 자동적으로 활성화되는 온갖 것에 의해 더 이상 억제되거나 통제되지 않고 비판단적으로 그저 거기 있는 것을 알아차릴 수 있다면, 다음 단계는 무엇일까? 이 상황에서 당신에게 중요한 것은 무엇인가? 만약 회피기반 규칙 따르기가 더 이상 당신을 옭아맬 수 없다면 당신은 어디로 갈 것인가? 지금 실행할 수 있고 가치에 부합하는 적극적인 실천은 무엇인가?

만약 환자가 가치를 향해 새롭고 구체적인 조치를 취한다면, 과거에 장애물로 기능했던 기억, 생각, 감정, 신체 감각이 한 번 더 촉발될 가능성이 높다. 그 순간 문제해결 마음은 자동적으로 회피 규칙을 만들고 이를 따르지 않을 때 발생할 끔찍한 결과를 경고할 것이다. 환자는 비반응성, 비판단 그리고 현재 순간을 알아차리기 기술을 사용함으로써 인식의 컴퓨터 화면에 무엇이 나타나는지 간단히 알아차릴 수 있다.

일단 문제해결 마음의 지시에 따라야 한다는 욕구에서 해방되면 **선택 지점**choice point에 이른다. 여기서는 자유롭게 두 방향 중 한 방향으로 갈 수 있다. 한 방향은 원치 않는 개인적 경험을 회피하고 통제하는 길이고, 다른 방향은 가치 있는 삶으로 가는 길이다. 이것은 정교한 장단점 분석을 통해 결정할 수 있는 것이 아니다. 그보다는 다른 유형의 자기지시적 통제인 **욕구 통제**appetitive control를 발휘하는 가치에 기반하여 선택할 수 있다. 욕구 통제는 과거에 경험했거나 미래에 예측되는 긍정적 강화가 행동을 통제함을 의미한다. 환자가 새로운 반응을 실천하는 것은 거기에 정신적으로 환자가 믿고 관심을 갖는 긍정적 유의성이나 향성向性, tropism이 부여됐기 때문이다. 이렇게 해서 규칙지배적 관계 안에서 새로운 세계의 질서가 확립된다. "내 삶에서 중요한 것을 추구하는 것이 내가 느끼는 방식을 통제하는 것보다 더 중요하다." 기본적으로 이 새로운 형태의 자기지시적 통제는 기존의 회피 규칙을 참조하여 편입시키기 때문에, 환자의 반응 위계에서 과거의 규칙보다 우선권을 행사한다. 그 결과, 실제 생활에서 행동의 변동성과 유연성이 커진다.

ACT에서는 이러한 형태의 가치기반 반응을 ACT의 'C'에 해당하는 **전념행동**committed action이라고 부른다. 전념행동에는 특정한 상황에서 의식적으로 가치에 부합하는 방식으로 행동하려는 의도가 포함된다. 그런 행동이 설령 감정적 불편을 초래하더라도 말이다. 환자가 전념행동의 건강 유발 효과가 회피의 건강 증진 효과를 압도하는 것을 배우고 나면 불쏘시개 효과가 나타난다. 이 새로운 언어 관계가 다른 가치 영역으로도 넘쳐흘러 일상적 행동을 구성하는 새로운 방법으로 빠르게 일반화된다. 심지어 회피행동이 우세해서 가치에 부합하지 못하고 전념하지 못할 때도, 다음에 전념행동에 다시 전념한다는 새로운 가치가 모습을 드러낸다. 실패란 없다. 오직 가치에 부합하는 선택과 그렇지 못한 선택만이 있을 뿐이다. 일상을 구성하고 인도하는 프레임워크로 가치를 활용하는 것은 인간 언어가 제공하는 최고의 특징인 장기지속 능력을 활용하는 것이자, 이를 강력한 임상 기전으로 바꾸는 것이다.

성공의 팁

ACT는 환자가 개인적 경험을 관찰할 수 있는 거리를 확보할 수 있는 자기성찰적 인식과 조망수용 능력을 강화하는 데 항상 중점을 둔다.

ACT의 치료 기법을 뒷받침하는 세 가지 치료기전은 **맥락감수성/효용성, 개방성, 참여**다.

정신과 의사는 환자가 맥락감수성/효용성을 함양하도록, 통제 기반의 전략을 활용하는 것이 유용한 경우와 수용이 최선의 결과를 내는 경우를 변별하는 방법을 익히게 도와준다.

효용성은 환자가 회피의 대가를 직접 경험하게 함으로써, 회피기반 규칙을 따르는 것의 유해한 효과를 상쇄하고, 수반성기반 학습에 더 치중할 수 있게 해 준다.

정신과 의사는 환자가 개방성을 함양하도록 고통스럽고 원치 않는 감정이나 생각, 기억, 인지적 경험, 충동, 감각을 관찰할 수 있는 거리를 확보하고 그것들을 수용하는 방법을 실천하게 도와준다. 개방성은 환자가 감정 회피 전략을 사용할 확률을 낮춘다.

정신과 의사는 환자가 당장 좋은 기분을 느끼려는 욕구를 초월하고, 그 대신 개인적 가치와 삶의 포부에 부응하는 행동에 도움이 되는 새롭고 유연한 규칙을 개발함으로써 참여를 함양할 수 있게 도와준다. 참여는 환자가 행동 회피 전략을 사용할 확률을 낮춘다.

≫ 요약

이 장에서는 ACT 기법의 가장 기본적인 구성 요소를 그 기초과학적 기원에서부터 시작해 완전히 발전된 오늘날의 정신병리 모형과 임상적 개입까지 포괄하여 소개했다. 이 과정에서 인류 진화의 가장 역설적인 특징 중 하나인 언어를 간략히 다뤘다. 언어는 인간의 조건에서 가장 중요한 자산이다. 하지만 언어는 또한 인간으로 존재하기 위해 감수해야 하는 가장 안 좋은 것에도 책임이 있다. 언어가 가지고 있는 무한한 관계적 힘은 비언어적 영역까지 확장됐으나, 인류가 이러한 부정적인 진화 과정을 중단하기에는 상대적으로 힘이 부족했다. ACT는 언어라는 강력한 운영체계의 사용자가 언어를 통해 보이는 모습이 아닌 있는 그대로의 모습을 보도록 가르침으로써, 언어의 지배력을 적극적으로 약화시키고자 하는 임상 모형이다. 인간 존재와 그 마음 사이의 틈을 벌릴 때 비로소 다른 형태의 지적 능력(예: 직관, 예지, 포부, 연민)도 삶에서 똑같이 중요한 역할을 할 수 있다. 맥락감수성 증진, 행동의 효용성에 대한 조망수용, 즉각적 경험에 대한 개방성, 가치기반 행동에의 참여는 ACT를 실천하는 데 핵심적인 것들이다. 이 모든 치유 원리는 심리적 유연성과 함께 더 이상 기존 전략이 듣지 않을 때 새로운 삶의 도전에 새로운 전략으로 대응할 수 있는 능력을 키워 준다. 개인적 가치와 삶의 포부는 이제 하루하루의 일상을 구성하고 행동을 선택하는 데 지침이 되는 새로운 프레임워크로 기능한다. 이를 통해 규칙지배행동을 정의하고 이를 강력한 임상적 방법론으로 변환할 수 있는 이점을 누릴 수 있다. 즉, 언어의 가장 파괴적인 효과(효용성 없는 자기지시를 따르는 능력)를 상쇄하기 위해 언어의 가장 기초적인 진화적 이점(효용성 있는 자기지시를 따르는 능력)을 활용하는 것이다! 우리는 불에 데지 않은 채 맞불을 놓아 불을 꺼야 한다.

핵심 정리

- 언어는 인간의 모든 괴로움과 정신병리의 한가운데에 있다.
- 언어는 하나를 다른 하나와 연결하기 위한 시스템으로, 놀라울 정도로 한정된 개수의 관계에 기반한다.
- 사람은 무엇이든 다른 것과 관련지을 수 있는 능력 때문에 고통스러운 경험과의 접점을 넓히게 된다.
- 사회적 구성 수준에서 언어는 강력한 규제적 통제 시스템으로 작용한다.
- 개인적 수준에서 언어는 자기지시적 통제로 알려진 과정, 즉 특정한 맥락에서 어떻게 행동해야 하는지를 암묵적으로 기술한 정신 규칙을 통해 행동을 조절한다.
- 사회적으로 허용된 일부 정신 규칙들은 고통스럽고 원치 않는 내적 경험을 건강에 해로운 것으로 간주함으로써, 통제하고 제거하며 회피하려는 헛된 노력을 촉진한다.
- 회피적 자기지시와 과잉동일시하는 것은 효용성 없는 감정 및 행동 회피 패턴으로 이어지고 이를 계속 확장한다.

- 환자는 늘어나는 감정 및 행동 회피 패턴에 따라 고통스러운 증상을 경험하지만, 자신의 행동이 정신 규칙의 지배에 놓여 있음을 좀처럼 깨닫지 못한다.
- ACT는 환자가 자기성찰적 인식과 조망수용 기술을 개발하고 강화하도록 도와준다. 환자는 이러한 능력을 통해 마음의 정신적 지령에서 떨어져 안전하게 관찰할 수 있는 거리를 확보할 수 있다.
- ACT는 환자가 비판단, 비반응, 자기자비의 상태를 유지하면서 불편한 내적 경험에 열려 있도록 격려한다.
- ACT는 환자가 확고한 가치나 삶을 잘 살기 위한 포부와 접촉하고 의식적으로 그러한 가치에 부합하여 살아가게 하는 것을 목표로 한다.

■ 읽어 볼 만한 문헌

Costa, J., & Pinto-Gouveia, J. (2011). The mediation effect of experiential avoidance between coping and psychopathology in chronic pain. *Clin Psychol Psychother, 18*(1), 34-47.

Fledderus, M., Bohlmeijer, E. T., & Pieterse, M. E. (2010). Does experiential avoidance mediate the effects of maladaptive coping styles on psychopathology and mental health?. *Behav Modif, 34*(6), 503-519.

Fledderus, M., Ernst, T., Bohlmeijer, E. T. et al. (2013). The role of psychological flexibility in a self-help acceptance and commitment therapy intervention for psychological distress in a randomized controlled trial. *Behav Res Ther, 51*(3), 142-151.

Gloster, A. T., Meyer, A., & Lieb, R. (2017). Psychological flexibility as a malleable public health target: evidence from a representative sample. *J Contextual Behav Sci, 6*(2), 166-171.

Hayes, S. C., Strosahl, K., & Wilson, K. G. (2011). *Acceptance and Commitment Therapy: The Process and Practice of Mindful Change* (2nd ed.). 문성원 역(2018). 수용과 참여의 심리치료. 시그마프레스.

Kashdan, T. B., & Rottenberg, J. (2010). Psychological flexibility as a fundamental aspect of health. *Clin Psychol Rev, 30*(7), 865-878.

Levin, M., MacLane, C., Daflos, S. et al. (2014). Examining psychological inflexibility as a transdiagnostic process across psychological disorders. *J Contextual Behav Sci, 3*(3), 155–163.

Meyer, E. C., Kotte, A., Kimbrel, N. A. et al. (2019). Predictors of lower–than–expected posttraumatic symptom severity in war veterans: the influence of personality, self–reported trait resilience, and psychological flexibility. *Behav Res Ther, 113*, 1–8.

Törneke, N. (2010). *Learning RFT: An Introduction to Relational Frame Theory and Its Clinical Application*. 이선영 역(2019). (수용–전념치료자를 위한) 언어적 관계틀 배우기: RFT에 대한 개요 및 임상적 활용. 학지사.

■ 참고문헌

Flynn, J., Hollenstein, T., & Mackey, A. (2010). The effect of suppressing and not accepting emotions on depressive symptoms: is suppression different for men and women?. *Pers Individ Dif, 49*, 582–586.

Hayes, S. C., Wilson, K. G., Gifford, E. V., et al. (1996). Experimental avoidance and behavioral disorders: a functional dimensional approach to diagnosis and treatment. *J Consult Clin Psychol, 64*(6), 1152–1168.

Hayes, S. C., Barnes–Holmes, D., & Roche, B. (Eds.) (2001). *Relational Frame Theory: A Post–Skinnerian Account of Human Language and Cognition*. New York, Kluwer Academic/Plenum.

Ramnerö, J., & Törneke, N. (2011). *The ABCs of Human Behavior: Behavioral Principles for Practicing Clinicians*. 곽욱환 외 공역(2016). 인간 행동의 ABC: 3동향 인지행동치료 사용설명서. 삶과지식.

Törneke, N. (2010). *Learning RFT: An Introduction to Relational Frame Theory and Its Clinical Application*. 이선영 역(2019). (수용–전념치료자를 위한) 언어적 관계틀 배우기: RFT에 대한 개요 및 임상적 활용. 학지사.

Wegner, D. M., Schneider, D. J., Carter, S. R. 3rd., et al. (1987). Paradoxical effects of thought suppression. *J Pers Soc Psychol, 53*(1), 5–13.

2부

ACT 실행하기

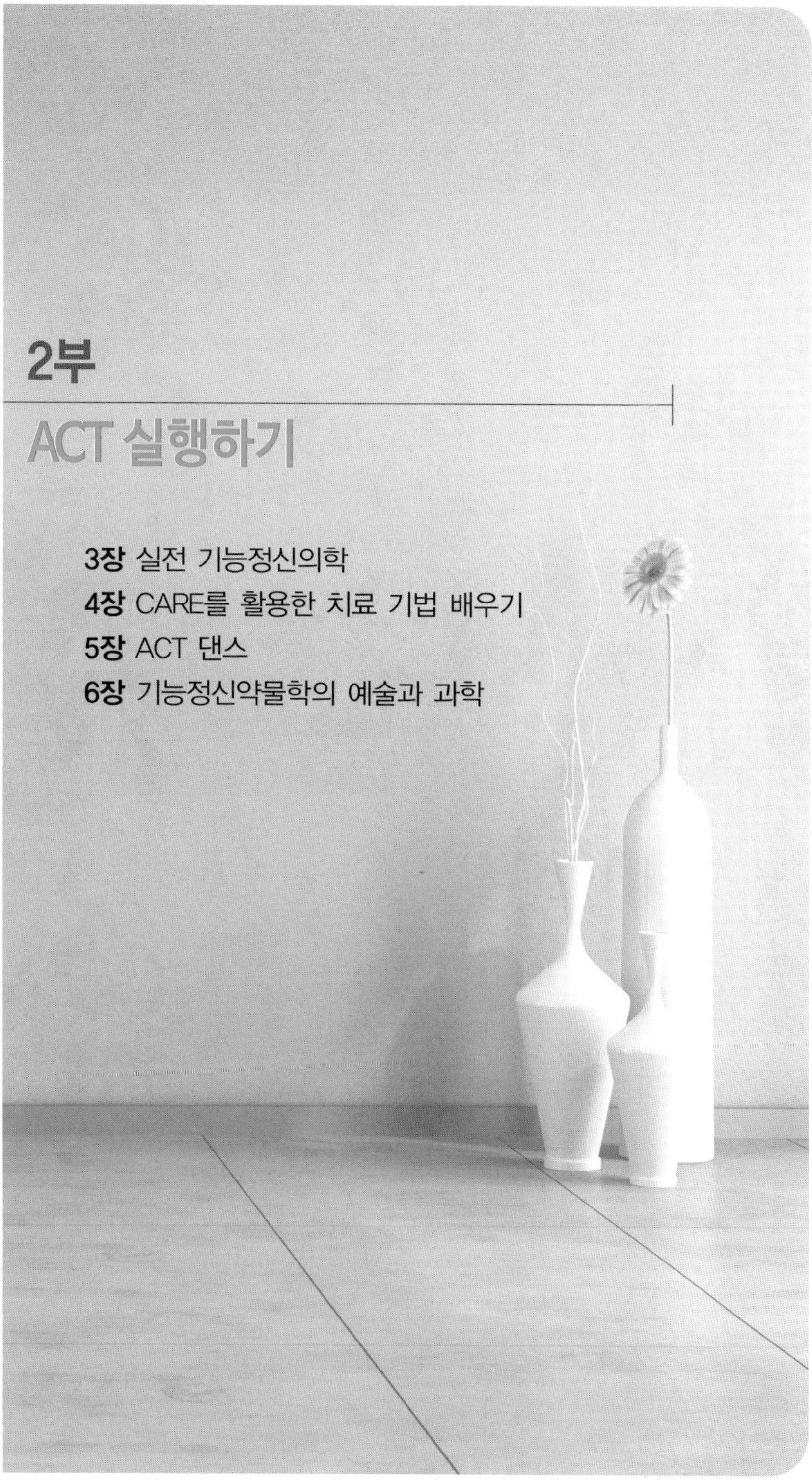

3장
실전 기능정신의학

당신이 어떤 날은 비둘기일 수도 있고, 어떤 날은 동상일 수도 있음을 받아들이라.

— 로저 C. 앤더슨Roger C. Anderson

1부에서 우리는 ACT 기법을 정신과 진료 실제에 적용함으로써 얻을 수 있는 몇 가지 핵심적인 유익을 설명했고, ACT 프레임워크의 개론을 전반적으로 살펴보았다. 또한 ACT 모형의 기초과학적 토대를 조사했으며, 정신병리와 회복탄력성에 대한 범진단적인 임상적 이론을 제시했다. 이 이론에 따르면, 감정 회피와 행동 회피라는 매우 유해한 두 가지 형태의 행동은 정신병리 및 역기능적 행동과 경험적으로 연결되어 있다. 1장에서는 효용성 없는 회피 패턴을 가능하게 하는 언어의 파괴적인 특징도 다루었다. 이러한 특징 때문에 사람은 부지불식간에 감정 회피와 행동 회피를 사용하도록 사회적으로 조건화된 자기지시적 규칙을 따르게 된다. 자기성찰적 인식 수준이 낮고 행동의 결과를 살펴볼 수 있는 능력이 부족할수록 정신 규칙을 따르는 경향은 더 커진다. 우리는 또한 세 가지 핵심적인 심리적 과정을 촉진하는 다음 세 가지 기본적인 임상적 개입 원리도 소개했다.

① 고통스러운 내적 경험에 대한 개방성과 수용
② 행동의 효용성을 더 객관적으로 평가하기 위한 인식과 조망수용
③ 살아가며 개인적 가치와 행동 간의 관계를 강화하기

이것들이 모두 더해지면 가치에 부합하는 행동에 참여하는 것을 장려하고, 규칙 따르기와 회피에 참여하려는 경향을 상쇄한다.

2부에서는 정신과 진료에서 ACT의 원리를 적용할 수 있는 단계별 방안을 제시한

다. 3장에서 설명하는 기능정신의학의 원리와 실제는 ACT에 부합하는 이론적 개념, 핵심 면담 기법, 사례개념화 전략 등을 현재 사용 중인 정신과적 평가와 관리 업무에 적용하는 시작점이 된다. 4장에서는 쉽게 따라 할 수 있는 치료 회기 구조화 알고리즘을 제시함으로써 행동 변화의 가능성을 최적화할 수 있는 기반을 마련한다. 5장에서는 환자가 생활 맥락 안에서 개방성을 늘리고, 효용성을 중심으로 바라보는 것을 증진하며, 가치기반 활동의 실천 의식을 함양하기 위한 구체적인 ACT 기법들을 소개한다. 6장에서는 기능정신의학의 전반적인 사명에 부합하도록 약물치료에 ACT를 접목할 수 있는 프레임워크를 제시한다. 이 네 개의 장을 모두 마치고 나면, 정신과 진료에 ACT를 적용하는 방법에 대한 매우 자세한 '정신 지도'가 만들어질 것이다.

당신은 1부를 모두 읽은 뒤 이런 의문이 들었을 수 있다. "이게 다 내가 진료실에서 환자를 보는 데 무슨 소용이 있을까?" 이 장에서는 ACT에서 파생된 기본적인 기능적 개념들을 적용하여 전통적 정신의학적 접근법을 더 강화할 수 있는 내용을 다루고자 한다. 이 과정의 모든 단계에서 ACT를 정신과적 평가에 통합하는 것이 끼치는 영향에 대해서도 다룬다. 여기에는 정신과 의사가 환자를 평가하는 과정에서 알아내야 할 것, 치료계획을 수립하기 위해 환자에게 얻은 정보를 정제하고 해석하는 방법, '관찰 결과'를 환자에게 전달하는 방법, 정신과적 개입 대상을 선정하는 방법이 있다.

일단 시작하기에 앞서, 의학적 및 정신과적 수련은 우리가 환자에게 전달받은 정보를 '정제하고', 수집한 정보의 '의미'에 근거하여 환자를 도울 수 있는 방법을 가르치는 것임을 깨닫는 것이 중요하다. 만약 당신이 정신분석학적 분위기가 강한 환경에서 전공의 수련을 받았다면, 특정한 유형의 정보를 습득하는 것에 관심을 가지게 될 수 있다. 그리고 당신의 면담과 사례개념화 방법을 거기에 맞출 것이다. 만약 당신이 생물학적으로 경도된 분위기에서 수련을 받았다면, 또 다른 독특한 자료 수집 및 해석 전략을 활용해서 매우 다양한 종류의 정보를 수집하는 데 관심을 가질 것이다.

모든 임상가는 수련을 받는 동안 특정한 '필터'를 지니게 된다. 흔히 이러한 필터를 '학파'라고 부르는데, 이 학파는 정신의학뿐만 아니라 도처에 형성되어 있다. 당신은 학파에 의해 심어진 필터를 통해 중요한 것과 중요하지 않은 것을 구분한다. 필터를 사용하면 특정한 유형의 정보에 많은 초점을 맞추는 반면, 다른 유형의 정보는 그냥 지나친다. 꼭 기억해야 할 것은 모든 임상가가 필터 시스템을 가지고 있다는 것이다. 학파에 상관없이 절대적으로 '옳은' 것이나 '틀린' 것이 없다는 것만 알고 있으면 이러한 현실이 꼭 나쁜 것만은 아니다. 기능정신의학의 관점에서 보면, 환자에게 최적의 웰빙과 이익을 가져다주는 필터링 시스템은 '옳고', 그러지 못한 것은 '틀리다'.

다음 질문으로 넘어가 보자. 환자에게 최선의 이익은 무엇인가? 이 질문은 어떤 의미를 담고 있을까? 각 학파는 질병/괴로움(괴로움이나 기능장애를 경험하는 정도)과 치유cure(괴로움이나 기능장애에서 벗어나는 데 필요한 것)에 대한 나름의 독창적인 이론을 가지고 있기 때문에, 이 질문의 답은 모든 학파에서 핵심을 차지한다. 대개의 경우 질병 이론은 논리적으로 치유 이론으로 이어지며, 특정 학파에서 여기는 환자의 최선의 이익은 그 학파가 괴로움과 기능장애를 설명하는 방식과 긴밀히 얽혀 있다. 우리는 바로 여기서 해결할 수 없는 딜레마와 맞닥뜨리게 된다. 각 학파는 고유의 정신병리 및 치유 이론을 지니고 있기 때문에, 저마다 환자의 최선의 이익에 대한 정의를 지니고 있다. 생물정신의학이나 역동정신의학이 학파인 것처럼 기능정신의학도 학파다. 우리는 기본 가정을 명확히 하기를 바라며 때로는 이러한 가정이 치료의 시작부터 끝까지 정신과 의사가 당면하는 핵심 질문에 대한 매우 다른 대답으로 이어짐을 알고 있다.

이 장에서는 기능정신의학의 핵심 가정과 임상적 의의를 살펴보고, 이러한 프레임워크를 지지해 주는 몇몇 연구 결과를 검토한다. 또한 기능정신의학 의사가 가장 중요한 정보를 수집하는 용도로 제작된 구조화된 면담 기법을 소개한다. 정신과적 면담에서 기능정신의학의 핵심 개념을 환자에게 전달하는 방법을 보여 주는 임상 사례 지문도 수록하고 있다. 마지막으로 ACT 모형에서 이야기하는 핵심적인 심리적 과정을 평가하기 위한 짧고, 유용하며, 경험적으로 타당성이 입증된 자기보고 질문지들을 소개한다. 이것들은 우리가 기능정신의학의 핵심 원리와 실제를 더 자세히 다루어 가면서 이러한 접근법의 의의를 정신의학의 다른 영역과 비교하고 대조하는 데 유용하게 활용할 수 있다. 이 접근법을 시행하기 위해서는 개방성, 현재 자신의 진료를 기꺼이 되돌아보고자 하는 의지, 새로운 기술을 시도하려는 용기, 새로운 것을 처음 시도할 때 느껴지는 불편함을 감당할 인내와 결심만 있으면 된다. 간단한 연습만 하면 환자를 돕기 위한 이러한 효과적인 근거기반 기법을 활용하는 데 더 빨리 익숙해질 것이다.

≫ 기능정신의학: 증상의 의미

학파를 이루는 두 가지 중요한 요소 중 하나가 **질병 이론**임을 상기할 필요가 있다. 흔히 환자들은 감정적 고통이 심해져서 정신과 진료를 받으러 온다. 이러한 고통스러운 상태의 다양한 구성 요소를 '증상symptoms'이라고 부른다. 증상에는 인지 · 정서 · 행동 · 신체적 측면이 있다. 증상은 그 정의상 항상 주관적이어서, 직접 관찰 가능한 임상적 징후signs와 다르다. 증상은 경험적으로 어떤 형태로든 불편함을 유발한다.

대부분의 정신과 의사는 증상에 대해 기능적으로 접근하는 방법을 배우거나 달리 접해 본 적이 거의 없다. 기능적 접근법은 ACT의 주춧돌이기 때문에 이를 더 자세히 살펴보겠다.

증상은 다양한 기능을 한다

첫째, 인류는 신경학적 · 생리학적 · 생물학적으로 주변 세계에 '반응'하도록 진화해 왔음을 알아야 한다. 이러한 반응은 유기체로서의 인간과 주변 세계와의 접촉점으로 볼 수 있다. 세상이 항상 즐겁지만은 않기 때문에 이러한 반응은 상당수가 고통스럽고 원치 않는 개인적 내용을 포함한다. 고통스러운 내적 감정 반응의 기능은 '우리의 관심을 얻고' 적응적으로 행동을 변화시킬 동기를 유발하는 것이다. 실제로, **감정**emotion의 라틴어 어원은 말 그대로 '움직임movement'을 의미한다. 고통스러운 감정은 인간과 외부 세계의 요구가 만나는 접점에서 기능한다. 이러한 감정은 피드백 고리를 형성한다. 피드백 고리에 담긴 메시지에 반응하여 성공적으로 행동을 적응시키는 데 실패하면 그 고리는 약해지지 않고 지속될 것이다. 부적응과 관련된 부정적 결과의 비중이 커지면 상황이 악화될 수도 있다. 그 결과, 증상이 발생한다.

따라서 증상은 다양한 적응적 기능을 수행할 수 있는데, 대부분은 자동차 대시보드의 '엔진 경고등' 같은 방식으로 작용한다. 경고등이 켜지면 엔진에 무슨 일이 생겼는지 정확히는 모르더라도 일단 크고 작은 문제가 생겼다는 것은 알 수 있다. 경고등 불빛은 우리가 문제를 파악하기 위해 무언가 해야 한다고 말한다. 증상이 흔히 사회나 문화적 맥락에 따라 나타난다는 것을 고려하면 적응적인 사회적 기능도 수행한다고 볼 수 있다. 이러한 기능은 이어지는 절에서 더 깊이 다룰 것이므로 여기서는 그 기능적 의미만 간략히 다루기로 한다.

- 증상은 추구하는 것과 얻는 것 사이에 중요한 불일치가 존재한다는 신호를 보낸다. 당신이 혼자 사랑하는 사람과 관계를 형성하고 싶은데 그 사람은 당신과의 관계가 끝났다고 말하면, 그 불일치는 광범위한 유형의 불편한 감정을 촉발한다. 이는 마땅히 고통스러운 삶의 상황에 대한 반응이기 때문에 ACT에서는 '깔끔한 고통 clean pain'이라고 부른다.
- 증상은 고통스럽고 원치 않는 개인적 경험을 회피하고, 제거하고, 억제하는 것을 돕는 기능을 한다. 우울증이 좋은 예다. 우울증에 걸린 사람은 자신의 감정을 '무감각'하다고 표현하는 경우가 많다. 무엇에 무감각한 것일까? 어떤 삶의 문제는 슬픔이나 실망, 죄책감, 상실감을 유발한다. 우울증의 안개는 환자가 불편한 감정과 직접적으로 접촉하지 못하게 한다.
- 증상은 바람직하지 않은 행위가 사회적으로 받아들여지도록 정당성을 부여한다. 다시 말하지만, 우울하거나 불안한 사람은 사회적으로 기대되는 행동을 못하는 것을 설명하기 위해 증상을 활용하는 경우가 많다. 예를 들어, 우울증이 있는 사람은 이렇게 말한다. "너무 우울해서 옷 입고 일하러 나갈 수가 없어요." 이 말은 우울증의 경험 자체만으로도 환자가 사회적으로 용인되는 방식으로 기능하는 데 어려움이 있음을 보여 준다. 그 결과, 행동에 대한 비난을 받지 않는다.
- 증상은 사회적으로 요구되는 의무나 책임으로부터 벗어나게 해 준다. 증상이 있는 사람의 주변 사람들은 자연스럽게 증상이 있는 사람이 보이는 부족한 기능 수준에 맞춰서 행동할 것이다. 예를 들면, 여행을 갔다가 통증이 악화된 적이 있는 만성 통증 환자에게 같이 가족 여행을 가자고 하지 않는 것처럼 말이다.
- 증상은 억제나 회피 같은 파괴적 적응 과정의 직접적인 결과이며, 두려워하거나 피하려고 하는 경험의 빈도와 강도를 역설적으로 더 증가시킨다. ACT에서는 고통을 피할 수 없는 것으로 받아들인다. 살면서 경험하게 되는 고통을 수용하고 감내하는 것은 건강 증진 전략으로 여길 수 있지만, 억제나 행동 회피로 인해 반복적으로 경험하는 고통은 그렇지 않다. 강박적인 손 씻기나 세균을 확인하는 행동을 하는 환자의 경우가 좋은 예다. 이러한 행동은 사랑하는 사람이 질병에 걸리는 심상

이 떠오를 때의 감정적 불편을 통제하기 위해 생긴 것이지만, 강박의식은 오히려 이러한 이미지가 더 반복적으로 떠오르게 촉발한다. 사랑하는 사람이 질병에 감염되어 죽는 상상은 즐겁지 않다. 하지만 그것만으로 정신병리로 이어지지는 않는다. 그러한 경험을 어떻게든 안 하려고 할 때 비로소 강박장애에 해당하는 증상을 유발하게 된다.

≫ 기능정신의학의 핵심 원리

기능정신의학은 인간 행동이 맥락에 더 효과적으로 적응하기 위해 기능하는 방식을 연구하는 학문이다. 맥락으로서의 세상에 적응하기 위해서는 끊임없이 '읽고 반응해야' 한다. 인간은 시시각각 효과적으로 반응하는 데 어려움을 겪는다. 앞 장에서 이야기한 것처럼, 사람들은 물리적 세계에서만 사는 것이 아니라 각자의 머릿속에서도 살아간다. 우리는 '머리'를 몇 가지 의미로 사용한다.

첫째, 누군가의 머릿속에는 생각, 감정, 기억, 신체 감각 같은 일련의 개인적 사건이 들어 있다. 이것은 외부 세계의 위협에 대해 학습된 자동적 반응이다. 하지만 개인적인 마음속 세계의 사건에 반응하기도 한다. 이는 사람이 외부적 사건뿐만 아니라 자기 안의 개인적 경험에도 대응하고 반응함을 의미한다.

둘째, 환자의 내부 세계는 머리를 외부적인 생활 환경 및 그와 관련되어 나타나는 내적 반응에 대응하여 어떻게 행동할지에 대해 끊임없이 명령하고 지령을 내리는 '내부의 조언자'(내부의 비판가일 때가 더 많지만)로 경험한다. 마음의 활동에 대해 '관찰자'가 되는 경험은 또 다르다. 갇혀 있는 대부분의 사람에게는 이러한 심리적 기능이 '약한 고리'다. 이러한 관찰 거리가 없으면 마음의 자기지시적인 규제적 기능에 매우 취약해진다.

문제는 이러한 규제적 기능 중 상당수가 오래전부터 우리를 외부 세계의 위협으로부터 보호하기 위해 진화해 온 탐지 및 해결 프로그램에 의해 만들어졌다는 것이다. 선조 때부터 진화해 온 마음은 오직 음식을 찾고 포식자에게 잡아먹히지 않겠다는 일념으로, 포식자를 피하는 것을 가장 중요한 목표로 설정하고 진화하여 거기에 가장 알맞은 기능을 갖추게 됐다. 2장에서 간략히 서술했듯이 이러한 생존과 생식 중심의 시스템은 생리적 각성을 유발해서 다른 중요한 정보를 모두 배제한 채 가장 두드러진 외부 혹은 내부 단서에만 초점을 기울이게 한다. 이 시스템에는 웰빙을 위협하는 것을 피할 때도 똑같은 식으로 내장되어 있다. 이 위협 회피 시스템 덕분에 우리는 지나가는 차 앞으로 발을 내딛는 일은 확실히 안 할 수 있다. 하지만 개인적인 내적 경험의 맥락으로 넘어가면 똑같은 프로그램이 우리가 피하려고 하는 고통스러운 개인적 사건의 강도와 침습성을 역설적으로 더 증가시킨다. 간단하면서도 경험적으로 지지받는 이러한 관찰 결과는 기능정신의학의 여러 중요한 원리의 근간이 된다.

증상은 인간의 조건이다

기능정신의학의 핵심 원리는 '증상이 있는' 것은 곧 '인간'으로 존재한다는 것이다. 살아 있다는 것은 곧 우리를 둘러싼 역경과 접촉함을 의미하며, 이러한 역경과의 접촉은 곧 우리의 적응 전략을 바꾸도록 강요하는 증상을 영구적으로 지닐 수밖에 없음을 의미한다. 이렇게 고통의 증상에 대응하여 빠르고 효과적으로 적응행동adaptive behavior을 변화시킬 수 있는 능력을 **심리적 유연성**psychological flexibility이라고 부른다. 유연한 사람은 특정한 적응행동의 효과를 알려 주는 내적 경험에 반응하여 행동을 다양하게 변화시키고, 그 결과 변화하는 환경에 더 탄력적으로 대응할 수 있다. 개인적 사건을 활용하여 세상 속 역경에 대응할 수 있는 새롭고 더 효과적인 방식을 수립하는 것이다.

우리의 적은 고통이 아니라 고통을 회피하는 것이다

기능정신의학의 또 다른 핵심 원리에 따르면, 고통스럽고 원치 않는 개인적 사건의 존재 자체는 '문제'가 아니다. 그런 경험을 억제 · 통제 · 제거하려는 시도가 파괴적인 결과를 불러온다(Hayes et al., 2011). 우리는 태생적으로 고통스러운 개인적 경험을 겪을 수밖에 없지만, 이는 일정 부분 비자의적이고, 습관적이며, 역사적으로 학습된 반응이기도 하다. 내부의 조언자가 위협을 평가한 결과와 과잉동일시한 나머지 그 규제적 영향으로부터 안전한 관찰 거리를 확보하지 못하면, 그런 경험들을 회피 · 저항 · 통제 · 제거해야 한다는 충동이 들게 된다. 궁극적으로 고통스러운 내적 경험을 억제 · 통제 · 제거하려는 시도는 반복적으로 실패한다. 적응 노력에서 개인적 경험을 통제하거나 제거하려는 것이 지배적 위치를 차지하게 되면, 역경을 극복하기 위해 행동을 유연하게 조정할 수 있는 능력이 임계점 아래로 떨어지게 된다. 그러면 결국 역경을 극복하지 못하고 그 부정적 결과는 피드백 시스템을 더욱 활성화한다. 역경을 극복할 때까지 증상이 계속되는 것이다(Gloster et al., 2017).

증상은 질환의 존재를 알려 주는 신호가 아니다

이는 기능정신의학에서 매우 중요한 또 다른 전제로 이어진다. 환자는 질병이나 결함으로 인해 고장 난 상태가 아니라, 증상의 고통을 역설적으로 가중하는 효용성 없는 회피행동의 순환에 갇혀 있는 것이다. 따라서 개입의 우선적 목표는 환자가 불쾌하고 원치 않는 개인적 사건을 알아차리고 더 효과적으로 다루는 방법을 배우면서, 그것과 조심스럽고 부드럽게 다시 접촉할 수 있도록 회피 전략을 약화하는 것이다. 이를 통해 다시 환자는 현재의 역경을 헤쳐 나가기 위한 적응 노력에 관심과 동기를 갖게 된다.

증상은 적응 반응에 동기를 부여한다

기능적 접근법의 또 다른 핵심 원리는, 증상을 회피하지 않으면 개인적 성장은 물론이고 심지어 심리적 치유를 촉진하기도 한다는 것이다. 증상은 고통스러울 수는 있어도 '내부의 적'은 아니다. 증상은 생활 맥락에서 환자에게 중요한 것을 알게 해 주는 가치 있는 정보 조각이다. 이 장의 첫 부분에서 언급했듯이, 환자가 삶에서 원하는 것과 경험하는 것 사이에 불일치가 발생할 때 증상의 고통이 커지게 된다. 증상을 경험함으로써 생기는 불편은 불일치를 해소하고 긍정적으로 적응하기 위해 무언가 다른 행동을 하게끔 동기를 부여한다. 만약 우리가 오직 증상을 통제하거나 제거하는 데만 초점을 맞춘다면, 증상의 고통을 유발하는 뿌리 깊은 개인적 가치와 접촉하지 못할지도 모른다. 그래서 기능정신의학 의사는 결코 환자가 이러한 고통스러운 개인적 사건과 접촉하는 것을 무디게 하거나, 제거하거나, 과잉규제하지 말아야 한다!

≫ '나아진' 모습이란 어떤 것인가

어떤 모습이면 '나아진' 것일까? 이 핵심 질문에 대답하기 위해서는 모든 학파의 두 번째 구성 요소인 치유 이론을 살펴봐야 한다. 환자가 '나아져서' 더 이상 치료를 안 받아도 되는 시점을 어떻게 알 수 있을까? 기능정신의학에서 '나아지는 것'은 고통스러운 증상을 통제하나 제거하는 것이 아니다. '나아지는 것'은 가치 있는 삶을 살아가는 것이며, 그 와중에 불가피하게 나타나는 불편에 공간을 마련해 주는 것이다. 기능적 접근법에서는 오직 환자의 삶에서의 소망, 욕구, 포부를 기준으로 최선의 이익을 결정한다. 이러한 소망, 욕구, 포부가 충족되지 못할 때 환자가 회피하려고 애쓰는 고통스럽고 원치 않는 개인적 사건이 발생한다. 기능정신의학 의사는 환자가 감정적 고통을 통제하기보다는 삶에서 중요한 것들로 주의를 돌리게 한다. 기능적 관점에서 보면 환자가 적극적으로 삶의 중요한 부분에 접근하고 주어진 상황에서 가치에 부합하는 방식으로 행동하게 만드는 개입은 그 내용과 무관하게 기능적으로 모두 '옳다'. 환자가 경험적으로나 행동적으로 삶의 목표와 접촉하지 못하도록 개입하는 것은 기능적으로 '틀리다'.

지난 수십 년 동안 전통적 정신의학에서는 증상을 분석하기 위해 현상학적이거나 지형학적으로 접근해 왔다. 여기서 기본이 되는 질병 이론은 증상이 잠재적 질병 과정의 신호 내지 징후라는 것이다. DSM-5(American Psychiatric Association, 2013)와 같은 분류학적 범주체계는 각 정신질환이 저마다 각기 차별화되는 증상군에 근거한다고 가정한다. 따라서 전통적 정신의학에서 정신과 의사의 핵심목표 중 하나는 환자가 보고하는 증상을 진단분류체계에 있는 증상 집합에 맞춰 나가는 면담 기법을 활용하는 것이다. 혹시 맞는 조합이 있다면 환자에게 특정한 진단을 붙일 수 있고, 이는 곧 질환에 특화된 치료나 처방으로 이어진다.

마찬가지로 만약 증상이 기저질환의 징후라면, 증상이 줄어들거나 사라지는 것은 논리적으로 이를 유발한 기저질환이나 문제가 치유됐음을 의미한다는 관점이 치유 이론에서 확고히 유지될 것이다. 따라서 지형학적 접근법이 하는 일 중 하나는 고통스럽거나 불쾌한 증상의 강도나 빈도를 낮추는 것이다. 이러한 기계론적 설명이 정신질환을 지니고 살아가는 사람들에 대한 치료법을 개선하고 이들의 삶을 더 나아지게 할 것이라는 희망에 기반하여 여러 기초뇌과학 연구가 뇌기능의 기전을 밝히는 데 초점을 맞춰 왔다. 이런 접근법은 자연스레 증상의 빈도, 강도, 존재를 줄일 수 있는 개입을 활용하는 것으로 이어진다. 실제로 정신질환을 연구하는 데 사용되는 치료 효과 척도는, 대상이 되는 기저질환에 의한 것으로 확실히 추정되는 특정한 증상 집합이 치료 전후에 정량적 및 정성적으로 변화된 수준을 평가하는 데 중점을 두고 있다. 일정한 수치 아래로 점수가 내려가면 기저질환이 호전됐거나 치유됐다는 것으로 간주된다.

ACT의 관점은 이와 근본적으로 다르다. 삶의 경험으로 인한 부담과 고통(증상도 여기에 속할 수 있음)을 낮추는 것은 환자가 충만하고 활력 있는 삶을 향해 나아가는 것을 돕는 데 있어 '후순위'에 불과하다. ACT에서는 대개 환자가 전문적인 치료를 받으러 오는 이유인 특정한 경험(예: 불쾌한 감정)이 적응행동의 핵심적인 동기부여 요소일 것으로 간주한다. 이때, 증상을 무감각하게 하거나 고통을 낮추는 것을 목표로 치료하면 결과적으로 환자에게 최선의 이익을 가져다주는 데 실패하고 해를 끼칠 가능성이 매우 높다. 증상의 고통이 동기를 부여하는 효과를 차단함으로써, 예기치 않게 또 다른 정신건강 위기로 이어질 수 있는 회피기반 생활 방식을 지속할 수 있기 때문이다.

ACT는 통상적인 정신과 진료에 쉽게 접목할 수 있는 치료 전략을 제공한다. 또한 난치성으로 보일 정도로 오랫동안 정신건강 문제를 지니고 있는 환자들의 진료에도 전향적인 방안을 제시한다. 이 환자들 중 대부분은 결코 증상에서 완전히 자유로울 수 없겠지만, ACT 기법을 함께 활용하면 삶의 활력, 목적, 의미를 고취하는 데 큰 도움을 받을 수 있다.

ACT를 약물치료와 함께 활용하는 것은 대단히 효과적일 수 있으며, 기능정신의학에 입각한 진료에서 중요한 역할을 할 수 있다. 기능적 관점에서 약물치료는 대개 불안과 우울 같은 불편한 감정을 완화하고, 수면을 개선하며, 충동성을 낮추고, 목소리나 두려운 믿음으로부터 거리를 유지하게 함으로써 주기적인 기분장애를 조절하는 데 도움이 된다. 이러한 변화의 결과, 환자는 (환자와 정신과 의사가 함께 파악한) 중요한 삶의 영역에서 더 온전히 기능하게 된다.

기능적 접근법은 정신약물학적 개입과 시너지 효과를 발휘해 정신과 의사와 환자가 기능에 지장을 줄 수 있는 흔한 부작용(진정, 체중 증가, 성적 부작용, 감정적 무감각, 신체적 의존성, 인지적 문제 등)에 신경 쓰면서, 환자가 삶에 더 온전히 참여하기 위해 유용한 약물의 용량을 정하는 데 도움을 준다. 선택된 약물이 증상의 심각도를 낮추거나 통제하는 데 효과가 좋더라도, 원치 않는 부작용으로 인해 동기부여가 너무 안 되거나 인지기능이 낮아져서 환자가 중요한 생활 맥락에서 적절히 기능할 수 없다면 약물이 '효과적'이라고 할 수 없다. 약물이 증상을 조절하거나 제거하는 것이 아니라, 환자가 삶의 중요한 목표와 포부를 깨닫게 도와줄 때 비로소 효과적이라고 할 수 있다.

성공의 팁

감정적 고통의 증상은 일반인구 집단과 임상 집단 어디에나 존재한다. 증상은 인간의 조건이다.

증상은 단순히 기저 정신질환의 징후가 아니며, 개인적으로나 사회적으로 다양한 기능을 수행한다.

증상은 동기부여 피드백 고리로 작용하며, 적응 반응을 촉진한다.

정신과 치료의 목표는 증상을 무디게 하고, 제거하며, 통제하는 것이 아니라 환자가 증상을 활용할 수 있게 도와주는 것이다.

'나아진다'는 것은 증상이 없는 것이 아니라 중요한 생활 맥락에서 자신의 가치, 포부, 목표에 따라 기능할 수 있는 것이다.

증상만 제거할 뿐 적응적인 가치기반 기능을 향상시키지 않는 치료는 '효과적'인 것이 아니다.

≫ 기능정신의학 진료를 위한 도구 모음

이제 우리는 본래의 질문으로 돌아갈 수 있다. "이 새로운 기법을 진료 현장에 적용한다면 어떤 모습일까? 당신의 진료에 기능적 기법을 추가하려면 무엇을 변화시켜야 할까?" 이 장에서는 당신이 이러한 전환을 하는 데 도움이 될 만한 연습 도구와 전략 세트를 다룬다. 약간의 선행 작업이 필요하겠지만, 이를 감안하더라도 임상진료를 빠르게 변화시키는 데에는 확실히 도움이 될 것이다. 첫째, 환자의 내적 경험인 개인적 사건을 깊이 이해하는 것의 어려움을 다룬다. 그런 다음 환자의 생활 맥락과 고통스러운 증상의 중요성을 더 잘 이해하는 데 활용할 수 있는 면담 프로토콜을 설명한다. 둘째, 환자로부터 수집한 자료를 해석하는 데 도움이 되면서 기능적 원리에 입각해 구체적인 치료계획을 수립하는 데도 활용할 수 있는 **사분면 사례분석**Four Quadrant Case Analysis을 설명한다. 이 과정에서 기능정신의학의 '언어'를 보여 주기 위해 정신과 의사와 환자의 대화를 일부 소개한다. 셋째, 기능적 접근법의 핵심 과정을 측정하는 다양한 자기보고 질문지를 소개한다.

TEAMS: 개인적 사건을 이해하기 위한 접근법

비록 우리가 정신과 진료에서 언어와 내적 경험이라는 개인적 세계를 다루지만, 대개 증상의 집합을 다루는 것만큼이나 정밀하게 생각하지는 않는다. 임상가는 TEAMS 접근법을 통해 내담자가 보고한 고통스러운 개인적 경험 안에 들어 있는 개별 요소들을 분리할 수 있다(Robinson et al., 2011). 우리가 끝내 환자에게 스트레스를 유발하는 개인적 경험 요소들을 추려 내지 못한다면 개입 유형을 결정하는 데 큰 어려움을 겪을 것이다. TEAMS는 서로 다른 다섯 가지 내적 경험의 약자다.

- 생각**T**houghts
- 감정**E**motions
- 행동 경향(충동)**A**ction tendencies (urges)
- 기억**M**emories
- 신체 감각**S**ensations in the body

수년간의 임상 수련을 통해 알 수 있는 또 한 가지는 대부분의 임상가가 특정한 개인적 경험에 대한 '사각지대'를 지니고 있다는 것이다. 어떤 임상가는 고통스러운 감정을 식별할 수 있을지는 몰라도, 환자를 훨씬 더 불안하게 하는 신체 감각은 파악하지 못할 수 있다. 우리는 고통스러운 개인적 사건의 현상학도 꼭 이해해야 한다. 대부분의 환자에게 이러한 사건은 딱 알맞게 깔끔히 포장되어 나타나지 않는다. 그보다는 한꺼번에 의식 안에 들어와서 대책 없이 섞여 있는 것처럼 보인다. 이런 게 나타나면 불쾌한 경험에 의해 야기된 위협의 강도가 확 치솟게 되고, 이를 회피하고, 억제하며, 벗어나려는 강한 충동을 유발한다. 그래서 TEAMS 프로필 작성은 다음과 같은 점에서 환자에게 매우 유익하다. ① 정신과 의사는 환자에게 가장 고통스러운 TEAMS 요소를 알고 있기 때문에 더 정확하고 직접적으로 개입할 수 있다. ② 환자는 TEAMS 접근법을 통해 다양한 내적 경험 속에서 중요한 것을 구분할 수 있는 통로를 확보할 수 있고, 이를 통해 감정을 처리하고 즉각적인 내적 경험에 마음을 열 수 있는 능력을 증진한다.

〈표 3-1〉은 회기 중 환자의 보고나 환자를 관찰한 TEAMS를 기록하고 분석할 수 있는 간단한 프레임워크를 보여 준다. 당신은 몇몇 환자들에게 TEAMS 접근법을 적용할 수도 있고, 까다로운 환자와의 만족스럽지 못한 상호작용에 대한 자신의 반응을 평가하기 위해 스스로 TEAMS를 수행할 수도 있다! 이를 통해 우리의 양쪽 귀 사이에 있는 세계가 얼마나 '바쁜지', 그리고 개인적 경험에 빠지기가 얼마나 쉬운지 확실히 알게 될 것이다.

〈표 3-1〉 TEAMS 분석 워크시트

개인적 사건	
생각	
감정	
행동 경향	
기억	
신체 감각	

≫ 맥락적 면담: 사랑, 일, 놀이, 건강

앞서 언급했다시피 고통스러운 증상은 진공 상태에서 발생하지 않는다. 기능적 모형은 환자의 생활 맥락에서 사건이 발생하는 방식이 증상과 긴밀한 관련이 있다고 가정한다. 그래서 기능정신의학적 면담에서 우선적으로 할 일은 환자의 삶의 공간을 더 많이 알아 가는 것이다. 초기 질문 세트는 환자의 증상 프로필보다는 대부분 사람들의 삶의 질을 정의하는 중요한 생활 영역에 초점을 맞춘다. 우리는 이것을 **사랑, 일, 놀이, 건강 면담**이라고 부른다(〈표 3-2〉).

임상 도구 1: 사랑, 일, 놀이, 건강 면담
임상 도구 2: 접근-회피 분석 워크시트

〈표 3-2〉 사랑, 일, 놀이, 건강 면담

1. 누구와 살고 있나요? 어디서 지내나요? (본인 혹은 다른 사람의 집, 아파트, 기숙사, 홈리스 등) 함께 사는 분들과 잘 지내나요? 지금 사는 곳이 좋나요?
2. 혹시 결혼했나요? 아니면 미혼이나, 이혼했거나, 연애 중인가요? (연애 중이라면) 만나는 분 이름이 뭐죠? 얼마나 됐죠? 요즘 사이는 어떤가요? (연애를 안 하면) 새로 알아 가는 분이 있나요? 다른 분을 만나는 데 관심은 없고요? (혹시 이혼했다면) 얼마나 됐나요? 누가 원해서 이혼한 거죠? 이혼 후 달라진 게 있나요?
3. 아이들이 있나요? (만약 있다면) 몇 살인가요? 자녀들은 모두 지금 배우자 사이에서 태어났나요? 자녀들은 집에 있을 때, 또래 애들과 있을 때, 학교에 있을 때 각각 어떻게 지내나요? 부모로서 자신의 역할에 대해 어떻게 느끼나요? 만족스럽나요, 아니면 불행한가요?
4. 생활은 어떻게 하나요? 일을 하나요, 학생인가요, 아니면 장애가 있나요? (일을 하고 있으면) 직업이 뭐죠? 직장 동료들과는 잘 지내나요? (학생이라면) 학교 생활은 어떤가요? 졸업 뒤 계획은 뭐죠?
5. 친구나 다른 사회적 관계가 있나요? 얼마나 자주 만나나요? 만나면 뭘 하죠? 친구와 단 둘이서나 여럿이서 만난 지 얼마나 됐나요?
6. 커뮤니티에서 활동하는 게 있나요? 소속된 클럽, 자선 단체, 자원봉사, 교회 및 유관 단체가 있나요?
7. 가족 관계: 형제자매, 부모, 삼촌, 숙모, 이모, 고모, 조부모, 그 외 다른 가족이 있나요? 삶에서 가족이 중요한가요? 마지막으로 가족과 이야기하거나 방문한 것은 언제였나요?
8. 여가시간을 어떻게 보내나요? 취미가 뭐죠? (영화감상, 비디오 게임, 외부 활동 등) 개인적으로 더 성장할 수 있거나 영감이 되는 취미나 관심거리가 있나요? 여가시간에 뭘 하고 싶나요? 그런 것들을 마지막으로 한 것이 언제였죠?
9. 영적인 삶을 살고 있나요? 종교가 있나요? (있다면) 뭔가요? 명상, 성가 부르기, 성경 읽기, 시 쓰기 같은 영적 활동을 자발적으로 하나요? 그것들이 삶에서 중요한 역할을 하나요?
10. 운동, 걷기, 자전거 타기, 달리기 같은 것을 하나요? 과거에 했던 적은요? 요즘 하고 있거나 예전에 했던 단체 경기가 있나요? 운동을 마지막으로 언제 했죠?

11. 알코올이나 마약을 하나요? 얼마나 자주 하죠? 어떤 식으로 하나요? 사용 패턴이 걱정되지는 않나요?
12. 담배, 니코틴 껌, 전자 담배를 하나요? (혹시 한다면) 얼마나 자주 하죠? 얼마나 오래됐나요? 줄이거나 끊고 싶은 생각은 없나요?
13. 잠은 잘 자나요? (혹시 잘 자지 못한다면) 어떤 문제가 있나요? 언제부터 못 잤나요? 악몽이나 야경증이 있나요?
14. 식사는 잘하나요? 영양가 있게 먹고 있나요? 끼니를 거르지는 않나요? 복용 중인 영양제 같은 게 있나요?

질문을 표현하는 방법에서 알 수 있듯이, 이 면담은 본질적으로 구어체를 많이 활용하며 대화식이다. 정신과 의사는 환자의 생활 맥락에 대해 이렇게 수많은 질문을 던짐으로써 진정한 관심과 호기심을 전달한다. 이것은 환자가 경험하고 있을지 모르는 어떤 방어나 낙인도 감소시키는 데 도움이 되며, 면담 중 나타날 수 있는 어려운 주제들을 논의할 때 환자를 더 편안하게 해 줄 것이다. 어떤 정신과 의사들은 ACT 접근-회피행동 워크시트를 활용해서 회기 내용을 실시간으로 기록하는 것이 도움이 된다고 여긴다. 이를 통해 환자의 생활 맥락에 내재되어 있는 접근 및 회피 경향에 대한 '큰 그림'을 그릴 수 있다. 다음의 회기 내 대화는 정신과 의사가 맥락적 면담을 도입하는 한 방식을 보여 준다.

정신과 의사: 저처럼 낯선 사람하고 개인적인 이야기를 하시는 게 좀 불안할 수도 있습니다. 당연히 그럴 수 있죠. 저도 그걸 고려할 거고요. 앞으로 대략 한 시간(50분, 30분, 그 외 가능한 기간) 동안 당신이 힘들어하는 것들을 저에게 적절하게 전달할 수 있도록 정해진 틀에 따라 대화를 이끌어 가려고 합니다. 저는 당신이 어떤 사람인지 알고 싶고, 특히 당신의 삶에서 무엇이 효과가 있고 무엇이 효과가 없는지 알아내서 우리가 더 효과적인 전략을 많이 만들어 낼 수 있으면 좋겠어요. 괜찮은 계획일까요?

개리: 네, 그렇게 하면 지금의 제 삶을 이해하시는 데 도움이 될 것 같아요.

정신과 의사: 제가 만나는 모든 환자분께 꼭 말씀드리는 관점이 있습니다. 바로 **괴로움은 정상적**(강조해서 표현함)이라는 겁니다. 우리가 지니고 있는 힘든 생각

과 감정은, 인생이라는 산을 오르는 데 마주칠 수밖에 없는 중요한 생활 사건이나 역경을 대할 때 나타나는 반응의 일부입니다. 우리가 조사한 바에 따르면 20~30%의 사람이 불안 증상을 경험하고, 10~20%에서 우울 증상을 보이며, 그 비율은 계속 늘어나고 있어요. 음주와 물질사용과 관련된 문제들 역시 마찬가지로 늘어나고 있죠. 여기다 관계에서의 어려움, 과중한 업무, 일상적인 스트레스도 더해지겠죠. **모든 사람**이 다 그렇게 삽니다. 저도 모든 개인적인 어려움을 다 해결하고 인생이라는 산의 정상에 올라가지는 못했어요. 여전히 산을 오르면서 고군분투하고 있죠. (양팔을 움직여 두 개의 산을 강조한다.) 사람들은 산을 올라가다가 막히면 자연스럽게 도움을 필요로 하고, 그래서 저를 찾아옵니다. 일단 당신이 어떻게 막혀 있는지 파악이 되면 제가 산을 오르면서 배운 몇 가지를 같이 나눌 수 있습니다. 제 역할은 당신이 막힌 것을 해결해서 좀 더 자유롭게 산을 오르도록 도와주는 코치에 가깝습니다. 산을 계속 올라가다 보면 제가 가르쳐 드릴 기술이 삶의 모든 상황에서 효과가 있다는 것을 아시게 될 거예요. 이해가 되시나요?

개리: 제가 도움이 필요하다고 마음먹었을 때 예상했던 것들과는 굉장히 다르지만, 그래도 저한테 그렇게 큰 문제가 있는 건 아니라는 것을 알게 돼서 좀 안심이 되네요.

맥락적 평가는 회기에서 꽤 많은 비중을 차지한다. 정확한 기능적 진단을 내리는 데 필요한 중요한 정보는 자주, 어쩌면 사실상 거의 항상 환자와 정신과 의사가 면담을 통해 서로를 알아 가는 와중에 저절로 모습을 드러낸다.

≫ 기능분석 시행하기: '세 개의 T'

정신과 의사는 면담 중 어느 시점에 이르면 환자의 생활 맥락에 대한 충분한 정보를 얻게 될 것이며, '관점을 바꿔서' 환자의 증상 호소를 생활 맥락에서 비롯된 것으로 보기 시작할 것이다. 앞서 언급했듯이 증상은 하나 혹은 그 이상의 중요한 삶의 영역에서 환자가 원하는 삶과 실제 삶 사이의 불일치에서 비롯되는 피드백 고리다. 이 영역들은 대개 사회적 맥락 안에서 서로 겹쳐 있기 때문에, 정신과 의사가 '문제'를 다양한 관점으로 바라보는 것이 매우 중요하다.

사례: 메리

메리는 두 명의 십대 아들을 둔 어머니로, 우울증이 점점 심해져서 내원했다. 아들 중 한 명은 마약 중독자다. 메리는 아이를 '올바르게' 키우지 못했다는 죄책감과, 도움을 주려고 애썼지만 끝내 마약을 끊게 하지 못했다는 무력감을 느낀다. 그녀가 신경 쓸수록 불안과 걱정이 심해지고 아들이 과다복용으로 죽는 상상이 머릿속을 떠나지 않기 때문에, 이 모든 것에 대처하는 전략은 의식적으로 아들 문제를 생각하지 않는 것이다. 그녀는 다른 아들이 형의 문제에 자신을 끌어들이려는 시도도 무시해 왔다. 그녀의 집에는 약물중독과 관련된 주제는 일절 언급하지 않는다는 암묵적인 규칙이 생겼다. 다른 아들은 이러한 '침묵의 공간'에 매우 화가 나 많은 부분에서 엄마와의 관계를 단절했다. 메리는 그렇게 멀어진 이유를 제대로 알지 못한 채, 이를 그저 자신이 부모로서 자격 미달임을 보여 주는 또 하나의 지표로만 여긴다.

이 짧은 사례에 나와 있듯이, 사회적 맥락 안에 겹쳐 있는 행동들은 환자를 짓누르는 원인-결과 관계를 겹겹이 쌓아 올릴 수 있다.

기능분석 면담의 핵심목표는 환자와 정신과 의사가 이러한 원인-결과 관계를 가능한 명확히 이해하게 돕는 것이다. 우리는 환자가 이러한 피드백 고리에 반응하여 무엇을 하는지, 이러한 반응이 어떤 효과가 있는지, 이어지는 다른 반응과 피드백 고리에 어떤 영향을 끼치는지 알고자 한다. 기능분석은 흔히 A-B-C 분석으로도 불린다. 이 기법은 2장에서 이미 설명했지만, 기능정신의학 진료에서 차지하는 비중을 고려하면 여기서 다시 한번 반복할 만한 가치가 있다. A-B-C는 행동이 학습되고, 조성되며, 유지되는 과정의 머리글자다.

A: 촉발 자극 역할을 하는 선행조건

B: 선행조건에 반응하여 나타난 공개적 혹은 개인적 행동

C: 행동이 발생한 이후의 결과. 부정적이거나 긍정적일 수 있으며, 향후 동일하거나 비슷한 상황에서 그 행동을 사용할 가능성을 낮추거나 높일 수 있음

기능적 접근법에서는 기본적으로 A, B, C 사이의 관계로 인해 환자에게 효용성 없는 결과들이 순환한다고 가정한다. 기본적으로 회피행동(B)의 단기적 결과(C, 개인적 경험에서 일시적으로 벗어남)가 그런 회피행동을 유지하는 것처럼 말이다. 그 행동이 장기적으로 더 심한 감정적 고통을 유발하고 더 감당하기 어려운 생활 사건, 상황, 상호작용을 유발할 때조차 그렇다(A). 메리의 예에서 확연히 나타나듯이, 장기적으로 자기파괴적인 것으로 판명된 전략도 단기적으로는 강력한 강화 작용을 발휘할 수 있다. 메리가 자신은 물론 다른 가족 구성원에게도 아들 문제를 생각하지 못하게 하는 것은 걱정, 불안, 아들이 과다복용으로 죽은 채 쓰러져 있는 모습에 대한 끔찍한 상상을 하는 혐오스러운 경험으로부터 그녀를 보호한다. 그녀의 회피 전략은 단기적으로 강력히 강화된다. 똑같은 회피 전략이 장기적으로는 다른 아들과의 관계에 파괴적인 영향을 끼쳐서 그녀가 해결해야 하는 또 다른 고통스러운 증상의 근원이 된다. 그래서 정신과 의사는 회피행동의 순환 방식을 단기 및 장기적 관점에서 모두 이해해야 한다. 정신과 의사는 행동분석 기법을 통해 임상적으로 관련된 구체적인 행동을 그 행동에 기능적 의미를 부여하는 맥락에서 이해하고, 환자의 부적응행동이 조성되고 유지되는 방식을 측정한다.

일부 기능분석 모형은 매우 복잡해서 제한된 정신과적 면담 시간 내에 시행하기 어렵다. 이 과정을 더 간단하고 쉽게 만들기 위해 우리는 **세 개의 T** 접근법을 사용할 것을 권장한다(Robinson et al., 2011). 이것은 환자가 호소하는 것들에 대해 빠르게 기능분석을 시행할 수 있는 간단한 방식이다. 세 개의 T는 다음을 의미한다.

- **시간**Time: 문제의 최근 연대기 및 지금 이 문제를 불거지게 했을 맥락적 변화를 분석함
- **촉발요인**Trigger: 문제행동을 지속하는 선행조건, 반응, 결과를 분석함
- **궤적**Trajectory: 시간의 흐름에 따른 문제행동의 지형학적 · 기능적 특징의 변화를 분석함

임상 도구 3: 문제의 맥락: 세 개의 T

〈표 3-3〉에 **세 개의 T** 분석을 시행하는 면담 프로토콜이 나와 있다. ACT의 첫 번째 치료목표는 환자가 회피 전략이 효용성이 없다는 것을 관찰적으로 알 수 있는 자기성찰적 인식 상태에 들어가도록 도와주는 것임을 상기하라(2장 참조). 실제로 정신과 의사는 환자가 자기비판을 하지 않은 채 자신의 적응 반응을 분석하는 방법을 가르치고, 맥락감수성을 향상시키며, 자동적이고 습관적으로 규칙을 따르기보다는 수반성에 기반한 학습을 장려하기 위해 **세 개의 T** 면담을 반복적으로 활용할 수 있다.

〈표 3-3〉 '세 개의 T' 면담

시간	이 문제는 언제 시작됐나요?
	얼마나 자주 나타나나요?
	이 문제 전후로 일어난 일이 뭐죠?
	왜 지금 이게 문제라고 생각하나요?
	생활 맥락에서 문제를 더 악화시킬 만한 변화가 있었나요?
촉발요인	문제를 유발하는 상황이나 사람이 있나요?
	눈에 띄는 내부의 촉발요인이 있나요?
	당신 방식대로 반응한 뒤에는 무슨 일이 벌어지나요?
	그 뒤 자신에 대해 어떤 느낌이 들죠?
	주변 사람들은 당신의 행동에 어떻게 반응하나요?
궤적	시간이 흐르면서 이 문제가 어떻게 된 것 같나요? 문제가 언제 처음 나타났죠? 여기에 대해 별로 걱정을 안 한 적도 있었나요?
	그게 별로 걱정거리가 아니었을 때 당신의 행동에서 달랐던 점은 무엇이었나요?
	걱정이 더 많이 됐던 적도 있었나요? 어떤 식으로든 당신이 상황을 더 안 좋게 만든 게 있나요?
	요즘은 어떤가요? 전에 비해서 더 안 좋아진 것 같나요, 좋아진 것 같나요, 아니면 그냥 똑같나요?

대부분의 환자는 자신의 문제를 행동분석학적 관점으로 보지 않는다. 그들은 문제를 해결하기 위해 고통스러운 경험과 부정적 인지를 없애는 것에 과도하게 초점을 맞춘다. 이것은 보이지 않는 자기지시적 언어 규칙의 영향을 받는 효용성 없는 전략이다. 그렇기 때문에 환자가 자기성찰적 인식 상태에서 행동의 효용성을 맥락적으로 평가하기 위해서는, 뒤로 물러나 자신의 행동과 그 결과를 연구하는 것이 좋다. 이러한 접근법을 통해 환자는 효용성 없는 회피 패턴을 촉진하는 자기지시적 규칙을 따른 결과를 직접 확인할 수 있다. 정말 중요한 목표는 환자가 규칙에 명시된 결과가 아닌, 실제로 규칙을 따른 결과와 직접 접촉하도록 돕는 것이다. 환자가 맥락감수성을 지니기 위해서는 자신의 반응을 조망수용하고, 이러한 반응의 효용성을 가치 및 삶의 포부와 관련지어 평가하며, 실제로 나타난 결과에 근거하여 전략을 변화시켜야 한다. A-B-C 접근법에 따른 간단한 분석 프레임워크는 ACT의 이러한 핵심적인 특징을 뒷받침해 준다.

사례: 마이크

마이크는 41세 유부남으로 혼재성 우울 및 불안에 대한 평가와 치료를 받기 위해 내원했다. 그는 몇 년 전까지 대학교에서 시간강사로 일했는데, 지원금이 중단되면서 재계약이 이루어지지 못했다. 이후 컨설팅 사업으로 생계를 유지해 왔으나 사업은 점차 기울어 갔다. 6개월 동안 다른 일을 알아보았지만 아무 소득이 없었고, 가장으로서의 역할 변화와 어려운 가정 형편이라는 이중고를 겪으며 힘겹게 지내 왔다. 그와 아내는 아이를 가질 수 없었고 현재 부부 관계는 껄끄러운 편이다. 주치의는 불안 및 우울 증상을 조절하기 위해 시탈로프람citalopram을 처방했지만 중간에 자살사고가 나타나 중단했다. 최근 들어 그는 아내인 지나에게 만약 그녀가 곁에 없었더라면 자신은 도망가거나 자살했을 것이라는 말을 자주 했다.

맥락적 면담에서 마이크는 자신이 사무실에 숨어 지내는 편이며 아내와 부부 관계나 경제적 어려움에 대한 대화를 나누기 꺼린다고 보고한다. 그들은 더 이상 성적인 스킨십을 하지 않고 잘 때도 각방을 쓴다. 그는 아내가 가장이자 남편인 자신에게 깊이 실망했을 것이라고 믿는다. 불안과 우울 때문에 구직 활동을 못하고 있다고 보고하고 밤에 잠들기도 힘들다고 호소한다. 밤에 잠자리에 누우면 자신의 문제와 자신이 다른 사람들처럼 성공하지 못한 이유를 반추하면서 시간을 보낸다. 그는 마음을 진정하는 데 도움을 얻기 위해 매일 저녁 와인을 2~3잔씩 마시고 있다.

정신과 의사: 당신의 삶과 관련된 이야기를 하면서 이렇게 많은 시간을 쏟은 것은 흔치 않은 일 같네요. 이것은 제가 의도한 바이기도 합니다. 당신이 원하는 삶의 모습이 어떤지가 가장 중요하니까요(강조하며 말함). 지금 당신은 삶에서 바라는 것을 얻지 못하고 있어요.

마이크: (고개를 끄덕이며) 맞아요, 동의합니다. 당연히 그게 가장 중요하죠. 그런데 어떻게 해야 할지 모르겠어요. (그는 슬퍼 보이지만 약간 안심하고 인정받은 듯이 보이기도 한다.)

정신과 의사: 제가 이해하기로는 당신은 2년 전에 계약이 종료되면서 경력에 큰 변화를 겪었어요. 그때부터 기분이 안 좋아지면서 힘들어진 건가요, 아니면 인생 초반에 이런 문제를 겪었던 적이 또 있었나요?

마이크: 훨씬 오래전부터 문제를 겪었던 것 같아요. 제가 생식 능력이 없어서 아이를 못 가진다는 걸 알게 된 때부터였던 것 같아요. 우린 애를 못 낳아도 입양은 안 하기로 했어요. 정말 최악이었어요. 그때가 아마 거의 10년 전인 것 같네요.

정신과 의사: 그럼 10년 전 그때 이후로는 문제가 대부분 사라졌다가 2년 전에 다시 나타난 건가요, 아니면 그때부터 계속 이어진 건가요?

마이크: 직장을 잃을 때까지는 일종이 잔복 상태였다고 보는 게 맞을 것 같아요.

정신과 의사: 그렇군요. 그럼 지난 2년 동안 당신의 기분 문제는 더 나빠졌나요, 좋아졌나요, 아니면 변화가 없었나요?

마이크: 더 나빠진 것 같아요. 특히 컨설팅 사업이 잘 안되면서부터는 확실히 그랬어요.

정신과 의사: 아내분과 사이가 멀어졌다고 이야기하셨죠. 더 이상 부부 관계도 갖지 않고 스킨십 같은 것도 없고요. 그건 직장 문제가 생기면서부터 나타난 건가요, 아니면 그전부터도 문제가 있었던 것인가요?

마이크: 음, 방금 말씀하신 대로 직장 문제와 관련 있는 것 같아요. 자녀 없는 결혼 생활에 적응하려는 시도는 나름 잘 되고 있었던 것 같거든요. 잠자리도 계속 가지고 함께 많은 일을 했죠. 관계가 회복됐다고까지는 못하더라도, 대학교 직장을 잃기 전까지는 올바른 방향으로 가고 있었다고 생각해요. 제가 직장을 잃은 이후 아내는 저희가 겨우 먹고 살 만큼 벌기 위해 동네 백화점에서 다시 일을 시작해야 했어요. 그게 많이 속상했을 거예요. 전적으로 제 잘못이죠. 그 대학에서 전임교원으로 승진하거나 다른 대학의 전임교원 자리를 알아볼 준비를 해야 했는데 말이에요. 전 그러지 않았어요. 대신 1년 단위 계약직 강사로 쉽게 돈 버는 길을 택했어요. 큰 실수였죠.

정신과 의사: 제가 제대로 이해했는지 확인해 볼게요. 당신이 직장을 잃거나, 아버지가 될 수 없다는 것을 알거나, 아내가 당신과 함께 있으면서 행복하지 않고 사이가 멀어지는 것처럼 삶에서 큰 역경이 닥쳤을 때 기분에 문제가 생긴다는 말씀이로군요. 누구도 그런 일들을 쉽게 감당하기는 힘들 거예요. 저는 당신이 아이를 갖지 못하고 삶의 동반자가 멀어져 가는 것을 슬퍼하는 것을 확실히 이해할 수 있습니다. 불안해할 만한 이유가 차고 넘치네요. 경력도 사라졌고 당장 취직할 곳은 없는데 각종 요금은 납부해야 되고요. 저라도 정말 슬프고 불안할 것 같아요.

마이크: 네, 그러니까요. 최소한 선생님은 제 말을 이해하시는 것 같네요.

정신과 의사: 이런 문제들로 감정적으로 너무 힘드실 것 같습니다. 느껴지는 온갖 생각과 감정에 대처하느라 많은 시간을 보내시는 것 같고요.

마이크: 네, 제가 이렇게 우울하고 불안한 걸 완전히 통제할 수 없으면 다른 일도 딱히 못할 것 같아요.

정신과 의사: 당신이 계속 나락으로 떨어지지 않기 위해서는 먼저 불안하고 우울한 것에 대해 어느 정도 통제력을 회복해야 한다는 말씀처럼 들리네요. 어떤 방법으로 그렇게 하실 거죠? 시도해 보신 게 있나요?

마이크: 음, 사무실로 가서 마음을 가라앉히려고 노력해요. 입사지원서를 쓰거나 전화를 하려고 할 때는 부정적인 느낌이 들 때도 그냥 긍정적으로 되자고 스스로 되새겨요. 저는 과거에 저지른 실수들을 생각하면서 많은 시간을 보내

요. 만약 제가 그런 실수로부터 배울 수만 있다면 더 자신감이 생길 거예요. 그리고 아내가 남편으로서 제 모습에게 실망하고 있는 걸 알기 때문에 아내를 직접 대할 때 감정이 굉장히 심하게 촉발되는 것 같아요.

이 대화에서 정신과 의사는 마이크가 고통스러운 감정 경험과 삶에서 겪고 있는 새로운 역경들 사이의 '점들을 연결하는' 것을 돕기 위해 **세 개의 T** 기법을 사용한다. 마이크의 감정은 해결되어야 하는 문제가 아니다. 이를 회피하거나 없애기보다는 경청해야 한다. 여태까지 그가 활용해 온 전략은 대부분 감정적 탈출이나 회피행동을 통해 감정적 고통에서 벗어나는 데 초점을 맞춘 것으로 보인다.

≫ 효용성 평가: 환자의 가치와 회피 전략 끌어내기

세 가지 T 대화 속에 담겨 있는 또 다른 중요한 평가 활동이 있다. 바로 그동안 환자가 사용해 왔던 효용성 없는 전략을 드러내는 동시에, 환자가 삶에 대해 확고히 지니고 있는 가치를 분명히 표현할 수 있는 일련의 질문들을 던지는 것이다. 이렇게 이어지는 면담을 흔히 **임상 초점 질문**clinical focusing questions이라고 한다(Strosahl et al., 2012). 이 질문은 환자의 삶의 가치, 중요한 삶의 영역에서 추구하는 것, 현재 환자가 사용하는 회피 전략이 가치 있는 삶의 목표를 향해 나아가는 과정을 촉진하는지에 대해 논의하도록 구성되어 있다. 〈표 3-4〉는 효용성 평가 시퀀스를 구현할 수 있는 대략적인 서식을 보여 준다. 이는 **사랑, 일, 놀이, 건강 면담**과 **세 개의 T** 평가 과정 동안 자연스레 나올 수 있는 내용들이다. 첫 번째이자 가장 중요한 요소는 환자에게 누구who와 무엇what이 중요한지 파악하는 것이다. 두 번째로 중요한 요소는 환자가 지금 하고 있는 행동이 가치 있는 삶을 추구하는 것에 얼마나 더 다가가거나 물러나게 하는지 파악하는 것이다. 환자가 삶에서 원하는 것과 회피 전략을 통해 경험하고 있는 것 사이의 역동적이고 끊임없는 긴장이 바로 ACT의 핵심 역동이다. 환자가 어떤 행동을 해서 가치 있는 삶의 방향으로 이동한다면, 그 행동은 효과가 있는 것이다. 반대로 어떤 행동으로 인해 가치 있는 삶의 방향으로부터 멀어지게 된다면, 그 행동은 효과가 없는 것이다. 따라서 정신과 의사는 환자가 회피행동이 쓸모없다는 데 동의하도록 논쟁하거나, 납득시키거나, 회유하지 않아도 된다. 정신과 의사는 그저 효용성 질문을 던지고 환자가 대답하게 두기만 하면 된다.

효용성 평가 결과를 취합할 때는 **효용성 평가 요약 워크시트**와 같은 서면 서식이 유용하다. 정신과 의사는 이를 활용해서 면담에서 얻은 정보를 빠르게 요약해 효용성 면담 시퀀스에 포함된 모든 질문에 활용할 수 있다.

〈표 3-4〉 임상 초점 질문

1. 당신이 나아진 것을 어떻게 알 수 있는가?	"오늘 진료를 통해 당신이 원하는 것을 전부 얻을 수 있다면, 여기를 나설 때 어떤 점이 다를까요? 삶에서 어떤 행동이 달라질 것 같나요?"
2. 그런 일이 일어나도록 지금까지 살면서 어떤 노력을 기울여 왔는가?	"당신이 방금 이야기했던 것처럼, 대부분의 사람은 변화하기 위해 여러 가지 노력을 해요. 당신이 시도한 것들 중 몇 개만 이야기해 주실 수 있을까요?"
3. 그런 전략은 얼마나 효과적이었나?	"당신은 이런 전략에 많은 노력을 기울여 온 것 같습니다. 지금 문제가 더 나아졌을까요, 똑같을까요, 아니면 더 나빠졌을까요?"
	"지금 당신은 이상한 고리에 얽혀 있는 것처럼 보입니다. 마음 한쪽에서 이런 전략이 효과가 있을 거라고 말하는 것이 들리는데, 다른 쪽에서는 실제 당신의 경험이 전보다 나아지지 않고 더 안 좋아졌을지도 모른다고 말하니까요. 당신의 마음속 조언자가 말하는 내용에도 불구하고 이런 전략이 실제로 상황을 개선하기는커녕 더 안 좋게 만들 수도 있을까요?
4. 만약 당신에게 선택권이 있다면, 어떤 종류의 삶을 선택하고 싶은가?	"당신이 원하는 삶을 뭐든지 다 선택할 수 있다고 상상해 보세요. 지금까지 우리가 이야기한 문제도 더는 당신이 그런 삶을 사는 데 방해가 되지 못합니다. 그런 삶은 어떤 모습일까요? 지금 안 하고 있는 어떤 행동을 할 것 같나요?

5. 당신이 원하는 삶을 회피함으로써 어떤 대가를 치렀는가?	"당신이 살아 보고 싶다고 이야기했던 바로 그런 삶에 대해 생각해 보고, 지금 당신의 삶이 흘러가고 있는 모습을 생각해 보세요. 당신이 지금 사용하고 있는 전략은 당신이 가치 있는 삶의 방향으로 움직이게 하나요, 아니면 그 반대 방향으로 밀어내나요?"
	"삶에서 당신이 놓치고 있는 가장 중요한 것이 뭘까요?"
	"당신이 말했던 그런 전략이 당신이 원하는 삶을 살지 못하게 가로막고 있을 가능성도 있을까요?

임상 도구 4: 효용성 평가 요약 워크시트

일단 정신과 의사가 고통스러운 증상이 삶의 역경과 매우 긴밀한 관계에 있음을 마이크가 알도록 도와주면, 그가 실행해 왔던 회피기반 전략이 삶에서 가장 중요하게 여기는 대상에 어떤 파괴적인 효과를 끼쳤는지 발견할 수 있는 무대가 마련된다. 이제 정신과 의사는 마이크가 탈출 및 회피 전략이 만들어 낸 효용성 없는 결과와, 그것이 삶의 목적의식과 활력에 끼치는 영향에 직접 접촉하게 하는 데 중점을 둔다.

정신과 의사: 만약 오늘 여기서 기적이 일어나서 당신이 바라는 것이 전부 다 이루어질 수 있다면 어떨 것 같은지 말씀해 주실 수 있을까요? 삶에서 달라지는 게 뭐가 있을까요?

마이크: 글쎄요, 전에도 말씀드렸지만 내면적으로 더 좋아질 것 같아요. 그렇게 우울하거나 불안하지 않게요.

정신과 의사: 만약 더 이상 우울하거나 불안하지 않다면, 삶에서 다르게 행동할 수 있는 게 뭐가 있을까요?

마이크: 안정된 직업도 가지고, 아내와 시간도 더 많이 보내면서 사이가 가까워지겠죠.

정신과 의사: 그럼 당신이 불안과 우울을 통제하려고 해 왔던 모든 행동을 살펴볼 때, 최근 6개월 동안 특히 더 심해졌다고 하셨던 우울, 불안, 당신이 비난받아야 한다는 생각, 아내를 실망시켰다는 생각 같은 문제가 전보다 더 나아졌

나요, 똑같나요, 아니면 더 안 좋아졌나요?

마이크: 음, 나아지지 않은 건 확실해요. 나아졌으면 여기 오지도 않았겠죠. 사실 더 안 좋아진 것 같아요.

정신과 의사: 잠깐 거기로 되돌아가 보죠. 당신은 지금 뭔가 이상한 함정에 걸려 있을지도 모르거든요. 지금 여기에서 당신이 원하는 삶을 살 수 있고, 당신이 그런 삶을 선택할 수 있다고 상상해 보세요. 우리가 이야기했던 삶의 중요한 영역에서 그게 어떤 모습으로 나타날까요?

마이크: 음, 가장 중요하게는 아내와 유대감이 강해질 것 같아요. 함께 일을 해 나가는 거죠. 저는 그녀를 정말 사랑하고, 그녀를 보호하고 부양하고 싶어요. 우리가 친밀해지면 좋겠어요. 부부 관계뿐만 아니라 함께 있는 시간을 공유하는 거죠. 제 경력에서 의미 있는 일도 하고 싶어요. 전 제가 아는 걸 사람들에게 가르치는 게 정말 좋아요. 친구 관계도 더 넓어질 수 있을 것 같아요. 지나가 우리가 정말 좋아하는 아웃도어 액티비티를 다시 하는 모습을 꼭 보고 싶어요.

정신과 의사: 방금 저한테 말씀하신 그런 삶을 떠올려 보세요. 당신이 부정적인 생각과 감정을 통제하려고 사용해 온 전략인 사무실 안에 숨어 있기, 아내와의 접촉을 피함으로써 죄책감 안 느끼기, 잘 때 와인 많이 마시기, 아내와 각방 쓰기 같은 것이 당신이 원하는 그런 삶을 향해 다가가게 해 주나요, 아니면 당신의 꿈에서 멀어지게 하나요?

마이크: 다가가는 건 아닌 것 같아요……. 확실히 다가가는 건 절대 아니에요. 저에게 중요한 것을 놓치고 있는 듯한 기분이에요.

정신과 의사: 놓친다고 생각하시다니 훌륭합니다. 우리가 유리컵 같은 걸 놓치려고 할 때 자연스럽게 더 세게 쥐려고 하면 실제로는 더 빨리 놓치게 됩니다. 만약 정확한 순간에 손을 느슨하게 쥐면, 유리컵과 손이 더 많은 접점을 만들면서 놓치지 않을 수 있을 거예요. 그런 면에서 당신이 문제를 극복하려고 시도해 온 몇몇 방법은 아주 당연해 보이는데요. 당신의 경험은 당신에게 이 모든 게 다 효과가 없다고 말하고 있어요. 여기서 당신은 손을 더 세게 쥐면서 그동안 해 왔던 것을 더 강하게 할 수도 있습니다. 그럼 어떨 것 같나요?

마이크: 효과가 없을 거예요. 그건 확실히 알 수 있어요.

정신과 의사: 그럼 이 상황에서 느슨하게 쥐려면 어떻게 하면 될까요?

이 짧은 대화에서 정신과 의사는 마이크의 통제와 회피 전략이 기분 문제, 반추, 자기비판 중 그 어떤 것도 통제하는 데 도움이 안될 뿐만 아니라, 실제로 부부 생활, 전임교원이 되는 것, 더 많은 친구를 만나는 것, 아내와 더 많은 여가 시간을 보내는 것과 같이 삶에서 중요하게 여기는 것을 약화한다는 사실과 접촉할 수 있는 질문을 연이어 던진다. 대개는 단순히 환자가 회피 전략의 파괴적인 효과와 직접 접촉하게 하는 것만으로도 접근 방식을 변화시키기에 충분하다. 자신의 행동의 효용성에 대한 자기성찰적 조망수용을 확립하는 것만으로도 새로운 적응 반응을 촉진할 수 있는 경우가 많다.

성공의 팁

정신과 의사는 TEAMS 평가 기법을 통해 환자가 구체적으로 어떤 고통스러운 내적 경험을 지니고 있는지 더 정확히 파악할 수 있다.

맥락적 면담이라고도 불리는 **사랑, 일, 놀이, 건강 면담**은 환자를 알아 가고 환자에게 정말 중요한 삶의 영역에 대한 진정한 관심과 호기심을 가지고 소통할 수 있는, 구어체를 활용한 체계적이고 효과적인 방법이다.

맥락적 면담은 대개 기능정신의학적 면담 시퀀스에서 가장 먼저 실행한다.

세 개의 T 면담에서 정신과 의사는 환자가 효용성 없는 적응행동 패턴을 식별하는 데 도움이 되도록 기능분석의 A-B-C 모형을 활용한다.

효용성 없는 적응행동 패턴으로 대개 탈출이나 회피 전략이 있다. 이것들은 감정적 고통에 단기적으로 효과가 있기 때문에 즉각적으로 강화되지만, 장기적으로는 새로운 문제를 만든다.

핵심 질문 시퀀스는 환자가 탈출이나 회피 전략을 장기적으로 사용한 효용성 없는 결과와 직접 접촉하도록 구성되어 있다.

기능적 관점의 면담 기법은 감정 및 행동 회피 전략의 효용성에 대한 자기성찰적 조망수용을 장려함으로써, 환자의 접근 방식에 즉각적인 변화를 유발한다.

≫ 사분면 기법을 활용한 사례공식화와 치료계획 수립

정신과 의사는 면담 과정의 어느 시점에서는 반드시 초기 면담에서 얻은 정보를 임상적으로 활용할 수 있는 사례분석 및 공식화로 변환해야 한다. 보험회사나 보건당국이 요청하는 경우 사례공식화에 DSM-5에 의거한 진단적 추정을 포함해야 할 수도 있다. 정신과 의사는 무엇을 치료목표를 삼아야 하는지 바로 알려 줄 수 있는 실용적이고 임상적으로 활용 가능한 사례공식화로 자료를 변환해야 한다. 정신과 의사는 환자를 돕기 위해 어떤 개입 기법을 활용해야 할까? 기능맥락적 면담에서 얻은 정보를 정제하고 이해하는 데 도움이 되는, 오랜 시간에 걸쳐 그 효과가 입증된 사분면 분석four-quadrant analysis이라는 행동분석 기법을 활용하는 것이 좋다. ACT 치료자들은 이 접근법을 응용한 모형을 임상적으로 적용해 왔다. 사분면 개념은 사례개념화 및 치료계획 수립에 모두 사용할 수 있는, 오랜 시간에 걸쳐 그 효과가 검증된 행동분석 기법이다. 다양한 ACT 문헌이 이 기법의 개념적 프레임워크를 차용한 다양한 사례개념화 시스템을 다루고 있다. 일단 여기서는 그중 하나로 **ACT 사분면 사례분석**을 다룬다(Strosahl et al., 2012). 4장에서는 잘 알려진 또 다른 응용 모형인 **ACT 매트릭스**Matrix를 다룬다.

임상 도구 5: ACT 사분면 사례분석

사분면 사례분석의 각 사분면에는 환자가 처한 곤경과 이에 대해 유용하게 활용할 수 있는 개입 기법을 이해하는 데 직접 관련된 정보가 담겨 있다. 가로축에서는 '행동'을 분석한다. 여기서는 **공개적 행동**public actions과 **개인적 사건**private events의 맥락에서 일어나는 행동을 구분하는 것이 중요하다. 공개적 행동은 외부 세계에서 하거나 하지 않는 모든 것이다. 아무리 비밀스럽게 하더라도 이런 행동은 다른 사람들에게 관찰된다(예를 들어, 가족에게 들킬까 봐 차고에 숨어서 술을 마시는 것은 여전히 '행동'이다). 개인적 사건은 '머릿속' 경험으로서 대개 생각, 감정, 기억, 충동, 감각처럼 눈으로 볼 수 없는 것들이다. 언어를 통해 다른 사람에게 이러한 경험을 표현할 수는 있지만, 의식 속에서만 펼쳐지는 이러한 사건은 다른 사람이 볼 수 없다.

세로축에서는 행동이나 개인적 사건의 효용성을 측정한다. 여기서는 환자가 개인적으로 선택한 가치와 삶의 목표를 증진하는 데 **효과가 없는** 행동과 **효과가 있는** 행동을 구분한다. 그 결과, 맥락적 평가 및 효용성 평가 면담의 구체적인 결과가 압축적으로 담긴 다음의 사분면이 완성된다.

- Q1 (왼쪽 위): 효과가 없는 실천이나 행동
- Q2 (왼쪽 아래): 효과가 없는 행동을 촉진하는 개인적 사건
- Q3 (오른쪽 아래): 효과가 있는 행동을 촉진하는 개인적 사건
- Q4 (오른쪽 위): 효과가 있는 실천이나 행동

[그림 3-1]은 마이크와의 면담에서 얻은 정보를 분석하여 사분면 기법으로 보여 준다. 일반적으로 Q1과 Q2에 있는 항목은 행동 회피(Q1) 및 감정 회피(Q2)를 임상적으로 분석할 때 드러난다. 그림에 나와 있듯이, Q1과 Q2는 마이크가 회피를 지향하게 하는 행동 및 정신 과정으로 가득 차 있다. 그는 특정한 유형의 감정 경험(불안함, 아내가 자신을 실패자로 여긴다고 느낌)을 적극적으로 피하고 있다. 또한 감정 통제를 추구하는 데 도움을 얻기 위해, 실패할 것이 뻔한 자기지시적 규칙(예: 실패감을 안 느끼려면 아내와 대화를 피해라)을 따르고 있다. 이러한 고통스러운 경험을 통제하는 데 계속해서 실패하는 경험은 역설적으로 증상에 대한 과민감성을 고조하면서 자기효능감은 떨어뜨린다. 고통스러운 감정과 자기비판적 생각은 직접 통제할 수 없기 때문에, 차선책으로 이를 촉발하는 상황에서 벗어나는 방법이 있다. 하지만 그 결과로 결혼 생활은 점차 위태로워지고, 경제적 문제를 해결할 수 있는 직장을 얻지 못하며, 다른 도시나 주에서 교수 임용 지원을 하는 것처럼 경력을 바꿀 수 있는 실천을 하지 못하는 대가를 치러야 한다. 대개 Q1 행동의 파국적 영향으로 '형세가 역전되면' 환자는 정신과적 도움을 받아야 한다는 확신이 든다. 마찬가지로 Q3과 Q4에 있는 항목은 치료계획을 수립하고 특정한 개입을 선택할 수 있는 기회를 보여 준다.

첫 두 사분면(Q1, Q2)이 문제 분석에 초점을 맞추고 있다면, Q3과 Q4의 항목은 현재 환자의 장점을 요약하고 정신과 의사가 개입할 수 있는 방안을 제시한다. 이제 정신과 의사는 환자가 기꺼이 가치기반 접근행동에 참여할 수 있도록 두 사분면 중 하나 이상에서 어떤 변화가 필요한지 생각해 볼 수 있다.

	효용성	
	효과 없음	효과 있음
공개적 활동 맥락	Q1 매우 태만하고 회피적이다. 사무실 안에서 서성댄다. 아내와 부부 생활, 친밀함, 재정 상태를 논의하는 것을 피한다. 잘 때 아내와 각방을 쓴다. 이력서를 완성하지 못한다. 마음을 가라앉히기 위해 와인을 2~3잔 마신다.	Q4 기꺼이 정신과 진료를 받으려고 한다. ? 결혼 생활의 가치를 아내에게 다가가는 구체적인 행동들(함께 여가 활동을 함, 함께 잠, 향후 경력에 대해 논의함)과 연결한다. ? 이미 시작한 일을 마무리하기 위해 교원 자리에 대한 구직 활동에 집중한다.
개인적 사건 맥락	Q2 규칙 따르기 및 감정 회피: "우울하거나 불안하면 기량을 제대로 발휘할 수 없어." "이 문제를 통제해야만 해." 탈출의 일환으로서 자살경향성 자기비판적 서사와의 융합: "이 모든 건 다 내 탓이야." "난 아내를 실망시켰어." "만약 그랬다면?"과 "만약 그럴 수 없다면?"에 대한 반추	Q3 결혼, 경력, 친구들을 원하고 아내와의 여가 활동에 더 많은 시간을 함께하고 싶은 가치와 연결될 수 있다. ? 슬픔과 불안은 자신이 중요시하는 것을 나타내는 타당한 지표임을 수용한다. ? 자기서사와 접촉하되, 그것에 끌려다니지 않도록 자기처벌 대신 자기자비를 실천한다.

[그림 3-1] 마이크 사례의 정보를 활용한 사분면 분석

[그림 3-1]에서 Q3과 Q4의 각 항목 앞에 물음표(?)를 단 것을 주목하라. 이는 정확히만 실행하면 마이크가 새로운 자기지시적 규칙을 통해 개인적 가치와 삶의 포부에 따라 행동할 능력을 향상할 수 있음을 의미한다. 예를 들어, 그는 자신이 가족에게 일어난 모든 문제에 대해 책임이 있고 아내에게 실망스러운 존재라는 자기서사와 과잉동일시해 왔다. 분명 그는 결혼 생활에 가치를 부여하고 아내와 다시 친밀한 관계를 맺기 원한다. 마이크가 자신도 남들처럼 실수할 수 있다는 사실을 인정하고 스스로를 관대하게 대할 수 있다면? 그러면 그가 아내에게 다가가고 결혼 생활을 개선할 수 있는 행동에 참여할 확률이 높아질 것이다. 지금은 보다시피 아내의 얼굴만

봐도 가혹한 자기비판을 발동하고, 이는 자기비판과 관련된 감정적 고통을 완화하기 위한 회피행동을 촉발한다.

≫ 사분면 사례분석을 통한 치료계획 수립

사분면 사례분석을 통해 보강개입과 수립개입이라는 두 가지 개입 유형이 '자연스레 나타난다'. **보강개입**strengthening interventions은 환자가 이미 발휘하고 있는 힘을 의도적으로 늘리는 것이다. 힘은 개인적 경험 수준이나 행동 맥락 안에서 분명히 드러난다. 마이크의 경우 Q3에 자신에게 중요한 몇몇 기본적인 가치를 표현할 수 있는 능력이 포함되어 있음에 주목하라. 하지만 이러한 가치는 효용성 있는 행동 맥락(Q4)에서 실현되지 못하고 있다. 이는 곧 마이크의 가치를 아내와 함께 할 만한 활동이나 구직 활동과 관련된 구체적인 접근행동과 연결하는 보강개입이 필요할 수 있음을 보여 준다.

수립개입establishing interventions은 전적으로 새로운 자기지시적 규칙을 만들거나, 효과가 없는 회피 전략을 사용하게 했던 기존 규칙을 덮어써서 효용성 있는 행동을 촉진하는 것이다. 즉, 환자가 따를 새로운 규칙을 만드는 것이다. 수립개입은 "설령 당신이 비난받고 실망스러운 존재라고 믿더라도 우울과 불안을 통제하고 긍정적으로 생각할 수 있다면 기분이 나아지고 더 나은 행동을 할 수 있습니다."와 같은 기존 규칙을 반박할 수 있다. 또는 다음과 같이 기존 규칙을 새롭게 공식화하여 제시하고, 그것이 환자의 웰빙과 이익을 최우선적으로 고려할 때 더 효과적임을 경험적으로 입증할 수도 있다. "당신이 이 상황을 슬프고 불안하게 느낀다는 사실은 당신이 가족, 아내와의 결혼생활, 가족을 부양하는 능력을 중요하게 여기고 있음을 보여 줍니다. 당신이 진정 중요하게 여기는 것들이 원하는 대로 진행되지 않아서 슬프거나 불안한 것을 부끄러워할 필요는 전혀 없습니다."

성공의 팁

행동에 초점을 맞춘 사례공식화는 기능정신의학적 면담 과정에서 중요한 단계로, 치료 방법을 더 정밀하게 선택하도록 해 준다.

정신과 의사는 사분면 사례분석 모형을 구체적인 자기지시적 과정 및 그와 관련한 효용성이 있거나 없는 행동을 식별하기 위한 면담 자료로 활용할 수 있다.

일반적으로 효과적인 치료계획에는 효용성 있는 자기지시적 규칙을 강화하는 개입(보강 개입)이나, 기존 규칙을 대체하거나 덮어쓰는 새롭고 더 성공 가능성이 높은 규칙(수립 개입)이 있다.

ACT에서는 사분면 접근법을 응용한 몇몇 기법을 사용하고 있으며, 그중 일부는 환자와 협력적으로 활용할 수 있다

≫ 기능정신의학에서 활용하는 자기보고 및 임상가 척도

기능정신의학 의사가 증상의 빈도와 심각도를 낮추는 데 중점을 두는 더 관습적이고 질병 중심적인 증상기반 척도와는 극명히 다르게 제작된 자기보고 질문지를 사용하는 것은 그리 놀라운 일이 아니다. 측정하고자 하는 문제의 특성에 맞춰 도구를 사용해야 하니 말이다. 기능정신의학에서는 일단 환자가 고통스러운 증상을 받아들이는 와중에도 효과적이고 가치 있는 방식으로 기능할 수 있는 능력에 초점을 맞춘다.

이 절에서는 **수용과 행동 질문지**–II Acceptance and Action Questionnaire–II: AAQ–II (Bond et al., 2011), **인지융합 질문지**Cognitive Fusion Questionnaire: CFQ(Gillanders et al., 2014), **가치부여 질문지**Valuing Questionnaire: VQ(Smout et al., 2014) 이렇게 세 가지 자기보고 척도를 설명한다. 이 척도들은 짧고 사용하기 쉽고 해석이 용이해서 정신과적 면담을 시작하는 시점에 함께 활용하면 좋다. 세 가지 척도 모두 항목별로 1~7점을 부여하는 간단한 리커트Likert 방식이다. 여기서는 증상이 있을 때 관심의 초점을 그 빈도와 심각도에서 환자와 증상의 관계 및 환자의 기능적 역량을 측정하는 쪽으로 옮기는 방법을 보여 주기 위해 각 척도의 내용을 간략히 설명하고자 한다.

수용과 행동 질문지-II

AAQ-II(〈표 3-5〉)는 경험 회피를 심리계측적으로 충실하게 측정하기 위해 초기에 제작된 척도 중 하나로, 현재까지도 ACT 연구에서 가장 널리 사용되고 있다. AAQ-II는 긍정적 임상적 결과를 예측하는 데 그 유용성이 널리 입증되어 있다. AAQ-II의 점수가 '올바른' 방향으로 이동하는 것은 ACT에 대한 긍정적 반응을 예측하는 것으로 나타났다. 즉, ACT 프레임워크의 원리에 따라 회피를 약화하고 가치기반 접근행동을 강화하는 것이 변화의 실질적인 기전 중의 하나인 것이다. AAQ-II는 짧고, 평가 및 재평가하기 쉬우며, 채점이 간단하다.

〈표 3-5〉 수용과 행동 질문지-II
1. 나는 고통스러운 경험과 기억으로 인해 가치 있는 삶을 살기 힘들다.
2. 나는 감정을 느끼는 것이 두렵다.
3. 나는 걱정과 느낌을 통제하지 못할까 봐 걱정된다.
4. 나는 고통스러운 기억 때문에 만족스러운 삶을 살기 어렵다.
5. 감정은 내 삶에서 문제를 일으킨다.
6. 대부분의 사람은 나보다 더 삶을 잘 꾸려 나가는 것 같다.
7. 걱정은 내가 성공하는 데 방해가 된다.

임상 도구 6: 수용과 행동 질문지-II(AAQ-II)

인지융합 질문지

CFQ(〈표 3-6〉)는 인지융합을 측정하는 척도로, 짧고 심리계측적으로 충실하다. 시간 간격을 두고 치료 경과를 추적하는 목적으로도 활용된다. 정신건강, 신체건강, 교육, 코칭 등과 같은 다양한 상황에서 사용될 수 있다. AAQ-II와 마찬가지로 CFQ 역시 쉽게 채점하고 해석할 수 있다. 매 회기마다 환자의 내적 경험의 변화를 확인하는 용도로 사용할 수 있다.

〈표 3-6〉 인지융합 질문지

〈표 3-6〉 인지융합 질문지
1. 나는 생각 때문에 힘들거나 감정적으로 고통스럽다.
2. 나는 생각에 너무 사로잡힌 나머지 내가 가장 원하는 것을 할 수 없다.
3. 나는 도움이 안 될 정도로 상황을 과잉분석한다.
4. 나는 생각과 씨름한다.
5. 나는 특정한 생각을 하는 자신에게 화가 난다.
6. 나는 생각에 굉장히 얽매이는 편이다.
7. 나는 기분 나쁜 생각을 흘려보내는 것이 도움이 된다는 것을 알면서도 그렇게 하기가 너무 힘들다.

임상 도구 7: 인지융합 질문지(CFQ)

가치 부여 질문지

VQ(〈표 3-7〉) 역시 짧고 심리계측적으로 충실한 척도로, 일상생활에서의 가치기반 과정을 평가한다(Smout et al., 2014). 매주 환자의 경과를 추적하는 용도로도 사용할 수 있다. 타당화 연구 결과, 다양한 임상적 문제에 활용할 수 있는 것으로 나타났다.

〈표 3-7〉 가치 부여 질문지
1. 나는 나에게 중요한 활동에 참여하기보다는 과거나 미래를 생각하면서 시간을 많이 보낸다.
2. 나는 기본적으로 대부분 시간을 '별 생각 없이' 보낸다.
3. 나는 동기부여가 안 돼도 목표를 향해 노력한다.
4. 나는 내가 삶을 살아온 방식에 자부심을 느낀다.
5. 나는 삶에서 가장 중요히 여기는 영역에서 진전을 이루어 왔다.
6. 힘든 생각, 느낌, 기억 때문에 내가 정말 하고 싶은 것을 하는 데 지장이 있다.
7. 나는 내가 원하는 모습의 사람이 되어 가고 있다.
8. 나는 일이 계획대로 되지 않으면 쉽게 포기한다.

9. 나는 삶의 목적이 있음을 느낀다.

10. 나는 중요한 것에 집중하기보다는 그냥 '기계적으로' 지내는 것 같다.

임상 도구 8: 가치 부여 질문지(VQ)

임상진료에 활용할 수 있는 추가적인 ACT 관련 척도들

정신과 의사가 활용할 수 있는 ACT와 관련된 다른 자기보고 척도도 당연히 있다. 그중 하나가 **단축형 5요인 마음챙김 질문지**Five Facet Mindfulness Questionnaire, Short Form: FFMQ-SF다(Bohlmeijer et al., 2011). FFMQ-SF는 마음챙김기반 훈련과 개입을 통해 긍정적으로 변화하는 것으로 알려진 5개의 핵심적인 마음챙김 기술을 측정하는 24개의 항목으로 구성되어 있다. 정신과 의사가 정식으로 환자의 마음챙김 기술의 장단점을 평가할 때 유용하다. 치료 경과 중 임상적 개입이 효과를 발휘하고 있는지 확인하는 목적으로도 반복해서 측정할 수 있다.

임상 도구 9: 단축형 5요인 마음챙김 질문지(FFMQ-SF)

플로리싱 척도 The Flourishing Measure 또한 임상적으로 유용하다. 이것은 맥락적 면담의 초점이 되는 다양한 영역에서의 삶의 질에 대한 환자의 만족도를 조사하는 짧은 도구다(VanderWeele, 2017). 증상의 심각도를 평가하는 척도를 대체하거나 함께 간편히 사용할 수 있다.

임상 도구 10: 플로리싱 척도

회기 중에 사용하기 편리한 또 다른 척도로 **유연성과 동맹 회기 도구**Flexibility and Alliance Session Tool, 일명 FAST가 있다. FAST는 2장에서 논의했던 심리적 회복탄력성의 핵심을 '빠르고 간편하게' 평가한다. 이 척도를 통해 치료 회기 사이에 환자의 행동이 심리적 · 감정적 회복탄력성을 얼마나 증진했는지 측정할 수 있다. 이를 통해 정신과 의사는 지난 치료 회기 이후 환자의 어떤 면이 나아졌거나 나빠졌는지 빠르게 알 수 있다.

임상 도구 11: 유연성과 동맹 회기 도구(FAST)

중심 기둥 평가 도구 Pillars Assessment Tool: PAT(Robinson et al., 2011)는 회기 중 감정의 회복탄력성 프레임워크를 직접 파악하기 위한 용도로 사용할 수 있는 척도다. 이 도구는 정신과 의사 혼자 혹은 환자와 함께 완성할 수 있다. PAT는 '핵심 강점'과 '핵심 약점' 영역을 파악함으로써 '그때그때' 적절한 대상을 향해 ACT의 개입 방향을 조절하는 데 사용할 수 있다. 일부 ACT 치료자들은 각각의 중심 기둥의 강도를 양적으로 측정하기 위해 1(매우 약함)부터 10(매우 강함) 사이의 척도로 측정하는 것을 선호한다. ACT가 세 개의 중심 기둥 각각의 기술 수준을 향상시킨다는 전제하에 PAT를 치료 경과 척도의 일환으로 사용하기도 한다.

임상 도구 12: ACT 중심 기둥 평가 도구(PAT)

≫ 자기보고 질문지를 기능정신의학 개념과 통합하는 방법

당신은 기능적 관점의 자기보고 질문지들의 내용을 통해 환자가 증상의 의미에 대해 더 실용적이고 덜 판단적인 관점을 가지게 되는 것을 보게 될 것이다. 그래서 환자에게 이러한 짧은 질문지들을 기입하게 하는 것은 정신과 의사가 초기 면담 과정에서 중요한 기능적 개념을 소개할 수 있는 여지를 만들어 준다. 환자는 대부분 TV에 나오는 감정적 고통의 '질병' 이론에 반복적으로 노출된 상태이기 때문에, 이 질문지들이 물어보는 초점이 무엇인지 정신과 의사에게 직접 물어볼 것이다. 다음에 나오는 짧은 임상적 대화가 보여 주듯이, 환자의 호기심은 정신과 의사가 고통스러운 증상의 의미에 대해 다른 관점을 제시할 절호의 기회를 의미한다.

사례: 캐롤

캐롤: (작성한 질문지들을 정신과 의사에게 건네 주며) 이것들은 좀 특이한 것 같아요. 제가 속으로 얼마나 안 좋은 감정을 느끼는지 별로 신경 안 쓰는 것 같아요. 사람들은 그런 것 때문에 도움을 구하는 건데요. 기분이 안 좋으니까 더 나아지기 바라는 거잖아요.

정신과 의사: 아, 물론 당신이 그런 힘든 느낌을 더 잘 다루게 도와드리는 게 목표입니다. 그런데 방식이 좀 달라요. 잠깐 이것들을 먼저 살펴보죠. (잠시 멈추고 설문지를 훑어본다.) 네, 됐습니다. 방금 응답하신 것을 보니까 원하는 삶을 사는 데 방해가 되는 여러 문제를 더 잘 이해할 수 있게 된 것 같네요. 우리가 지금 당신의 생활 여건과 어려움을 더 자세히 다루기 전에 먼저 여기 있는 질문들이 중요한 이유를 더 잘 이해하실 수 있도록 응답 결과를 좀 더 논의해 보면 좋을 것 같습니다. 괜찮을까요?

캐롤: 네, 전 괜찮아요.

정신과 의사: 우리는 모두 일상적인 삶을 살아가면서 감정적으로 힘든 순간을 경험할 때가 있습니다. 걱정, 불안, 좌절, 우울, 분노, 고통에 사로잡혀 그것들을 놓아 버리는 데 어려움을 겪을 때도 자주 있고요. 사람들이 저마다 씨름하고 있는 힘든 감정들은 대개 유전적 특징, 기질, 문화, 개인적 삶의 여정에 영향을 받습니다. 이해 되시나요?

캐롤: 그렇죠, 문제 있는 사람들은 당연히 많죠.

정신과 의사: 현재 당신이 겪는 생활 스트레스로 인해 이러한 감정적 어려움이 더 쉽게 나타나는 것일 수도 있습니다. 살다 보면 관계, 학업이나 직장, 건강 등에서 스트레스가 될 만한 일들이 많이 생기고, 이렇게 스트레스를 겪을 때 감정 반응에 사로잡히기 더 쉬워지니까요. 스트레스를 받으면 아주 자연스럽게 힘든 생각과 감정에 휩싸이게 되는데요, 이런 생각과 감정은 우리가 삶을 효과적으로 살고, 관계 속에서 우리가 원하는 사람이 되며, 효과적으로 배우고 일하고, 쉽게 즐거움을 느끼며, 자연스럽게 건강을 유지하는 것을 방해할 수 있습니다. 꼼짝없이 갇히는 거죠. 생각해 보면 질문지에 있는 문항들은 지금 삶에서 당신에게 그런 일이 일어나고 있는지 물어보는 겁니다. 당신에

게 스트레스를 주는 상황 자체는 중요하지 않아요. 그건 거의 모든 사람에게 다 있는 일이니까요! 정말 중요한 것은 당신이 이런 상황에서 자신에게 중요한 것들을 못할 정도로 자신의 감정 반응에 심하게 얽매여 있는지 하는 것입니다. 이해 되시나요?

캐롤: 네, 선생님 말씀을 듣고 보니 그게 얼마나 중요한지 알 것 같아요.

정신과 의사: 네, 우리는 당신이 속으로 어떻게 느끼는지 확실히 추적하고 그게 더 나아지도록 노력할 겁니다. 저는 이 질문지들이 상당히 피상적으로 보일 수도 있다는 걸 알아요. 하지만 그게 당신이 어떻게 지내 왔는지 알려 주는 것 같지 않나요? 어떤 감정들은 그것과 씨름하고 더 악화시키지 않으면서 극복하기가 더 어렵고, 우리는 가끔 삶에서 정말 중요한 것을 파악하지 못할 때도 있다는 걸 말이에요. 그게 바로 제가 당신에게 삶의 가치에 대한 질문지를 작성하게 한 이유입니다.

캐롤: 아, 저는 삶을 즐기기보다는 제 감정 문제에 반응하는 데 더 많은 시간을 보낸 것 같아요.

이 대화에서 보듯이, 엄선된 자기보고 질문지를 몇 개 작성하는 간단한 것만으로도 오랫동안 지속되어 온 문제들을 새로운 관점으로 바라보는 데 필요한 호기심과 개방성을 촉발할 수 있다.

≫ 요약

이 장을 통해 기능맥락주의적 접근법이 정신과 의사의 모든 진료와 일상적 업무를 어떻게 더 활력 있게 만드는지 명확하게 감을 잡았기를 바란다. 이렇게 환자에게 최적의 웰빙과 최선의 이익을 의미하는 **기능**에 중점을 두는 것은, 일선에 있는 정신과 의사들이 증상을 없애는 것과 같은 더 제한적인 접근법으로 좋은 성과를 거두지 못하거나, 증상은 정말 호전됐지만 환자가 여전히 가치 있는 삶을 추구하지 않는 것 같을 때 방향을 전환할 수 있도록 도와준다. 정신과 의사는 기능적 접근법을 통해서 유연하고, 활력 있고, 삶을 지향하는 진료 방식을 적용할 수 있다. 가장 중요한 것은, 우리 대부분은 환자가 자신의 고통을 극복하거나 적어도 더 나은 식으로 대처하며 삶의 기쁨을 경험하도록 돕는 것을 가치 있게 여겨서 의학 및 정신의학에 입문했다는 것이다. 기능정신의학적 접근을 통해 매 임상적 만남에서 이러한 가치들이 작동하고, 환자에게 꽤 빠르고 장기적 효과를 발휘한다는 것이 경험적으로 입증됐다. 세계보건기구(2014)는 **건강**을 단지 질병이 없는 것이 아니라 "모든 개인이 자신의 잠재력을 깨닫고, 삶의 정상적인 스트레스에 대처할 수 있으며, 생산적이고 성과를 얻도록 일할 수 있고, 지역사회에 공헌할 수 있는 웰빙의 상태"로 정의했다. 이 정의는 바로 기능정신의학 교본에 나와 있는 것이다!

핵심 정리

- 기능정신의학적 접근법에서는 감정적으로 고통스러운 증상을 잠재적인 기저 정신질환의 징후가 아니라, 환자의 삶이 중요한 측면에서 균형을 잃었음을 알려 주는 신호로 여긴다.
- 기능정신의학적 개입 목표는 증상을 없애거나 통제하는 것이 아니라, 환자가 감정적 고통의 존재를 수용하는 방법을 가르치고 이를 개인적 가치에 기반한 더 효용성 있는 삶의 전략을 실행할 수 있는 동기로 활용하는 것이다.
- 기능정신의학 의사는 환자가 적응 반응의 효용성을 평가할 수 있는 자기성찰적 인식과 조망수용 능력을 개발할 수 있게 돕는다.
- 정신과 약물은 환자가 중요한 삶의 영역에 참여하고 효과적으로 기능할 수 있는 능력에 긍정적인 변화를 촉진하는 만큼만 유용하다.
- 기능정신의학적 면담 과정에서는 가장 중요한 삶의 영역에서 환자의 장단점을 파악하고, 효용성 없는 회피 전략을 촉발하는 구체적인 생활 여건을 분석한다.
- 기능정신의학적 사례공식화에서 가장 중요한 것은 공개적 행동 맥락과 정신 규칙/자기지시의 개인적 맥락 양쪽에서 효용성이 있거나 없는 반응 패턴을 파악하는 것이다.

■ 읽어 볼 만한 문헌

Fledderus, M., Oude Voshaar, M. A., Ten Klooster, P. M. et al. (2012). Further evaluation of the psychometric properties of the Acceptance and Action Questionnaire-II. *Psychol Assess, 24*(4), 925–936.

Ramnero, J., & Törneke, N. (2008). *The ABCs of Human Behavior: Behavioral Principles for the Practicing Clinician*. 곽욱환 외 공역(2016). 인간 행동의 ABC: 3동향 인지행동치료 사용설명서. 삶과지식.

Wyder, M., Kisely, S., Meurk, C. et al. (2018). The language we use: the effect of writing mental health care plans in the first person. *Australas Psychiatry, 26*(5), 496–502.

■ 참고문헌

American Psychiatric Association. (2013). Diagnostic and Statistical Manual of Mental Disorders (5th ed.). Arlington, VA, American Psychiatric Association.

Bohlmeijer, E., Ten Klooster, P., Fledderus, M. et al. (2011). Psychometric properties of the Five Facet Mindfulness Questionnaire in depressed adults and development of a short form. *Assessment, 18*(3), 308–320.

Bond, F. W., Hayes, S. C., Baer, R. A. et al. (2011). Preliminary psychometric properties of the Acceptance and Action Questionnaire-II: a revised measure of psychological inflexibility and experiential avoidance. *Behav Ther, 42*(4), 676–688.

Gillanders, D. T., Bolderston, H., Bond, F. W. et al. (2014). The development and initial validation of the cognitive fusion questionnaire. *Behav Ther, 45*(1), 83–101.

Gloster, A. T., Klotsche, J., Ciarrochi, J. et al. (2017). Increasing valued behaviors precedes reduction in suffering: findings from a randomized controlled trial using ACT. Behav Res Ther, 91, 64–71.

Hayes, S., Strosahl, K., & Wilson, K. (2011). *Acceptance and Commitment Therapy: The Process and Practice of Mindful Change*. 문성원 역(2018). 수용과 참여의 심리치료. 시그마프레스.

Robinson, P., Gould, D., & Strosahl, K. (2011). *Real Behavior Change in Primary Care: Improving Patient Outcomes and Increasing Job Satisfaction*. Oakland, CA, New

Harbinger.

Smout, M., Davies, M., Burns, N. et al. (2014). Development of the Valuing Questionnaire (VQ). *J Contextual Behav Sci, 3*(3), 164–172.

Strosahl, K., Robinson, P., & Gustavsson, T. (2012). *Brief Interventions for Radical Change: Principles and Practice of Focused Acceptance and Commitment Therapy*. 김창대 외 공역(2017). 상담에서의 단기개입전략: 초점화된 수용전념치료의 원리와 실제. 시그마프레스.

VanderWeele, T. J. (2017). On the promotion of human flourishing. *Proc Natl Acad Sci USA*, 31, 8148–8156.

World Health Organization. (2014). *Mental Health: A State of Well–Being. Geneva, Switzerland, World Health Organization*. Available at: https://www.who.int/features/factfiles/mental_health/en. Accessed December 17, 2018.

4장

CARE를 활용한 치료 기법 배우기

–ACT 기본 동작 마스터하기–

댄스와 댄스를 추는 사람을 어떻게 구별할 수 있을까?

– 윌리엄 버틀러 예이츠William Butler Yeats

3장에서 우리는 기능정신의학의 주요 원리를 다루었다. 이 원리는 매우 색다른 방식으로 증상을 바라보고 행동을 취하는 ACT 개입 프레임워크의 근간을 이룬다. 기능정신의학 의사는 '나아지는 것'의 의미와 치료 회기의 목표를 새롭게 정의한다. 정신과 의사는 환자가 필요한 적응을 할 수 있도록 고통스럽고 원치 않는 내적 경험에 마음을 열고, 유연한 가치기반 접근법을 사용하도록 돕는다. 고통스러운 개인적 경험은 이제 환자가 기본적인 희망, 포부, 개인적 가치를 추구하는 과정에서 나타나는 자연스럽고 명예로운 결과로 여겨진다. 환자가 감정적 및 행동적으로 회피적 태도에서 벗어나 내적 경험에 대한 개방성과 개인적 가치에 기반한 행동 실험을 기꺼이 실천하려는 새로운 의지를 향해 움직이도록 도와주는 대화에 참여시키는 것은 매우 고무적인 일이다.

ACT는 환자가 문제가 되는 내적 경험의 틀을 설정하고 다루는 방법을 변화시키도록 도와주며, 단 한 차례의 임상적 접촉만으로도 상당한 수준의 질적 변화를 이룰 수 있다. 이 덕분에 환자를 만나는 횟수가 제한되거나, 아주 뜸한 간격으로 만나거나, 아주 짧게 진료할 때도 ACT의 이점을 살릴 수 있다. 물론 당신은 이렇게 말할 수 있다. "좋은 것 같기는 한데, 복잡하지 않나요? 이걸 하는 임상가들은 마치 전문적인 살사 댄서처럼 해야 하지 않나요?" 맞다, 그럴 때도 있다. 하지만 **모든** 살사 댄서는 기본 카운트부터 시작한다. 빠르게, 빠르게, 느리게, 느리게, 그리고 다시 빠르게, 빠르게, 느리게. 기본 카운트를 집중적으로 배우면서 그게 제2의 천성이 될 때까지 계속한다. 기본 종지법cadence을 익히지 않고 더 고급 살사 동작인 회전이나 다른 것들을 할 수는 없다. 숙련된 댄서만큼 멋지게 보이지는 않더라도, 우리가 ACT에서 곧잘 말하듯이 당신이 있고 싶은 곳이 아니라 오직 당신이 있는 곳에서부터만 시작할 수 있다! 당신이 일단 무대에 오르면 변화의 댄스에 깃든 리듬을 느끼기 시작할 것이고, 시간이 갈수록 점점 더 높은 단계의 ACT 기법을 익히게 될 것이다. 그냥 연습만 하면 된다.

이 장에서 우리는 다양한 유형의 학습자가 ACT의 기본 기법을 익힐 수 있도록 특별한 방법을 제공한다. 시청각 교재를 선호하는 사람들을 위해 CARE 접근법을 자세히 담은 교육 영상 시리즈를 제작했다. 마지막 절에서는 ACT **매트릭스**를 사용하는 방법을 소개하고 보여 준다. ACT **매트릭스**는 전세계적으로 많은 ACT 치료자에게 꾸준한 인기를 얻고 있는 임상 기법이다. 영상은 각 사례를 통해 단계적으로 구성되어 있으므로 첫 번째부터 순서대로 보기를 권한다. 영상 교재를 통해 당신만의 방법을 익히는 데 족히 한시간은 할애하는 것이 좋다. 건너뛰면 안 된다!

책을 선호하는 사람들을 위해서, 임상 면담을 진행하면서 CARE와 ACT **매트릭스**를 '풀어 놓는' 방법을 보여 주는 상세한 내용의 임상적 대화를 이 장 후반부에 수록했다. 우리는 먼저 임상적으로 중요한 행동을 적절히 '해독하는reads' 방법과, 뒤이어 ACT에 부합하는 언어와 개입을 활용하여 그런 행동에 '반응하는reacts' 방법을 해설한다.

실습을 선호하는 사람들이 CARE나 ACT **매트릭스**를 활용한 개입을 시행하려는 노력을 지원하기 위해, 임상 실습에 도움이 될 수 있는 새로운 도구들도 온라인으로 제공한다. 앞 장에서도 도구를 꽤 많이 제공했지만, 앞으로 더 많은 것이 기다리고 있다! 당신이 이러한 교육 방법을 모두 함께 사용할 때 최상의 결과를 얻을 수 있음을 명심했으면 한다. 유연성, 호기심, 끈기야말로 정녕 훌륭한 ACT 학습 공식이다.

≫ CARE 배우기: ACT에 대한 기본 접근법

정신과 의사는 어떻게 하면 환자가 괴롭고 원치 않는 개인적 경험과 생활 여건을 적극적으로 피하지 않고, 상당한 감정적 불편을 감수하더라도 가치에 기반한 삶의 목표를 추구하는 행동을 하게 도와줄 수 있을까? 환자가 감정적으로 불편한 것을 활력 있는 삶의 적이 아니라 자신의 가치에 부합하는 삶의 일부임을 깨닫게 도와주는 것이 바로 ACT 댄스의 기본 동작이다. 정신과 의사가 환자와 접촉하는 매 순간이 환자에게서 '아하' 반응을 이끌어 낼 수 있는 기회다. ACT 회기에서의 임상적 대화의 기본 리듬과 전반적인 흐름은 CARE로 알려진 일련의 원리를 중심으로 이루어진다. CARE는 3장에서 소개했던 **사분면 사례분석** 기법의 원리에 기반한다. CARE의 각각의 문자는 정신과 의사가 달성하고자 하는 특정한 임상 과제를 의미한다. 회기 중에 글자 순서에 따라 순차적으로 진행하기도 한다. 만약 CARE 면담이 순차적으로 잘 진행된다면, 정신과 의사는 면담에서 얻은 정보를 사분면 사례분석에 곧바로 적용할 수 있을 것이다! [그림 4-1]은 치료 회기에서 네 가지 과제 각각의 개요와 역할을 보여 준다.

	평가 과제	개입 과제
공개적 활동 맥락	**C: 맥락**Context 맥락감수성/효용성을 평가한다. • 주요 생활 영역에서 환자의 기능 상태 및 참여 수준을 파악한다. • 환자의 생활 맥락에서 감정 및 행동 회피의 주요 원인을 파악한다. • 환자가 회피의 효용성 없는 결과에 얼마나 '감수성이 있는지' 파악한다.	**E: 실험**Experiment 새로운 행동을 실험한다. • 환자가 맥락에 적용할 새로운 행동을 시도한다. • 새로운 행동은 이전에 회피해 왔던 개인적 경험을 촉발할 가능성이 높다는 것을 환자가 확실히 수용하도록 한다. • 새로운 행동을 환자의 가치와 연결시킴으로써 '의미 부여'를 장려한다.
개인적 사건 맥락	**A: 회피**Avoidance 회피 규칙과 기능을 평가한다. • 맥락에 따라 회피적 자기지시를 '촉발하는' 개인적 경험(생각, 감정, 기억, 충동, 감각)을 밝힌다. • 환자가 따라 왔던 회피 규칙을 언어적으로 표현할 수 있도록 도와준다. • 회기 중 환자가 감정적으로 감당하기 힘든 주제가 나왔을 때 '현재에 충실할' 수 있는 능력을 파악한다.	**R: 재공식화**Reformulate 자기지시적 규칙을 재공식화한다. • 환자가 회피 규칙과 맺는 관계와 인식을 변화시킴으로써 회피 규칙이 규제적 영향력을 발휘하지 못하게 한다. • 기존의 회피 규칙을 접근 규칙으로 '교체한다'. • 옛 규칙(가치)의 자기지시적 회피 기능을 덮어쓰는 새로운 '상위' 규칙을 도입한다.

[그림 4-1] CARE 면담 시퀀스의 핵심 임상 작업

≫ C: 맥락감수성과 효용성 평가

ACT의 첫 번째 주요 원리는 괴로운 증상은 어디에서 비롯된 것이든 항상 생활 맥락에 내재되어 있다는 것이다. 환자의 삶의 공간에 대한 기본적인 이해 없이 증상의 의미를 이해할 수는 없다. 따라서 정신과 의사는 삶에서 무슨 일이 벌어지고(혹은 벌어지지 않고) 있는지에 대한 대화에 환자를 참여시켜야 한다. 이는 환자의 중요한 관계(예: 연애 상대, 양육, 가족, 친구), 업무 생활, 일을 하지 않을 때 시간을 보내는 법, 취미와 여가 생활, 건강 습관, 영적인 삶, 자기계발 방법 등을 탐색하는 것을 의미한다. 정신과 의사는 환자를 알아 가는 이러한 과정을 통해 환자의 심리적 건강에 관심과 흥미를 지니고 있음을 즉각적으로 전달할 수 있다.

영상 1: 단기 맥락적 평가

효용성 없는 행동 패턴은 증상이라는 고통을 만들어 내기 때문에, 현재 환자가 하는 행동의 효용성을 다루는 것이 맥락적 평가의 또 다른 핵심 특징이다. 이러한 증상은 환자의 생활 맥락이 중요한 부분에서 제대로 작동하지 않고 있음을 알려 주는 신호다. 2장에서 논의했듯이, 항상 맥락적 면담이 목표로 하는 것과 동일한 삶의 영역에서 환자의 가치를 참조하여 효용성을 평가해야 한다. 환자가 하는 회피행동의 연결망을 파악하는 가장 좋은 방법은 '고통을 파헤치는' 것이다(Strosahl et al., 2012). 정신과 의사는 회기 중에 가능하면 최대한 구체적으로 환자를 감정적으로 불편하게 만드는 생활 여건과 맥락을 이끌어 내고자 하며, 환자는 이에 대해 실제 삶에서 반응했던 것과 같은 식으로 반응하기 시작할 것이다. 이 전략으로 환자가 다소 동요할 수도 있지만, 대개는 임상적으로 유용한 많은 재료를 만들어 내고 치료동맹을 빠르게 형성할 수 있다.

영상 2: 감정이 고조된 상황에 대한 'A-B-C' 분석

ACT 관점에서는 환자가 삶에서 추구하는 것과 현재 환자가 가지고 있는 것 사이의 불일치로 인해 도움을 구하러 오는 것으로 본다. 따라서 삶에서 환자가 하고 싶은 것과 실제로 하고 있는 것 사이의 불일치가 고통스러운 증상을 '작동시키기' 때문에, 정신과 의사는 이 역동의 '틀을 설정하기 위해frame' 환자를 가치에 대한 논의에 참여시켜야 한다. 이는 불편한 내부 사건을 없애기보다는 환자의 행동을 맥락에 따라 바라보게 하는 데 중점을 두는 것이다. 맥락적 관점에서 볼 때 행동 자체는 나쁘거나 좋은 것이 아니며, 그 행동을 내포하고 있는 가치의 맥락이 행동의 감정적 중요성과 개인적 의미를 만들어 낸다. 따라서 특정한 행동이 환자가 삶에서 원하는 방향으로 움직이는 데 얼마나 도움을 주고 있는지가 가장 중요하다. 불일치가 크고 많을수록 환자는 더 심하게 고통스러워하고 더 많은 증상을 호소하게 될 것이다. ACT 치료자는 다양한 방식(3장에서 다룬 것처럼 VQ 등을 활용한 자기보고 연습에서부터 **과녁 한가운데 가치 연습**Bullseye Values Exercise과 같은 더 경험에 기반한 평가에 이르기까지)으로 환자의 가치와 관련된 사항을 빠르게 파악할 수 있다. 구체적으로 어떤 기법을 사용하든, 환자의 가치에 대한 대화는 면담 초반에 시작해야 함을 꼭 명심하라.

임상 도구 13: 과녁 한가운데 실천 계획
임상 도구 14: 과녁 한가운데 실천 계획 지침 워크시트

영상 3: 과녁 한가운데 가치 연습

A: 회피 규칙과 기능 표현

ACT 모형에서는 모든 괴로움의 근본 원인을 규칙을 따른 결과로서의 효용성 없는 감성 및 행동 회피 패턴과 관련된 것으로 본다. 2장에서 논의했다시피, 환자가 삶에서 행동하는 거의 모든 것이 고통스럽고 원치 않는 생각이나 기억, 충동, 신체감각을 촉발할 가능성이 있기 때문에, 감정 및 행동 회피를 지지하는 자기지시적 규칙은 일반화되어 매우 빠르게 전파되는 경향이 있다.

인간은 언어를 통해 아무런 제약 없이 모든 것을 모든 것과 관련지을 수 있음을 기억하라. 따라서 대부분의 환자는 시간이 갈수록 고통스럽고 원치 않는 개인적 경험을 통제하거나 없애기 위해 주의전환, 억제, 외부적 수단(예: 약물, 알코올, 음식)에 의존하는 것 등의 다양한 회피행동을 개발하게 된다. 대부분의 환자는 자신이 효용성 없는 규칙을 따르고 있다는 것을 인식조차 못하기 때문에, 이러한 인식을 할 수 있도록 회기 중에 자기인식과 조망수용을 함양하게 해야 한다. 대부분의 환자는 고통스럽고 원치 않는 감정을 피하거나 불편을 신속히 제거할 수 있는 '마법의 알약'을 받고 싶어 한다. 대부분의 환자는 회피를 당연한 것으로, 모든 사람이 하는 정상적인 것이라고 여긴다. 그들이 옳다! 모든 유형의 회피행동이 우리 문화에 만연해 있다. 한 가지 좋은 소식은 환자가 회피의 필요성을 당연한 것으로 여기기 때문에 자신의 행동을 이야기하는 것에 대해 수치심을 느끼지 않는다는 것이다.

흔히 환자는 자신은 그저 할 일을 하고 있을 뿐이라고 확신에 차 말할 것이다. 환자는 회피로 인한 역설적인 부정적 효과에 대해 너무 무지하기 때문에 회기 중에 그런 논의를 해도 낙인stigma을 느끼지 않는다. 회피의 효용성 없는 결과에 대해 아는 척하거나, 가르치려 들거나, 회유하지 말아야 하는 정신과 의사의 입장에서 볼 때 이는 아주 유용하게 활용할 수 있는 이점이다.

대신에 정신과 의사는 환자가 말하는 것을 다른 말로 바꾸어 표현하고 환자의 생활 맥락과 그 맥락 안에서 겪는 어려움에 대한 윤곽을 그리고자 할 것이다. 정신과 의사는 회피가 원치 않는 개인적 경험을 통제하거나 제거하기 위해 사용해 온 핵심 전략임을 환자가 '발견할 수 있게' 부드럽게 도와줄 것이다. 회피를 조장하는 자기지시적 규칙이 회피행동이 환자의 기분을 더 나아지게 하는 데 도움이 된다고 명시함에도 불구하고, 실제로 환자의 기분은 더 안 좋아진다는 역설을 발견하게끔 도와줄 것이다. 환자의 삶의 문제는 더 좋아지기는커녕 나빠지기만 한다. 환자가 경험하는 감정의 강도는 줄어들지 않고 더 심해진다. CARE 면담의 이 단계에서 정신과 의사는 환자가 사용해 온 회피행동을 인식하도록 도와주고, 이를 다시 효용성의 문제와 연결하며, 회피 전략의 효용성에 대한 환자의 확신을 은연중에 약화시켜 나간다.

영상 4: 회피 분석하기

CARE 면담의 이 시점에서는 정신과 의사의 진솔한 호기심과 유도발견guided discovery을 통해 환자가 회피 규칙을 따름으로써 생기는 문제가 명확하게 드러난다. 정신과 의사는 비판단적이고 호기심을 가지고 질문한다. 환자가 질문에 대답하기 위해서는 자기성찰적 인식과 조망수용의 수준을 증가시켜야 한다. 제한된 시간 때문에 이 시점에서 면담을 종료해야 한다면 이후에 환자가 자발적으로 새로운 전략을 시작할 수도 있다. 단지 환자가 파괴적인 자기지시적 규칙의 존재를 알게 되는 것만으로도 그 규제적 영향으로부터 벗어나기에 충분하다. 정신과 의사는 환자가 전에는 자극이 됐던 상황에서 회피행동에 참여하지 않을 때 실제로 무슨 일이 일어나는지 알아보기 위해 '가만히 있기' 실험을 부드럽게 제안할 수 있다. 정신과 의사와 환자는 회기가 끝날 무렵에 다음 시간까지 환자가 실험해 보고 싶어 하는 몇 가지 대안적 전략을 살펴보기로 합의할 수도 있다. 일단 지금은 환자가 효용성 없는 행동을 그만두고 행동이 사라진 빈 자리에 무엇이 나타나는지 알아보기로 합의한다.

≫ R: 자기지시적 규칙 재공식화(재구조화)

2장에서 다뤘던 내용의 일부가 여기서 반복된다. 인간의 **모든** 행동은 규칙지배적이고 자기지시적인 통제의 영향 아래 놓여 있다. 그래서 환자가 규칙을 따르는지 여부보다는 어떤 규칙을 따르는지 물어보는 것이 임상적으로 가장 중요하다. 정신과 의사와 환자가 새롭고 더 효용성 있는 규칙 세트를 협의하기 시작하면, CARE 시퀀스도 문제보다는 장점이나 해결에 초점을 맞춘 방향으로 옮겨 가게 된다. 목표는 '문제'를 새롭게 정의하여 환자가 문제를 직접적인 방식으로 해결할 수 있게 하는 것이다. 환자는 이러한 경험을 통제하거나 없애려는 시도를 통해 문제를 해결하려고 해왔지만 결과적으로 문제를 악화시키기만 했음을 명심하라. 환자는 통제와 제거 전략을 통해 '해결'되어야만 한다고 여기는 바로 그 경험의 수렁에 점점 더 빠져들게 된다. 환자는 대개 '갇힌' 느낌이 들 때 치료를 받으러 온다. 정신과 의사의 목표는 환자가 다른 전략을 사용하게 만드는 것이지만, 환자가 전략을 바꾸기 위해서는 그 전에 반드시 문제에 대한 새로운 정의를 받아들여야 한다.

기본적으로 두 가지 방식으로 이러한 새로운 자기지시적 관계를 만들 수 있다. 하나는 회피를 장려하는 기존의 자기지시적 규칙이 있는 상태에서, 그동안 활용하지 않았던 새로운 관계를 도입하는 것이다. 의도적으로 환자의 고통을 가치와 연결하는 것이 그 좋은 예다. 많은 경우 짧은 대화만으로도 환자의 주의를 끌 수 있다. 개인적 가치를 감정적 고통과 긍정적인 방식으로 연결함으로써 다음과 같은 새로운 잠재적 규칙이 가능해진다. "감정적 고통은 내가 고장 났다는 의미가 아니라 내가 중요하게 신경 쓰는 것을 알려 주는 신호이기 때문에, 내 가치에 따라 행동하는 것이 느낌을 통제하는 것보다 더 중요해." 이러한 새로운 관계는 기존의 관계("고통스러운 느낌은 나쁜 것이고 제거되어야 한다.")를 참조하지만, 자기지시적 영향 체인에서 기존 규칙의 위에 자리 잡는다. 우리는 이를 **상위 규칙**superordinate rule이라고 부른다. 상위 규칙은 기존 규칙이 행동에 대해 발휘해 왔던 규제적 영향을 대체한다. 기존 규칙이 다시 나타날 가능성이 거의 확실하지만 그럴 때는 새로운 규칙도 함께 나타난다는 점을 환자가 꼭 이해하게 해야 한다.

영상 5: 감정적 고통을 중요한 것과 연결하기

회피 양식을 재공식화하고 재구조화하는 또 다른 방법은 자기지시적 명령과 상충되는 대응을 실천함으로써 기존 규칙에 명시된 반응과 결과를 동시에 시험하는 것이다. 정신과 의사가 환자로 하여금 기존 규칙에 불복종하고 무언가 다른 것을 하도록 돕는 것이 핵심이다. 기존 규칙은 회피행동을 수행하지 않으면 안 좋은 일이 일어날 것이라고 장담하기 때문에, 환자의 많은 부분을 좌지우지한다. 정신과 의사는 환자가 해를 입기 싫어하는 욕구를 민감하게 여기는 동시에 존중해야 한다. 하지만 환자가 마음에 대한 불복종을 성공적으로 실천하고 나면, **수반성기반**(즉, 경험적 실험을 통해 효용성을 직접 학습한) 규칙이 원치 않고 고통스러운 경험과 형성하는 A-B-C 관계의 속성을 변화시킨다. 환자는 그런 경험으로부터 달아나고 회피하는 대신 그저 가만히 내버려 둠으로써 비반응성과 수용을 실천한다.

이 모든 것은 한 문장으로 요약할 수 있지만, 실제로는 여러 가지 새로운 규칙을 함께 연결하고 환자가 불쾌한 내용과 관계 맺는 새로운 방식을 따르는 데 필요한 기술을 갖추게 해야 한다. 환자는 무엇보다 위협적인 내용이 나타날 때 '가만히 있기'와 '현재에 충실하기'를 실천하는 방법을 반드시 배워야 한다. 환자가 내적 경험의 참가자가 아닌 관찰자가 될 수 있도록 현재 순간을 인식하고 주의를 조절하는 기술을 습득하는 여러 가지 연습을 활용할 수 있다. ACT 치료자마다 특히 효과를 잘 나타내고 선호하는 연습이 있다.

영상 6: 간단한 경험적 인식 끌어내기

ACT에서는 은유와 비유를 광범위하게 사용한다. 비문자적nonliteral 방식으로 소통하면 자연스레 더 광범위하고 지속적이고 효용성 있는 형태의 자기지시적 통제가 가능하기 때문이다. 이러한 새로운 규칙을 물리적 또는 심리적 은유와 비유에 담아 '운반'하면 자기지시적 규칙을 재공식화하기가 한결 쉬워진다. ACT에서는 주로 문제해결 마음의 선형적 추론에 대한 환자의 확신을 약화하기 위한 목적으로 은유와 비유를 사용하는 것과 더불어 여러 가지 '특이한' 방식으로 언어를 사용한다. 흔한 전략 중 하나는 생각이나 감정, 기억, 충동 같은 개인적 경험을 굳이 당사자에게 '호의적이지' 않은, 그것들 나름의 계획과 의도를 지니고 있는 존재로 취급하는 것이다. 그렇게 하면 **당신**you(생각, 감정, 기억, 충동)과 **나**me(이러한 경험들을 받아들이는 사람)사이의 구분을 만들어 내고 이를 공고화할 수 있다. 이러한 실천을 통해 환자는 정신적으로 경험하는 행위를 현실이 아닌 하나의 과정으로 '보기' 시작할 수 있다.

영상 7: 내적 경험으로부터 분리된 자아감 증진하기

은유와 비유는 문자 그대로의 의미나 선형적 형태의 자기지시적 통제를 벗어나 있기 때문에 강력한 영향력을 발휘하는 자기지시적 형태다. 궁극적으로 언어는 합의된 규칙에 기반한 사회적 게임임을 기억하라. 은유와 비유는 이러한 규칙을 위반하며 문자 그대로의 의미와 관련되어야 한다는 요구 조건을 느슨하게 하는 새로운 규칙을 설정한다. **과녁 한가운데 같은 연습**의 의미는 실제로 보이는 모양이 아닌, 상호간의 합의에 따라 결정된다. 환자와 정신과 의사 모두 다트나 활쏘기를 하려고 과녁이 있지 않다는 것을 안다. 이는 대개 그 용어에서는 전혀 다루지 않는 또 다른 주제인 '가치에 충실함'을 의미한다. 정신과 의사와 환자는 은유를 통해 문자 그대로의 의미에서 벗어날 수 있다. 이를 통해 문자 그대로의 의미와 사회적으로 설정된 자기지시적 규칙을 우회하여 개인적 경험을 다룰 수 있다. 임상적 관점에서 이러한 비선형적 형태의 의사소통은 환자가 새로운 접근이나 수용행동에 기꺼이 참여할 가능성을 높인다. 위협적이지 않은 심리적 공간으로서 은유를 사용함으로써 이전에 회피했던 내용을 다른 방식으로 경험할 수 있다.

마음의 눈에 보이는 것을 개방적으로 대하고 수용하는 것은 그저 개인적 내용과 관계 맺는 방식을 다르게 하는 것뿐이다. 어떤 식으로든 내용을 변화시키거나 평가할 필요도 없고, 내용과 씨름할 필요도 없다. 본질적으로 수용의 자기지시는 원치 않는 경험을 제거하고, 변화시키며, 통제하려는 자기지시와 정반대다. 따라서 효과적인 ACT 치료를 위한 선행학습으로 먼저 환자가 개방성 기술을 연습하고 강화해야 한다. 다시 말하지만 개방성은 치료 회기 중 다양한 방법으로 실천할 수 있다. 통상적으로 개방성 기법의 효용성은 활용 횟수가 아닌, 환자에게 얼마나 양질의 영향을 끼쳤는지에 따라 측정한다.

영상 8: 고통스러운 내적 경험으로부터 관찰 거리 확보하기

≫ E: 새로운 행동 실험

2장에서 우리는 규칙지배행동이 그 본질적 속성에 따라 인간 행동의 레퍼토리를 좁히는 효과를 나타냄을 확인했다. 맥락둔감성이 문제가 되는 것은 환자가 기존의 행동이 효과를 보지 못하는 상황에서 새로운 행동을 시도할 수 없거나 그럴 의지가 없다는 것이다. CARE 면담의 마지막 조각은 환자가 기존의 레퍼토리에 새로운 행동을 추가하기 위해 다른 것을 시도하는 데 동의하게 하는 것이다. 지금까지는 단지 환자의 내부 세계에서의 회피행동과 규칙 따르기에만 개입했다. 만약 진료실 밖에서 다른 일이 일어나지 않는다면 치료는 실패로 끝날 것이다. 그래서 정신과 의사는 환자와의 '거래를 마무리해서' 최소한 하나 이상의 중요한 삶의 영역에서 환자의 대응 방식에 변화를 줄 수 있도록 해야 한다. 이를 위해서는 환자가 진술한 가치로 되돌아가서 회피행동과 가치 있는 삶을 사는 것 사이의 역동적 긴장을 재활성화할 필요가 있다. 비록 면담 초기에 이러한 대화를 시작했다 할지라도, 환자가 다른 행동을 선택할 수 있도록 도와주는 맥락에서 다시 다루기 전까지는 대화가 완결된 것이 아니다. 환자가 내부의 조언자의 지배에서 벗어나서 참여할 만한 구체적인 가치기반 행동에 대해 그저 막연하게만 느끼고 있다면, 정신과 의사가 가장 먼저 할 일은 환자에게 이에 대해 물어보는 것이다.

영상 9: 가치 있는 삶의 장애물 분석하기

ACT에서 'C'는 **전념**Commitment을 의미하고, 이 개념의 동사형은 전념행동이다. 전념행동은 환자가 가치에 부합하는 행동에 참여하는 것이 불쾌하고 고통스러운 개인적 경험을 촉발하게 될 것임을 온전히 알고 있는 상태에서 그러한 행동에 참여하는 것을 선택하는 것을 말한다. 이를 위해 환자는 기꺼이 스스로를 위협적인 상황에 노출시키고, 즉각적인 개인적 경험 및 그로 인해 촉발되는 회피적 자기지시와 접촉하고, 이를 개방적으로 받아들이는 태도를 지니며, 위협적인 상황에 머무른 채 '중요한 것을 하는' 행동을 선택해야 한다. 회기 중에 은유적이고 경험적인 연습을 통해 개방성과 수용성을 가르치는 것을 치료 밖 환자의 삶에서 벌어지게 될 과정을 꼭 닮은 미니어처 버전으로 볼 수 있다. 전념행동은 단지 종이 조각에 생각을 적는 방법을 배우거나 무릎에 점착메모지를 붙이고 있는 것보다 더 복합적인 행동 과제다. 이것은 더 장시간에 걸쳐 전개될 것이고 환자의 생활 맥락은 정신과 의사의 진료실이라는 실험실 환경보다 훨씬 더 무질서하고 예측 불가능하기 때문에, 환자에게 전념행동은 곧 '실전'이다. 환자에게 우주에 있는 것처럼 움직이고 활동해 보라는 물리적 은유는 특별히 도움이 되는데, 그런 **운동감각적**kinesthetic 경험이 환자의 의도적 행동에 대한 비문자적 표상으로 기능할 수 있기 때문이다. 위험하거나 불확실한 땅이나 해역을 헤쳐 나가면서 여행을 하거나 그 안에 머무르는 은유 역시 아주 유용하다. 다시 말하지만, 지난 몇 년 사이에 기꺼이 하기와 전념행동에 대한 ACT 은유가 정말 많이 개발됐다.

영상 10: 버스 안의 승객들 은유

정신과 의사는 ACT의 질적 변화 과정을 고려해서 환자들이 단번에 여러 행동을 변화시키는 광범위하고 영웅적인(그리고 아마도 성공 가능성이 낮은) 계획을 세우는 것보다는, 고도로 초점화되고 제한적인 새로운 행동을 개발할 수 있어야 한다. 더 작고 표적이 분명한 목표를 선택하는 것이 성공 가능성이 더 높기 때문에 더 좋은 임상 전략이다. 이것은 굉장히 어려운 과제가 될 수도 있다. 환자가 어떤 행동 실험을 하든 생활 맥락에 대입해서 상황적 압력에 굴복하지 않고 새롭고 의미 있는 반응을 실천할 수 있어야 하기 때문이다. 정신과 의사가 이 과제를 언어적으로나 논리적으로 접근하면 환자들에게 더 회피적인 행동을 가르치는 함정에 빠질 수 있다. **인생 경로 연습**Life Path Exercise처럼 방향성을 내포한 경험기반 은유 연습은 환자들이 생활 맥락에서 실천할 수 있는 소규모의 가치기반 행동을 식별하고 구분하는 데 매우 효과적이다.

임상 도구 15: 인생 경로 연습
임상 도구 16: 인생 경로 연습 지침

영상 11: 인생 경로 목표 설정 연습

달리 표현하면, 환자에게 행동을 다양화하는 방법을 가르치는 것이 다양화하는 행동이 무엇인지보다 중요하다. 행동에서의 작은 차이도 변화다. 주관적으로 말하자면, 환자는 새로운 행동이 과거에 똑같은 상황에서 자신이 했던 행동과 조금이나마 다름을 알아차릴 것이다. 행동 실험의 기본 규칙은 무슨 수를 써서라도 환자가 실패하거나 실패한 느낌이 들지 않게 하는 것이다. 일단 환자가 행동 실험을 기획하면, 정신과 의사는 환자가 실험을 진행하지 못하게 할 만한 예측 가능하거나 불가능한 방해물에 대해 물어보는 것이 좋다. 정신과 의사는 또한 환자가 실제 계획대로 실험을 실행할 수 있을지에 대한 환자의 '자신감 수준'을 1~10점 사이로 측정할 수도 있다. 마지막으로 정신과 의사는 환자의 실험 결과를 공유하기 위해 다음 내원 간격을 협의한다.

성공의 팁

정신과 의사는 매 치료 회기마다 환자가 자연스레 기존에 해 왔던 행동과 다른 것을 시도할 준비를 할 수 있게끔 치료적 대화를 구성하고 이끌어 가야 한다.

CARE 면담을 하는 정신과 의사는 적절히만 수행하면 강력하고 지속적인 임상적 변화의 여건을 마련할 수 있는 특별한 면담 작업을 진행한다.

CARE의 각 문자는 다음의 임상적 과제를 의미한다.

- C: 맥락적 평가를 수행한다.
- A: 회피 규칙과 행동을 평가하고 약화시킨다.
- R: 자기지시적 규칙을 재공식화하고 재구조화한다.
- E: 적응 기술을 늘리기 위해 새로운 행동을 실험한다.

≫ CARE 접근법의 임상적 적용

비록 여기서는 CARE 접근법의 단계를 순차적으로 기술했지만, 어떤 회기에서도 반드시 그렇게 적용할 필요는 없다. 정신과 의사가 이 모형에 익숙해지면 CARE 접근법을 자연스럽고 유연하게 사용할 수 있는 능력을 갖추게 될 것이다. 이 절에서는 사례 하나를 가지고 평범한 20분 동안의 약물치료 회기 중에 CARE 접근법을 적용하는 방법을 보여 준다.

사례: 자넷

자넷은 40세 기혼 여성으로 3년째 정신과 진료를 받는 중이다. 그녀는 몇 년 동안 계속 경도의 우울증을 앓아 왔고, 3개월에 한 번씩 20분가량의 '약물 면담'을 하고 항우울제를 처방받는다. 이전 방문까지는 오직 약간의 효과만 있을 뿐인 약물치료에 면담의 초점이 맞춰져 있었다. 자넷이 스스로 평가하는 우울증 수준은 10점 만점에 약 8점이다. 그녀는 만성적인 수동적 자살사고를 지니고 있지만 일상생활은 적절히 하고 있다. 잠은 잘 자지만 활력 저하와 무쾌감증을 보고한다. 식욕은 좋아서 1년에 약 2.3kg씩 체중이 늘어나고 있다. 당뇨 가족력이 있어서 자신도 걸리지 않을까 걱정한다. 그녀는 여러 항우울제와 리튬lithium, T4, 다양한 항정신병약물을 시도해 봤는데, 모두 효과가 없거나 체중 증가 혹은 과도한 졸음 등으로 내약성이 좋지 않았다. 지금은 매일 부프로피온bupropion XL 300mg, 벤라팍신venlafaxine ER 300mg을 복용하고 있으며, 어느 정도 도움이 된다고 생각해서 약물 변경은 원치 않는다.

정신과 의사는 자넷이 다양한 유형의 정신치료와 정신교육 기술 개발에 참여해 보도록 노력했지만 소용없었다. 자넷은 다른 치료자에게 별도의 정신치료를 받는 데 동의했으나, "선생님과 유대감이 느껴지지 않는다."라는 이유로 몇 회기만에 그만두었다. 마음챙김기반 스트레스 감소 과정에도 참여하기로 해 놓고 한 번도 나가지 않았다. 정신과 의사는 자넷을 의뢰했던 원래 주치의에게 다시 약물치료를 받도록 권유했으나, 자넷은 지금 의사와의 진료가 '도움이 되기 때문에' 이를 중단하기 싫다며 권유를 거부했다. 정신과 의사는 자넷이 치료 중단을 일종의 거절로 받아들일까 봐 염려한다. 정신과 의사는 약물 확인을 위해 할당된 20분의 진료 시간을 활용해서 자넷이 오랫동안 우울증으로 애써 온 것을 바라보는 관점을 변화시킬 수 있을지 보기 위해 **CARE** 면담 시퀀스를 적용하기로 결정한다.

C: 맥락감수성과 효용성 평가

정신과 의사는 자넷이 자기성찰적 인식과 조망수용 능력을 증진하는 맥락에서 행동하도록 돕기 위해 CARE의 'C'부터 시작한다. 이를 위해 대화의 초점을 자넷의 오랜 목표인 '덜 우울해지기'에서 현재 우울증을 촉발하는 맥락을 이해해 나가는 것으로 옮겨 갈 것이다.

정신과 의사: 지금 당신의 삶에서 무슨 일이 일어나고 있는지, 그동안 우리의 노력을 통해 당신이 원하는 방향으로 움직이고 있는지 더 이야기를 나눠 볼 수 있을까요?

자넷: 무슨 말씀인지 잘 모르겠어요.

정신과 의사: 음, 일단 우울증이 언제 시작됐고 어떤 방향으로 진행돼 왔는지 확실히 짚고 넘어가는 게 필요할 것 같아요. 병원에 다니신 지 3년 되셨죠. 처음 우울증이 시작된 때를 다시 말씀해 주실 수 있을까요?

자넷: 어머니가 돌아가셨을 때 우울했던 기억이 나요, 특히 돌아가신 첫 해요. 하지만 그 뒤는 나아졌어요. 그때가 스물두 살 때였죠. 어머니가 보고 싶었지만 브라이언(남편)은 지금과 다르게 그때는 배려심이 더 많았고, 그래서 잘 극복

했어요. 그 후 아이들이 태어났고 저는 굉장히 바빠졌어요. 특히 아이들이 어렸을 때는 제가 엄마라는 게 좋았어요. 제가 사는 동네에는 어린애들이 많이 있었고 제 아들들도 그 일원이었죠. 전 다른 애들 엄마들과도 친하게 지냈어요. 전 쿠키 굽는 걸 좋아했어요. 아들들이 갓 구운 쿠키를 먹으려고 친구들을 데리고 저희 집에 오는 게 참 좋았어요. 행복했죠.

정신과 의사: 아주 좋은 시절이었던 것 같네요. 그러다가 언제부터 달라지게 된 건가요?

자넷: 여기로 이사 오면서 정말 우울해졌어요. 벌써 12년째 이러고 있네요. 제가 원해서가 아니라 브라이언의 직장 때문에 이사를 온 거예요. 여기엔 친한 사람이 한 명도 없어요.

정신과 의사는 나중에 도움이 될지도 몰라서 자넷이 친구를 원하고, 목표 중심적인 활동을 할 때 기분이 나아지고, 브라이언을 원망한다는 것을 기억해 둔다.

정신과 의사: 시간이 지나면서 우울증이 달라졌나요? 우리는 약이 조금이나마 도움이 될 수 있는 방법을 상의해 왔고, 정신치료는 도움이 안 된다고 하셨죠. 혹시 그 외에 기분이 나아지기 위해 어떤 시도를 하셨는지, 그게 효과가 있었는지 궁금합니다.

정신과 의사는 우울증을 맥락화하기 시작하고 우울증을 효용성 없는 회피행동의 맥락에서 다루기 시작한다.

자넷: 뭘 해도 우울증이 나아지지 않았어요. 집에 있을 때는 제가 얼마나 불행한지 잊기 위해 바쁘게 지내려고 노력해요. 마음이 맞는 사람들을 만날 수도 있다는 생각에 아이들의 학교 행사에도 억지로 가 봤지만 기대대로 된 적은 한 번도 없어요. 이제는 저에게 울보처럼 지내는 건 그만두고 새로운 삶에 익숙해져야 한다고 말해요. 아트 센터에서 진행하는 보석 세공 수업에 등록해 볼까 생각도 했지만 결국 못 했어요. 등록을 했어도 아마 시작하고 나서 바로

그만뒀을 거예요. 그리고 끝까지 하지 않았다는 것 때문에 더 기분만 안 좋아졌겠죠. 여기서 지내는 시간이 길어지면서 우울증이 더 심해진 것 같아요. 약을 먹으면 도움이 되는 것 같긴 한데 효과가 확 나타나지는 않아요.

지금 정신과 의사는 우울증의 궤적과 더불어, 우울증을 고착시켰을 가능성이 높은 몇몇 구성 요소의 윤곽을 파악했다. 이제는 환자의 직업, 주요 관계, 여가, 오락, 자기계발 목표, 건강 생활 습관에 초점을 맞춘 맥락적 면담을 시행할 것이다.

정신과 의사: 혹시 괜찮으시면 최근 내용으로 업데이트하기 위해 지금 당신의 삶에서 일어나고 있는 일들을 잠시 검토해 봐도 될까요? 남편은 일 때문에 멀리 떨어진 곳에 있고, 당신은 이 동네에서 혼자 고립된 느낌이 든다고 말씀하셨죠. 전에 살던 곳에서 오래 알던 친구들과는 연락을 좀 하시나요?

자넷: 완전히 저 혼자인 것 같은 기분이에요. 예전 친구들과 연락은 다 끊겼고 이 동네에서는 새로운 친구를 사귀지 못했어요. 친한 사람이 아무도 없다는 게 문제예요. 브라이언은 동네에서 멀리 떨어진 곳에 가서 일하고, 옆에 있을 때도 신문이나 핸드폰에 더 관심이 많아요. 매일 통화는 하지만 대개 집이나 아이들과 관련된 간단한 내용이에요. 마치 그가 할 일 목록에 저를 넣어 두고 체크하는 느낌이에요. 작년 9월에 큰아들이 대학에 가면서 집을 나간 뒤에는 더 안 좋아졌어요. 그 애가 있을 때는 친구들을 데리고 오면 걔네들에게 쿠키를 구워 주고는 했어요. 둘째 아들은 큰아들만큼 사회성이 있지는 않아요. 걔는 비디오게임을 좋아하고 같이 게임하는 친구들 집에서 대부분 시간을 보내요. 지금 저는 집에서 거의 혼자 지내요. 강아지 앤디가 없으면 대부분의 날을 어떻게 보낼지 엄두도 안 나요. 앤디를 산책시키는 게 제가 하는 유일한 운동이자 하루 중 가장 즐거운 일이에요. 집에 혼자 있으면 개가 제 옆에 앉기도 하고, 제가 책을 읽을 때 이따금씩 같이 소파에 앉아 있기도 해요.

정신과 의사: 자녀를 갖기 전에는 직장이나 직업이 있었나요?

자넷: 수학에 재능이 있어서 대학에서 회계와 장부 기입을 공부했어요. 최우수생이기도 했죠. 대학을 졸업한 뒤에는 곧바로 취직했어요. 일이 정말 좋았지만

아이들을 낳은 뒤로는 일할 기회가 사라져 버렸어요. 브라이언은 제가 다시 일을 하지 않아도 되게 해 주겠다고 약속했어요. 지금은 몇 년 동안 일을 안 해서 장부 기입 업무를 잘할 수 있을지 모르겠어요. 그래서 브라이언한테 돈을 받아 써야 해요. 그는 제가 일을 안 하는 것을 나쁘게 말하지는 않지만, 제가 어떻게 지내든 별로 신경 안 쓰는 것 같아요.

바로 이 시점에서 자넷의 '우울증'을 훨씬 더 잘 이해할 수 있다. 그녀는 친하게 지내던 많은 친구들을 잃었고, 남편으로부터는 적잖이 방치된 기분을 느껴 왔으며, 장남이 대학교에 가면서부터는 훨씬 더 많은 시간을 혼자 외로워하며 보내고 있다. 이제 정신과 의사는 자넷이 삶에서 추구하는 것에 비해 막상 얻는 것은 무엇인지의 관점에서 현재 자신의 행동을 바라보도록 도울 것이다.

정신과 의사: 불안하고 우울함을 느끼는 것이 당신이 원하는 삶을 살아가는 데 어떤 영향을 줬는지 궁금하네요. 만약 당신이 우울증을 전부 날려 버리고 활력을 불어넣는 마법의 알약을 가지고 있어서 기분이 나아질 수 있다면, 어떤 행동이 달라질까요?

자넷: 모르겠어요. 뭘 해야 할지 꽉 막힌 기분이에요.

효용성 없는 행동으로 꽉 막혀 있을 때는 앞으로 나아가기 위해 브레인스토밍이 필요할 수도 있다.

정신과 의사: 만약 기분이 더 나아진다면 삶이 어떻게 달라질지 잠시 생각해 볼 수 있을까요? 여기로 이사오기 전까지는 잘 지내셨다고 말씀하셨잖아요. 그때는 뭘 하셨어요? 지금보다 더 많거나 적게 하셨던 게 있나요? 슬픔, 걱정, 거절당하는 기분을 안 느낀다면 새로 시작하거나 시도했을 만한 게 있을까요? 보석 세공 수업을 들어 볼 생각이 있다고 말씀하셨던 것 같은데요. 또 장부 기입도 정말 좋아하시는 것 같고요. 남편과 함께 오붓한 시간을 못 보내는 것에 대해 실망스러운 기분이 든다고도 말씀하셨죠.

자넷: 아, 네. 만약 너무 우울하지 않으면 아트 수업 같은 거를 들었을 거예요. 집 밖에서 활동하기 위해 파트타임 일자리를 알아볼 생각도 했지만 앤디를 혼자 두고 싶지는 않아요. 브라이언에게 화가 많이 안 난다면 브라이언이 원하는 것처럼 요리도 더 많이 해 줄 것 같고요. 도서관 북클럽에 가입할 생각도 해 봤어요. 그럼 제가 관심 가질 만한 사람들과 어울릴 수 있을 테니까요.

정신과 의사: 아이디어를 정말 많이 갖고 계시네요. 그럼 이쪽 손에 그런 가능성들이 있다고 해 보죠(환자 앞에 손을 그릇처럼 펼쳐 놓음). 아트 센터에서 보석 수업을 듣거나, 사귈 만한 친구들이 있는지 알아보기 위해 북클럽에 가입하거나, 파트타임으로 장부 기입을 하거나, 브라이언과의 관계를 당신이 더 원하는 방향으로 만들어 가려고 노력하는 그런 것들이요. 다른 한쪽에는(첫 번째 손 옆에 다른 손을 펼쳐 놓음) 당신이 살아온 삶이 있어요. 대부분 시간을 집안에서 보내고, 사람들을 피하고, 브라이언으로부터 방치되는 느낌을 표현하지 않고, 취미나 직장생활을 다시 시작하려고 생각하지만 피곤해서 물러나고 맙니다. 이 두 가지 전략, 즉 참여하거나 혹은 상처받지 않기 위해 피하는 것 중에서 당신이 원하는 풍요롭고 만족스러운 삶을 사는 데 더 효과적인 건 뭘까요?

자넷: 글쎄요, 아마 더 자주 나가서 사람들을 만나는 거겠죠. 하지만 저도 친해지려고 노력했어요. 제가 여기 처음 왔을 때도 친해지려고 했지만 소용이 없었어요. 그래서 더 노력하지 않는 거예요.

정신과 의사: 당신의 마음은 마치 거절당하는 것으로부터 자신을 지키는 최선의 방법은 물러나는 거라고 말하는 것 같네요. 당신의 경험은 뭐라고 말하는지 궁금한데요?

자넷: 곰곰이 생각해 보면 집안에만 있거나 사람들을 피하는 게 딱히 도움은 안 됐지만, 그렇다고 달리 뭘 할 수 있을지 모르겠어요.

A: 회피 규칙과 행동을 표현하고 약화시키기

정신과 의사는 이제 CARE의 두 번째 단계로, 환자가 사용하는 회피 전략을 호출하고 환자가 그 유용성에 의문을 제기하도록 돕는다. 이 단계에서 정신과 의사는 자넷이 효용성 없는 회피행동을 만들어 내는 자기지시적 규칙을 인식하고 말로 표현하게끔 돕는다. 정신과 의사는 자넷이 더 효용성 있는 행동을 선택하도록 돕는 것이 궁극적인 목표임을 염두에 두고, 그녀가 불쾌하고 고통스러운 감정 경험을 수용하도록 도움으로써 그런 경험에 대응하는 방법을 더 유연하게 선택할 수 있게 해 준다.

정신과 의사: 한 가지 걱정되는 게 있습니다. 우리는 지금까지 당신이 우울함을 덜 느끼게 하는 데 초점을 맞춰 노력해 왔지만, 어쩌면 우울증은 지금 당신의 삶의 균형이 흐트러져 있음을 알려 주는 신호일 수 있어요. 지난 몇 년을 떠올려 보면 정말 그런 것 같고요. 여전히 당신은 원하는 삶을 사는 데 도움이 되는 것들을 실행하는 데 어려움이 많지만 한 가지 다행인 것은 그래도 당신이 다르게 행동하는 것에 대한 아이디어를 많이 갖고 있다는 겁니다. 방해되는 것들에 대해 같이 얘기해 볼 수 있을까요? 당신이 다른 행동을 하려고 할 때 어떤 생각이나 기억, 충동이 떠오르는지 알아차릴 수 있나요?

자넷: 이 동네가 끔찍하다는 거요. 이곳에서는 절대 행복해질 수 없을 거예요. 더 시도하는 것도 소용없을 거고요.

정신과 의사: 네, 그런 생각이 몇 번이고 계속 나타나는 것 같았어요. 그런 생각을 단지 마음이 만들어 내는 규칙으로 바라볼 수 있을까요?

자넷: 하지만 그건 사실이에요!

정신과 의사: 지금 당장의 목표는 어떤 생각이 맞냐 틀리냐를 판단하는 것이 아니라, 당신이 더 나은 삶을 만들어 나가는 관점에서 마음이 내리는 지시를 그냥 알아차리고 있는 거예요. 지금 하고 있는 것을 그대로 계속해 볼 수 있을까요? 스스로 이렇게 말해 보는 거죠. “난 이 동네가 끔찍하고, 여기서는 절대 행복해질 수 없고, 더 이상 뭘 해도 소용없을 거라는 생각을 하고 있는 것을 알아.” 그런 생각을 사실이라고 생각하는 것도 알아차리시고요. 어떤 사람에게는 다른 생각이나 규칙이 떠오르기도 합니다. 이를테면 “내 생각을 바라보는 것은 어리석은 일이야.”라거나 “이런 게 어떻게 나에게 도움이 될 수 있지?” 같은 것들이요. 당신도 그런 생각들을 하고 있나요?

자넷: 지금은 아닌데요, 근데 우리가 지금 이런 이야기를 왜 하는 거죠?

정신과 의사: 아주 좋은 질문입니다. 모든 사람의 마음은 항상 생각, 감정, 기억을 만들어 내느라 바쁩니다. 마음은 미래를 걱정하게도 하고 과거의 일을 슬퍼하게도 하죠. 마음을 멈춰서 우리에게 지시를 못 내리게 하는 것은 불가능해요. 마음의 수다를 판단하거나 멈추려고 애쓰지 말고 그저 관찰하기만 할 수 있다면 상황을 그래도 덜 절망적으로 느끼는 데 도움이 될 거예요. 만약 끝내 이 동네가 끔찍한 곳이고 여기서는 절대 행복해질 수 없다면, 당신은 삶에서 무엇을 선택할 수 있을까요? 이런 생각들은 당신이 더 나은 삶을 만들어 나갈 수 있는 가능성을 없앱니다. 실제로 제가 이런 문제를 겪고 있다면 아마 저도 당신이 하고 있는 것과 정확히 똑같이 행동할 것 같아요. 감정의 문을 닫아 버리고 중요한 모든 것으로부터 물러나는 거죠. 하지만 마음의 수다가 그냥 수다일 뿐이라는 것만 알면 더 많은 선택권을 가질 수 있습니다. 보석 수업에 등록하는 것을 생각할 때 뭐가 떠오르는지 바로 알아차릴 수 있나요? 그쪽으로 이동하는 것을 어렵게 만드는 게 뭐죠?

자넷: 음, 보석 수업에 등록하는 것을 생각만 하면 "사람들은 전부 불친절해."라는 생각이 떠올라요. 그리고 수업 중에 모든 사람이 저를 무시하는 상상을 하면서 불안하고 창피한 감정을 느끼기 시작하죠. (환자는 무릎을 응시하며 눈물을 흘리기 시작한다.)

정신과 의사: 그런 생각을 문자 그대로 받아들인다면 정말 힘들 것 같습니다. 당신이 수업에 등록하는 것을 생각할 때마다 계속 그런 생각이 떠오른다면 수업에 등록하는 게 정말 힘들 것 같아요. 그래서 등록을 안 하신 건가요?

자넷: 네, 그러고 나면 등록을 안 한 것에 대해 저에게 화가 나요. 이곳에 갇혀 있다고 느끼면서 시간만 흘러가고 있어요. 선생님 말씀처럼 제가 우울한 게 이해가 돼요.

정신과 의사: 당신은 몇 년 동안 계속 이런 불편한 생각과 감정을 없애려고 많은 시도를 해 왔을 것이라고 짐작됩니다. 우리는 그동안 약물치료를 해 왔는데요, 약물이 어느 정도 도움이 되기는 했지만 충분하지는 않았어요. 그거 말고 또 뭘 해 보셨죠?

자넷: 기분전환이요.

정신과 의사: 기분전환은 잘 되나요?

자넷: 잠깐 될 때도 있는데, 잘 안 돼요. 그러다 TV를 보면서 시간을 낭비하는 기분이 들어요. 전 쿠키 굽는 것을 좋아하지만 이제는 구워 줄 사람이 집에 아무도 안 남아 있어요. 그런 생각을 하면 기분이 더 안 좋아지죠. 더 긍정적인 생각을 하려고 노력도 해 봤는데, 제가 이렇게 항상 밝게 사는 사람은 아니다 보니 절망감만 더 많이 들게 돼요.

정신과 의사: 네, 진짜로 우리 대부분은 불편한 생각을 없애는 데 성공하지 못합니다. 그렇게 없애는 건 우리의 마음이 작동하는 방식이 아니거든요. 만약 누가 앤디를 모리슨 다리에 매달아 놓고 당신이 불안한 마음을 다스리지 않으면 앤디를 떨어뜨릴 거라고 말한다면, 당신은 불안함을 다스릴 수 있을 거라고 생각하세요?

자넷: 못하겠죠.

정신과 의사: 당신이 막춤을 추면서 〈성조기의 행진Yankee Doodle Dandy〉을 부르지 않으면 앤디를 떨어뜨리겠다고 협박하면요?

자넷: (웃으면서) 노래를 잘 부르는 편은 아니지만 그래도 최선을 다해서 할 것 같아요.

정신과 의사: 그 밖에 기분이 좋아지기 위해 또 뭘 해 보셨나요?

자넷: 모르겠어요.

정신과 의사: 그냥 모든 것으로부터 벗어나려고 하는 사람도 있습니다.

자넷: 네. 전 스스로를 고립시켜요. 그게 제가 주로 하는 방식이에요. 제 곁에 앤디가 없었으면 하루 종일 침대에만 누워 있었을 거예요.

정신과 의사: 그게 당신이 불편한 생각을 없애거나, 불행함이나 불안함을 안 느끼는 데 도움이 됐나요?

자넷: 아니요. 말씀하신 방식대로 이야기하자면, 오히려 더 안 좋게 만드는 것 같아요.

정신과 의사: 그런 생각이나 감정을 없애려고 또 어떤 시도를 해 보셨나요? 어떤 사람들은 안 좋은 기분에서 벗어나려고 자기가 하는 생각이 사실인지 아닌지 판단하거나, 계속해서 그런 원치 않는 생각을 하는 이유를 분석하거나, 그런 생각을 안 하려고 자신을 설득하려고도 하거든요. 혹시 해 보신 게 있나요?

자넷: 저는 보통 생각과 싸우지는 않아요. 이 동네가 불친절한 건 사실 같아요. 하지만 제 어린 시절을 분석하는 것 같기는 해요. 부모님은 제가 태어나기도 전에 돌아가셨거든요. 그런 일이 없었으면 제가 이렇게 우울해지지는 않았을 거라고 생각해요.

정신과 의사: 당신의 어린 시절과 부모님이 돌아가신 것의 영향을 분석해서 새롭고 도움이 될 만한 통찰을 얻은 게 있나요? 그런 종류의 자기성찰이 가끔씩 굉장히 도움이 되기도 하거든요.

자넷: 엄마를 생각하며 우는 데는 종종 도움이 되기도 해요. 하지만 지금 기분이 나아지게 해 주지는 못해요. 그냥 갇힌 것 같아요.

R: 자기지시적 규칙 재공식화(재구조화)

정신과 의사는 이제 환자의 회피 전략이 우울증을 심화시키고 삶에 참여하는 것을 감소시키는 악순환을 만들고 있음을 잘 이해하게 됐다. 정신과 의사는 자넷의 '문제'를 재구성하고자 한다. 즉, 만성 우울증 자체보다는 우울증이 그녀에게 보내는 신호에 개방적이지 않은 것을 문제의 주범으로 보는 것이다.

정신과 의사: 오늘 우리는 진정한 당신의 모습대로 삶을 살 때 하고 있을 만한 일과, 지금 당신이 하고 있는 일 사이에 차이가 있다는 얘기를 나눴습니다. 그동안 우리는 우울함을 덜 느끼는 데 초점을 맞춰서 노력해 왔는데요. 어쩌면 우울증은 지금 당신의 삶의 균형이 흐트러져 있음을 알려 주는 신호일 수도 있다는 생각이 드네요. 그간의 세월을 거슬러 올라가 보면 실제로 그런 것 같고요.

자넷: 그게 무슨 말씀이시죠?

정신과 의사: 음 그러니까, 당신이 경험하고 있는 감정 반응의 상당수는 당신이 삶에서 원하는 것과 지금 얻고 있는 것 사이의 단절에서 비롯된 것 같다는 거예요. 내면의 고통은 삶에서 중요한 많은 영역에서 당신의 가치가 충족되지 못하고 있음을 나타내는 것입니다. 당신이 그런 고통을 억누르려고 시도할

수는 있지만, 그러기 위해서는 삶에서 벗어나야 합니다. 지금 당신이 삶에서 꽤 많이 벗어나 있다는 데 동의하시나요?

자넷: 음, 특이한 표현이네요. 하지만 벗어나 있는 건 맞는 것 같아요. 끔찍할 정도로 외로운 느낌 말고는 아무것도 못 느끼니까요.

정신과 의사: 저는 당신이 다시 삶 속으로 들어왔으면 좋겠어요. 당신에게 중요한 것과 접촉해서 원하는 삶을 사는 거죠.

자넷: 좀 무섭네요. 온갖 실망이 저를 따라다니는 상상이 가장 먼저 들었거든요.

정신과 의사: 당신이 실망할 가능성이 있다는 건, 삶에서 중요하다고 말씀하셨던 것을 실제로 당신이 정말 중요하게 신경 쓰고 있음을 뜻하기도 합니다. 만약 어떤 게 당신에게 중요하다면, 그게 당신 계획대로 되지 않을 가능성은 항상 있어요. 어떻게 보면 실패할 위험이 이런 필수적인 삶의 포부를 그렇게 중요하게 만든다고 볼 수도 있어요. 우리가 함께 얘기한 외로움, 옛 친구들에 대한 그리움, 브라이언으로부터 버림받은 느낌, 친하게 지내고 싶었던 사람들로부터 거절당하는 것에 대한 두려움 같은 모든 감정은 전부 사람들과 관계를 형성하는 것을 신경 쓸 때 자연스럽게 나타나는 결과입니다. 식물이 자라기 위해 물이 필요한 것처럼, 사람들은 대부분 친밀함과 사회적 소속감을 필요로 합니다. 당신이 이런 유대감이 없다면 감정이 활동을 시작하면서 뭔가 다른 것을 하라고 얘기할 거예요.

자넷: 제가 느끼는 불행은 대부분 외로움과 관련된 거예요.

정신과 의사: 이따금씩 당신의 가치에 따라 살아가는 것을 과녁을 향해 화살을 쏘는 것으로 생각하면 도움이 될 거예요. 물론 이때 목표는 과녁 한가운데로 화살을 쏘는 거죠. 화살을 과녁에 명중시키면 좋겠지만, 활쏘기 시합이 즐거운 이유는 당신이 과녁을 맞추기 위해 최선을 다하고 있다는 사실 그 자체에 있습니다. 가치에서도 마찬가지예요. 가치의 과녁 한가운데를 향해 행동을 조준하는 거죠. 지난 20년을 되돌아보며 당신에게 뭐가 중요하고 어떤 사람이 되고 싶은지를 생각하면서 그것들을 향해 다가가고 있는 자신을 바라보세요. 예를 들어, 관계 영역에서 과녁 한가운데를 차지하고 있는 건 뭘까요?

자넷: 최소한 친구가 한 명은 있었으면 좋겠어요. 브라이언이 저를 더 잘 대해 주면

좋겠고요. 큰 아들이 다시 이 동네로 돌아와서 여기서 대학을 다니면 좋을 것 같아요. 그럼 제가 그 애 근처에 있을 수 있으니까요.

정신과 의사: 정말 좋은 목표들이네요. 유일하게 걱정되는 건 말씀하신 게 전부 다른 사람들에게 의존할 수밖에 없어서 결과적으로 실망할 수도 있다는 겁니다. 다른 사람들이 뭘 하는지에 상관 없이, 삶에서 당신에게 중요한 관계의 측면에서 볼 때 당신이 원하는 사람이 되는 데 도움이 될 만한 가치에는 뭐가 있을까요?

자넷: 무슨 말씀을 하시는지 모르겠어요.

정신과 의사: 예를 들면 이렇게 말씀하시는 거예요. "내 가치는 이 동네에서 사람들을 사귀는 데 열려 있는 것이고, 나는 그런 방향으로 움직일 계획이야. 나는 거절, 좌절, 실패로부터 나를 보호하기보다는 관계를 만드는 것에 더 많은 가치를 둬."

자넷: 아, 불안해지더라도 막춤을 추며 〈성조기의 행진〉을 부르라는 말씀이로군요. (웃는다.)

정신과 의사: 네, 바로 그거예요. 또 다른 예를 들면, 아까 당신이 아트 센터에서 보석 수업을 듣는 목표에 대해 같이 얘기했는데요, 당신이 예술을 사랑하는 것은 어떤 가치를 반영하나요? 창의성인가요? 삶에서 새로운 뭔가를 배우는 건가요?

자넷: 네. 저는……, 즐거움과 창의성을 중시해요.

정신과 의사: 우리에게 중요한 것이 우리를 더 불안하게 만드는 경우가 많습니다. 중요하니까요. 당신도 그런가요? 앤디에게 줄 사료를 사는 거랑 보석 세공 수업에 등록하는 것 중에서 뭘 할 때 더 불안해지죠?

자넷: 보석 세공 수업이요. 선생님 말씀이 맞아요. 왜냐하면…… 그건 저에게 특별하거든요.

정신과 의사: 맞습니다. 중요하거나 새로운 것을 하는 것은 많은 사람에게 불안감을 느끼게 합니다(손을 뻗어서 손바닥을 위로 향함). 만약 우정에 열려 있는 삶을 원하면(손바닥을 아래로 향함), 불안과 "소용없을 거야."라는 생각이 손등을 타고 올라올 것을 염두에 둬야 합니다. 하나 없이 다른 하나를 얻을 수는 없을

거예요.

자넷: 그런 식으로는 한 번도 생각해 본 적이 없어요. 수업에 등록하기 전에 기분이 나아지기만 기다리고 있었거든요. 그럼 제 기분은 절대 나아지지 못할 거라는 말씀인가요?

정신과 의사: 당신이 삶에서 중요한 것을 추구하지 않으면 절대 기분이 나아지지 못할 거라는 말씀을 드리는 겁니다. 만약 당신이 그런 것들을 추구한다면, 당신은 피하고 싶은 어두운 감정뿐만 아니라 사람이 느낄 수 있는 모든 감정을 경험할 기회를 얻게 될 거예요. 불편한 것들을 포함한 생각과 감정을 지니는 것은 사람의 마음이 하는 지극히 정상적인 일이예요. 우리 안의 확고한 가치를 반영하는 행동을 시작하기 전에 먼저 마음이 잠잠해지기를 기다리는 것은…… 글쎄요, 대부분 사람에게는 효과가 없을 거예요. 당신의 가치, 당신에게 중요한 것에 따라 살아가는 것을 피하면 괴로워집니다. 당신의 우울증이 말하고 있는 게 바로 그거예요.

자넷: 혼란스럽네요. 그럼 제가 어떻게 해야 하죠?

E: 새로운 행동 실험

정신과 의사는 자넷이 자신의 '문제'를 다르게 정의하게 함으로써, 느끼는 방식을 통제하는 것이 더 이상 자기지시적 규칙 세트의 최우선적인 목표가 되지 않도록 하는 데 성공했다. 정신과 의사는 실제로 그녀가 기존의 회피 규칙이 지니고 있던 행동에 대한 규제적 영향력을 상쇄하기에 충분할 정도로 강력하고 새로운 자기지시적 규칙을 공식화하도록 도왔다. 이를 통해 그들은 환자가 속으로 느끼는 방식을 통제하거나 회피하려는 욕구에 얽매이지 않고, 가치에 따른 삶의 포부와 목표에 기반한 대안적 전략을 탐색한다.

정신과 의사: 다음 회기 때까지 시간을 좀 들여서 오늘 우리가 이야기한 것들을 연습해 보시면 어떨까요? 당신의 감각이 무엇을 알아차리는지, 어떤 생각과 감정이 떠오르는지 알아차리는 데 주의를 기울이는 거죠. 설령 그게 불편한 생

각과 감정이라도 말이에요. 떠오르는 것에 호기심을 가지고 자신에게 관대해지는 연습을 하는 겁니다. 생각의 홍수에 잠기지 않은 채 그것들을 밀어내거나 붙잡거나 씨름하지 않으면서, 그냥 그것들이 있다는 걸 알아차린 뒤 그냥 두는 거죠. 이런 착지하기grounding/알아차리기 연습을 길게 하는 것을 좋아하는 사람도 있고, 하루에 몇 번씩 스트레스받을 때나 일어나고 잘 때 30초나 5분에서 10분 정도로 더 짧게 하는 것을 선호하는 사람도 있습니다. 한번 해볼 수 있을까요?

자넷: 네. 그런데 아마 잊어버릴 것 같아요.

정신과 의사: 만약 잊어버리면 잊어버렸다는 것을 그냥 알아차리고 나서 다시 연습으로 돌아오면 됩니다. 잊어버렸다고 마음이 야단치려고 하나요? 그걸 하기 어려운 이유가 있었나요? 마음을 진정시키기 위해 연습하려고 했나요? 그런 연습이 마음을 더 진정시키는 데 도움이 될 때도 있지만, 기분이 나아지는 것이 목표는 아닙니다. 당신은 더 차분해질 수도 있고 아닐 수도 있어요. 무엇이 떠오르든 그냥 알아차리기만 하고 판단하지 않는 연습을 하는 것이 목표입니다. 그렇게 하는 데 틀린 방법 같은 건 없어요. 하루에 몇 분씩 기꺼이 그걸 실천할 의향이 있나요? 하루 중 언제가 가장 좋을까요?

자넷: 아침이 조용해요.

정신과 의사: 막 일어났을 때요?

자넷: 아마도요, 아니면 샤워한 뒤나요.

정신과 의사: 처음 눈을 뜨거나 샤워를 한 뒤에 당신의 생각을 알아차리는 연습을 할 수 있는 가능성이 1점에서 10점 중에 얼마나 될까요?

자넷: 10점은 될 것 같아요. 자유롭게 쓸 수 있는 시간이 많거든요. 매일 할 수 있을 것 같아요.

정신과 의사: 매일 좋네요. 그런데 혹시 잊어버리게 되면 마음이 그 전후로 말하는 것을 알아차릴 수 있나요?

자넷: 그게 무슨 말씀이시죠?

정신과 의사: 음, 만약 당신의 마음이 대부분 사람의 마음과 비슷하다면, 이렇게 말하면서 당신이 완벽하지 못하다고 괴롭힐 가능성이 높거든요. "너는 알아차

리기 연습하는 것도 기억을 못해. 넌 진짜 실패자야. 구제불능이라고.” 아니면 뭐 이런 비슷한 식으로요.

자넷: 아, 맞아요. (웃는다.) 보석 수업에 등록할 수 있는지 전화해서 알아볼 거예요. 그럼 아마 집 밖으로 나갈 수 있고 호감이 가는 사람들을 만날지도 몰라요.

정신과 의사: 아까처럼 10점 만점으로 했을 때, 당신이 보석 수업에 등록하고 참여할 가능성을 어느 정도로 확신하세요?

자넷: 9점 정도는 될 것 같아요. 오래전부터 원하던 거고, 관심이 있기도 하고요.

정신과 의사: 오늘 회기를 마무리하기 전에, 아까처럼 10점 만점으로 했을 때 이 회기는 얼마나 도움이 됐을까요?

자넷: 한 8점이요.

정신과 의사: 8점인 이유는요? 어떤 게 도움이 됐고, 제가 더 잘할 수 있는 건 뭐가 있을까요?

자넷: 선생님께서 약으로 할 수 있는 것과 할 수 없는 것을 말씀해 주신 것은 정말 도움이 많이 됐어요. 제가 더 잘 살 수 있게 나아지기만 기다리고 있었다는 것도 깨달았고, 이제 거기에 대해 생각해 봐야 할 것 같아요. ‘만병통치약’ 같은 게 없다는 건 좀 실망스럽기도 하지만, 그래도 알게 돼서 다행이에요. 그리고 이런 말씀 드려도 될지 모르겠는데요, 선생님 말씀이 너무 길어서 잘 못 따라갈 때도 있었어요.

정신과 의사: 피드백을 주셔서 감사합니다. 정말요.

자넷: 제가 말씀드린 게 불편하지 않으세요? 브라이언은 제가 너무 고집이 세서 친구가 없다고 하더라고요.

정신과 의사: 아니요, 도움이 많이 됐습니다. 시간이 거의 다 됐네요. 오늘은 약을 바꾸지 않고 그대로 처방받으시는 것이 좋을 것 같네요. 지금까지는 대개 3개월 간격으로 오셨는데요, 이번에는 한 달 뒤에 다시 오셔서 알아차리기 연습과 보석 수업의 진행 상황을 확인하면 좋을 것 같습니다. 괜찮으실까요?

자넷: 네. 다음 회기 때 솔직하게 말씀드릴게요!

이 회기에서 정신과 의사는 CARE 면담 시퀀스의 네 가지 구성 요소를 모두 성공적으로 진행했다. 때로는 시간적 제약이나 환자가 지닌 고통의 수준으로 인해 CARE 구성 요소 중에서 한두 개밖에 진행하지 못할 수도 있다. 또한 임상적 대화 과정은 선형적이지 않을 때가 많기 때문에, 환자의 반응에 따라 여러 구성 요소 사이를 왔다 갔다 해야 할 수도 있다. 이것은 CARE 접근법에서 자연스러운 것이다. 하지만 많은 치료자에게는, 특히 경력이 얼마 안 되는 불안한 치료자에게는 이 프레임워크가 면담의 주요한 네 가지 조각을 기억하는 데 도움이 될 것이다. CARE를 처음 시도할 때는 자신에게 관대하라. 당신은 실수할 것이다. 당신은 계속 자신을 확장하며 유연성과 자기자비를 유지해야 한다. 당신이 기존에 사용해 왔던 기법에 CARE를 접목하는 방법을 터득할 때까지 시간이 필요할 것이다. 당신은 이렇게 생각하고 있을지도 모른다. "난 계속 정신약물학을 고수할 거야. 그게 내가 아는 거니까." 혹시 이런 생각을 알아차리면, 당신이 약물만으로 진료에서 달성하고자 하는 결과를 환자에게 제공해 줄 수 있는지 자문해 보라. 우리는 모두 그저 한 인간일 뿐이고, 우리 안에는 새로운 것을 시도할 때마다 항상 따라다니는 '내부의 비판자'가 있다는 것을 기억하라.

≫ ACT 매트릭스 배우기

이 절에서는 ACT **매트릭스** 또는 간략히 '매트릭스'로 알려진 강력한 임상 도구의 핵심 특징을 설명하고 보여 준다. 매트릭스는 CARE 접근법의 핵심 임상 활동을 포괄하면서 이를 치료자와 환자 모두에게 투명하게 보여 주는, ACT를 시행하는 비교적 새로운 방식이다(Polk & Schoendorff, 2014). 이 절에서는 ACT **매트릭스**를 간략히 소개하고, 매트릭스의 작동 원리가 되는 핵심 개념을 요약하며, 환자에게 사용하는 방법을 보여 준다. 난해한 매트릭스 스타일 작업을 배우는 데 관심 있는 독자들을 위해 이 장의 마지막에 몇 가지 권장 문헌을 수록했다. 이 절 전체를 통해 당신은 매트릭스를 활용하는 것이 '실전에서' 어떤 모습인지 보여 주는 짧은 교육 영상을 볼 것이고, ACT **매트릭스** 기술을 발전시켜 나가며 활용할 수 있는 유용한 임상 도구를 온라인으로 내려받을 수도 있다. 교육 영상을 모두 보는 데 족히 30분은 걸릴 것이다. 영상들은 순서대로 한 번에 다 볼 것을 권장한다. 그래야 통상적인 환자 면담에서 매트릭스를 어떻게 전개하는지 감을 잡을 수 있기 때문이다.

ACT 매트릭스의 기본 개요

ACT 매트릭스는 3장에 나왔던 **사분면 사례분석**의 환자 중심 버전이라 할 만하다. 매트릭스는 주로 환자와 공동작업할 때 사용하도록 제작된 개입 도구라는 점에서 독특하다. 매트릭스에서는 ACT를 다음의 기본적인 두 가지 형태의 변별훈련discrimination training으로 간주하여 진행한다.

① 외부 세계에서 환자가 하는 행동과, 그에 앞서거나 뒤이어 나타나는 내적(혹은 정신적) 경험의 차이를 알아차리기
② 환자가 중요하게 여기는 사람이나 대상을 향해 다가갈 때의 느낌과, 원치 않는 생각이나 느낌으로부터 물러날 때의 느낌의 차이를 알아차리기

'알아차리는 나me noticing'는 이 두 가지 프로세스의 한가운데에 있으면서, 환자가 자신이 하는 행동의 기능과 행동에 계속 영향을 끼치는 것들을 더 잘 인식하도록 돕는다. '선택하는 나me choosing'는 행동에 영향을 끼치는 요인들이 저절로 작동하지 않음을 강조한다. 즉, 환자가 어떤 요인에 규제적 힘을 부여하기 위해서는 거기에 의미와 목적을 결합시켜야 한다.

보통 매트릭스 작업은 정신과 의사가 환자에게서 잘 작동하는 것처럼 보이는 영역과 그렇지 않은 영역을 포함한 생활 맥락을 비교적 상세하게 파악하고 나서 시작한다. 이 정보는 환자의 적극적인 개입과 참여를 통해 매트릭스 안에서 재공식화될 것이다. 효용성 없는 개인적 혹은 공개적 행동을 줄이거나, 효용성 있는 개인적 혹은 공개적 행동을 늘리기 위한 논의를 시작하기 위해 **ACT 매트릭스**의 각 사분면을 사용할 수 있다. 이러한 관점으로 보면 비록 각 구성 요소를 지칭하는 용어는 판이하게 다르더라도 ACT 매트릭스는 **사분면 사례분석**과 매우 유사하다.

임상 도구 17: ACT 매트릭스 서식

환자에게 ACT 매트릭스 소개하기

ACT **매트릭스**는 [그림 4-2]에 나와 있다. 실제 활용할 때는 빈 서식을 이용한다. 환자와 정신과 의사는 함께 서식을 완성하고 나서 시간이 지난 뒤에 다시 할 수도 있다. 환자는 먼저 매트릭스를 그림에 나와 있는 여섯 개의 핵심 단계로 구성된 과제로 이해해야 한다. 환자에게 교육용 인쇄물을 제공하는 것이 도움이 될 수도 있다. 성인과 청소년에게 제공되는 인쇄물은 매트릭스의 기본 개념을 보여 주는 방식에서 뚜렷하게 차이가 난다. 성인은 일반적으로 더 추상적인 언어적 개념을 활용해서 작업하는 것에 익숙한 반면, 어린이와 청소년은 단순한 시각적 이미지에 더 잘 반응한다. 가로축을 통해 환자가 일상생활 속에서 **다가가는 움직임**toward moves(가치기반 접근, 개방성, 수용)과 **물러나는 움직임**away moves(감정 및 행동 회피 전략)을 알아차리고 이름 붙이는 것을 가르치기 때문에, 대개 가로축 위주로 매트릭스의 시각적 공간을 기술한다. 이 용어들은 나중에 효용성이 있는 행동과 없는 행동에 대한 환자의 자기성찰적 인식과 조망수용의 단서로 사용된다. 세로축은 환자가 피부 안에서 일어

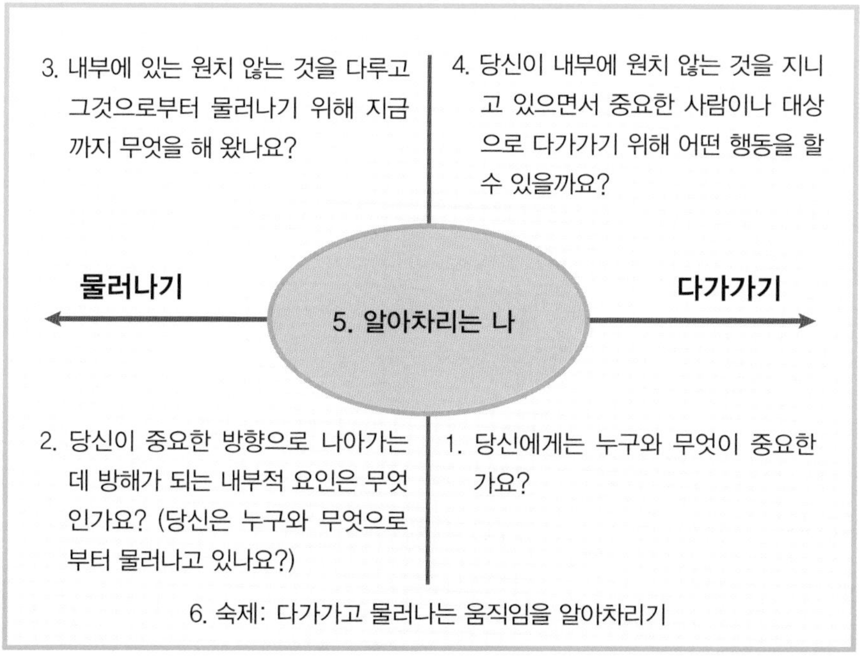

[그림 4-2] ACT 매트릭스

나는 '정신적 활동'과, 피부 밖에서 다른 사람이 보고 들을 수 있는 '세상 속에서의 행동'의 차이를 알아차리도록 가르친다.

임상 도구 18: ACT 매트릭스 성인 환자 교육 핸드아웃
임상 도구 19: ACT 매트릭스 아동 · 청소년 환자 핸드아웃

영상 12: ACT 매트릭스 모형 소개하기

환자의 가치 평가하기: 누구와 무엇이 중요한가?

CARE 접근법의 핵심 원리에 따르면, 매트릭스 작업의 당면 목표는 환자가 현재의 삶에서 중요한 사람과 대상을 파악할 수 있도록 도와주는 것이다. **중요한 사람**Who matters은 환자에게 의미 있는 사람들로서, 배우자나 연인, 직계 가족 및 친척, 동료 등이 있다. **중요한 대상**What matters은 환자에게 중요한 삶의 활동과 과업들로서, 일, 취미, 사회 혹은 정치적 활동, 영성 등이 있다. 초기에 환자의 가치에 초점을 맞추면 매트릭스 작업에 대한 긍정적 분위기를 빠르게 형성하고, 이야기의 주제가 더 힘든 개인적 문제로 넘어갈 때도 환자가 계속 대화에 참여하는 데 도움이 된다. 정신과 의사는 이 과정을 진행하면서 자신의 삶에서 누구와 무엇이 중요한지에 대해 기꺼이 자기개방을 해야 하며, 이를 통해 삶의 여정에 대한 공감대를 형성할 수 있다. 정신과 의사는 가능한 자연스럽게 대화를 이끌어 가며, 친근하고 호기심 있고 개방적인 태도의 모범을 보이고자 노력해야 한다.

영상 13: 매트릭스-가치 평가하기

내부의 장애물 평가하기

앞서 언급한 것처럼, 감정 및 행동 회피는 환자가 불쾌하고 원치 않는 생각과 감정으로부터 물러나게 만들기 때문에 이를 기술할 때 **물러나는 움직임**이라는 용어를 사용한다. 정신과 의사는 "저를 포함한 모든 사람이 다 그래요."라는 식으로 두 가지 유형의 회피를 모두 정상화해야 한다. 초기에는 환자의 원치 않는 생각과 감정에 초점을 맞추게 될 것이다. 이는 사분면의 좌측 아래 영역이다. 이것은 생각이나 감정, 기분 상태, 기억, 충동, 신체 감각 같은 개인적 경험들로, 중요한 사람과 대상을 향해 다가가는 데 장애물로 작용하는 경우가 많다. 여기서는 이러한 경험이 나타났을 때 이를 알아차리는 사람이자 경험과 관계 맺는 방식을 선택하는 사람이 바로 환자임을 확실히 하는 것이 중요하다. 어떤 환자는 '알아차리는 나'라는 관점을 비판으로 받아들일 수 있으므로, 정신과 의사는 '누군가는' 이러한 경험을 인식하고, '누군가의' 행동은 이러한 경험에 영향을 받고 있음을 간략히 언급해야 한다. 이 시점에서는 환자가 다르게 대응해야 한다는 압박은 없다.

영상 14: 매트릭스–힘든 생각과 감정: 무엇이 방해가 되는가?

행동 회피 평가하기

CARE 접근법의 핵심 원리에 따르면, 감정 회피를 촉발하는 내적 경험은 궁극적으로 행동 회피를 초래한다. 이제 환자는 사람들이 보고 반응할 수 있는 물러나는 움직임을 보인다. 이러한 물러나는 움직임은 환자가 중요한 사람과 대상에 다가갈 수 있는 능력에 부정적인 영향을 끼친다. 그 결과, 환자는 이러한 물러나는 움직임에 대해 부정적인 반응을 경험할 수도 있다. 정신과 의사는 이러한 불편한 결과들이 계속 이어져 환자가 전문가의 도움을 구하러 온 것이라고 언급할 수도 있다.

영상 15: 매트릭스–행동 회피 평가하기: 물러나는 움직임

가치 있는 행동 논의하기

오직 물러나는 움직임에만 참여하는 환자는 거의 없다. 대부분 사람의 일상적 삶에는 다가가는 움직임과 물러나는 움직임이 섞여 있다. 매트릭스 작업의 이 시점에서 정신과 의사는 환자의 가치에 부합하는 행동에 대한 탐색으로 되돌아간다. 이것은 매트릭스 작업의 초반부를 마무리하는 것이기도 하면서, 가치기반 실천과 관련된 긍정적 감정으로 돌아가는 것이기도 하다. 이를 통해 정신과 의사는 사람은 누구나 중요한 사람이나 대상으로부터 물러나게 하는 내적 경험에 얽매이거나 사로잡힌다는 것을 언급하면서 환자의 의도를 긍정적인 프레임으로 설명할 수 있다. 모든 사람에게서 물러나는 움직임과 다가가는 움직임 사이의 역동적인 긴장은 결코 사라지지 않는다는 점이 가장 중요하다. '알아차리는 나'와 연결되는 것은 부지불식간에 저절로 나타나는 물러나는 움직임을 차단할 수 있는 확실한 방법이기 때문에 중요하다.

영상 16: 매트릭스-가치 있는 행동 평가하기: 다가가는 움직임

물러나는 움직임의 단기 및 장기적 효용성 논의하기

감정 및 행동 회피 전략은 단기적으로 괴롭고 원치 않는 마음의 스트레스를 덜거나 외부 세계에서의 불편한 사건이나 상황, 상호작용으로부터 피할 수 있게 해 주기 때문에 행동을 강화하는 힘이 있다. 문제는 앞서 언급한 것처럼 회피행동이 장기적으로 역효과를 낳는 경우가 많다는 것이다. 이것이 생활 맥락에서 환자의 내적인 부정적 경험을 추가로 만들어 내 문제가 되기도 한다. 정신과 의사는 매트릭스 작업을 하면서 물러나는 움직임의 단기적 결과에 초점을 맞춰야 한다. 실제로 이것은 긍정적일 수 있기 때문이다. 오직 단기적 결과를 자세히 다룬 다음에야 장기적 결과의 검증으로 넘어갈 수 있다. 정신과 의사는 얼핏 긍정적으로 보이는 물러나는 움직임의 단기적 결과를 부정적인 장기적 결과와 대비함으로써, 환자가 자동적으로 규칙을 따르는 것의 반대인 수반성기반 학습을 하도록 강화할 수 있다.

영상 17: 매트릭스-물러나는 움직임 평가하기: 단기적 효과
영상 18: 매트릭스-물러나는 움직임 평가하기: 장기적 효과

고리에 갇히다: 물러나는 움직임의 반복적인 패턴 분석하기

매트릭스 작업에서는 자세한 내용들이 꽤 많이 나오기 때문에, 환자와 정신과 의사는 물러나는 움직임을 줄이면서 다가가는 움직임을 늘릴 수 있는 방법에 초점을 맞출 충분한 기회를 가질 수 있다. 이를 통해 환자는 물러나는 움직임이 어떻게 자체적으로 강화되면서 부정적인 정신적 사건과 절망적인 삶의 결과라는 하강 나선 downward spirals을 만들어 내는지 더 잘 이해하기 시작한다. 정신과 의사는 **ACT 매트릭스**의 시각적 공간을 활용해 흥미를 유발해야 한다. 이를테면 하강 나선을 설명하기 위해 한 사분면에서 다른 사분면으로 넘어가는 화살표를 그리는 식으로 말이다.

영상 19: 매트릭스–핵심 회피행동 식별하기: 고리에 갇히다!

매트릭스에 은유적 개입 사용하기

ACT가 은유를 풍부하게 활용하는 것처럼 매트릭스 또한 은유를 사용하기에 이상적인 방법이다. 실제로 **ACT 매트릭스**는 그 자체로 삶에서 우리를 가두기도 하고 벗어나게도 하는 것에 대한 커다란 은유다. 왼쪽 아래 사분면에 기입하는 정신적 경험은 결코 제거할 수 없다. 따라서 이것이 가장 강력하게 전달하는 근본적 은유는, 꾸준히 다가가는 움직임을 통해 풍요로운 삶을 성취하는 와중에도 이러한 정신적 경험이 내부의 장애물을 '전달할' 가능성을 만들어 낸다는 것이다. 왼쪽 아래와 오른쪽 위를 연결하는 사다리를 그린 뒤 한 계단씩 올라가는 상상과 같은 시각적 은유는 내부의 장애물의 '끌어당기는 힘'을 시험할 완벽한 기회가 될 수 있다. '구멍에 빠진 사람'처럼 오랜 시간에 걸쳐 효과가 입증된 ACT의 은유들은, 삶의 역경이 불가피하며 역경을 다루는 방식으로서 효용성 없는 물러나는 움직임을 포기해야 한다고 강조한다. 이 은유(구멍에 빠진 사람)에서는 환자에게 눈가리개를 한 채 삶의 현장을 걸어가다가 예기치 않게 깊은 구멍에 빠지는 상상을 해 보라고 요청한다. 환자는 자신이 가지고 있는 유일한 도구는 삽밖에 없음을 알게 된다. 삽은 깊은 구멍에서 빠져나오는 데 전혀 좋은 도구가 아니지만, 환자가 갖고 있는 것이 삽밖에 없다면 아무리 쓸모가 없더라도 계속 그것을 사용하려는 유혹을 느끼게 된다. 이 은유는 환자가 중요한 사람과 대상으로부터 멀어지게 만드는 전략을 놓아 버려야 한다는 단순하면서도 중요한 자기지시를 전달한다.

영상 20: 매트릭스–구멍에 빠진 사람의 은유와 다가가는 움직임 선택하기

다음 사례에서는 정신과 의사가 마이크에게 **ACT 매트릭스**를 적용하는 방법을 보여 주는 임상적 대화를 소개한다. 마이크는 3장에 나왔던 환자다. 〈표 4-1〉은 환자가 매트릭스를 지침 삼아 대답할 수 있도록 정신과 의사가 할 수 있는 다섯 개의 핵심 질문을 보여 준다. 이 질문 목록이 우리가 이미 3장에서 소개했던 임상 초점 질문과 매우 유사하다는 것에 주목하라.

〈표 4-1〉 ACT 매트릭스를 사용할 때 물어보는 다섯 개의 핵심 질문

1. 당신에게는 누구와 무엇이 중요한가요?
2. 당신이 중요한 사람이나 대상에 다가가는 데 방해가 되는 힘든 생각이나 감정에는 어떤 것이 있나요?
3. 당신에게 중요한 사람과 대상을 선택하는 사람은 누구이며, 이를 방해하는 것을 알아차리는 사람은 누구인가요?
4. 당신이 힘든 생각과 감정에 사로잡히거나 거기에서 멀어지려고 애쓸 때, 제가 볼 수 있는 당신의 행동에는 어떤 것이 있을까요?
5. 당신이 중요한 사람과 대상에 다가가고 있거나 그럴 수 있음을 쉽게 알 수 있는 방법에는 어떤 것이 있을까요?

사례: 마이크

정신과 의사: 혹시 괜찮으시다면, 많은 사람이 고통스러운 생각과 감정의 방해를 받는 와중에도 중요한 사람과 대상에 다가가는 데 도움이 된다고 알려져 있는 모형을 하나 보여 드리고 싶습니다. 그런 모형이 꼭 하나일 필요는 없고, 이 모형이 싹 진실인 것도 아니며, 꼭 현실을 반영하는 것이 아닐 수도 있습니다. 이건 그냥 많은 사람이 장애물이 존재하는 와중에도 자신에게 중요한 것을 하는 데 도움이 된다고 여기는 간단한 모형이거나 관점일 뿐입니다. 오늘 남은 시간 동안에는 이걸 같이 사용해 보면 어떨까 싶은데요, 혹시 다른 걸 하시고 싶은 게 있을까요?

마이크: 아니요, 선생님이 말씀하신 방법을 더 배워 보는 게 좋을 것 같아요.

정신과 의사: (빈 종이를 마이크 앞에 놓으며) 전에 제가 듣기로는 당신에게 렉스라는

이름의 강아지가 있는 것 같던데요?

마이크: (웃으며) 네.

정신과 의사: 사람과 개를 포함한 세상의 모든 생명체는 무언가를 합니다. 우리는 좋아하는 대상에게 다가가죠. (가로축의 오른쪽 끝에 화살표를 그리고 오른쪽 칸 위에 '다가가기'라고 쓴다.) 렉스한테는 그게 먹이 그릇이나 산책을 시켜 주는 당신이 될 수도 있고요. 맞나요?

마이크: (자신의 강아지와의 연관성에 웃으며) 네!

정신과 의사: 한편, 사람을 포함한 모든 동물은 싫어하는 것으로부터 물러나는 움직임도 보입니다. 이것은 마치 렉스가 천둥 번개가 치거나 더 크고 사나운 개를 마주했을 때 항상 하는 것이기도 하죠. 맞나요? (정신과 의사는 가로축 왼쪽 끝에 화살표를 그리고 왼편 가장 위에 '물러나기'라고 쓴다.)

마이크: 네, 렉스는 정말 천둥을 싫어해요!

정신과 의사: 제가 여기 한가운데에 작은 원을 그리는 것을 잘 보세요. 우리는 이것을 '알아차리는 나'라고 부릅니다. 이것은 당신이 이 모든 것의 중심에 있음을 의미합니다. 당신은 자신이 중요하게 여기는 사람과 대상에 다가가는지, 아니면 고통스러운 생각과 감정으로부터 물러나는지를 알아차리는 존재입니다. 당신이 바로 당신의 행동을 알아차리는 사람인 거죠.

마이크: 맞아요, 전 '알아차린다'는 단어가 마음에 들어요, 제가 행동을 통제하는 것 같지는 않거든요.

정신과 의사: (가운데 원을 중심으로 위아래로 점선을 그린다.) 네, 다른 환자분들도 그런 말씀을 굉장히 자주 하세요. 아시다시피 사람들은 다 다릅니다. 우리는 그 순간에 존재하지 않고 다른 사람들이 못 보는 것을 향해 다가갈 수 있습니다. 당신이 밖에 나가서 더 즐거운 시간을 보낼 수 있을 때도, 장기적인 목표를 가지고 학위를 취득하거나 더 나은 직장을 가지거나 더 자유롭게 살기 위해 돈을 버는 것 같은 비교적 지루한 일들을 하면서 소중한 시간을 보낸 것처럼요. 맞나요?

마이크: 네, 진짜 그랬어요.

정신과 의사: 그럼 이제 당신이 차이를 알아차리는 데 도움이 되도록 다른 사람들 눈에 보이는 세계를 나타내는 작은 영상 카메라를 여기 선 위에 그릴게요.

(오른쪽 위 모서리 부분에 작은 영상 카메라를 그린다.) 이 선 아래는 피부 안 세계로 오직 당신만 경험할 수 있습니다. 다시 말씀드리지만, 이 두 가지 유형의 사건 모두를 '알아차리는 나'의 원이 여기 한가운데에 있습니다.

마이크: 네, 이해돼요.

정신과 의사: 사람은 지금 존재하지 않고 다른 사람들에게 보이지 않는 것, 즉 과거에 대한 기억이나 미래에 대한 걱정으로부터 물러날 수 있습니다. 맞나요?

마이크: 네, 확실히 그래요.

정신과 의사: (종이 왼쪽 위 모서리에도 작은 영상 카메라를 그린다.) 자, 이게 이 관점과 모형의 기본 뼈대, 개요입니다. 이게 당신한테 어떻게 작용하는지 보여 드리고 싶은데요, 괜찮으신가요?

마이크: 네, 전 좋아요. 되게 간단해 보이네요.

이어지는 부분에서 정신과 의사는 다섯 개의 핵심 질문(〈표 4-1〉)을 활용하여 마이크에게 ACT 매트릭스를 안내할 것이다.

정신과 의사: 자, 마이크 씨, 당신은 누구에게 신경을 쓰나요? 당신에게 중요한 사람은 누구죠?

마이크: 음, 그야 당연히 지나(아내)와 부모님이죠.

정신과 의사: 부모님을 '엄마'와 '아빠'라고 부르시죠? (오른쪽 아래 사분면에 '지나', '엄마', '아빠'라고 적는다.)

마이크: 네, 그리고 형들하고 그 가족인 조카들도 있어요.

정신과 의사: 멋지네요. 그럼 여기에 그들을 적어 보죠. 우리는 당신의 핵가족에 초점을 맞출 건데요, 당신도 여기에 넣어도 될까요?

마이크: 글쎄요, 최근에는 아주 잘하고 있는 것 같지는 않지만, 네 괜찮아요.

정신과 의사: ('나'라고 적음) 렉스도 저기에 들어가야 할 것 같은데요! 이렇게 따옴표 안에 넣으면 렉스가 개라는 것을 기억할 수 있겠네요. 당신이나 지나의 친구 중에 중요한 사람들은 없나요?

마이크: 음, 토니와 조지아가 있는데요. 모두 지나가 아는 사람들이에요. 그리고 대

학 때부터 저랑 친하게 지내는 앵거스와 제임스도 있어요.

정신과 의사: (그들을 적음) 그리고 동료 교수들 몇 명하고요?

마이크: 네, 뭐, 약간요.

정신과 의사: (그들을 적음) 좋습니다. 이제 우리는 당신에게 중요한 사람들을 어느 정도 파악했습니다. 그럼 이제, 당신의 삶에서 중요한 것은 뭐가 있죠?

마이크: 무슨 말씀이시죠?

정신과 의사: 아, 전 지난주 회기 이후로 당신에게는 배움과 일, 먹고 사는 게 굉장히 중요하다고 생각했거든요?

마이크: 물론이죠, 하지만 전 그것들을 전혀 잘하지 못해요!

정신과 의사: 그래도 여전히 그것들은 당신에게 중요해요, 안 그런가요? 일단 여기 적어 놓을게요. 배움, 일, 그리고 음, 돈이 전부는 아니지만 그래도 지불은 해야죠! 즐거움을 느끼는 것도 중요한가요? 지금 기분이 딱히 좋지는 않더라도요.

마이크: 그럼요, 하지만 지금 당장은 즐겁지 않아요.

정신과 의사: 괜찮습니다, 우리는 그냥 이 사분면에 당신이 중요하게 여기는 사람과 대상을 기록하면 됩니다. 가끔 자연으로 나가서 렉스를 산책시키는 것도 있을 것 같은데요.

마이크: 네, 당연히 그래요. 렉스를 돌보는 거랑요. 그게 제가 할 수 있는 전부예요.

정신과 의사: 네, 그럼 다른 사람들을 돌보는 것과 자연을 여기에 쓸게요. 신앙생활은 중요한가요? 가톨릭 신앙과, 같은 교구의 신도들은요?

마이크: 아주 중요하죠. 하지만 지금 당장은 그들과 함께 있는 게 너무 힘들게 느껴져요.

정신과 의사: 저는 건강 전문가라서요. 제 편견대로 신체건강과 정신건강도 여기에 넣어도 될까요?

마이크: 그럼요, 하지만 다시 말씀드리지만, 전 그런 것들을 전혀 잘 관리하지 못해요.

정신과 의사: 좋습니다. 이제 우리는 당신에게 중요한 여러 사람과 대상을 확보했습니다. (각각의 이름 및 가치를 부여하는 삶의 관심사를 명시적으로 언급한다.) 매일 매 순간마다 당신은 중요한 사람과 대상(목록을 가리키면서)으로 다가갈 수 있

나요? 아니면 이따금씩 어떤 것들이 나타나 당신이 중요한 사람과 대상에 다가가는 것을 방해하나요?

마이크: 틀림없이 그래요. 최근에도 그런 것 때문에 다가가는 게 정말 힘들다는 걸 실감하고 있어요.

정신과 의사: 아, 감사합니다. 저만 그런 게 아니었네요! 힘든 생각과 감정 때문에 확실히 제가 중요하게 여기는 사람과 대상에 다가가는 데 방해가 될 때가 있거든요. 거리, 시간, 돈 같은 외부적인 장애물(왼쪽 위 모서리에 있는 카메라를 가리키며)도 있지만, 지금은 당신이 삶에서 중요한 사람과 대상에 다가가는 움직임을 방해하는 내부의 장애물을 바라보면 좋겠습니다. 당신이 전에 말했던 힘든 생각이나 감정 같은 거요.

마이크: 네, 알겠어요. 하지만 선생님이 말씀하신 내용을 확실하게 이해하지는 못하겠어요.

정신과 의사: 새로운 직장을 알아볼 생각을 할 때조차도 굉장한 불안, 공포, 걱정이 나타난다고 말씀하셨던 것 같아요. 그런 게 당신이 직업을 알아보는 방향으로 움직이는 데 방해가 되나요?

마이크: 당연하죠!

정신과 의사: 멋진 대답이네요, 그럼 여기다가(왼쪽 사분면 아래) 불안, 걱정, 두려움이라고 쓸게요. 절망감이랑, 혹시 분노도 나타나나요?

마이크: 물론이죠, 저에 대해서요! 그리고 가끔은 생활 여건도…….

정신과 의사: 훌륭합니다. 그럼 절망과 분노도 적을게요. 피로감은 어떤가요?

마이크: 당연히 들죠. 할 수 있는 게 없으니까 애써 봤자 소용없는 것 같아요.

정신과 의사: 아주 좋습니다. 그럼 피로감을 방해가 되는 것으로 여기다 적을게요. 그리고 "애써 봤자 소용없어."와 "나는 할 수 없어."라는 생각도 여기에 적고요. 음, 중요한 사람과 대상(오른쪽 사분면 아래를 가리킴)을 선택하는 사람이 누구인지, 그리고 방해가 되는 것을 알아차리는 사람이 누구인지 여쭤 봐도 될까요?

마이크: 음, 지나가 알아차릴 때가 있어요.

정신과 의사: 네, 정말 그럴 것 같습니다. 하지만 그녀는 당신의 감정에 대해서 가

끔 오해할 때가 있어요, 안 그런가요? 중요한 사람과 대상을 최우선적으로 선택하고, 특히 방해가 되는 것을 알아차리는 사람이 누구일까요?

마이크: 혹시 저 말씀하시는 거예요?

정신과 의사: 맞습니다! 당신이 선택하고(오른쪽 사분면 아래를 가리킴) 알아차리는(왼쪽 사분면 아래를 가리킴) 가장 중요한 존재입니다. 당신은 여기서 중심에 있어요. 그리고 우리는 함께 작업을 하면서(중앙의 작은 원 안의 '알아차리는 나'를 가리킴) 당신이 계속 중심이 될 수 있게 할 거예요. 이제 이런 힘든 생각과 감정이 나타날 때 거기에 사로잡히거나 물러나기 위해 당신이 뭔가를 할 때(왼쪽 위 모서리의 영상 카메라를 가리킴) 관찰할 수 있는 행동을 살펴보죠.

마이크: 마치 제가 항상 뭔가를 미루고 피하는 것처럼요?

정신과 의사: 그렇습니다. 그런데 당신이 미루고 피하는 그 순간에 우리가 볼 수 있는 당신의 행동은 뭘까요? 예를 들면, 소파에 앉아서 제법 오랫동안 TV를 보면서 지내신다고 말씀하셨던 것 같은데요?

마이크: 맞아요. 그냥 하루 종일 멍때리면서 지내요.

정신과 의사: 잘 말씀해 주셨네요, 그럼 '소파에 앉아서 TV를 오래 본다'를 왼쪽 사분면 위에 적을게요. 전에 운동을 하셨다고 말씀하셨죠. 감정적 고통을 피하거나 해소하기 위해 하신 건가요?

마이크: 네, 전에는요.

정신과 의사: 그렇군요, 그럼 '예전에 고통에서 벗어나기 위해 운동을 했다'를 여기에 적을 수 있을 것 같군요. 지금은 안 하고 계신 거죠?

마이크: 네. 전에 했었죠. 아무리 못해도 가끔은 해야겠다고 생각은 하는데요, 마지막으로 운동한 지 너무 오래돼서 언제였는지도 모르겠어요.

정신과 의사: 괜찮습니다, 어쨌든 여기다 적을게요. 저에게 치료받으러 여기 오는 것도 고통을 없애거나 줄이는 데 도움이 되는 것 같나요?

마이크: 그런 것 같아요, 하지만 '물러나는' 것은 나쁜 것 아닌가요?

정신과 의사: 꼭 그런 건 아니에요. 우리는 모두 매일 물러나는 행동을 합니다. 만약 그렇지 않았다면 옛날에는 포식자에게 잡아먹혔을 거고 요즘 시대에는 교통 체증에 걸렸을 거예요! (왼쪽 사분면 위에 '고통을 완화하기 위한 방법으로 치

료를 활용한다'고 적음) 이건 정말 좋은 거예요. 이제 우리는 당신이 그런 힘든 생각과 감정에 사로잡히거나 거기에서 물러나려고 애쓸 때 하는 행동을 멋지게 추려 냈습니다. 저는 확실히 그런 행동 중 일부는 제 삶에서 불쾌한 생각이나 감정으로부터 물러나는 데 도움이 되는 것을 알아요. 이제 당신이 중요한 사람이나 대상에 다가갈 때 하는 행동을 알아보기 위해 여기 이쪽을 보죠(오른쪽 위 사분면의 카메라를 가리킨다). 예를 들어, 당신이 지나에게 하는 '다가가는 움직임' 중에서 제가 카메라로 볼 수 있는 게 뭐가 있을까요?

마이크: 음, 최근에는 별로 같이 한 게 없어요.

정신과 의사: 혹시 예전에는 함께 외식이나 영화감상 같은 다가가는 움직임을 보이지 않았을까요?

마이크: 아, 네, 이해했어요. 물론이죠. 부모님께 전화드리고 지나와 함께 찾아 뵙기도 했던 것 같아요.

정신과 의사: 네, 바로 그거예요. 우리가 중요한 사람에게 다가가기 위해 했거나 할 수 있는 그런 간단한 것들 말이에요. 만약 당신이 일에서 다가가는 모드에 있다면 어떻게 보일까요?

마이크: 일을 시작하기 위해 인터넷을 확인하는 거요? 이력서를 손봐서 이메일로 보내는 거요?

정신과 의사: (방금 말한 것들을 적음) 훌륭해요! 즐거움과 건강을 위해 운동하는 것은 어떤가요? 그리고 어쩌면 더 잘 살기 위한 기술을 배우기 위해 치료를 활용하는 것도요?

마이크: 맞아요, 이제 선생님이 의도하신 바를 조금은 이해할 수 있을 것 같아요.

정신과 의사: 자, 이 새로운 관점에 대한 논의를 마무리하기 위해 마지막 질문이 몇 개 남아 있습니다. 당신이 두 개의 삶을 선택할 수 있다고 상상해 보세요. 여기 왼쪽에 있는 1번 삶에는(매트릭스의 왼쪽 전체를 가리키며), 당신이 이런 불편한 생각과 감정(왼쪽 아래를 가리키며)에서 물러나기 위해 하는 대부분의 행동이 들어 있습니다. 여기 오른쪽에 있는 2번 삶에는(매트릭스의 오른쪽 전체를 가리키며), 당신이 이런 중요한 사람과 대상(오른쪽 아래를 가리키며)에 다가가기 위해 하는 대부분의 행동이 들어 있고요. 이 두 개의 삶 중에 무엇을 선택하

시겠어요?

마이크: 글쎄요, 오른쪽에 있는 삶을 선택하고 싶어요. 하지만 전 온통 왼쪽에 사로잡혀 있어요!

정신과 의사: 물론 그렇죠. 하지만 그래도 만약 선택할 수 있다면 어떤 삶을 선택하실 건가요?

마이크: 당연히 오른쪽에 있는 삶이죠.

정신과 의사: 멋지네요! 바로 그게 우리가 이 작업을 하면서 바라는 거예요. 여기 이것들이 있음에도 불구하고(왼쪽 아래 사분면을 가리킴) 당신이 중요한 사람과 대상에 다가가는 것을 더 쉽게 선택할 수 있도록 도움되는 기술을 배우고 싶지 않으세요?

마이크: 물론 그러고 싶죠. 할 수만 있다면 정말 좋을 것 같아요.

정신과 의사: 잘 됐네요. 우리는 이런 관점을 '매트릭스'라고 부릅니다. 멋진 키아누 리브스가 떠오르는 이름이라 절대 안 잊어버리실 거라고 장담할 수 있습니다!

마이크: (즐거워 보임) 지나와 저는 매트릭스 영화를 정말 재미있게 봤어요.

앞의 대화에서 나타나듯이, 단지 ACT **매트릭스** 관점을 제시하고 매트릭스 안에 환자의 경험을 나열하게 하는 것만으로도 곧바로 긍정적인 임상적 효과를 볼 수 있다. 게다가 환자가 '갇힌' 느낌에 대해 호기심과 개방성을 지니고 수용적인 태도로 접근함으로써, 자신의 문제를 개방적이고 진솔한 방식으로 논의하는 것에 대한 낙인을 덜 느끼게 된다. 가장 중요한 것은, 십중팔구 불쾌한 생각, 감정, 기억, 충동을 없애기 위한 목적으로 정신과 의사를 찾아왔을 환자들이 매트릭스 시스템 안에서 결과를 평가하면 그런 식의 접근이 헛되다는 것을 빠르게 깨닫게 된다는 것이다(맥락감수성과 효용성). 환자들은 그런 것 대신 공개적 행동 영역에서 중요한 사람과 대상에 더 효과적으로 다가가려는 노력을 선택한다(참여). 환자는 자신에게 중요한 사람과 대상에 다가가는 과정에서 반드시 생각, 감정, 기억, 충동, 신체 감각 같이 현재 진행 중인 개인적 반응에 효과적으로 대응하는 기술을 터득해야 한다(개방성).

성공의 팁

ACT 매트릭스는 환자가 CARE 접근법을 적용할 수 있는 단순하고 간단하며 상호작용적인 기법이다.

매트릭스는 환자가 실시간으로 참여하는 것을 통해 효용성 없는 전략을 바꾸려는 동기를 부여해 주는 훌륭한 방법이다.

ACT 매트릭스의 두 가지 기본적 차원인 '다가가기'와 '물러나기'는 ACT의 참여 기전을 반영하며, ACT의 개방성 차원을 활용하여 공개적 행동과 정신적 경험에 대비한다.

'알아차리는 나'라는 참조점reference point은 맥락감수성과 더불어, 물러나는 움직임과 대비되는 다가가는 움직임의 효용성을 객관적으로 바라보는 것을 나타낸다.

≫ 요약

이 장에서 우리는 CARE 면담 시퀀스의 네 가지 주요 구성 요소를 설명했다. 정신과 의사는 이를 통해 환자와 고도로 구조화되고, 초점적이며, 변화 지향적이고, ACT에 부합하는 대화를 나눌 수 있다. CARE 접근법은 환자가 감정적 및 행동적으로 회피하는 태도에서 벗어나, 삶에서 효용성이 있는 것과 없는 것을 식별하기 위한 경험적 개방성, 자기성찰적 인식, 조망수용 태도를 지니는 것을 돕기 위해 정신과 의사가 실행할 수 있는 구체적인 임상 활동을 찾아낸다. 이 모형은 짧은 약물치료 회기, 자문, 입원, 외래 정신치료 등 여러 진료 상황에 적용할 수 있다. 정신과 의사는 임상 경험을 반복적으로 쌓아 가면서 빠르게 회기를 조직화하고 환자가 명확한 가치에 기반한 목표를 지니도록 할 것이다. 이것은 실로 매우 강력한 살사 동작이다!

핵심 정리

- 매 회기는 목적과 길이에 무관하게 정신과 의사가 환자의 발을 밟지 않으면서 구성하고 이끌어 가야 하는 댄스와 같다.
- CARE 면담 시퀀스는 정신과 의사가 임상 경과를 증진하기 위해 실행해야 하는 네 개의 독립된 과제 혹은 임상 활동으로 구성된다.

  C: 맥락적 평가를 수행한다.
  A: 회피 규칙과 행동을 평가하고 약화시킨다.
  R: 자기지시적 규칙을 재공식화하고 재구조화한다.
  E: 적응 기술을 늘리기 위해 새로운 행동을 실험한다.
- 임상적 변화는 정성적 사건이기 때문에, 환자는 매 회기를 삶을 바꾸는 혁신적 변화에 참여할 수 있는 기회로 활용할 수 있다.
- ACT **매트릭스** 접근법은 환자와 상호작용과 협력을 통해서 CARE 접근법을 완성하는 데 사용될 수 있다.
- ACT **매트릭스**는 종종 환자의 동기와 호응을 증진함으로써 변화를 가속화한다.

■ 읽어 볼 만한 문헌

Harris, R. (2009). *ACT Made Simple: An Easy to Read Primer on Acceptance and Commitment Therapy*. Oakland, CA, New Harbinger.

Luoma, J., Hayes, S., & Walser, R. (2017). *Learning ACT: An Acceptance and Commitment Therapy Skills Training Manual for Therapists* (2nd ed.). Oakland, CA, New Harbinger.

Polk, K. L., Schoendorff, B., Webster, M. et al. (2016). *The Essential Guide to the ACT Matrix: A Step-by-Step Approach to Using the ACT Matrix Model in Clinical Practice*. 곽욱환 외 공역(2018). 수용전념치료의 혁신, 매트릭스: 가장 쉽게 ACT 적용하기. 삶과지식.

■ 참고문헌

Polk, K. L., & Schoendorff, B. (Eds.) (2014). *The ACT Matrix: A New Approach to Building Psychological Flexibility Across Settings and Populations.* 전봉희 외 공역(2019). 수용전념치료의 혁신, 매트릭스. 2: 다양한 임상 활용. 삶과지식.

Strosahl, K., Robinson, P., & Gustavsson, T. (2012). *Brief Interventions for Radical Change: Principles and Practice of Focused Acceptance and Commitment Therapy.* 김창대 외 공역(2017). 상담에서의 단기개입전략: 초점화된 수용전념치료의 원리와 실제. 시그마프레스.

5장

ACT 댄스

– ACT 고급 동작 배우기 –

당신의 한때 모습과 지금 되고 있는 모습 사이의 순간이 바로 삶의 댄스가 일어나는 곳이다.

– 바바라 드 안젤리스Babara De Angelis

이제 당신은 정신과 의사로서 익혀야 할 CARE 모형의 기본 댄스 동작을 모두 배웠다. 지금부터는 ACT 기법의 더 고급 기술인 트위스트와 스핀을 배울 시간이다. 2장에서 설명한 심리적 유연성을 증진하는 세 가지 기본 기전을 되새겨 보자.

① 자신의 반응 맥락에서 자기인식을 할 수 있는 능력과, 그러한 반응의 효용성을 평가하는 데 필요한 관점을 가질 수 있는 능력(맥락감수성/효용성)
② 괴롭고 원치 않는 개인적 경험으로 유발된 효용성 없는 자기 규칙의 규제적 영향력을 약화시킬 수 있는 안전한 관찰 거리를 확보할 수 있는 능력(개방성)
③ 개인적 가치와 연결되고, 이를 언어적으로 표현하며, 그 가치를 중심으로 계속 확장되는 행동 패턴을 조직화하는 능력(참여).

CARE 면담 시퀀스의 다양한 구성 요소를 경험해 나가면서 이 세 가지 핵심 영역 중 어느 하나라도 향상시킬 수 있는 기회가 있다면 반드시 붙잡아라. CARE 모형을 댄스를 출 때 따라야 할 기본 리듬을 정해 놓은 악보로, 당신이 치료적 대화를 통해 시행하는 임상적 개입을 그에 따른 스텝으로 생각하라. 어떤 종류의 댄스도 기본 리듬 없이 출 수는 없지만, 일단 리듬을 탔다면 이제는 더 고급 동작을 펼칠 준비가 된 것이다.

이 장에서 우리는 'ACT 댄스'로 일컫는 것의 다양한 변주를 보여 주기 위해, 심리적 유연성과 감정적 회복탄력성에 기여하는 세 가지 기본 모형을 임상 상황에 맞춰 다시금 철저히 살펴본다. 일단 먼저 우리가 반복적으로 사용하는 용어인 치료적 과정과 임상적 개입의 차이를 이해해야 한다. **치료적 과정**therapeutic process은 임상적 면담 동안 정신과 의사가 끊임없이 이해하고 반응해야 하는 계속 진행 중이며 역동적인 변화의 매개체다. 우리가 방금 기술했듯이 ACT에는 세 개의 주된 변화 과정이 있는데, 이것들은 임상적 대화 동안 시퀀스를 들락거리며 불쑥불쑥 나타났다 사라진다. 이 핵심 과정 중 하나라도 역기능적이면 환자는 난관에 봉착할 것이다. 정신과 의사가 이 과정을 공고히 하는 것을 도와주면 환자는 삶의 역경에 더 유연하고 효과적으로 대응할 수 있을 것이다.

반대로 **임상적 개입**clinical intervention은 정신과 의사가 치료적 과정을 올바른 방향으로 '움직이기' 위해 사용하는 구체적인 작전이다. 환자가 원치 않고 고통스러운 감정을 관찰할 수 있는 거리를 확보하는 데 사용하는 심상유도나 은유가 그 예다. 이런 개입들은 환자가 고통스러운 개인적 경험에 직면할 때 개방성을 발휘하는 방법을 가르치기 위한 것이다. 어떤 임상적 개입은 핵심 과정을 공고히 하기보다는 오히려 더 약화시키기도 한다. 예를 들어, 환자에게 불쾌한 감정을 없애고 통제할 수 있는 능력이 긍정적 대처라고 조언하게 되면, 불쾌한 감정은 실제로 개방성의 치료적 과정을 약화시키게 된다. 임상적 의사결정을 해야 할 순간이 되면 정신과 의사는 임상적 개입이 구체적인 치료적 과정에 끼치는 영향을 신중히 고려해야 한다. 이 과정은 환자의 스텝을 읽고, 어떤 치료적 과정을 실행할지 결정하며, 임상적 개입을 치료적 과정에 맞추는 방식으로 진행되기 때문에, 우리는 이것을 'ACT 댄스'라고 부른다.

임상가가 ACT를 어떻게 적용해야 할지 혼란스러워하거나 제대로 적용하지 못한다면, 이는 임상적 개입을 핵심 치료적 과정과 동일시했기 때문인 경우가 많다. 세월이 흐르면서 많은 ACT 치료자가 놀라운 창의성을 발휘한 덕분에 이 책에서 다 다루지도 못할 정도로 다양하고 많은 임상적 개입 세트가 개발되었다. 임상 실제에서 ACT에 부합하는 은유를 전달하는 방법을 다룬 전집이 출간된 것이 한 예다. 단점이 있다면, 얼핏 보기에는 ACT에 부합하는 개입이라도 그에 상응하는 치료적 과정과 기능적으로 연결되지 않으면 빈 껍데기만 전달될 수 있다는 것이다. 다양하고 많은 ACT 임상적 개입이 나와 있지만, 이는 모두 동일한 세 가지 치료기전을 활성화한다.

우리는 혼선을 피하기 위해 이 장의 주요 절을 ACT의 핵심 치료적 과정을 중심으로 구성했고, 이 과정에 긍정적인 영향을 끼칠 수 있는 몇몇 전형적인 임상적 개입을 보여 준다. 하지만 그 전에 먼저 모든 치료적 과정의 본질적 특징인 치료관계therapeutic relationship를 언급하고자 한다. ACT 접근법에는 정신과 의사와 환자의 관계에 대한 반직관적이자 아주 흥미로운 관점들이 다수 포함되어 있다. 비록 그런 관계를 치료적 과정 자체로 간주할 수는 없지만, 심리적 회복탄력성을 증진하는 세 개의 과정을 전달하는 데는 아주 강력한 수단이 될 수 있다. 이렇게 보면 치료관계는 그 자체로 강력한 임상적 개입이다.

≫ ACT에서 치료관계

환자와의 임상적 대화를 통해 ACT를 구현하는 방식은 2장에서 설명한 모형의 기본 가정에 따른다. 모든 인간은 언어의 근본적 과정과 거기에 내포된 함정의 영향을 받는다. 우리는 모두 삶에서 무엇을 어떻게 할지 조종하는 언어의 보이지 않는 손에 따라 작동한다. 게다가 인간의 괴로움은 어디에나 있으며, 우리는 이러한 이해를 바탕으로 환자와 함께한다. 같은 인간으로서 우리와 환자의 유사성에 대한 이러한 인식은 동등함과 자비로운 태도, 환자의 괴로움을 경감하는 데 도움을 주려는 진정한 열망을 만들어 낸다.

겸손함의 본보기

정신적 문제를 지니고 있는 사람이 효용성 없는 행동의 악순환에 빠져 있다는 사실이 그들과 우리를 근본적으로 구분하지는 않는다. 똑같은 수준까지는 아니기를 바라겠지만, 정신건강 임상가나 정신과 의사는 자신이 환자와 똑같은 문제 전략을 사용하고 있지는 않은지 자각할 필요가 있다. 실제로 치료자가 접하는 일상의 딜레마를 정신건강 문제가 있는 사람이 겪는 문제와 명확하게 구분할 수 있는 선은 없다. 이러한 유대감과 겸손함은 임상적 대화에 동등함이 깃들게 한다.

아주 근본적인 관점에서 보면, 환자와 정신과 의사를 포함한 모든 사람은 똑같은

처지에 놓여 있다. 이 사실을 인지하고 있는 것이 ACT에서 치료적 역할을 한다. 이를 전달하는 한 가지 방법은 다음의 대화에 나와 있는 것처럼 ACT 관점의 은유를 사용하는 것이다.

스벤: 음, 선생님은 전문가이시겠죠…….

의사: 우리는 각자 다른 면에서 모두 전문가라고 할 수 있어요. 물론 제가 알아야만 하는 것도 있죠. 그렇지 않다면 굳이 저를 찾아오시지는 않았을 테니까요. 하지만 당신도 자신의 문제에 대해 특별한 지식을 가지고 있어요. 마치 이런 거죠. 당신이 산을 오르고 있는데, 어쩌다 보니 길을 잃고 꼼짝도 못한 채 어떻게 대처해야 할지 방법을 못 찾고 있는 거예요. 저는 계곡 넘어 다른 산봉우리를 목표로 산을 오르고 있는데요, 당신이 등반에 대해 알면 좋을 만한 내용을 몇 개 알고 있어요. 그래도 당신이 있는 산을 오를 수 있는 사람은 당신뿐이죠. 당신은 지금 서 있는 곳에서 발을 디디고 있는 느낌이 어떤지 알아차리고 있는 유일한 사람이에요. 그리고 저는 다른 산에 있기 때문에 당신의 등반 경험에 대해 많이 이해하기 힘들 수 있고요. 당신이 원하는 경로로 등반하는 데 방해가 되는 장애물은 저보다 당신에게 더 잘 보이겠죠. 저도 물론 여기서 편안히 앉아 쉬면서 당신이 겪는 어려움을 볼 수 있어요. 그래서 우리가 지니고 있는 다른 관점을 공유할 필요가 있지 않을까 싶습니다. 당신은 가까이 다가갈 때 어떻게 보이는지 저에게 알려 주고, 저는 여기서 보이는 것을 활용하려고 노력하는 거죠. 이따금씩 제가 등반하면서 배운 것 중에서 당신에게 도움이 될 만한 것을 함께 공유할 수도 있고요. 그러다 보면 우리는 자연스레 당신의 경험, 그중에서도 특히 당신의 여정이 막힐 때 나타나는 일에 주로 초점을 맞추게 될 겁니다.

개방성의 본보기

정신과 의사는 임상적 대화 중 환자의 이야기로 불안해지거나 뭔가 짜증나는 일이 생길 때처럼 어려운 상황에서 ACT의 기본 가정을 가이드라인으로 활용할 수 있다. 이는 정신과 의사가 환자에게 하듯이 자신에게서도 똑같은 핵심 치료적 과정을 이끌어 낼 것이다. 따라서 정신과 의사는 앞에서와 같은 반응의 함정에 빠지지 않아야 한다. 자칫하면 환자를 가르치거나 경멸하게 될 수 있기 때문이다. 기본적으로 환자는 늘 자신이 지닌 모든 도구를 활용하여 가능한 한 최선의 노력을 기울이고 있음을 명심하라. 환자가 그런 도구를 활용하는 것 자체는 문제가 아니다. 문제는 환자가 지닌 도구가 효과가 없다는 것이다.

노련한 ACT 정신과 의사는 진료실 안에서 어떤 경험을 하든 항상 개방성의 본을 보일model 것이다. 이러한 본보기를 통해 환자는 자신이 문제가 되는 개인적 경험을 다른 방식으로 다룰 수 있음을 직접 체험할 수 있다. 이때 환자의 유익에 최우선적 가치를 둬야 한다. 정신과 의사가 지금 여기에서 나누는 임상적 대화에서 불편한 개인적 경험이 나타날 때, 그것을 터놓고 이야기하는 것도 도움이 된다. 다음의 짧은 지문에도 나와 있듯이, 그런 경험을 공유하는 것은 환자의 개방성을 조성하는 매우 강력하고 즉각적인 방법이 될 수 있다.

> 정신과 의사: 지금 저도 지금 혼란스러운 게 느껴져요. 마치 당신에게 도움이 될 수 있는 말이 생각나지 않는 것 같은…… (말끝을 흐리며, 잠시 침묵을 유지한다.) 그래도 괜찮아요. 잠깐 여기 앉아서 같이 혼란스러운 채로 있어도 될까요?
>
> 스벤: 좋아요. (오랜 침묵) 이제 뭘 해야 하죠?
>
> 정신과 의사: 저도 정확히는 모르겠습니다. 어떻게 하면 여기서 앞으로 나아갈 수 있을까요?

이 대화에 나와 있듯이 정신과 의사는 환자와 함께 앉아서 솔직하게, 현재에 주의를 기울이며, 앞으로 이어갈 대화에 열린 마음을 지님으로써 치료적 과정에서의 신뢰와 의사-환자 관계의 신뢰를 촉진한다.

동등함의 본보기

환자와의 관계에서 정신과 의사의 전통적인 역할은 일종의 권위이며, 이것이 관계에서 건강하지 못한 힘의 격차를 만들어 낼 수 있다. 물론 환자나 다른 사람을 보호해야 할 때처럼 몇몇 상황에서는 권위의 힘이 필요하겠지만, 시종일관 권위만 적용하면 치료관계에 부정적인 영향을 끼칠 수 있다. ACT 모형에서 정신과 의사는 가급적이면 진정으로 동등함을 나타낼 수 있는 다른 위치로 옮겨 가야 한다. 이렇게 이동하기 위해서는 환자를 전적으로 존중하고 진심으로 겸손해야 한다.

비판단적 호기심의 본보기

정신과 의사가 ACT의 가정을 직접 적용하는 또 다른 방법은, 질문을 통해 환자가 변화를 실천하고 그 과정 속에 머무르도록 인도하는 것이다. 정신과 의사는 **비판단적 호기심**nonjudgmental curiosity을 가지고 환자와의 대화를 끌고 나가야 한다. 비록 모든 사람이 환자를 옭아매는 기본 과정을 경험하더라도, 저마다 다른 방식으로 덫에 빠지기 때문이다. 어떤 학습 경로도 서로 정확히 똑같지 않은 것처럼, 우울증 환자도 저마다 다르다. 따라서 정신과 의사는 환자를 인간적으로 '알아 가야' 한다. 이를 위해서는 환자의 삶에서 벌어지고 있는 일에 대한 진실된 관심을 전달할 수 있는 개방형 질문을 많이 해야 한다.

정신과 의사는 비판단적인 중립성을 취하면서도 환자의 삶의 윤곽을 포착할 수 있는 정보를 수집해야 한다. 환자가 질문에 대답할 때 평가하거나 꼬리표를 붙이는 언급은 가급적 삼가해야 한다. 환자의 행동을 좋거나 나쁜 것으로 판단해서는 안 되며, 정신질환의 '징후'로 언급해서도 안 된다. 환자가 행하는 어떤 것도 그동안 학습한 결과일 뿐이기 때문에 환자를 판단하는 것은 의미가 없다. 모든 인간은 어떤 식으로든 직접 경험한 것과 언어에 기반한 자기서사가 뒤섞인 채로 존재한다. 일단 정신과 의사가 환자의 경험을 온전히 긍정해야 모든 것이 잘 들어맞는다. 환자가 어떤 식으로든 덫에 걸려 있다 하더라도, 이는 활력 있는 삶을 살고자 애쓰는 인간적 상태를 보여 주는 또 다른 모습일 뿐이다.

정신과 의사는 섬세한 균형 감각을 발휘해서 환자의 경험과 역사를 물어보고 그 내용을 귀담아 들어야 한다. 정신과 의사가 ACT 치료를 진행하면서 타당한 치료적 과정을 확인하고 거기에 초점을 맞추기 위해서는 환자를 충분히 알아야 한다. 흥미롭다고 해서 모두 임상적 관점에서 도움이 되는 것은 아니다. 정신과 의사는 비판단적이고, 호기심 있고, 수용적인 태도를 지님으로써 환자에 대한 성급한 결론을 내리는 함정을 피할 수 있다. 이러한 함정에 빠진 상태로 치료하면 결국 효과를 보기 힘들다.

성공의 팁

치료기전은 직접 긍정적인 임상적 변화를 불러오는 기저 과정이다.

임상적 개입은 치료기전을 활성화하는 데 사용하는 구체적인 전략이나 기법이다.

ACT에는 변화를 위한 다음의 세 가지 치료기전이 있다.

- 자신의 반응 맥락을 인식하고, 효용성 없는 감정 및 행동 회피 전략을 인식하는 데 필요한 관점 형성하기
- 고통스러운 개인적 경험과 회피기반의 자기지시적 규칙의 규제적 영향력을 관찰할 수 있는 거리를 확보하기 위한 자기성찰적 인식 활용하기
- 두려움이나 과거에 회피했던 내적 경험을 유발할 만한 상황에서 기꺼이 가치기반 접근행동에 참여하기

치료관계는 정신과 의사가 심리적 유연성과 감정적 회복탄력성으로 이어지는 과정의 본을 보일 수 있는 강력한 수단이다.

정신과 의사가 지녀야 할 치료적 자세는 다음과 같다.

- 환자를 삶의 여정의 '길동무'로 수용함
- 정신과 의사와 환자는 동등한 존재임
- 겸손함과 솔직함
- 고통스러운 생활 여건을 다루는 환자의 전략에 대한 비판단적 호기심

≫ ACT 댄스 기술

비록 건강하고 수평적인 치료관계를 일구고 양성하는 것이 가장 중요하더라도, 정신과 의사는 세 가지 기본적인 치료적 과정을 반영하는 환자의 행동을 능숙하게 식별할 수 있어야 한다. 정신과 의사는 임상적 대화 중에 이러한 반응이 나타날 때 그 치료적 과정과 밀접히 관련된 구체적인 임상적 개입을 시행해야 한다. 이 절에서는 만성적인 불안 문제를 지니고 있는 젊은 기혼 남성의 사례를 통해 각각의 과정을 살펴보기로 한다.

≫ 맥락감수성과 효용성 촉진하기

정신건강 문제가 있는 환자는 대개 자신이 감정 및 행동 회피 패턴을 지속하게 하는 정신 규칙을 따르고 있다는 사실을 모른 채 악순환에 빠진다. 사회적으로 조건화된 환자의 방식은 나름대로 합리적임에도 불구하고 가치 있는 삶의 목표를 향해 나아가지 못하게 하는 덫으로 작용한다. 정신과 의사의 기본 임무 중 하나는, 환자가 문제행동이 나타나는 맥락을 자기성찰적으로 인식하게 한 뒤 회피 전략의 단기 및 장기적 결과를 객관적으로 평가하는 데 필요한 조망수용을 확립하도록 돕는 것이다. 어떤 전략이 효과가 있는지 알아보기 위해 기꺼이 시도해 보는 것은 회복탄력성이 있는 사람들의 특징이기도 하다. 이들은 한 가지 전략이 효과가 없으면 다른 전략을 시도한다. 효용성은 본질적으로 머리로 판단하는 것이 아니다. 논리적 이해의 영역이 아닌 것이다. 마음은 논리를 잘 만들어 내기 때문에 환자는 효과도 없는 '합리적인' 전략을 그대로 계속 실행해야 하는 이유를 충분히 가지고 있다. 환자가 효용성을 사회적으로 주입된 임의의 규칙이 아닌 수반성에 기반한 형태로 경험하기 위해서는, 자신이 사용하는 회피 전략에 직접적이고 경험적으로 접촉해야 한다.

정신과 의사는 환자가 이렇게 직접적인 접촉을 통해 회피 전략이 효용성이 없음을 깨달을 수 있도록, **창조적 절망감**creative hopelessness의 태도를 지니도록 돕기 위해 전략적으로 면담을 진행할 수 있다(Hayes et al., 2011). '절망감'의 전통적인 사용례와 달리, ACT에서는 환자에게 아무런 희망이 없다는 의미로 이 용어를 사용하지 않는다. 되려 환자가 계속해서 회피 전략을 사용하는 것이야말로 실패가 예견된 것이다. 환자가 일상적인 회피 전략에 머무르며 이를 반복해서 사용하는 한 계속 이전과 같은 결과를 얻게 될 것이다. 이론적으로 이러한 패턴은 무한히 지속될 수 있는데, 많은 환자는 수년에서 심지어는 수십년 동안 이러한 대응 방식을 유지하기도 한다. 일단 환자가 회피기반 대처가 쓸모없음을 이해하고 나면, 이러한 특별한 형태의 절망감은 환자가 회피를 '포기하도록' 촉진한다. 회피의 효과는 그동안에도 없었고 앞으로도 절대 없을 것이다. 이러한 인식은 환자가 효용성 없는 전략을 반복해서 계속 사용해야 하는 필요성에서 벗어나게 해 주고, 다른 전략을 실행할 수 있는 확률을 높인다. 그렇게 보면 잘 사용해 왔고, 익숙하며, 소중히 여겨 온 전략을 기꺼이 그만두고자 하는 의지야말로 개인적으로 훌륭한 창의성의 원천이 될 수 있다.

환자가 자신의 회피 전략에 대해 이야기하게 하는 것은 꽤 어려운 작업일 수 있다. 환자가 임상적 대화의 결과로 나타나는 고통스러운 생각과 감정, 그 외 다른 개인적 경험이 나타나는 것을 통제하는 데 집착할 수 있기 때문이다. 한편 정신과 의사는 회기 중에 효용성이라는 주제가 '활기를 띄도록' 환자의 고통스러운 내적 경험을 촉발하는 맥락적 원인을 적극적으로 탐색한다. 정신과 의사는 이때 반드시 환자가 현재의 순간을 다시 바라보게 하고 자기성찰적 인식을 조성함으로써 회기 중에 수용 전략을 시도하게 해야 한다. 다음의 대화가 보여 주듯이 불안을 지니고 있는 사람에게는 종종 불안을 경험하는 것 자체보다 불안에 대처하는 행동의 효용성에 초점을 맞추도록 방향을 재설정할 필요가 있다.

사례: 패트릭

정신과 의사: 당신은 여러 가지 상황에서 불안을 많이 경험하고 있고, 그 때문에 정말 힘드신 것 같네요.

패트릭: 네, 어떻게 해야 할지 모르겠어요. 불안을 절대 없애지 못할 것처럼 절망적일 때가 종종 있어요. 잠깐 나아질 때도 있지만 곧 다시 안 좋아지죠. 시간이 흐를수록 더 안 좋아지기도 해요. 지난 몇 달 동안은 정말 끔찍했어요. 점점 더 나빠지기만 했거든요.

정신과 의사: 최근에 어떤 일로 그렇게 괴로웠는지 말씀해 주실 만한 게 있을까요?

패트릭: 음, 수요일에 정말 안 좋았어요. 아내는 직장 때문에 출장을 자주 다니는데, 보통 아침에 저한테 전화를 해 주면 모든 게 순조롭다고 생각하죠. 그런데 어제는 아내가 전화를 안 했어요. 정말 미치도록 불안했어요. 일어날 수 있는 안 좋은 일들을 죄다 떠올리기 시작했죠. 끔찍한 교통사고를 당한 것은 아닐까? 어쩌면 죽은 것은 아닐까? 뭐 이런 생각들이요. 아내에게 무슨 일이 생기면 어떻게 해야 할지 모르겠어요. 그러다 이런 생각이 터무니없다는 것을 깨달았어요! 점심때쯤에 드디어 아내와 연락이 닿았어요. 핸드폰이 고장 난 거였더라고요. 제가 생각했던 게 그냥 다 걱정일 뿐이었던 거예요! 어떻게 해야 할지 모르겠어요.

정신과 의사: 실제로는 뭘 하시나요?

패트릭: 무슨 말씀이세요? 전 불안하기만 해요, 미칠 것 같다고요!

정신과 의사: 글쎄요, 저도 당신이 그런 느낌에 굉장히 짓눌려 있다는 걸 압니다. 이런 식의 경험을 수없이 많이 해 왔죠. 제가 궁금한 건, 불안이 진짜 세게 당신을 덮칠 때 뭘 시도하시는지 하는 겁니다. 이를테면 어제 같은 경우에, 아내분이 아침에 전화를 안 했고 당신은 불안해지기 시작했어요. 어제 그 일이 발생했을 때 당신은 뭘 했나요?

패트릭: 당연히 아내한테 전화하려고 했죠. 몇 시간 동안이나 아내와 연락하려고 시도했어요. 전화 달라고 문자 메시지도 보냈고요. 아내 직장에도 전화했는데 그 사람들도 딱히 알고 있거나 아내한테 들은 게 없었어요. 그 때문에 불안이 더 심해졌어요. 오전 내내 아내한테 전화를 하다가 마침내 점심 시간에 아내하고 통화가 됐어요. 저도 제 행동이 이상한 걸 알아요. 아내 핸드폰이 고장난 것 말고는 아무 일도 벌어지지 않았으니까요.

정신과 의사: 아내분이 전화를 하지 않으면 당신은 점점 더 불안해지고, 다양한 방식으로 아내분과 연락하려고 애쓰시는군요. 만약 아내분이 훨씬 더 빨리 전화를 받았다면 어땠을까요?

패트릭: 아, 그럼 기분이 훨씬 나아졌겠죠. 그럼 당연히 안심이 되니까요.

정신과 의사: 당신이 아내분과 연락이 닿으려고 애쓰고 전화하는 그 모든 이유는 결국 그런 것들이 당신을 안심시키기 때문이라고 봐도 될까요?

패트릭: 음, 네, 그런 것 같아요. 선생님도 아시다시피 전 불안을 못 견디거든요.

정신과 의사: 그렇군요. 불안이 느껴지는 다른 상황들에서도 비슷한가요?

패트릭: 네, 되게 많은 상황에서 그래요. 이를테면 저 혼자 아들을 돌봐야 할 때도 그래요. 애가 다섯 살인데요, 바로 집 근처에 있는 놀이터에서 동네 애들이랑 노는 걸 좋아하거든요. 그럼 전 무슨 일이 있는지 보려고 거의 항상 아이와 같이 나가려고 해요. 집에서 처리할 일이 있을 때도 아들은 나가서 놀고 싶어 하죠. 사실 놀이터는 정말 안전하고 아내는 아들이 거기서 혼자 놀 만큼 충분히 컸다고 생각하지만, 전 그럴 때 정말 불안해요. 혹시 애한테 무슨 일이 생기면 어쩌죠? 만약 안 좋은 일이 생기면 절대 저를 용서하지 못할 거예요.

정신과 의사: 그럼, 그 상황에서는 뭘 하시나요?

패트릭: 제가 아들과 같이 나가지 못하면 어떻게 하냐고 물어보시는 거죠? 음, 쉴 새 없이 창문 앞에서 왔다 갔다 하면서 아들이 안전하게 잘 있는지 확인해요. 미쳤죠. 진짜, 다른 건 하나도 못해요. 차라리 나가서 놀이터 의자에라도 앉아 있으면 나을 텐데요.

정신과 의사: 창문 앞에서 왔다 갔다 하면서 확인하시는 이유는 뭐죠?

패트릭: 당연히 아들이 안전한지 보려는 거죠.

정신과 의사: 아들이 안전한 것을 보면 어떤 느낌이 드세요?

패트릭: 음, 잠깐 동안 안심이 돼요.

정신과 의사: 어떤 패턴인지 알 것 같네요. 제가 이해한 게 맞는지 한번 들어 보세요. 먼저 당신이 어떤 일로 불안해지면, 당신은 불안감을 없애서 스스로를 진정시키려고 무언가를 합니다. 이런 방식으로 작용하는 게 맞나요?

패트릭: 네, 그런 것 같아요. 그런 식으로 생각해 본 적은 없었는데 선생님 말씀을 들어 보니 그게 제가 시도하고 있는 게 맞는 것 같아요.

정신과 의사: 그런 식으로 행동하는 건 얼마나 도움이 되나요? 불안한 게 좀 줄어드나요?

패트릭: 네, 잠깐은요. 아들이 안전한 걸 볼 때 불안한 게 줄어드는 게 느껴져요.

정신과 의사: 짧게는 효과가 있군요. 적어도 잠깐은요. 하지만 장기적으로 보면 어떨까요? 아들을 확인하기 위해 끊임없이 계속 창문 앞을 서성인다고 말씀하셨죠. 그럼 이 전략으로 불안을 장기적으로 없앨 수 있나요?

패트릭: 아니요, 그렇지는 않은 것 같아요. 계속 효과가 있었으면 그렇게 창문 앞에서 끊임없이 계속 왔다 갔다 하지는 않았겠죠. 그건 아주 잠깐 동안만 효과가 있는 것 같아요.

정신과 의사: 아내분의 안전에 대해 불안해하는 것과 똑같은 패턴인 것 같네요. 원하는 만큼의 안도감을 느끼기 위해 계속해서 전화를 거시잖아요. 하지만 다음날이 되면 또 같은 일을 반복해야 되고요, 맞나요?

패트릭: 네, 아내에게도 똑같은 일을 하고 있는 것 같아요.

정신과 의사: 마치 안심하기 위해 절대 멈추지 않는 쳇바퀴를 끊임없이 굴리는 것 같네요.

패트릭: 네, 이젠 지쳐서 두려움을 통제할 수 있다는 희망도 전혀 없어요.

정신과 의사: 어쩌면 희망이 없는 건 당신이 아니라, 안심하기 위한 전략일지도 모릅니다. 이런 패턴으로 지내는 한 불안은 여전히 큰 문제로 남아 있게 될 거예요. 불안이 일시적으로 미뤄지더라도 얼마 안 돼서 곧바로 되돌아올 게 확실해요.

패트릭: 선생님 말씀이 맞는 것 같아요. 하지만 그거 말고 달리 뭘 해야 할지 모르겠어요. 수렁에 빠진 기분이에요.

정신과 의사: 음, 지금 시점에서는 대안적으로 할 만한 것이 명확하게 생각이 안 날 수 있습니다. 하지만 이거 하나는 확실해요. 만약 당신이 지금까지 해 왔던 대로 똑같이 한다면, 지금까지 경험한 것과 정확히 똑같은 결과를 얻을 거라는 거죠.

이 대화에서 나타나듯이, 환자는 '자신을 안심시키려고 노력하는 것'을 자연스럽고 정상적인 할 일이라고 가정하고 있다. 그는 아마 오랜 시간 동안 친구나 가족들에게 불안이 '문제'라는 비슷한 조언을 들었을 것이다. 그래서 전략 자체에 전혀 의문을 품지 않으며, 그 전략을 실행하는 동안에는 다른 전략을 활용하지 않을 것이다. 정신과 의사는 패트릭이 이러한 깨달음과 직접 접촉해서 다른 전략을 활용할 수 있는 가능성이 생기기 바란다. 그래서 환자가 이런 식으로 불안을 극복하려는 방법이 효용성이 없다는 것과 접촉하는 데 도움을 주고자 노력한다. 정신과 의사는 또한 다른 지형학적 층위에 있지만(창문을 통해 확인하기, 아내에게 전화하기 등) 사실상 같은 기능을 하는(불안을 감소시키기) 전략을 연결한다. 통제와 회피 전략은 대부분의 인간 사회에서 확고히 자리 잡고 있는 것으로, 대부분의 환자가 비슷한 기능을 하는 상당히 광범위한 회피 전략을 가지고 있을 것이다.

우리는 이 대화에서 일어난 일을 A-B-C 프레임워크로 분석할 수도 있다. 정신과 의사는 패트릭의 회피행동(B)과 현실 속 결과(C) 간의 관련성에 대화의 초점을 맞췄다. 불안과 관련된 회피 규칙(선행조건, A)과 회피행동을 구체적으로 실천하는(B) 것을 촉발하는 상황 간에도 은연중에 관계가 형성된다. 패트릭은 아무 때나 불안해지는 게 아니다. 그의 불안은 사랑하는 사람들에게 안 좋은 일이 발생하는 것과 같은 특별한 상황에서 촉발되며, 그의 반응은 그런 상황에서 드는 감정을 통제하려는 욕구에서 비롯된다. 정신과 의사가 환자로 하여금 효용성 없는 행동 패턴에 대한 관점을 형성하는 능력을 공고히 하도록 도와주기 위해서는, 환자 스스로 자신이 무슨 행동을 하고 있고 행동의 목적은 무엇이며 행동의 단기 및 장기적 결과가 무엇인지를 인식하도록 해야 한다.

성공의 팁

맥락감수성은 환자가 특정한 생활 맥락에서 자신의 반응을 인식하고, 상황적 촉발요인과 그러한 반응의 단기 및 장기적 결과를 인식함을 의미한다.

결과는 주어진 맥락에서 환자가 이상적으로 바라는 일이 무엇인지에 따라 부정적이거나 긍정적인 것으로 측정된다. 이는 확고한 개인적 믿음과 가치를 반영하는 경우가 많다.

효용성을 증진하기 위해서는 환자가 마음속 회피 규칙을 따름으로써 얻는 회피 전략의 결과가 아닌, 회피 전략을 실행한 실질적 결과에 대한 자기성찰적 인식과 조망수용을 연습해야 한다.

효용성은 지적인 차원에 머무르지 않으며, 환자가 회피와 직접 접촉하도록 도움으로써 수반성에 기반한 새로운 규칙을 생성한다.

창조적 절망감을 증진하기 위해서는 환자가 과거에 실패했고 앞으로도 절대 성공할 리 없는 회피기반 전략을 사용하고 있음을 깨닫도록 도와줘야 한다.

환자의 회피 전략 및 그 효용성을 분석할 때는 단기 및 장기적 결과를 모두 살펴봐야 한다.

일부 회피 전략은 실제로 단기적으로는 고통을 감소하지만 장기적으로는 더 높은 수준의 고통을 유발한다.

개방성 증진하기

앞서 기술한 대로 인간이 쉽게 빠지는 행동적 함정의 핵심은, 효용성 없는 특정한 자기지시와 연관된 회피 전략을 반복적으로 사용하는 것이다. '마음' 또는 '내부의 조언자'가 환자에게 특정한 상황에서 행동하라고 이야기하는 무언의 자기지시적 대화를 관찰함으로써 이러한 언어적 규칙을 감지할 수 있다. 규칙을 정한 학습력이 오랫동안 많은 변화를 거쳐 온 탓에 이러한 규칙은 명시적이기보다는 암묵적일 수 있다. 이러한 정신 규칙에 따라 반응하는 것은 매우 습관적으로 이루어질 수 있다. 문제는 환자가 규칙을 정하는 것이 아니라 규칙을 **따른다는** 것이다. 환자는 습관적인 자기지시로부터 안전한 관찰 거리를 만들지 못하기 때문에 자기지시가 환자의 행동에 통제력을 행사한다. 환자가 과잉동일시한 자기지시적 규칙은 역기능적 행동 전략에 대한 통제력을 행사한다. ACT에서는 바로 이러한 통제의 체인chain을 무효화하는 것에 중점을 둔다. ACT에서 개방성의 치료기전은 환자가 내적 경험으로부터 자신을 분리함으로써 효용성 없는 자기지시적 규칙을 덜 따르도록 가르치는 것이다. 이 새로운 훈련의 성공 여부는, 환자가 지금 여기에 존재하기 위해 괴롭고 원치 않는 내적 경험에 접촉해야 할지라도 내부에서 벌어지고 있는 일에 주의를 기울여 '지금 여기'에 존재할 수 있는 능력에 달려 있다.

현재 순간 활용하기

두 개의 기본적인 상징적 맥락이 정신과 의사와 환자의 임상적 대화의 수준을 결정한다. 첫 번째 맥락은 지금 여기에서의 정신과 의사와 환자의 상호작용이다. 지금 여기에 존재하는 것은 개인적 경험에 열린 마음으로 존재하는 데 가장 중요한 구성요소다. 환자가 지금 여기에 존재할 때는 부지불식간에 마음의 회피기반 자기지시를 따르게 될 가능성이 훨씬 줄어든다. 대신 규칙을 관찰할 수 있는 거리를 확보하여 개인적 가치에 기반한 행동을 선택할 수 있다. 2장에서 언급했다시피 현재 순간의 인식(지금 여기에 존재하기)은 자동차의 와이퍼와 같다. 와이퍼는 좌우로 왔다 갔다 하면서 앞유리에 있는 빗물을 닦아 내 운전자가 앞을 선명하게 볼 수 있도록 해준다. 이와 마찬가지로 현재 순간의 인식은 한편으로는 환자가 회피기반 자기지시가 삶을 제약하는 영향력을 닦아 내고, 다른 한편으로는 더 부드럽고 자신에게 자비로우며 가치에 기반하여 자신의 경험과 직접 접촉할 수 있게 해 준다. 실제로 정신과 의사가 환자가 지금 여기에 존재할 수 있는 능력을 체계적으로 양성하지 못하면, ACT의 세 가지 치료적 과정의 영향력이 모두 심각하게 줄어들게 될 것이다(Strosahl et al., 2015).

임상적 대화에 반드시 포함해야 하는 두 번째 맥락은 환자와 정신과 의사의 상호작용 밖에서 환자가 경험하는 모든 사건 · 상황 · 상호작용이다. 여기에는 오래전부터 최근까지의 역사적 사건(거기/그때)에 대해 이야기를 나누고, 아직 도달하지 않은 미래를 내다보는 것(지금/여기)이 포함된다. 환자는 상담 · 건강검진 · 치료 회기가 끝난 뒤 이러한 맥락으로 돌아갈 것이다. 정신과 의사는 환자가 떠난 뒤에 벌어지는 일을 직접 다루거나 통제하지 못한다.

이 두 가지 맥락은 반드시 이해하고 있어야 한다. 이 맥락들은 정신과 의사가 발휘하려고 하는 영향력에 대한 근본적인 딜레마를 보여 준다. 정신과 의사는 오직 첫 번째 맥락에 대해서만 영향력을 발휘할 수 있지만, 실제로 환자가 변화시키기 바라는 것은 두 번째 맥락인 실제 생활일 것이다. '바깥' 세계에 대해 이야기할 때 정신과 의사는 단지 환자(혹은 중요한 주변 사람들)의 구두 보고에 의존할 뿐이다.

따라서 정신과 의사가 두 번째 맥락에서 환자의 행동에 영향을 끼치기 위해서는 통제 가능한 첫 번째 맥락을 어떻게 활용하는지가 관건이 된다. 정신과 의사는 두 개의 맥락을 의미 있게 연결하기 위해 임상적 대화의 즉시성immediacy을 통해 환자가 사용하는 효용성 없는 행동이 '바깥' 세계에도 존재함을 상기한 뒤, 환자가 대안적으로 사용할 수 있는 새로운 반응의 본을 보이고 환자에게서 이를 조성해야 한다. ACT에서의 임상적 대화는 일종의 노출기반 모의 훈련 방식으로 이루어진다는 점이 중요하다. 바로 이 때문에 정신과 의사는 치료실 밖에 있는 환자의 생활 맥락을 정확한 모습으로 포착하는 데 초점을 맞춰야 한다. 노출기반 모의 상황은 환자가 '바깥'에서 활용하는 것을 정확히 재연할 수 있도록 상당히 합리적이고 정확해야 한다. 환자는 이를 통해 상담에서 새로 배운 기술을 실제 상황에서 일반화할 수 있어야 한다. 효용성 없는 행동에 대해 이야기하는 것은 환자가 회기 중에 그런 행동에 참여하게 하는 것만큼 유용하지는 않다. ACT는 이 맥락에서 나타나는 대부분의 괴로움을 회피기반 자기지시에 따른 결과로 개념화하기 때문에, 정신과 의사는 환자가 회피적 자기지시를 촉발하는 고통스러운 내적 경험과 접촉하기 바란다. 의사는 환자가 회피적인 자기지시적 규칙을 인식하고 관찰할 수 있는 거리를 확보하기 위해 현재 순간을 알아차릴 수 있도록 한다. 따라서 정신과 의사는 회피의 순간을 포착할 뿐만 아니라 임상적 관점에서 그것을 활용할 수도 있어야 한다. 정신과 의사는 회피의 징후를 보이는 환자의 언어 및 비언어 행동의 자발적 변화를 곧바로 인지할 수 있어야 하고, 현재 순간의 인식을 유발하고 증폭하는 언어적 지시에 능숙해야 한다.

임상 도구 20: 현재 순간의 인식을 이끌어 내고 다루는 데 유용한 표현

패트릭: 이게 효과가 없는 걸 알 수 있어요. 불안해요, 뭔가 파국적인 일이 생길까 봐 겁나요. 진정하려 애써 보지만, 그래 봤자 아무 소용이 없다는 걸 알아요. 예전에 비해 문제가 더 심해진 것 같아요. 지난 몇 주 동안에는 잠들기도 힘들었어요. 잠자는 게 얼마나 중요한지, 수면장애가 어떻게 몸에 영향을 끼쳐서 많은 문제를 만들어 내는지에 대한 기사도 읽었고요. 선생님은 어떻게 생각하세요? 제가 이 난장판에서 벗어날 수 있게 도와주실 수 있나요? 다른 약을 먹어야 할까요?

정신과 의사: 지금 무슨 일이 일어나고 있나요?

패트릭: 그게 무슨 말씀이세요?

정신과 의사: 우리가 불안에 대해 이야기를 나누고 있는 바로 지금, 이 방에서 당신의 불안 수준이 올라가는 것 같은 느낌이 들어서요.

패트릭: 네, 뭘 해야 할지 모르겠어요. 견딜 수가 없어요.

정신과 의사: 지금 당신은 불안을 낮추기 위해 자신을 진정시킬 방법을 찾고 있다고 봐도 될까요?

패트릭: 글쎄요……, 네.

정신과 의사: 그러니까 지금 여기서 당신이 늘 하던 것 중 하나를 하신 거죠? 불안이 나타나고, 당신은 자연스럽게 전에 했던 행동을 합니다. 자신을 진정시키려고 스스로 애쓰거나 제가 안심시켜 주기 바라죠.

패트릭: 네, 늘 그래요.

정신과 의사: 당신의 경험은 뭐라고 말을 하나요? 그게 도움이 되나요?

패트릭: 아니요, 도움이 안 돼요. 더 안 좋아질 뿐이에요. 마치 휘발유를 부어서 불을 끄려고 하는 것 같아요.

정신과 의사: 당신의 몸을 스캔하거나 당신의 마음이 바로 지금 하고 있는 것을 지켜보는 방법 등을 활용해서 불안이 어떤 느낌인지 알아차릴 수 있을까요?

패트릭: 뭔가 해야 할 것 같은 느낌이 드는데, 가만히 앉아 있기도 힘들고 아무것도

못하겠어요. 그냥 돌아다니면서 긴장을 풀고 싶어요. 정말 끔찍한 느낌이에요. 제가 뭘 해야 하죠?

정신과 의사: 좋은 질문입니다. 도움이 될 수 있는 말을 어떻게 해야 할지 모르겠네요. 혹시 평소 같으면 안 했을 만한 걸 해 보는 건 어떨까요? 불이 났을 때 당장 끄려고 노력하지 않고 그대로 둔 채로 그냥 바라보면서 무슨 일인지 알아차리는 것처럼요. (말을 멈추며, 패트릭이 뒤로 기댄 채 혼란스러워 하는 것을 알아차린다.) 어쩌면 지금 당신이 하고 있는 그런 거요?

이 대화에서 정신과 의사는 패트릭의 불안 수준이 충분히 높아지도록 부추겨서 평소의 회피 전략을 촉발한다. 정신과 의사는 패트릭이 모습을 드러내고 있는 개인적 경험을 '그저 알아차릴' 수 있도록, 부드럽지만 구체적인 지시를 통해 지금 여기에 머물러 있도록 한다. 패트릭은 알게 모르게 순간순간 이러한 경험을 피하지 않고 수용하는 방법을 배우게 된다. 정신과 의사는 ACT 댄스의 스텝을 밟으며 이러한 사례에 촉각을 곤두세울 것이고, 이를 환자가 매 순간 고통스럽고 원치 않는 생각의 흐름에 개방될 수 있는 능력을 향상시키는 데 활용할 수 있다.

규칙 재공식화하기

다시 한번 강조하겠다. 회피 전략은 대부분 문화권에서 너무나 만연해 있는 터라, 정신과 의사가 조건만 적절하게 조성하면 정신과 상담 중에 이런 회피 전략을 사용하려는 충동을 억제할 수 있는 환자는 거의 없을 것이다. 회피 전략을 촉발하는 대부분의 회피행동과 규칙지배적 정신적 행동은 과잉학습되고 습관적인 속성을 지니고 있다. 회피하려는 움직임은 고통스럽고 원치 않는 개인적 경험을 할 때 거의 조건반사적으로 나타난다. 그래서 회기 중에 환자가 특징적인 회피행동을 드러내게 하는 것은 어렵지 않다. ACT 관점에서 볼 때 이것은 정신과 의사가 강력하고 오래 지속되는 환자의 행동 변화를 촉진할 수 있는 황금 같은 기회다. 이러한 결과를 얻기 위해서는 회피를 뒷받침하는 규칙을 수용과 접근행동을 장려하는 규칙으로 바꿔야 한다. 이것은 ACT 작업에서 가장 힘에 부치는 작업이기도 하다. 그렇게 변환할 수 있는 방법이 항상 명확하지는 않기 때문이다. 정신과 의사가 이런 방향으로 노력하는 것을 도와줄 만한 몇 가지 일반적인 원리가 있기는 하지만, 모든 경우에 들어맞는 빠르고 강력한 규칙은 존재하지 않는다.

임상 도구 21: 규칙 재공식화(재구조화) 워크시트

회기 중에 문제행동을 끌어내야 하는 필요성은 지속적인 변화를 유발하는 규칙 재구조화의 전제조건일 뿐만 아니라, ACT에서 경험적 연습을 활용해야 하는 주된 근거이기도 하다. 경험적 연습은 정신과 의사가 환자의 문제행동을 이끌어 낸 다음 상호작용을 통해 더 효과적인 대안적 전략의 본을 보일 수 있는 방법이다. 다음에 나오는 대화에서 정신과 의사는 회피행동을 다루기 위해 의도적으로 지금 여기에서 그것을 이끌어 낸다.

정신과 의사: 어제 일로 돌아가 보죠. 아내분이 기대와 달리 전화를 안 했을 때 당신이 불안해지고 있다는 걸 알아차린 첫 번째 조짐은 무엇이었나요?

패트릭: 뱃속에서 소름이 돋는 느낌이요…….

정신과 의사: 소름이 돋는다고요……. 순식간에 그런가요?

패트릭: 네, 천천히 시작돼요. 하지만 제가 확인 전화를 할 때 아내가 안 받으면 순식간에 폭발해요.

정신과 의사: 그럼 처음에는 천천히 소름이 돋다가 당신이 확인 전화를 걸었을 때 아내분이 안 받으면 그때 폭발하는 건가요?

패트릭: 맞아요.

정신과 의사: 뱃속에서 소름이 돋는 걸 더 가까이서 관찰한다면, 또 무엇을 알 수 있을까요?

패트릭: 뱃속에서 가장 강하게 나타나기는 하지만, 온몸에서 다 느낄 수 있어요.

정신과 의사: 그 소름 돋는 느낌이 당신에게 전하는 메시지는 뭘까요?

패트릭: 위험하다는 것 같아요. 무언가 일어나고 있다는……, 아시다시피 저는 이 느낌을 되게 많이 경험했어요. 이게 어디를 향해 가는지도 알고요.

정신과 의사: 어디로…… 가나요?

패트릭: 점점 안 좋아지면서 폭발을 향해 가죠.

정신과 의사: 아까 우리는 진정하기 위해 노력하는 것에 대해 이야기를 나눴어요. 소름 돋는 게 시작되고 뱃속에서 그 메시지를 받으면, 스스로를 진정시키기 위해 뭘 하시나요?

패트릭: 숨을 천천히 쉬면서 호흡을 조절하려고 노력하고, 모든 게 다 괜찮다고 말해요. 아내가 나중에 전화할 거라고요. 하지만 효과가 없어요. 더 안 좋아질 뿐이죠. 저는 아내와 통화하려고 시도하고, 아내는 전화를 안 받고, 그러다 확 돌아 버리는 거죠.

정신과 의사: 그럼 그 소름 돋는 느낌은 당신이 안 좋아지고 있다는 말을 하고 있고, 당신은 스스로를 진정시키려고 애쓰지만 소용이 없어서 '진정시키는' 것의 다음 단계로 아내분에게 전화를 하고, 그것마저도 소용이 없는 거로군요. 그때 '폭발'이라고 말씀하신 게 나타나는 건가요?

패트릭: 네, 정확해요.

정신과 의사: 그 폭발에 정신적인 것도 포함되나요? 아내분이 교통사고 당하는 장면이 떠오른다고 말씀하셨던 것 같아서요.

패트릭: 네, 나쁜 건 다 떠올라요.

정신과 의사: 그게 어제는 교통사고였군요?

패트릭: 네, 아내한테 무슨 일이 생겼다고 생각할 때 나타나죠. 아내가 운전을 많이 하거든요.

정신과 의사: 당신이 겪는 이런 과정이 마치 극장에서 상영하는 일종의 스릴러 영화 같기도 하네요. 먼저 영화가 시작할 때의 불길한 음악처럼 소름이 돋고, 당신은 뭔가 진행되고 있다는 걸 알아요. 그리고는, 빰! 뭔가 일어나죠.

패트릭: (약간 웃으며) 네, 그런 것 같네요.

정신과 의사: 저는 그게 일종의 영화, 그러니까 마음속 영화처럼 작동한다는 생각이 들어요. 너무 리얼하게 느낀 나머지 거기에 빠져드는 거죠. 뱃속에서 소름 돋음, 불길한 음악, 그리고…….

패트릭: 제가 뭘 했으면 좋으시겠어요? 빠져들지 않는 거요?

정신과 의사: 그냥 관람하는 거요. 음악을 들으면서 영화가 상영되도록 두는 거예요. 그건 마음속 영화니까요! 영화를 끄려고 하지 않을 때 무슨 일이 생기는

지 한번 보세요. 극장을 떠나지도 않고, 반응을 가라앉히려고 노력하지도 않는다면요.

패트릭: 그런다고 폭발이 안 일어날까요?

정신과 의사: 그럴 수도 있고 아닐 수도 있죠. 설령 폭발이 일어나더라도 그대로 의자에 앉아 계시면 됩니다. 그건 여전히 마음속 영화일 뿐이니까요.

이 대화에서 정신과 의사는 환자가 없애기 바라는 불쾌한 감정에 열린 마음으로 직접 접촉하도록 도와준다. 이는 두려움을 느끼는 경험의 속성을 물어봄으로써 가능한데, 이에 대해 패트릭은 오직 경험에서 거리를 둔 관찰적 입장에서만 대답할 수 있다. 이러한 유형의 임상적 개입은 두 가지 목표를 가진다. 첫째, 정신과 의사는 환자의 문제가 '바깥' 세상에서 작용하는 방식을 강력히 개념화하기 위해 지금 여기에서의 맥락에서 환자에게 실제 일어나고 있는 일을 탐색하려고 시도한다. 둘째, 이 개입의 노출기반 구성 요소는 은유적으로 전달된 새로운 규칙(즉, 좌석에 계속 앉아 있음)을 만들어 낸다. 이 규칙은 그가 회피할 필요 없이 자신의 경험과 직접적으로 접촉하는 방법을 더 잘 배우게 해 준다.

바로 이 초연하고, 비판단적이며, 비반응적인 형태의 인식이 우리가 **개방성**이라고 부르는 것이다. 이론적 관점에서 보면 관찰 거리를 확보함으로써("그것은 한편으로는 나이기도 하고 다른 한편으로는 나의 반응이기도 하다.", "나는 지금 드는 생각과 느낌보다 더 큰 존재다."), 즉각적인 반응 이외의 요인이 대응방식에 영향을 끼칠 가능성은 높이고 회피기반 자기지시가 행동에 영향을 끼칠 가능성은 낮춘다. 그의 상황을 '마음속 영화'라는 은유로 지칭함으로써 그 순간 무엇을 알아차리더라도 그가 선택하는 행동과 경험적 '거리'를 두게 만든다. 이런 방식으로 환자의 생각과 느낌을 은유적으로 이야기하는 것은 개방성을 증진하는 핵심 전략으로, 인간 존재와 마음의 상징적 활동 사이의 틈을 벌린다.

역사를 이해하기

ACT 모형에서 환자의 개인력에 대해 무엇을 할 것인지에 대한 질문은 복합적이고 일견 모순적이기도 하다. 사람은 특정한 역사적 사건들을 연결하여 의미를 만드는,

일명 '개념적 자기conceptual self'를 구성할 수 있는 인지 능력을 가지고 있다. 개념적 자기는 현재의 자신으로 존재하게 한 '삶의 역사'를 설명하기 위해 만들어 가는 자기 서사다. 사교 모임에서 "당신에 대해 말씀해 주세요."라는 요청을 받으면 그 상황에 부합하는 특정한 버전의 개념적 자기서사가 나온다. 이렇게 고도로 특화된 방식으로 개인력을 재구성하고 요약하는 능력이 없다면 우리는 어떤 사회 집단 안에서도 효과적으로 기능하지 못할 것이며, 특히 오늘날처럼 복잡한 사회에서는 더욱 그럴 것이다. 이러한 독특한 능력에는 부작용이 있다. 바로 개념적 자기와 관련된 오래된 회피기반 자기지시적 통제가 현재 순간에 영향을 끼칠 수 있다는 것이다. 환자는 현재의 이슈를 설명하기 위한 목적으로 오래전에 있었던 사건들에 대해 이러한 의미 부여 능력을 활용할 수 있다. 이렇게 구성된 자기서사는 지시적 통제의 파괴적인 형태로 쉽게 선제 작용을 할 수 있다. 흔히 하는 표현으로, 환자는 '자기충족적 예언'을 실현하는 도구로 자기서사를 활용할 수 있다.

특히 과거에 정신치료를 받았던 환자가 흔히 하는 질문 중 하나는 오래전에(아마도 어린 시절까지 거슬러 올라가는) 있었던 삶의 사건들에 대해 이야기하는 것이 중요한가 하는 것이다. 환자는 자기서사의 파급력으로 인해 몇몇 지배적인 회피 전략을 오랫동안 실천해 왔을 수 있다. 오랫동안 학습한 내력이 환자의 행동에 어떤 식으로든 영향을 끼치고 있을 가능성이 높지만, 개인력에 대한 '통찰'을 발달시킨다고 해서 꼭 차이를 만들어 낸다는 보장은 없다. 이 장의 앞부분에서도 언급했지만 환자가 꾀하는 모든 변화는 지금 여기에서 나타나기 때문에, 흥미로운 과거의 모든 내용이 전부 도움이 되지는 않을 것이다. 역사는 한 방향으로만 흐르며 우리에게는 그것을 바꿀 수 있는 방법이 없다. 아무리 분석을 많이 한다고 해도 환자가 역사적으로 학습한 자동적 반응으로부터 벗어나게 하지는 못할 것이다.

당장 어제 있었던 일도 역사다. 어제든 40년 전이든 그때 무슨 일이 있었는지 이해하기 위해서는 오직 환자의 언어적 보고에 의존할 수밖에 없다. 따라서 맥락적 관점에서 보면, 지금 여기에서 정신과 의사와 함께 있을 때 일어나는 일과 환자가 상담 회기 밖에서 경험하는 일, 이렇게 두 가지만 의미 있게 구분할 수 있다. ACT에서 흔히 말하는 것처럼 "사람들은 행동으로 의사를 표현한다". 활력 있는 삶을 위해 가장 중요한 것은, 역사적으로 학습된 반응을 지닌 채 현재 펼쳐지는 일상적 맥락에서 효과적으로 살아가는 것이다. 엄밀히 말하면 개인력의 흔적이 지금 이 순간에 효과적으로 행동하는 데 장애물로 작용하지만 않으면 문제될 것이 없다. 하지만 개인력이 장애물로 작용한다면 ACT 임상적 개입의 중요한 대상이 된다.

현재 상황의 무언가가 환자로 하여금 정신과 의사를 찾아가게 만들었고, 그런 의미에서 환자의 학습 이력의 흔적이 지금 삶에서 중요한 일을 못하게 막고 있는 것인지도 모른다. 정신과 의사는 회기 중에 기능적이고 맥락적인 면담 도구들을 활용할 수 있다. 정신과 의사는 현재 환자의 생활 맥락뿐만 아니라 오랫동안 지녀 왔을 문제적 회피 전략이나 괴로운 증상의 궤적에 대해서도 관심을 가진다. 한편, 더 오래전에 발생한 중요한 생활 사건일수록 환자가 그와 관련된 모든 내용을 정확하게 회상할 가능성이 낮다는 점 또한 명심해야 한다. 정신과 의사는 환자가 현재의 반응을 설명하고 정당화하기 위해 사용하는 특정한 유형의 자기서사를 포착한다. 특히 현재의 반응이 역기능적이어서 환자가 이를 설명하거나 정당화해야 할 필요가 있으면 더 그렇다. 이러한 자기서사는 이러한 문제들이 다른 사람에게 공개될 때 환자의 개인적 문제를 논의해야 하는 요구에 부응하기 위해 만들어진 것이다.

정신과 의사는 계속 호기심과 개방성의 본보기를 보인다. 그때 무슨 일이 일어났는가? 환자에게 그 상황은 어땠는가? 환자가 기억하는 생각이나 감정, 기억, 충동, 감각은 무엇인가? 환자는 어떻게 반응했는가? 그것의 단기 및 장기적 결과는 무엇이었는가? 이런 질문은 정신과 의사와 환자 사이에 유대감을 형성하며, 환자가 경청되고 인정받는다는 느낌을 갖게 만든다. 환자의 설명이 과학적 의미에서 정확하고 사실적인지는 중요하지 않다. 그것이 기능적으로 중요한 이유는 지금 여기에서 환자가 최선의 일상생활을 누리지 못하게 방해하는 자기지시적 규칙을 포함하고 있기 때문이다.

다양한 형태의 PTSD에서 볼 수 있듯이 환자에게 호기심, 개방성, 비판단적 태도로 다가가는 것은 환자가 현재 삶의 내용에 의해 촉발된 과거를 생생히 경험할 때 특히 더 중요하다. 설령 이러한 반응이 역사적으로 습득한 기억에서 비롯된 것이라 할지라도 여전히 지금 여기에서 일어나는 것으로 간주할 수 있다. 지금 여기에서의 이러한 경험은 오래전에 학습한 습관적인 역기능적 반응을 촉발할 수 있다. 우리는 이를 **내재된 자기지시**embedded self-instructions라고 부른다. 내재된 자기지시는 그것에 의미를 부여하는 자기서사 안에 존재하기 때문에 접근하기 쉽지 않다. 그래서 환자는 내재된 자기지시가 배후에서 작동하고 있는 것을 모를 때가 많다. 내재된 자기지시는 시간적으로 오래전에 발생했기 때문에 흔히 환자가 따르는 회피 규칙의 '상류'에 자리한다. 내재된 지시를 치료적 대화 안에서 어느 정도로 다뤄야 하는지는 실용적으로 고려해야 할 부분이다. 앞으로 일어날 변화에 그것이 필요한가? 그럴 때도 있고 아닐 때도 있을 것이다. 정신과 의사는 앞서 나왔던 불안한 환자 패트릭과의 임상적 대화를 통해, 내재된 자기지시가 불안뿐만 아니라 불안을 회피해야 할 필요성까지 심화시키지는 않는지 의심한다.

정신과 의사: 만약 아내분께 정말 심각한 일이 생긴다면 어떠실 것 같나요? 대부분 사람은 당연히 배우자에게 심각한 일이 생기는 것을 매우 큰 문제라로 여기는데요, 그런 수준을 넘어서 당신이 특별히 더 힘든 게 있을까요?

패트릭: 만약 아내한테 안 좋은 일이 생기면 제가 어떻게 극복할 수 있을지 모르겠어요. 제 삶은 피폐해질 거예요. 확실해요. 아내한테 그런 일이 생기면 저는 절대 극복할 수 없을 거예요.

정신과 의사: 언제 처음으로 당신이 독립적 존재로서 중대한 생활 사건이나 상실을 감당하기에 너무 벅차다고 느끼셨나요? 삶의 반려자를 잃고 싶은 사람은 아무도 없을 겁니다. 누구나 그런 일은 견디기 힘들죠. 그래도 좀 더 일반적인 관점에서 볼 때 당신이 언제 처음으로 담대함에 의문을 가지기 시작했는지 기억하시나요? 자기 주관대로 살아야 하는 상황에서도 그럴 수 없다고 느낀 적 말이에요.

패트릭: 처음으로 그랬던 적이요? 흐으으음…… (침묵) 아마 6학년이나 7학년쯤이었던 것 같아요. 저는 당시 유행하던 색깔 있는 스니커즈 신발을 사려고 잔디를 깎으면서 용돈을 모았죠. 제가 스니커즈 신발을 신고 집으로 들어오니까 아버지가 어머니와 여동생도 다 있는 자리에서 저를 계집애라고 불렀어요. 치마는 안 입냐고도 그러고요. 그리고는 저한테 그 '계집애' 신발을 벗으라고 하더니 집에 있는 유일한 진짜 여자애인 제 여동생에게 줘 버렸어요. 아버지는 그때 술에 취한 상태였어요. 집에서는 늘 취해 있었거든요. 아버지는 제게 할 말이 있으면 뭐든 해 보라고 했어요. 제가 아버지와 싸우기 바라는지 물어본 거였죠. 그러자 어머니가 끼어들었고 아버지는 어머니의 뺨을 때린 뒤 집 밖으로 나가 버렸어요. 그때 수치스러웠던 게 아직도 극복이 안

되는 것 같아요. 아버지는 제가 번 돈으로 구입한 정말 소중한 것을 빼앗아서 여동생에게 줘 버렸어요. 전 그때 너무 작아서 제 자신을 방어하기가 겁났어요. 어머니가 끼어들어 저를 안전하게 지켜 주기 바랐지만 어머니 역시 다치고 말았죠. 전 너무 왜소하게 느껴졌고 그게 제 탓이라고 생각했어요. 제가 색깔 있는 스니커즈 신발을 사 오지 않았으면 아무 일도 안 일어났을 거예요. 전 그 일을 불과 어제 있었던 것처럼 생생히 느낄 수 있어요.

정신과 의사: 저런, 정말 슬프고 무섭네요. 좋은 내용이 하나도 없는데 당신에게 강한 영향을 준 것처럼 들리네요. 그런데 이 스릴러 영화의 또 다른 특징은, 이 모든 건 당신을 위해 존재한다는 거예요. 어린 시절 기억에 따르면 당신은 스스로를 지키거나 독립성을 내세우지 못해서 누군가 다른 사람의 도움을 받아야 했지만 결국 그 사람도 다치고 말아요. 그리고 당신은 완전히 혼자 남겨졌죠. 지금은 아내분이 당신을 지켜 주고 있는데, 그 아내분에게 무슨 일이 생기면 당신도 끝나요. 하지만 아내분이 당신을 보호할 때 당신은 아버지로부터 받았던 그런 왜소해지는 감정을 느껴요. 당신 마음속 영화에 기꺼이 이 새로운 플롯을 추가할 의향이 있나요? 계속 좌석에 앉아 있는 걸 꼭 명심하시고요!

정신과 의사는 개방성의 관점으로 직접 접촉해야만 하는 내재된 자기지시("나는 아내를 잃는 것을 감당할 수 없어", "나는 스스로 삶을 살아갈 능력이 없어.")를 밝혀냈다. 마음속 영화라는 은유에 기반한 임상적 개입은 충분한 유연성을 바탕으로 환자의 자기서사에 내재된 더 만성적이고 뿌리 깊은 자기지시를 통합하고, 환자가 자기지시를 손에 잡히는 것처럼 대할 수 있게 해 준다.

성공의 팁

정신과 의사는 두 개의 근본적 맥락을 다룬다. 하나는 임상적 대화를 통한 '지금 여기'의 즉시성이고, 다른 하나는 진료실 밖 현실 세계에서 환자가 실제로 하는 행동이다.

환자가 두려워하거나 회피하려는 경험을 '진료실 안으로' 가져올 수 있도록 현재에 충실하게 도와주는 것이 개방성을 함양하는 열쇠다.

개방성을 증진하기 위해 지금 여기에서 의도적으로 고통스럽고 원치 않는 경험을 유발하도록 개발된 다양한 ACT 전략이 있다.

환자가 개방성을 지니기 위해서는 현재에 충실하고, 즉각적 경험에 대한 관찰자 역할을 하고, 판단하지 않는 것을 연습하고, 경험을 '받아들여 좋게 활용해야lean into' 한다.

자기지시적 규칙은 역사적으로 학습된 반응을 펼치면서 층층이 쌓이게 되고, 궁극적으로는 이와 관련해서 더 최근에 학습한 회피 규칙과 체인을 형성하여 영향을 끼친다.

환자의 역사는 역사적으로 습득한 행동이 나타나고 현재의 행동을 방해하는 만큼만 중요하다.

개념적 자기는 환자의 현재 기능이나 역기능 수준을 이해하고 설명하기 위해 임의로 선별한 역사적 사건을 활용하여 만든 언어의 산물이다.

개념적 자기의 자기서사적 요소는 주로 설명과 정당화하는 사회적 목적에 부응하기 위해 존재한다. 하지만 반복적으로 사용되는 경우에는 자기지시적 통제의 파괴적 형태인 '자기충족적 예언'으로 작용할 수 있다.

≫ 참여 촉진하기

ACT의 세 번째 치료적 과정은 환자가 고통스럽고 원치 않는 개인적 경험과 접촉하는 것을 피하는 삶에서 벗어나, 개인적 가치와 삶의 원칙에 따른 삶을 지향하도록 방향을 재설정하는 것이다. 앞서 우리는 세 개의 치료적 과정이 임상적 대화에서 상호 교차하고, 앞뒤를 왔다 갔다 하며 나타날 때가 많다고 언급했다. 환자의 가치와, 만약 환자가 그런 가치에 따라 살고 있다면 어떨 것 같은지를 주제로 대화를 시작했다가도 갑자기 환자의 회피 전략의 효용성으로 되돌아갈 수도 있다. 효용성의 치료적 과정은 미묘하게 다른 형태로 다시 나타난다. 일단 환자가 자신의 행동으로는 원하는 곳에 가지 못할 것이라는 사실과 접촉하면, 의사는 다음과 같은 질문을 던진다. "지금, 삶의 어디로 가고 싶나요?" 실제로 삶의 효용성은 가치 있는 삶을 추구하고 있는지 여부와 직접 관련되어 있다. 개방성에 중점을 두면 똑같은 대화를 약간 다른 방식으로 물어볼 수 있다. "이제 당신의 경험으로부터 도망칠 필요가 없다면, 그 경험을 가지고 무엇을 하고 싶나요?"

2장에서 논의했다시피, 삶에 참여하는 것의 치료기전은 환자가 긍정적인 결과를 얻기 위해 자기지시적 규칙 따르기 경향을 활용한다. 우리는 경험의 직접적 결과의 영향 아래 놓여 있기도 하지만, 가 보지 않은 미래를 시뮬레이션하고 긍정적 결과를 매우 멀리 있는 삶의 결과와 관련짓는 능력도 지니고 있다. 이를 통해 우리는 아직 경험해 보지 않은 결과를 염두에 두고 행동할 수도 있다. 임상가는 환자가 삶에서 무엇이 중요한지 명료화하고 이 과정에서 회피와 철수보다는 광범위하고 지속적으로 접근하고 참여하는 패턴을 촉진하는 새로운 자기지시를 구성하도록 돕는다. 새로운 자기지시는 제한된 상황적 맥락에서 아주 구체적 결과인, ACT에서 **목표**goals라고 부르는 것과 긴밀히 관련될 수 있다. 또는 더 전반적인 속성을 지니면서 삶의 긴 세월 동안 펼쳐지는 다양한 갈래의 상황들과 관련될 수도 있다. ACT에서는 이러한 유형의 자기지시를 **가치**value라고 부른다. ACT는 특히 환자가 가치와 연결되도록 돕는 것을 중요하게 강조하는데, 그 이유는 가치가 강력한 동기를 제공하는 경향이 있기 때문이다. 불안한 환자(패트릭)와의 다음 임상적 대화에서 보듯이, 제한된 범위의 가치기반 목표에 초점을 맞추는 것이 변화에 대한 환자의 동기를 증진하는 데 도움이 될 수 있다.

정신과 의사: 당신이 불안을 통제하려는, '스스로를 진정시키려는' 노력이 어떻게 해서 합리적이면서도 문제인지 알 것 같아요.

패트릭: 음, 전에는 그게 문제라고 생각한 적이 없었어요. 그저 제가 해야 하는 것으로만 생각했죠. 하지만 지금은 불안이 저한테 해야 한다고 말하는 것이 실제로는 큰 문제라는 것을 알았어요. 그렇게 해서 저는 더 나빠지고, 똑같은 악순환에 갇혀 버리게 돼요.

정신과 의사: 당신이 이 악순환에서 벗어나서 이제 눈 앞에 펼쳐진 삶을 살 수 있다고 상상해 보세요. 당신에게 중요한 목표는 무엇인가요?

패트릭: (침묵 뒤) 아내와 아들과의 관계에서 중요한 것들이 많이 있어요.

정신과 의사: 이를테면요?

패트릭: 아내와의 관계는 점점 더 한쪽으로 치우치고 있어요. 저는 아내가 안심시켜 주는 것에 항상 의존해 왔거든요. 제가 스스로 더 알아서 잘할 수 있는 배우자가 돼서 아내가 원하고 필요로 할 때 도움을 주고 싶어요. 더 독립적으

로도 되고 싶고요. 만약 할 수만 있다면 아들과도 더 많은 경험을 함께하고 싶어요. 말하자면 더 담대해지는 거죠.

정신과 의사: 더 담대해진다는 말씀이 당신이 원하는 것을 잘 요약해 주고 있는 것 같네요. 그럼 '마음속 영화'가 당신이 마음을 가라앉히고, 안전함을 느끼고, 다른 사람들의 도움을 바란다고 말할 때 당신은 실제로 다른 방향으로 행동하고 싶은 거로군요. 더 담대해지는 방향으로요. 현재 당신의 삶의 상황을 고려할 때 그런 방향으로 움직이기 위해 구체적으로 어떤 과정을 밟으면 될까요?

패트릭: 음, 아내와의 관계에서 더 독립적이고 담대해진다는 건 고작 안심시켜 달라는 부탁을 하려고 아내에게 전화하지는 않는다는 걸 의미해요. 그녀에게 무슨 일이 일어나고 있는지 정확히 모르더라도 그 상황을 더 잘 견딜 수 있겠죠. 그런데 정말 안 좋은 일이 벌어지면 어쩌죠?

정신과 의사: 네, 무슨 일이 일어날지 우리가 정확히 알 수는 없어요. 그렇지 않나요? 하지만 마음속 영화가 마음을 헤집어 놔서 당신이 그런 익숙한 안심추구 행동을 하게 만들 거라는 건 쉽게 예측할 수 있어요. 그냥 좌석에 그대로 앉아서 마음속 영화가 펼쳐지도록 놔두고 당신에게 중요한 것을 향해 다가간다면 어떨까요? 영사기가 켜졌을 때 기꺼이 그런 전략을 시도해 볼 마음이 있나요?

기꺼이 하기: 전념행동의 전주곡

패트릭이 실제로 구체적인 가치기반 행동을 거론하자, 정신과 의사는 그가 두려움과 회피의 대상인 개인적 경험이 나타날 확률이 매우 높다는 것을 이해하도록 돕는다. 이를 통해 정신과 의사는 환자의 **기꺼이 하기**willingness 수준을 높이려 한다. ACT에서 기꺼이 하기는 **전념행동**의 전주곡과 같다. 다른 대부분의 환자와 마찬가지로, 우리의 불안한 환자 패트릭 역시 아니나 다를까 이전까지 회피해 왔던 상황으로 들어가는 것으로 인한 위험을 곧바로 알아차린다. 기꺼이 하기가 뜻하는 것은 말 그대로다. 즉, 위험한 상황을 회피하지 않고 가치기반 행동을 실현할 수 있는 상황 속으로 기꺼이 들어가는 것이다. 아주 현실적인 관점에서 볼 때 ACT의 첫 번째 전념행동은, 가치기반 행동이 가능한 위협적인 상황 속으로 기꺼이 들어가는 것이다. 위험한 영역에 기꺼이 들어가지 않고서는 전념행동을 할 수 없다. 우리의 불안한 환자 패트릭의 불안은 심해지고, '내부의 조언자'에게 습관적으로 듣던 조언이 의심의 여지없이 의식에 떠오를 것이다. 이에 대해 패트릭은 효용성("이 상황에서 나는 무엇을 원하는가? 내가 원하는 것을 얻는 데 효과적인 것은 뭘까?")과 개방성("내가 흔히 보였던 반응이 또 나타나네. 나한테 그런 반응이 나타나더라도 난 그것보다 더 큰 존재야.")에 기댈 수 있다. 그는 이 두 가지 과정에 인식을 고정시킴으로써 이전까지는 효용성 없는 회피행동을 촉발했을 만한 상황에서 더 '담대한' 행동을 할 가능성을 높일 것이다.

강력한 행동 실험 구성하기

행동치료로서 ACT의 궁극적인 목표는 중요한 삶의 상황에서 환자가 다른 행동을 하게 하는 것이다. '다른'이란 환자가 회피 전략을 사용하는 대신에 가치기반 행동에 참여함을 의미한다. 이것은 ACT가 모든 환자에게서 달성하고자 하는 '최종 목표'이지만, 환자마다 이 최종 목표의 의미는 다르다. 각 환자마다 행동을 어떻게 달리 하며 실험해야 할까? 어떤 상황에서 해야 할까? 환자는 그런 행동을 할 수 있는 기술을 가지고 있을까? 이번 회기를 마치고 다음 회기 때까지 실질적인 변화를 담보할 수 있는 전략은 무엇일까? 비록 성공적인 행동 실험을 구성하는 일반적인 지침이 있기는 하지만, 이는 개별 환자의 필요에 따라 맞춤형으로 적용해야 한다.

임상 도구 22: ACT에 부합하는 행동 실험 지침

ACT 모형은 매 순간 가상의 긍정적 결과와 접촉하도록 유도하는 데 초점을 맞추는 독특한 특징을 지니고 있다. 가장 기본적으로 정신과 의사는 환자가 '바깥' 세상에서 어떻게 가치기반 행동에 참여할지에 대해 말하기 전에 먼저 자신의 가치에 참여하도록 돕는다.

정신과 의사: 당신이 담대함을 가지고, 원하는 모습의 배우자이자 아버지로서 더 독립적으로 행동하고 있다고 가정해 보죠. 그건 어떤 모습일까요? 만약 제가 벽에 붙어 있는 파리라면, 당신이 뭘 하고 있는 걸 보게 될까요?

패트릭: 글쎄요, 가족의 한 사람으로서 일상적인 것들에 대해 더 많은 책임감을 가지겠죠. 지금 저는 더 불안해질까 봐 미루고 있는 게 너무 많아요. 아내는 종종 밖에서 친구들도 만나면서 자기만의 시간을 갖게 될 거고요. 진짜 좋아할 거예요! 그리고 저도 정말 좋아하는 것을 더 많이 할 것 같아요. 어쩌면 카약을 다시 할 수도 있고요. 몇 년 동안 못했거든요……. 나중에는 아들과 같이 카약을 하고, 아들에게 카약을 가르칠 수도 있을 거예요. 그럼 정말 좋을 것 같아요!

정신과 의사: 당신이 그런 것들을 하고 있는 모습을 잠깐 상상할 수 있을까요? 당신이 아들과 카약을 하는 동안 아내분은 자신이 좋아하는 일을 하는 그런 상상이요. 잠시 계속 그런 상상을 해 보세요!

패트릭: 우와, 뭔가 되게 좋을 것 같아요.

정신과 의사: 당신이 처음 여기에 왔을 때는 그저 불안이 없어지기만을 바랐어요. 그건 확실히 합리적인 목표예요. 불안이 유쾌하진 않으니 어떻게든 불안을 없애는 데 몰두하는 것은 자연스러운 거예요. 하지만 삶에서 당신이 진짜 관심 있는 것을 이루려고 노력할 수 있는데 마음속 영화가 당신이 그러지 못하게 방해하고 있다면요? 그걸 이루기 위해 굳이 불안을 없앨 필요가 없다면요? 관심 있는 것을 이루기 위해 불안과 함께해야 하더라도, 당신은 할 수 있습니다. 불안을 없애거나 예방하려고 노력하는 것이 실제로는 당신이 원하는 삶을 살지 못하게 막았을지도 몰라요.

패트릭: 저의 불안을 되게 색다른 관점에서 바라보시는 것 같네요.

이 임상적 대화에서 정신과 의사는 패트릭이 지니고 있는 관계에 대한 가치, 불안의 효과, 그가 불안해지지 않으려는 노력이 생활 맥락의 중요한 영역에 끼치는 영향을 명료화하는 것을 돕는 데 중점을 둔다. 그런 뒤에 환자가 가장 중요히 여기는 그 순간에 불안이 나타남에도 불구하고 자신의 가치에 따라 살고 있는 모습을 상상해 보도록 한다. 확실히 이런 유형의 상상적 '맛보기'는 상상한 활동을 실행할 수 있는 동기부여를 즉각적으로 촉진할 수 있다. 정신과 의사는 기본적인 방법을 활용해서 환자가 다음과 같은 새로운 자기지시를 설정하도록 도와준다. "삶에서 중요한 것을 추구하는 것이 지금 나의 불안을 통제하는 것보다 더 중요하다." 일단 가치 있는 삶을 추구하는 것과 그러한 목표를 추구하는 과정에서 나타나는 불안을 기꺼이 느끼는 것 사이에 연결 고리가 만들어지면, 회피행동이 나타나는 삶의 다른 영역에도 동일한 기본 전략을 일반화해서 적용할 수 있다. 예를 들어, 패트릭의 경우에는 다음과 같은 몇 가지 추가적인 질문을 할 수 있다. 그의 마음은 거기에서도 비슷한 방식으로 그를 속이고 있는가? 그가 '자신을 진정시키기'에 몰두하는 것이 실제로는 직업적으로 앞으로 나아갈 수 있는 능력을 방해하고 있는가? 그는 업무적으로 무엇에 가치를 두는가?

성공의 팁

정신과 의사는 환자가 ACT 치료를 통해 탐색적이고 긍정적으로 강화된 행동을 장려하는 규칙을 따를 수 있는 능력을 활용하기 바란다.

참여는 환자가 새롭고 긍정적으로 초점화된 형태의 자기지시적 통제를 발달시키도록 돕는다.

환자가 따르게 될 새로운 자기지시적 규칙은 다음과 같다.

- 구체적이고, 제한된 맥락에 초점이 맞춰져 있고, 달성 가능함(목표)
- 더 일반적 속성을 지니고, 더 오랜 시간에 걸쳐 광범위하게 달라지는 생활 맥락에 적용 가능함(가치)

가치는 지속적인 행동 변화 패턴을 촉진한다는 면에서 동기부여에 끼치는 경향이 더 큰 편이다.

참여는 가치에 기반해 접근행동을 하고 어떤 고통스러운 내적 경험도 기꺼이 겪고자 하는 것이다.

환자가 가치 있는 행동을 말로 표현하고 그러한 활동을 실천하는 것을 상상하는 것을 돕는 심상유도 리허설을 활용하면, 전념을 완수하려는 동기부여에 강력한 영향을 끼칠 수 있다.

최선의 가치기반 행동은, 그전까지 회피행동을 해 왔던 다른 중요한 생활 영역으로 빠르게 일반화하는 것이다.

≫ ACT에서 은유의 활용

ACT를 활용한 임상적 대화에서 정신과 의사는 언어의 부식 효과corrosive effects를 상쇄하기 위한 목적으로 언어를 사용해야 한다. 앞서 설명했다시피 ACT는 불에 대해 맞불로 대응한다. 목표는 이 과정에서 화상을 입지 않는 것이다. 이것이 바로 ACT가 언어를 반직관적이고 비관습적인 방식으로 사용하는 이유다. 이 절에서는 ACT 기법의 결정체인 핵심 언어 규약을 일부 살펴본다.

앞의 임상적 대화에도 나타나 있듯이, ACT는 은유를 상당히 많이 활용한다(Törneke, 2017). 이러한 은유의 활용은 다양한 임상적 목적에 부응한다. 첫째, 은유는 일반적으로 그 자체가 언어의 기본적인 건축 블록이다. 정신과 의사는 은유를 사용할지 말지가 아니라, 정신과 의사와 환자가 **이미** 은유를 어떻게 사용하고 있는지, 환자가 새로운 것을 배울 때 은유를 어떻게 사용해야 가장 효과적인지를 궁금해해야 한다. 일상적 대화를 자세히 들여다보면 수많은 은유가 존재한다. 단지 너무 관용적으로 사용되고 있는 나머지 우리가 그것을 은유로 인식하지 못할 뿐이다. 이 절의 지금까지 부분만 봐도 은유를 찾을 수 있다. 우리는 은유가 **기본적인 건축 블록**basic building block이라고 말했다. 마치 언어가 수많은 블록으로 이루어진 건물인 것처럼 말이다. 우리는 또한 임상적 대화를 **들여다본다**look into고 말했다. 마치 대화가 구멍이나 작은 창을 통해 볼 수 있는 장소인 것처럼 말이다. 사람의 언어는 **굳어진 은유**frozen metaphors라고 불리는 것으로 가득 차 있다. 이 장의 앞부분에 나왔던 임상적 대화에서도 그 예를 볼 수 있다. 바로 패트릭이 자신의 불안을 뱃속에서 **소름 돋는**creeping 느낌으로 시작해서 감당할 수 없는 공포 반응의 **폭발**explosion로 끝난다고 말하기 시작하는 부분이다. 은유는 다른 유형의 대화보다 임상적 대화에서 더 자주 나타난다. 환자가 치료받으러 오게 된 감정 문제를 은유적으로 표현하는 경우도 많다.

둘째, 은유를 사용하는 두 번째 임상적 목적은 효용성 없는 반응을 은유적으로 표현하면 효용성 있는 반응만큼이나 기억하기 쉽기 때문이다. 예를 들어, 정신과 의사가 환자가 효용성 없는 회피행동을 '망보면서'(이런, 또 다른 은유다!) 대안적 행동을 하기 원한다면, 그 둘 사이에 은유적 관계를 설정하는 것이 유용할 수 있다. 의사가 패트릭의 불안 경험을 마치 극장에서 스릴러 영화를 보는 것처럼 언급했을 때, 불안 자체의 경험, 회피하거나 빠져나가고 싶은 유혹, 환자가 시도해야 할 대안적 행동 사이에 은유적 관계가 성립된 것이다. 불안 및 불안이 제공하는 핵심적인 문제적 지시는 '마음속 영화'가 되고, 고려할 만한 유용한 전략은 '영화관을 빠져나오거나 마음을 진정시키려고 노력하는' 대신 '자리에 그냥 앉아 있는 것'이 된다.

앞서 언급했다시피, 언어에 기반한 자기지시는 의식의 뒤편에서 조용히 작동하는 경향이 있다. 효용성의 치료적 과정을 강화하기 위해서는 환자가 이따금씩 서로 경합하는 자기지시적 규칙들의 '메뉴'(이야, 또 다른 은유다!)를 인식하고 변별하는 방법을 배워야 한다. 어떤 규칙은 환자가 애쓰지 않고 불안을 수용하도록 장려하는 반면, 어떤 규칙은 정확히 그 반대로 하도록 장려한다. 정신과 의사는 환자에게 여러 문제 상황의 예들을 물어보며, 그 경험이 어땠는지 확인하고, 각 상황에서 무엇을 하는 경향이 있는지 물어보며, 한 가지 상황에서 일어나는 특수한 행동에만 국한해서 논의하지 말고 행동들의 계열을 파악해 나가야 한다. 은유는 언어를 문자 그대로의 의미와는 다르게 사용하기 때문에, 표면적으로는 달라 보여도 기능적으로는 동일한 속성을 가지는 광범위한 계열의 행동을 지칭하는 데 활용할 수 있다. 환자는 이것들을 기억할 것이고 이는 변화를 위한 꾸준한 작업에 유용하게 활용할 수 있다. 우리는 당신이 ACT를 시행하면서 다양한 생활 맥락에서 나타나는 광범위한 계열의 행동과 관련된 은유를 사용할 것을 권고한다. 이는 우리가 앞서 언급한 근본적인 목적, 즉 매 순간 환자와의 상호작용을 치료실 밖 세상에서 환자의 행동에 영향을 끼치도록 활용하는 것에 부응한다.

은유를 사용하는 또 다른 임상적 목적이 있다. 은유는 의미로 이어지는 일종의 정신적 지름길이며, 앞서 논의한 대로 암묵적 규칙을 지니고 있다. ACT가 목표로 삼는 핵심 문제는 환자가 습관적으로 효용성 없는 규칙을 따르는 것에 의존하는 것이다. 사람에게 규칙이나 지시는 지극히 중요하지만 부작용도 있으며, ACT에서는 바로 그 부작용을 해결하기 위해 노력한다. 특히 은유를 유용한 방식으로 사용하면서 대안적 전략을 다루면, 그 은유는 궁극적으로 새로운 규칙으로 기능하게 될 것이다. 우리의 불안한 환자인 패트릭을 떠올려 보자. 그는 불안감이 심해질 때 **좌석에 계속 앉아 있는** 은유를 완전히 새로운 발상으로 여긴다. 만약 이후에 패트릭이 불안이 증가하는 상황에서 그 은유를 적용하려고 시도한다면, 그는 규칙(좌석에 그대로 앉아 있어라!)을 따르기 위해 노력하고 있는 것이다. 어떻게 그럴 수 있을까? 그는 실제로 문자적 의미의 극장에 있지도, 좌석에 앉아 있지도 않다. 모든 자기지시는 문자 그대로가 아니고 은유적이다. 은유적 규칙은 방향을 설정하는 한편 "좌석에 그대로 앉아 있어라."가 뜻하는 것에 대한 해석에 활짝 열려 있다. 임상적으로 이를 환자가 은유적 지시를 따르려고 시도하면서 자기지시를 단단히 조이는 데(앗, 또 다른 은유) 활용할 수 있다. 환자가 은유적 규칙을 다룰 때는, 불안이 나타날 때 '자리에 그대로 앉아 있기' 위해 자신이 무엇을 했는지, '자리에 그대로 앉아 있기' 위해 자신이 사용한 특별한 행동 방식이 직접적으로 어떤 결과를 불러왔는지 주의를 기울여 살펴봐야 한다. 그래야 무엇이 효과가 있는지 알 수 있기 때문이다. 은유적으로 확립된 규칙은 대개 문자적 규칙에 비해 더 유연하고 적응적인 반응을 일으킬 것이다. 따라서 우리는 은유적 규칙을 통해 규칙 따르기가 레퍼토리를 제한하는 부작용을 극복할 수 있다.

은유를 사용하는 것은 개방성을 촉진하는 데 특히 중요하다. 개방성에 기반한 은유의 정수는 사람의 존재와 마음의 상징적 활동 사이의 틈을 벌리는 데 있다. ACT에서 독특하게 사용하는 많은 언어적 표현이 은유적으로 환자와 환자의 마음 사이의 차이를 만든다. ACT에서 사용하는 전형적인 표현 중에서 환자에게 청자–화자의 프레임워크로 마음의 조언에 귀를 기울이도록 하는 것이 있다. "자, 우리가 방금 이야기한 주제에 대해 당신의 마음은 뭐라고 얘기하나요?", "제 생각에는 여기서 당신이 마음의 조언을 따르지 않는다는 것을 마음이 알면 아주 격분할 것 같아요!", "만약 당신의 마음이 여기에 같이 있다면, 당신에게 뭘 시킬 것 같나요?" 화자–청자 은유에는 청자가 화자로부터 관찰 거리를 확보할 수 있는 능력이 담겨 있다. 우리가 텔레마케터의 전화를 끊을 때 바로 이렇게 한다. 텔레마케터가 우리에게 전화를 끊으라고 말하지는 않지만, 우리는 전화를 끊음으로써 텔레마케터가 우리에게 요구하는 것으로부터 감정적 거리를 유지한다. 따라서 대부분 환자는 관찰 거리를 확보하지 않는 것뿐만 아니라 관찰 거리를 확보한 결과도 직접적으로 경험하게 될 것이다.

대부분의 사람은 스릴러 영화를 본 적이 있다. 환자의 즉각적인 반응을 **마음속 영화**로 표현할 때, 은유적으로 이러한 반응은 어느 정도 거리를 두고 나타난다. 환자는 문제 경험을 피하기 위해서가 아니라, 잠재적으로 고통스러울 수 있는 경험과 과잉동일시되는 위험을 줄이기 위해 관찰 거리를 유지하는 것이다. 이러한 과잉동일시는 효용성 없는 회피적 자기지시를 촉발한다. 따라서 환자는 비유적 표현으로 '좌석에 그대로 앉은' 채 '마음속 영화'를 보는 식으로 거리를 두면서 불안을 경험할 수 있고, 그 결과 굳이 탈출과 회피행동에 참여해야 한다는 압박감을 느끼지 않을 수 있다. 영화를 보면서 탈출과 회피에 대한 유혹이 들 수도 있겠지만, 관찰 거리를 유지하면서 이를 바라볼 수 있다. 이 과정을 설명하는 데 사용되는 또 다른 은유적 용어는 **초연함**detachment이다. 이 은유는 우리가 처음에 무언가를 고수하거나 어떤 식으로든 거기에 사로잡힌 뒤에 그 제약으로부터 스스로를 자유롭게 하는 전략에 참여함을 암시한다. 우리는 자신을 구속하는 것으로부터 원하는 만큼 멀리 떨어질 수 있다.

ACT에서 사용하는 초연함의 은유 중 널리 알려진 것들 중 하나가 바로 **버스 안의 승객들**passengers on the bus의 은유다. 이것이 패트릭에게 어떻게 적용될 수 있는지 살펴보자.

정신과 의사: 그건 마치 이런 거예요. 우리는 인생 게임의 버스 운전사와 같습니다. 우리는 가고 싶어 하는 방향을 마음속으로 지니고 있지만, 버스 안에는 승객이 많이 있어요. 우리가 느끼는 감정, 우리가 하는 생각, 우리가 떠올리는 기억 같은 것들이죠. 우리는 버스를 운전하고 있고 여러 상황에서 승객들이 탑승합니다. 우리가 아는 사람들도 있지만, 전혀 모르는 사람들도 있어요. 간단한 예를 들면 전 샌프란시스코에서 자랐어요. 그래서 샌프란시스코에 대한 기억의 '승객들'이 많죠. 그들은 종종 버스 뒤쪽에 서 있어요. 제가 더 이상 샌프란시스코에 살고 있지 않은데도 말이에요. 이런 '샌프란시스코 승객들'을 다 합치면 절반쯤 돼요. 어떤 이들은 즐겁고, 어떤 이들은 끔찍하죠. 당신의 버스에도 '샌프란시스코' 승객들이 있나요?

패트릭: 네. 전 샌프란시스코에서 자라지는 않았지만, 거기에 대한 기억은 당연히 있어요.

정신과 의사: 지금 바로 제가 샌프란시스코라고 말했을 때 마음속에 무엇이 떠올랐나요?

패트릭: 금문교요.

정신과 의사: 좋아요, 대부분의 사람에게 쉽게 떠오르는 승객이죠. 좋은 의미인가요, 아니면……?

패트릭: 네, 좋은 의미인 것 같아요.

정신과 의사: 썩 즐겁지 않은 승객들도 있지 않나요? 당신이 설명한 적 있었던 그 소름 돋는 느낌이 들면, 불안이 폭발할까 봐 두려워지겠죠.

패트릭: 네, 그건 정말 무서워요. 도저히 못 견디겠어요.

정신과 의사: 그것을 없애기 위해 '진정해야 한다'는 조언이 있다면, 그 승객은 당신의 버스에서 소름 돋는 불안 옆에 앉아 있을 것 같네요.

패트릭: 네, 분명 그럴 거예요.

정신과 의사: 한 가지 물어보고 싶은 게 있는데요, 이 모든 것을 전부 알아차리는 사람은 누구죠? 그들이 일단 먼저 진정해야 한다고 말하는 것을 듣는 사람은 또 누굴까요?

패트릭: (약간 어리둥절한 채) 혹시…… 저요?

정신과 의사: 맞아요. 그리고 버스를 운전하는 사람은 누구인가요?

패트릭: 그것도 저죠.

이 대화의 초점은 환자의 불안 증상과 그것을 피하려는 자기지시로부터 다시 한번 관찰 거리를 확보하는 것이다. 정신과 의사는 패트릭이 무엇이 나타나는지(승객들) 알아차리고, 알아차리는 사람이 누구인지(자신) 알게 도와준다. 당연한 이야기지만, 다른 유용한 은유들처럼 이 은유 역시 광범위하게 적용할 수 있다. 이 은유는 ACT의 세 가지 치료적 과정을 모두 강화할 수 있다. 만약 정신과 의사가 효용성 과정을 강화하는 데 이 은유를 사용하기 원하면, 대화의 초점은 승객들이 그에게 말하고 있을 때 그가 무엇을 하는지, 그리고 그가 승객들의 지시에 따를 때 무슨 일이 일어나는지에 대한 것으로 옮겨갈 것이다. 이 은유는 또한 환자가 기꺼이 '승객들'을 태우고 그들을 자신의 '버스 운전'의 한 부분으로 바라보게 하는 데 초점을 맞춤으로써 참여를 강화하는 데 쉽게 활용할 수 있다. 어차피 버스에 탑승하는 모든 승객이 다 반가울 수만은 없다. 버스 운전사는 어떤 승객이든 버스에 태우고 정해진 노선대로 운전을 계속하는 것이 자신의 일임을 배우게 된다. 다음 절에서 살펴보겠지만, 이 특별한 은유는 더 경험적인 방식으로 활용할 수도 있는데, ACT에서는 이를 **물리적**physical 혹은 **경험적 연습**experiential exercise이라고 부른다.

≫ ACT에서 경험적 연습의 활용

앞서 언급했다시피, ACT에서는 지금 여기에서의 임상적 대화를 통해 중요한 행동 변화가 나타난다는 것을 기본 원리로 삼는다. 우리는 회피를 말만 하는 것이 아니라 실제로 회기 중에 회피를 자극하고 이를 통해 변화를 꾀하고자 한다. 정신과 의사는 회피를 조장하기 위해 환자에게서 고통스러운 내용을 끄집어내는 것을 민망하게 여겨서는 안 된다. 이 고통은 회피행동을 촉발할 것이고, 이를 통해 정신과 의사는 환자가 맥락감수성/효용성, 개방성, 참여의 맥락에서 치료적 과정을 훈련할 기회를 마련해 줄 수 있다. 의도적으로 환자에게서 강한 감정 반응을 일으키는 원리는 노출치료와 비슷하다. 노출치료는 경험적으로 가장 잘 확립된 행동치료 기법이기도 하다. 거미 공포증을 예로 들어 보자. 정신과 의사나 다른 치료자는 단순히 환자가 거미에 어떻게 다가갈 것인지 말만 하지 않고 실제로 살아 있는 거미를 가지고 공포를 유발하는 상황을 만든다. 이러한 전략은 환자에게서 공포불안phobic anxiety 반응을 유발함으로써 환자가 이러한 반응과 상호작용할 수 있는 새로운 기술을 익히는 방법을 도와준다. 외상후 스트레스와 관련된 문제를 다루는 데도 동일한 전략을 사용한다. 정신과 의사는 환자에게서 공포 반응과 회피기반 자기지시를 촉발하는 기억을 떠올리게 하려고 한다. 일반적인 상담 상황에서는 환자가 도망갈 수 없기 때문에, 이를 통해 기억과 관계 맺는 방법과 기억이 불러일으키는 공포 반응에 다르게 반응하는 방법을 배울 수 있다.

ACT에서는 노출치료와는 사뭇 다른 이유로 경험적 연습을 사용한다. 임상가는 환자가 효용성, 개방성, 참여하는 모습을 본받을 수 있도록 임상적으로 관련된 반응을 유발한다. ACT에서 노출의 목적은 증상의 심각도를 줄이거나 없애는 것이 아니라는 점에서 전통적인 노출 기법과 차이가 있음을 꼭 명심하라. ACT에서 노출의 목적은 환자가 고통스러운 내적 경험을 있는 그대로 수용하는 방법을 배우게 함으로써, 이를 회피하거나 억누르려고 시도하는 것이 소용없음을 알게 하는 것이다. 이를 통해 환자는 중요하지만 두렵고 회피적인 내적 경험을 촉발하는 상황에서 가치기반 행동을 선택할 수 있다.

ACT에서 경험적 연습(혹은 물리적 은유)을 할 때는 환자의 운동감각 및 신체 정보처리 시스템을 활용하며, 그 덕분에 환자는 두렵고 회피하고 싶은 내적 경험을 '처리하기' 위해 언어를 문자 그대로의 의미로 사용하는 함정에 빠지지 않을 수 있다. 한 예로 많은 ACT 임상가가 상담실에 '차이니즈 핑거 트랩Chinese finger trap'을 구비해 놓고 있다. 환자가 이 장치에 손가락을 넣은 뒤 자신이 예상했던 방향대로 손가락을 빼내라는 지시("손가락을 빼내기 위해서는 양쪽으로 잡아당기기만 하면 된다.")대로 했을 때 잘 안 되면, 점점 불안해하다가 극도로 당황하게 된다. 환자는 치료가 끝난 후에도 이런 경험을 계속 기억하게 된다. 실제로 환자가 손가락을 양쪽으로 세게 잡아당길수록 더 꽉 고정되기만 할 뿐이다. 차이니즈 핑거 트랩에서 빠져나오는 유일한 방법은 손가락을 잡아당기려는 본능적 충동과는 정반대이자 완전히 새로운 접근인, 손가락을 동시에 가운데로 미는 방식으로 대응하는 것뿐이다. 기념품 가게에서 파는 단순하면서도 특이한 이 도구는 이런 식으로 수없이 많은 ACT의 핵심 개념에 대한 완벽한 물리적 은유로 작용할 수 있다. 다음에 나오는 대화에서 우리는 정신과 의사가 어떻게 '버스 안의 승객들' 은유를 경험적 연습으로 바꾸는지 볼 수 있다.

정신과 의사: 같이 일어나서, 당신이 원하는 방향으로 버스를 운전하고 있는 것처럼 저쪽을 보세요. 손으로 운전대를 잡고 운전을 시작해 보세요. 이제 목적지를 얘기해 보죠. 당신의 마음속에 있는 경로는 전에 말씀하셨다시피 담대하고, 독립적이고, 친근한 남편이자 아빠가 되는 겁니다. 하지만 버스 안에는 마음에 안 드는 다른 승객들도 타고 있어요, 그렇죠? 소름 돋는 불안과, 그게 폭발할 것 같은 두려움 같은 승객들이요. 그들은 바로 당신 뒤에 앉아 있어요, 맞나요? 그들은 당신이 원하는 방향으로 운전하는 것을 원치 않아요. 그들은 당신이 불안을 가라앉히기 위해 안도감을 느낄 수 있는, 당신이 의존하는 장소를 향해 운전하기를 원해요. 이제 제가 당신이 운전하는 동안 소름 돋는 느낌과 곧 다가올지 모르는 불안 폭발이 일어날 만한 얘기들을 해 볼게요.

정신과 의사와 환자는 돌아다니기 시작한다. 정신과 의사는 환자를 불안하고 두렵게 만드는 생각과 환자가 마음을 가라앉히고 안심할 수 있는 방법을 알아봐야 한다는 조언들을 반복적으로 이야기한다.

패트릭: 진짜 무섭네요.

정신과 의사: 당신은 여전히 목적지를 향하고 있나요? 그들을 버스에서 내리게 하려면 당신이 진정해야 하고, 그렇지 않으면 계속 운전할 수 없다고 충고하고 있나요? 제가 보기에는 뱃속에서 소름 돋는 감각과 불안감에 폭발할 것 같은 두려움 옆에 '진정해야 한다' 승객이 앉아 있는 것 같네요.

패트릭: 네, 확실히 그래요. 그들 모두 거기 있어요.

정신과 의사: 한 가지만 물어볼게요. 당신은 이런 문제 유발자들이 말하는 것을 전부 들으면서 계속 목적지를 향해 운전할 수 있나요?

패트릭: 그런 것 같아요.

이 짧은 대화에서 정신과 의사는 '승객'이라는 은유를 사용해서 환자에게 진정이 필요하다는 생각, 불안, 뱃속에서 소름 돋는 감각, 속에서 폭발할 것 같은 느낌을 없애야 한다는 생각이 버스 운전사와 별개의 경험이라는 중요한 ACT 개념을 전달한다. 승객들은 버스(환자의 의식에 대한 은유)에 탈 수 있고, 환자는 운전을 계속할 수 있다. 다음은 불안해하는 환자에게 효과적일 수 있는 또 다른 경험적 연습의 한 예다.

정신과 의사: 제가 가끔 하는 연습이 있는데요, 한번 해 보시겠어요?

패트릭: 네.

정신과 의사: (메모지를 꺼냄) 이런 상황에서 당신의 마음속에 떠오르는 것, 너무 괴로운 나머지 없애 버리고 싶은 마음이 드는 것을 여기에 적어 볼게요. 예를 들면, 뱃속에서 느껴지는 소름 돋는 감각 같은 게 있을 것 같고요(적으면서). 또 뭐가 있을까요?

패트릭: 더 안 좋아진다는 생각이요. 곧 폭발이 다가올 것 같은 느낌이요. 마치 제

가 속에서부터 폭발하는 것처럼요. 제 아내에게 일어날 수 있는 것에 대한 모든 생각도요. 제가 그런 생각을 견딜 수 없다는 느낌도요. 지금은 아빠가 저를 계집애 같다고 부르는 것, 엄마가 얻어맞는 것, 제가 자신을 지킬 수 없었던 기억이 떠올라요.

정신과 의사: (패트릭이 언급한 각각의 항목을 적은 뒤 환자의 앞에서 메모지를 잡고 있는다.) 이제 손을 들어 메모지를 막으세요. 더 이상 당신과 가까워지지 못하게 하세요!

패트릭: (다소 어색하게 손바닥을 앞으로 향해 종이를 향하며) 네…….

정신과 의사: (다른 방향에서 메모지를 누르며) 막으세요! 당신에게 가까이 못 오게 하세요!

패트릭: (더 강한 힘으로 뒷면을 누름) 이렇게요?

정신과 의사: 네, 좀 더 세게 해도 될 것 같아요. (의사와 환자 둘 다 자신이 밀고 있는 메모지에 압력을 가하면서 둘 사이의 공간에서 메모지가 앞뒤로 오간다.)

정신과 의사: 네, 그렇게요. 메모지가 너무 가까워지지 못하게 아주 잘하셨네요. (메모지를 내려놓는다.) 잠시 방금 느꼈던 것에만 집중해 보세요! 이제 여기 적힌 내용을 다루는 다른 방법을 시도해 본 뒤에 첫 번째 방법과 비교해 보죠. (정신과 의사는 글자가 있는 부분을 위로 향하게 해서 환자의 무릎 위에 메모지를 올려놓는다.) 메모지를 전혀 건드리지 말고 한 번에 한 줄씩 여기에 적힌 내용들을 읽어 보세요.

패트릭: (조용히 메모지에 적힌 글자들을 내려다본 뒤) 네, 확실히 다른 것 같아요.

정신과 의사: 어떻게 다른가요?

패트릭: 당연히 제 무릎 위에 올려놓고 하는 게 더 쉽죠. 어느 정도는요. 하지만 그 방법도 불편하긴 해요. 소름 돋는 느낌도 거의 그대로고요.

정신과 의사: 두 가지 방식은 서로 같으면서도 다릅니다. 당신이 메모지와 그 안에 적혀 있는 내용과 접촉하고 있다는 점에서는 둘 다 똑같아요.

패트릭: 맞아요. 처음에 했던 것처럼 저항하면 더 힘을 많이 쓰게 되지만요. 하지만 그게 좋은 것 같기도 해요. 그거랑 싸우니까요.

정신과 의사: 만약 당신이 이 두 가지 전략을 실행하는 데 들여야 하는 에너지의

관점에서 본다면, 이것들은 같을까요, 다를까요?

패트릭: 저항하기 위해서는 온 정신을 집중해야 해요. 그게 저에게 오지 못하게 안간힘을 써서 막아야 되고요. 무릎에 메모지를 올려놓고 거기에 써진 내용을 봤을 때는, 처음에는 그걸 치워 버리고 저항하고 싶었어요. 그런데 선생님이 그냥 거기에 두라고 말씀하셨을 때 마음이 바뀌었어요. 그걸 거기에 그냥 두면서 다른 것들이 들어오게 할 수 있었어요. 처음 했던 전략에서는 이 메모지를 저에게서 완전히 밀어내는 것에만 몰두했고요.

정신과 의사: 종이에 적혀 있는 불안, 슬픔, 걱정을 불러일으키는 내용을 그냥 바라보기만 하는 경험은 어땠나요?

패트릭: 적어도 처음에는 불편했어요. 거기에 적힌 내용을 명확하게 볼 수 있었는데, 그냥 제가 감당할 수 없는 것들이 떠올랐어요. 정말 기묘했지만, 뭔가 자유로워지는 느낌 같기도 했어요. 글자의 내용이 아닌 검은색과 흰색을 보는 것 같은……, 그때 다른 것들이 들어오기 시작한 것 같았어요.

정신과 의사: 그동안 살면서 두 가지 방식 중에 뭘 더 많이 해 왔던 것 같나요?

패트릭: 저항하기요. 사는 내내 그랬던 것 같아요. 너무 당연한 것 같았거든요. 확실해요. 소름 돋는 느낌이 들면 바로 저항하기 시작하니까요.

정신과 의사: 그럼 그런 내용이 적힌 종이를 그저 무릎 위에 올려놓는 건요?

패트릭: 그건 전에 해 보지 않았던 새로운 거예요.

ACT에서 하는 대부분의 경험적 연습은 다양한 용도로 활용할 수 있다. 앞의 대화에서는 개방성의 치료적 과정을 목표로 했다. 이 환자에게서 불안과 불안을 유발하는 경험은 메모지에 적힌 내용과 같다. 이것은 환자가 두려움과 불안을 유발하는 내용을 관찰할 수 있는 거리를 확보하는 방법을 배우게 함으로써, 회피 전략을 사용하지 않고 불안과 접촉할 수 있는 능력과 개방적 태도를 촉진한다. 정신과 의사는 여러 가지 질문을 통해 두 개의 치료적 과정 중 하나에 초점을 맞출 수 있다. 바람직한 결과를 얻을 수 있는 관점에서 볼 때 각 전략의 장단점은 무엇인가?(효용성) 두 개의 방식 중 무엇을 선택할 때 실제 상황에서 더 자유롭게 가치에 부합하는 행동을 할 수 있는가?(참여)

이러한 경험을 활용하면 환자가 '바깥' 세상의 삶에 초점을 맞추는 것을 쉽게 도울 수 있다. 패트릭은 자신의 행동이 불안 및 불안을 촉발하는 다양한 개인적 경험에 '저항하는' 것임을 인식하고 있다. 그것을 '자신의 무릎 위에' 올려놓는 것이 그의 일상에서 의미하는 바는 무엇일까? 환자는 다음 회기까지 무언가 새로운 것을 시도해 보는 것에 대한 은유로 이 연습을 계속해 나갈 수 있다.

정신과 의사: 만약 다른 상황에서 '메모지를 무릎 위에 두는 것'이 실천의 자유를 더 많이 가져다줄 수 있다면, 그리고 앞으로 1주일 동안 최소 한 번은 이렇게 할 수 있다면, 어떤 상황에서 가장 시도해 보고 싶은가요?

패트릭: 이번주에 아내가 처제와 함께 외출할 계획인데요, 그때 시도해 보면 좋을 것 같아요.

정신과 의사: 그 상황을 더 자세히 들여다보고 소름 돋는 느낌을 '무릎 위에' 올려놓기 위해 할 수 있는 게 뭔지 알 수 있을까요? 혹시 생각나는 게 있을까요?

패트릭: 무슨 일이 일어날지 보는 건 흥미로울 것 같아요.

경험적 연습을 하는 동안 자연스럽게 나타나는 은유는 이후의 치료에서 참조점으로 활용할 수 있다. 만약 환자가 이전에 불안을 유발했던 상황을 겪고 나서 다음 치료 회기 때 왔다면 정신과 의사는 다음과 같이 이 은유를 '재활성화'하는 질문을 할 수 있다.

- "그건 밀어내기였나요, 아니면 무릎 위에 둔 거였나요?"
- "만약 무릎 위에 두기 바란다면 어떤 식으로 행동하실 건가요?"
- "말씀을 들어보니 밀어내기보다는 무릎에 둔 것에 더 가까운 것 같네요. 동의하시나요?"

성공의 팁

경험적 은유와 연습을 활용하는 것은 회기 중에 환자의 회피행동을 촉발하고 ACT의 세 가지 핵심적인 치료적 과정을 작동시키는 강력한 방법이다.

경험적 연습을 통해 언어에 통제받지 않는 정보처리 시스템을 이용하면, 기존과 다른 방식으로 임상적으로 의미 있는 학습을 할 수 있다.

경험적 연습을 잘 진행하면, 시간이 흐른 뒤에 정신과 의사가 다시 ACT의 다양한 핵심 개념을 참조하면서 필요한 부분만 선택적으로 강조할 수 있다.

경험적 연습에 능숙해지면, 경험을 통해 배운 교훈을 '재가공'해서 이후에 발생하는 새로운 임상적 문제에 적용할 수 있다.

요약

이 장에서 우리는 정신과 의사가 임상적 대화를 통해 삶을 변화시킬 정도로 강력한 개입을 개발할 수 있는 ACT 댄스의 고급 스텝을 다뤘다. 현존하는 ACT 문헌들은 놀랍도록 창의적이고 재미있게 사용할 수 있는 임상적 개입을 가득 담고 있으며, 이 장에서는 그중에서도 저자들이 선호하는 것들만 몇 가지 소개했다. ACT 임상가는 종종 환자가 회복탄력성을 습득할 수 있는 기술을 익히는 것을 돕는 것이 보람되고 즐거운 작업이라고 이야기한다. 사람들을 돕는 것이 '일하는' 것처럼 느껴지지 않으며, 오히려 임상가인 우리가 이러한 작업을 통해 한 사람으로서의 자신에 대해 배우게 된다. 우리가 도우려는 환자들의 문제는 곧 우리 삶에서도 똑같이 맞닥뜨릴 수 있는 문제이기 때문이다. 환자들에게 도움이 되는 ACT의 원리는 삶에 대한 우리의 참여의식을 증진하는 데에도 직접 적용할 수 있다.

우리는 당신이 대개 15~20분 정도에 불과한 약물치료 동안에도 매우 빠르게 ACT 기법을 적용할 수 있다는 것을 알았으면 한다. 짧게나마 ACT의 핵심 치유 기전의 정성적 특성을 활용해 환자가 심리적 회복탄력성이 어떤 것인지 느낄 수 있는 적절한 경험을 맛보는 것이 더 중요하다. 환자가 한번 이런 경험을 하고 나면 대개 더 적극적으로 이런 방식의 접근법을 배우고 싶어 한다. 훌륭한 ACT 책 한 권을 활용하면서 할 수도 있고, 다음 회기 때 다시 정신과 의사를 찾아와 도움을 구할 수도 있으며, 어쩌면 둘 다 할 수도 있다!

핵심 정리

- ACT 정신과 의사는 무엇보다 다음의 네 가지 핵심 특징의 본을 보인다.
  - 개방적이고, 비판단적이고, 호기심 있는 태도
  - 삶에서 "우리는 같은 여정을 걸어가고 있다."라는 태도
  - 겸손함, 솔직함, 기꺼이 불완전함을 감수하는 하는 태도
  - 환자와 정신과 의사는 동등하다는 태도
- 치료적 과정과 임상적 개입을 구분하는 것이 매우 중요하다.
  - **치료적 과정**은 긍정적인 임상적 변화를 직접적으로 이끌어 내는 기전이다.
  - **임상적 개입**은 정신과 의사가 치료적 과정을 '활성화하기' 위해 사용하는 구체적인 전략이나 전술이다.
- ACT에서 모든 임상적 개입은 맥락감수성/효용성, 개방성, 참여의 세 가지 치료적 과정을 다룬다.
- 환자가 중요한 생활 맥락에 감수성을 가지고, 회피행동에 대해 기꺼이 자기성찰을 하는 것은 종종 ACT에서 첫 번째로 나타나는 커다란 '수용적 변화'다.
- 개방성을 증진하기 위해서는 환자가 의식적으로 떠오르는 자기지시적 규칙으로부터 안전한 관찰 거리를 확보할 수 있도록 현재 순간에 초점을 맞추고 유지하는 방법을 가르쳐야 한다.
- 가치는 단기간의 부정적 결과에 연연하지 않고 오랜 시간에 걸쳐 다양한 생활 맥락에 적용할 수 있는 행동 유형을 참조하기 때문에, 삶에 참여하는 강력한 동기로 작용하는 경우가 많다.
- 신체 및 언어에 기반한 은유는 ACT의 핵심적인 특징으로, 환원적 추론을 우회하여 다른 형태의 정보처리 과정을 촉진한다.
- 잘 만들어진 ACT 은유와 경험적 연습에는 하나에 여러 가지의 핵심 ACT 개념이 담겨 있을 때가 많아서, 똑같은 은유나 연습을 치료 기간 동안 반복적으로 활용할 수 있다.

■ 읽어 볼 만한 문헌

Bach, P., Moran, D., & Hayes, S. (2008). *ACT in Practice: Case Conceptualization in Acceptance and Commitment Therapy*. Oakland, CA, New Harbinger.

Gorden, T., & Borushak, J. (2017). *The ACT Approach: A Comprehensive Guide for Acceptance and Commitment Therapy*. Eau Claire, WI, PESI.

Stoddard, J., & Afari, N. (2014). *The Big Book of ACT Metaphors: A Practitioner's Guide to Experiential Exercises and Metaphors in Acceptance and Commitment Therapy*. 손정락 역(2016). 수용전념치료(ACT) 은유(메타포) 모음집: ACT 체험 연습 및 은유 실무자 지침서. 시그마프레스.

■ 참고문헌

Hayes, S., Strosahl, K., & Wilson, K. (2011). *Acceptance and Commitment Therapy: The Process and Practice of Mindful Change*. 문성원 역(2018). 수용과 참여의 심리치료. 시그마프레스.

Strosahl, K., Robinson, P., & Gustavsson, T. (2015). *Inside This Moment: A Clinician's Guide to Promoting Radical Change in Acceptance and Commitment Therapy*. Oakland, CA, New Harbinger.

Törneke, N. (2017). *Metaphor in Practice: A Professional's Guide to Using the Science of Language in Psychotherapy*. Oakland, CA, New Harbinger.

6장
기능정신약물학의 예술과 과학

우리는 바람의 방향을 조종할 수는 없지만 돛을 조정할 수는 있다.
– 베르타 캘러웨이Bertha Calloway

근무 환경과 무관하게 모든 의사는 환자에게 도움이 되는 '무언가를 해야 한다'는 압박감을 심하게 느낀다. 무언가를 하려는 의사가 시스템에 존재하는 강력한 장애물에 직면하는 경우는 굉장히 많다. 서구 국가들에서 의료 자원이 부족한 지역에서는 대부분 도시, 농촌, 변두리 지역 할 것 없이 정신과 진료를 쉽게 볼 수 없는 경우가 많다. 미국에서는 1차 의료 의사가 정신과 의사보다 훨씬 더 많은 양의 정신과 약물을 처방하기 때문에, 정신과로 의뢰된 환자는 특히 1차 치료제에 반응을 보이지 않을 수도 있다. 정신과 의사의 부족, 막대한 임상적 요구, 의료 자원에 대한 접근성 부족으로 인하여 대개 초기 정신과적 면담은 매우 짧으며, 그런 초기 평가라도 받기 위해 3~4개월씩 기다리기도 한다.

이런 상황에서 일부 정신과 의사는 약물만 계속 처방하는 것 외에 달리 할 수 있는 것이 없다고 느끼며, 약물 복용 이외의 대처 전략에 대한 논의에 환자를 온전히 참여시킬 수 있는 여력이 안 된다. 게다가 정신과 진료를 받으러 오는 환자는 대개 동반 신체질환, 물질사용, 기타 다른 정신과적 문제를 동반하는 경우가 많기 때문에 치료가 매우 복잡한 경우가 많다. 정신과 의사는 매우 짧은 진료 시간 안에 새로운 진료 서비스에 대한 요구의 증가, 개인 및 시스템의 역량 부족, 복합적인 건강 문제를 지닌 환자를 진료해야 하기 때문에 전체론적holistic이며 기능 중심적으로 접근하는 데 어려움을 겪는다.

3장에서 언급했다시피, 그럼에도 불구하고 기능정신의학적 접근은 임상적 대화 시간이 짧고 내원 간격이 뜸한 환자들에서도 부가적인 '레버리지leverage'를 만들어

낼 수 있다, 1장의 몇몇 사례에서 볼 수 있듯이, 약물을 처방하는 것은 행동 변화 체인의 첫 단계일 뿐이다.

"내가 약을 처방하는 것이 임상진료에 어떤 영향을 줄까?" 이것은 약을 처방받기 위해 정신과를 찾아오는 환자를 진료하는 정신과 의사가 자연스레 떠올리는 핵심 질문이다. 이 장에서는 기능맥락주의의 도움으로 전통적인 정신약물학적 접근법에 다시 힘과 활력을 불어넣을 수 있는 방안을 모색한다. 이를 위해 우리는 역사적 고찰부터 시작한다. 행동분석과 정신약물학 사이에는 오랜 연결 고리가 존재해 왔는데, 이것이 약의 심리적 속성과 인간 행동에 대한 영향력을 더 널리 이해하고 개선하는 데 얼마나 중요한 역할을 했는지 아는 정신과 의사는 별로 없다. 궁극적으로 이 개념은 기능약물학의 실제를 직접 알려 준다. 우리는 이 장 전반에 걸쳐 교육용 비디오와 임상적 대화를 통해 기능정신약물학functional psychopharmacology에 내재된 원리를 한층 더 깊이 다루고 입증한다. 만약 당신이 이 책을 읽으면서 열린 마음으로 기꺼이 새로운 것을 시도해 보려는 자세로 정신과 진료의 이러한 중요한 특징에 접근한다면, 분명 의사결정 과정에 기능적 접근법을 적용하고 싶어질 것이다.

행동약물학의 핵심 원리

기능정신약물학을 떠받치고 있는 많은 원리가 **행동약물학**behavioral pharmacology으로 알려진 과학적 연구에서 비롯된 것이다. 행동약물학은 인간 행동에 대한 약물의 영향을 이해하기 위한 행동분석 기법이다. 이 절에서는 행동약물학이 시작된 1950년대부터 오늘날에 이르기까지의 기본적인 과학적 가정, 이론적 토대, 경험적 관찰 결과를 간략히 살펴본다. 행동약물학은 강력한 이론적 토대와 수십년에 걸친 실제적이고 경험적인 근거가 잘 확립된 학문이다. 최근까지도 정신과 전공의나 펠로우 교육 프로그램에서 좀처럼 행동약물학을 찾아보기 힘들었다. 그러나 이제 보게 되겠지만, 행동약물학은 여전히 현시대의 정신과 진료와 실질적 연관성이 있다.

B. F. 스키너Skinner는 정신과 약물이 행동에 끼치는 영향에 매우 큰 관심을 가지고 있었다. 그는 불법 물질과 약물이 인간 행동에 끼치는 영향을 실험적으로 분석하면 유전학 및 생리학의 비밀을 풀 수 있을 것이라 믿었다. 그는 환경의 영향과 더불

어 유전학과 생리학이 행동의 진정한 원인이라고 생각했다. 정신과 약물이 행동에 끼치는 영향에 대한 과학적 연구는 1950년대 중반까지 산발적으로만 진행되어 오다가, 1950년대 초반에 도입된 클로르프로마진(쏘라진)chlorpromazine(Thorazine)이 꽤 큰 충격을 안겨 준 후부터 급속도로 관심이 늘어났다. 이 분야에서 1917년부터 1954년까지 단 28개의 연구 결과만 발표됐는데, 1955년부터 1963년까지는 무려 263개의 연구 결과가 발표됐다. 1956년에 국립정신건강연구소National Institute of Mental Health, 국립과학원National Academy of Sciences, 국립연구위원회National Research Council, 미국정신의학회American Psychiatric Association가 공동으로 후원한 중요한 컨퍼런스가 개최됐다. 컨퍼런스 제목은 '약물이 행동에 끼치는 효과를 연구하는 기술'이었고, 행동약물학의 창시자인 스키너와 피터 듀즈Peter Dews가 좌장을 맡았다(Dews, 1956). 이 컨퍼런스는 정신과 약물을 비롯해 정신에 작용하는 물질이 행동에 끼치는 효과를 이해하기 위해 행동분석학 기법을 활용하는 것이 도움이 될 수 있다고 제시했다. 여기서 행동약물학의 기반을 다진 몇몇 중요한 원리가 확립됐고, 이는 행동약물학이 응용행동분석학의 한 갈래로 포함될 수 있는 초석을 다졌다. 이 원리들은 스키너와 동시대에 활동했던 매우 존경받는 학자인 머리 시드먼Murry Sidman에 의해 저명 학술지인 『정신약물학Psychopharmacology』의 첫 논문으로 수록됐다(1959).

행동은 그 자체로 중요하다

행동정신약물학에 근거한 기능정신의학 진료에서는, 행동이 그 자체로 풍부하고 매력적인 주제이자 정신과적 개입에서 초점을 맞출 적합한 대상임을 강조한다. 많은 환자에게 정신과 약물을 처방하는 정신과 의사의 입장에서 볼 때 환자의 일상생활은 당연히 가장 중요한 관심사다.

사례별 분석을 강조한다

모든 인간은 저마다 고유한 역사, 유전적 특징, 생리적 감수성을 지니고 있기 때문에, 집단을 대상으로 한 연구 자료만으로는 어떤 환자에서도 그 효과를 일반화하기 어렵다. 환자들은 저마다 약물을 복용할 때 독특한 반응을 보인다. 따라서 대상자

내within-subject 정신약물학 연구가 더 생산적인 접근 방법이다. 각 환자는 약물에 고유한 반응 패턴을 보이며, 환자의 삶의 기능적 목표를 참조해야만 이를 측정할 수 있다. 이 목표는 처방된 약이 직접적으로 활성화하는 명확하고 관찰 가능한 행동을 대상으로 해야 한다.

직접적이고 개별적인 행동 척도를 활용한다

행동은 그 자체로 최우선적인 관심사이기 때문에, 행동 변화는 약물 처방의 '성공'을 결정할 수 있는 최선의 수단이다. 전체 집단을 통해 선별된 행동을 측정하는 도구(증상 척도 및 체크리스트 등)는 어떤 개별 환자에서도 관찰 가능하고 임상적으로 유의미한 행동을 예측하기 어렵다는 점에서 한계가 있다. 이것이 임상 현장에서 지니는 의의는, 환자가 삶에서 선택하고 가치를 부여한 방향으로 움직일 수 있도록 호전된 경험이야말로 모든 약에 대해 가장 귀중한 정보를 제공해 준다는 것이다.

행동 변화를 유발하는 요인을 구분하고 영향을 끼친다

기능정신의학 의사는 어떤 경우든 환자의 대처 및 문제해결 행동에 변화를 주려고 한다. 약물의 실제 효과를 가늠하는 데 있어서 아주 중요하면서도 어려운 작업은, 처방된 약제로 인한 행동(생각과 감정까지 모두 포함) 변화를 신체 운동이나 사회적 참여의 증가와 같은 다른 요인들로 인한 변화와 구분하는 것이다. 정신과 의사가 약물이 효과가 있다고 판단하기 위해서는 반드시 처방 약물이 환자가 바랐던 기능 변화를 야기하는 데 영향을 끼쳤다고 결론 내릴 수 있어야 한다. 정신과 의사가 실용적이고, 유연하며, 개별화된 약물치료를 하기 위해서는 환자의 내외부적 생활 맥락에 세심한 주의를 기울여야만 한다.

성공의 팁

행동약물학은 약물학의 한 분야로 고유한 이론적 전통을 이어 오고 있다.

행동약물학에서 정신과 약물이 인간 행동에 끼치는 효과를 연구하는 원리는 다음과 같다.

- 약물에 대한 행동 반응은 그 자체로 중요하게 분석되어야 한다.
- 인간 행동에 대한 약물의 효과는 사람마다 독특하다.
- 가장 효과적인 분석 층위는 환자마다 고유하게 나타나는 임상적으로 유의미한 행동을 반복해서 측정하는 것이다.

처방 약물에 대한 핵심 결과 지표는, 맥락감수성과 수반성기반 행동을 늘리는 데 관여하고 이를 통해 환자가 삶에서 중요한 변화를 이루게 만듦으로써 자연스레 증상의 고통을 감소시키는 것이다.

≫ 정신약물학과 행동약물학의 공통 원리

정신약물학과 행동약물학을 구분하는 명확하고 절대적인 기준은 없다. **정신약물학**psychopharmacology이라는 용어는 약물이 행동에 끼치는 효과를 다루는 아직 미발달 상태의 과학을 지칭하는 용어로 1921년에 처음 사용됐다(Macht & Mora, 1921). 행동분석은 행동약물학 연구와 원리에 절대적으로 기여했으나, 어떤 약물이든 그 효과를 이해하기 위해서는 약물학의 기본 원리에 대한 지식을 **함께** 가지고 있어야 한다. 이 원리는 1900년대 중반부터 프랑스의 베르나르Bernard, 독일의 슈미데베르크Schmiedeberg, 미국의 아벨Abel이 정신과 약물에 대한 연구에 과학적 방법론을 적용하면서 생겨났다(Holmstedt & Liljestrand, 1963; Schuster, 1962). 예를 들어, 이 학자들과 그 후계자들은 모든 물질이 다양한 효과를 지니고 용량 의존적으로 작용한다는 점을 명확히 했으며, 이는 현재까지도 행동약물학의 기본 원리가 되고 있다. 약물 작용에 대한 수용체 모형, 내성, 신체적 의존 개념 역시 전통적인 약물학에서 전해진 것이다. 이러한 개념 및 결과는 정신약물학적 약제psychopharmacological agents가 인간 행동에 영향을 끼치는 방법과 관련된 모든 지식에서 필수 불가결한 부분을 차지하기 때문에(Thompson & Schuster, 1968), 정신과 약물을 처방하는 모든 의사는 이를 꼭 알고 있어야 한다(Poling & Byrne, 2000).

정신약물학적 약제는 저마다 다른 특징을 지니고 있다

모든 정신약물학적 약제는 각기 다른 방식으로 질병이나 질환을 유발하는 생물학적인 과정에 선택적으로 작용한다. 최선의 경우, 진단이 타당하면 이와 직접 관련된 제한된 개수의(혹은 하나의) 약물만 선택하면 된다. 이러한 용법을 보면 정신과 약물이 행동에 끼치는 영향은 개별적이라기보다는 일반적이라고 보는 것이 맞을 것이다. 즉, 정신과 약물과 일반적인 신체질환을 치료하는 약물의 작용기전 사이에는 중요한 차이가 있다.

이 중요한 차이점을 명확히 확인하기 위해 다음 두 가지 경우를 가정해 보자. 첫 번째 경우에서는 한 여성이 며칠 전부터 인후통이 심해져서 1차 의료 의사를 찾아갔고, 의사는 목에서 배양 검사를 시행한 뒤 여성의 입 안에 화농사슬알균Streptococcuss pyogenes 집락이 크게 자리 잡고 있는 것을 확인한다. 의사는 치료를 위해 세균의 세포벽 합성을 방해하는 항생제인 아목시실린amoxicillin을 처방한다. 여성의 증상(인후통)은 목에 서식하는 세균과 직접 관련된 것이며, 처방 약물은 명확한 기전에 따라 그 세균에 선택적으로 작용한다. 1주 뒤, 의사는 처방한 항생제가 어느 정도 효과가 있는지 알아보기 위해 그녀에게 목의 느낌을 물어보는 대신 배양검사를 다시 시행할 것이다. 행동 증상(불편함에 대한 구두 보고)을 유발한 명확하고 검증 가능한 생물학적 원인(세균)을 식별할 수 있는 것이다.

이제 다른 시나리오를 생각해 보자. 앞서 그 여성이 몇 주 동안 슬프고 우울한 기분을 느낀 뒤, 다시는 사회 생활을 못하고 행복해지지 못할 것이라는 절망감을 느끼기 시작한다. 하루는 너무 심란한 마음에 자살까지 생각한다. 그녀는 이런 생각에 괴로운 나머지 전문적인 도움이 필요하다고 느끼고 정신과 의사를 찾아간다. 의사는 그녀의 감정 상태와 자살사고 등을 포함한 주요 소견에 대한 진찰을 시행한 뒤, 주요우울삽화로 결론 내리고 **선택적 세로토닌 재흡수 차단제**Selective Serotonin Reuptake Inhibitor: SSRI를 처방한다. 3주 뒤, 그녀는 다시 정신과 의사를 찾아온다. 이제는 기분이 나아지고 더 이상 자신을 해치려는 생각도 들지 않는다고 보고한다. 이 경우 비록 정신질환에 대한 생화학적 모형을 가정하더라도 행동 증상(우울감과 자살사고에 대한 구두 보고)이 생물학적 원인에 의한 것이라고 확실히 단정할 수 없으며, 정밀하게 정신약물학적 약제의 효과를 확인할 수 있는 실질적 방법도 없다. 혈중 세로토닌

농도 저하 같은 것으로 우울증의 존재를 '입증'할 수도 없으며, 얼마나 정확한지는 몰라도 무언가 해로운 생물학적 과정이 원상회복됐을 것으로 사후 짐작할 뿐이다.

세균 감염 인후통의 경우, 질병 과정은 비교적 정확히 이해할 수 있으며 여러 사람에게서 대체로 똑같이 나타난다. 이는 질병을 치료하는 약물의 작용기전에서도 마찬가지다. 페니실린Penicillin은 그람 음성균의 세포벽 합성을 방해하여 세포벽이 뚫리게 만듦으로써 세균을 죽인다. 아목시실린은 인후통을 유발하는 세균을 죽임으로서 질병의 증상을 호전시킨다. 의사는 세균이 증상을 유발하는 기전을 상세히 기술할 수 있으며, 치료기전 또한 잘 이해할 수 있고 측정 가능하다. 또한 이 과정은 인후통을 앓고 있는 사람마다 별다른 차이 없이 일정하므로, 이 질환을 앓고 있는 대부분의 사람들은 아목시실린으로 효과를 볼 수 있다. 아목시실린 복용군의 72% 정도가 1주일 내에 치료 반응을 보이는데, 이는 위약군에서는 단지 7%만 반응을 보이는 것과 크게 대비되는 것이다.

하지만 우울증의 경우에는 **SSRI**나 **세로토닌-노르에피네프린 재흡수 차단제**Serotonin-Norepinephrine Reuptake Inhibitor: SNRI의 약물학적 작용과 우울 증상과의 관련성이 상당히 미약하다. 개인차가 심하기 때문이다. 비록 항우울제가 세로토닌 재흡수를 방해한다고는 하지만, 이러한 신경화학적 변화가 어떻게 환자가 보고하는 감정과 생각을 변화시키는지 구체적으로 명시하지는 못한다. 달리 말하면 우울증의 질병 과정과 항우울제가 그 과정을 방해하여 증상을 호전시키는 방식은 어디까지나 추정일 뿐이다(Krishnan & Nestler, 2010). 또한 대규모 임상연구에서 모든 항우울제가 우울증의 증상을 호전시킨다고 보고하지만, 그 효과 크기는 미약하며 개인차가 크다. 누가 정신약물학적 약제에 좋은 반응을 보이고 누가 그렇지 않을지 사전에 예측하는 것은 사실상 불가능하다.

정신과 약물과 생리적 의존

정신약물학이 과학적·기술적으로 진보하면서 임상가와 연구자 모두 생리적 의존의 중요성을 측정하는 데 상당한 시간을 들였다(Lader, 1991). 소비자를 직접 대상으로 한 광고는 1985년부터 가능해졌고, 1997년에 미국 **식품의약국**Food and Drug Administration: FDA이 약물 부작용 표기에 대한 규제를 완화하면서 활발해졌다. 이러한 직접 광고는 모든 사람이 생리적 의존 문제에 대해 경계심을 풀게 만들었으며, 이는 '비중독성nonaddictive'으로 알려진 정신과 약물에서 특히 더 그랬다(Donohue, 2006). 한 가지 중요한 사실은, 1950년대에 확립된 정신약물학 원리에서는 **모든** 정신과 약물에서 내성과 생리적 의존이 나타날 수밖에 없음을 강조했다는 것이다(Poling & Byrne, 2000). 임상가와 환자는 모든 정신약물학적 약제에서 이것이 사실이라는 점을 점점 더 많이 인식하고 있다. 당연히 어떤 약물은 다른 약물보다 더 심한 생리적 의존 문제를 야기하며, 정신과 약물을 장기 복용하다가 중단하는 것이 어려움을 예상할 수 있다. 우리가 생리적 의존과 향정신성 물질의 금단증상에 대해 이해하고 있는 수준은 극히 제한적이어서, 사람마다 약물을 중단하거나 변경하는 것이 또 다른 임상적 문제가 되기 전에 얼마나 오랫동안 특정한 비중독성 정신과 약물을 복용할 수 있을지 결정하기는 쉽지 않다.

위트-도어링Witt-Doerring 등(Witt-Doerring et al., 2018)이 다음과 같이 언급한 것처럼, 임상연구들은 아직 정신과 약물의 중단이나 변경에 대한 충분한 정보를 제공하지 못한다. 대부분 임상연구는 실생활에서의 환자의 경험에 맞춰져 있지 않는데, 이는 생태학적 타당성 측면에서도 문제고 임상진료에서도 어려움을 유발한다.

FDA 승인과 시판에 필요한 무작위 대조군 연구 기간인 6~12주는 비교적 짧기 때문에 이 기간 동안 약물 중단을 평가하기는 어렵다. 상대적 안정성과 효능을 입증하기 위한 비용, 임상적 어려움, 더 좋은 결과를 얻고 싶은 욕구 등으로 인해 연구 기간이 제한되고 있다. 이렇게 짧은 기간으로는 환자에게 심각한 생리적 의존이나, 힘들거나 두드러지게 나타나는 금단증상을 유발하기 어렵다. 흔히 약물의 효능에 초점을 맞춘 이러한 연구에 적용된 방법론과 통계 검증력은 매우 빈번하고 심각하게 나타나는 금단증상을 파악하는 데만 적합할 뿐이다. 의사가 잠재적인 금단증상을 확인할 수 있는 필수 자료를 얻기가 이렇게 어렵기 때문에, 약물은 그 장기적 효과와 금단증상이 많이 알려지지 않은 채로 시장에 나온다. 금단증상 외에도 식별되지 않은 많은 문제를 온전히 인지하기까지는 수년 이상이 걸릴 수도 있어서, 이 문제가 학계에 널리 알려지기 위해서는 증례보고나 관찰 연구 결과가 축적되어야 한다(Witt-Doerring et al., 2018).

약물을 점점 더 오래 복용하는 환자들이 계속 늘어나고 있기 때문에 우리는 분명 비중독성 정신과 약물 계열에서 생리적 의존이 문제가 되는 기전에 대해 더 많이 알게 될 것이다. 만약 생리적 의존이 존재한다면, 이는 특정한 환자에게 장기적으로 약물치료를 시행할 때 필요한 위험/이득 분석에 정신약물학적 약제의 금단증상을 필수적으로 포함해야 함을 의미한다. 단지 장기적 정신약물치료의 위험성을 고지하는 것만으로는 이 문제를 해결할 수 없다. 따라서 정신과 의사는 자연스레 정신과 약물 사용에 대해 상당히 새로운 관점, 즉 기능적 관점을 가지고 훨씬 더 구체적으로, 목표에 맞춰서, 한시적으로 약물을 처방해야 한다(Fornaro et al., 2019).

성공의 팁

행동약물학과 정신약물학은 정신과 약물이 작용하는 방식을 근본적 수준에서 이해하게 해 주는 몇 가지 공통 원리를 공유한다.

약물의 효과는 신경학적 · 생리적 · 심리적 · 사회적 측면을 포함한 다양한 수준에서 나타난다.

약물은 어떤 수준에서든 용량 의존적으로 효과를 나타낸다.

작용기전의 특이성 측면에서 볼 때 정신약물학적 약제는 사람마다 다르게 효과를 나타낼 수 있다.

일반적으로 정신과 약물의 작용기전은 구체적이지 않고 더 전반적이다.

생리적 의존과 내성은 모든 정신과 약물에서 나타날 수 있으며, 약을 처방하기 전에 시행하는 위험/이득 평가에 이를 반드시 포함해야 한다.

≫ 기능정신약물학의 기본 원리

기능약물학의 핵심 특징을 다루기 전에 먼저 3장에서 소개했던 기능맥락주의의 주요 원리를 살펴보는 것이 도움이 될 것이다.

- 인간 행동은 그것이 발생하는 맥락에서 분리될 수 없다. 맥락은 행동을 하는 사람의 외부(환경)에 있을 수도 있고, 내부에 있는 개인적 반응(생각, 기억, 느낌 등)일 수도 있다.
- 모든 행동은 선행조건(약물의 심리적 및 신체적 효과와 같은 촉발사건)이나 결과(행동에 뒤따르는 보상이나 처벌)에 의해 통제된다.
- 행동은 다시 통제 요인과 상호작용하고 수정된다.
- 사람에서는 대개 은밀한 언어('마음')의 행동 조절 과정과 자기성찰적 인식(마음의 과정을 인지하고 관찰하는 관점)이 통제 요인으로 작용한다.

기능정신약물학의 주요 지침은 약물이 수행하기 바라는 기능의 목적을 명확히 하고, 그 목적에 따라 약물의 효과를 평가하는 것이다. 예를 들어, 우리는 정신과적 증상이 호전되는 것과 기능 수준이 회복되는 것 사이의 관련성이 아주 약하다는 것을 알고 있다(Lin & Yang, 2017; McKnight & Kashdan, 2009; Vatne & Bjorkly, 2008). 슬픔, 울적함, 불안함, 두려움 등을 덜 느낀다고 해서 꼭 가치 있고 만족스러운 삶을 사는 것은 아니다. 약물이 절망감이나 슬픔 같은 느낌을 덜어 줄 수는 있겠지만, 그렇다고 그것들이 사라진 빈 자리가 저절로 행복으로 채워지지는 않을 것이다.

정신과 의사는 약물이 기능적으로 효과를 나타내게 하기 위해 반드시 중요한 생활 맥락에서 환자의 참여와 성공을 촉진하는 방향으로 대화를 이끌어야 한다. 3장에서 언급한 대로 환자가 의미 있는 삶의 목표를 달성하는 데 도움을 받기 위해 약물을 복용한다는 것을 이해한다면, 기능정신의학 의사가 약물 처방을 꺼릴 이유는 전혀 없다. 의사는 약물이 가치 있는 행동에 대한 감정적 · 인지적 · 행동적 방해물을 완화하거나 줄일 가능성이 얼마나 있을지에 따라 처방을 결정한다. 가장 중요한 평가지표는 환자가 자신의 가치에 부합하는 방식으로 삶을 온전히 살아가는 데 약물이 얼마나 잘 도와줄 수 있는지다. 이러한 접근법이 바로 우리가 '기능정신약물학'이라고 부르는 것이다. 정신과 의사가 이러한 관점을 따르더라도 굳이 환자가 지닌 정신질환의 존재를 거부할 필요는 없다. 기능정신의학의 논리는 쉽게 말해 질병의 증상을 없애거나 통제한다고 해서 꼭 환자가 건강하고 활력 있는 삶을 산다는 보장은 없다는 것이다. 처방을 결정하는 데에는 기본적으로 이 두 가지 목표를 모두 염두에 두는데, 기능정신의학에서는 확고하게 '가치 있게 살아가기'에 방점을 찍는다.

약물 효과에 대한 전체론적 관점을 적용하고 활용하기

간략히 말하면, 기능정신약물학은 정신과 약물의 효과를 행동분석의 트레이드마크인 A-B-C 프레임워크 안에서 분석하고 평가한다. 이를테면 정신약물학적 약제가 중요한 선행조건으로 기능할 수 있지만, 사람은 그 효과를 변화시키는 방향으로 약물과 상호작용할 수 있다. 이것은 정신약물학적 약제가 인간 행동에 작용하고 효과를 나타내는 것을 엄밀하게 생물학적 혹은 신경학적으로 설명하는 데 심각한 난제를 만든다. 약물의 효과는 그에 대한 사람의 경험과 상호작용 방식에 따라 효과가 달라질 수 있다. 이는 환자가 복용하는 것이 실제 약물이든 위약이든 상관없이 약물을 복용한다는 상징적 표상이 강력한 선행조건이나 결과로 기능할 수 있음을 의미한다. 그래서 우리는 환자가 단순히 약물을 **먹기만 하는** 것이 아니라, 약물과 상징적이고 사회적으로 **상호작용**한다는 것을 꼭 인식하고 받아들여야 한다(Poling & Lesage, 1992). 이러한 상호작용에는 약물을 복용하는 행위를 결정하는 사회적 맥락과, 약물을 복용함으로써 기대할 수 있는 효과에 대한 사회적 단서도 포함된다. 환자는 약물 복용에 대한 자신의 책임과 기대를 만드는 데에도 관여한다(Poling & Lesage, 1992). 이렇게 심리적으로 매개된 상호작용은 순환적이고 점진적인 방식으로 발생할 수 있고, 약물을 복용하는 행동의 내외부적 맥락의 일부 혹은 전부를 포함할 수도 있으며, 똑같은 성분의 약물이라도 환자마다 혹은 같은 환자에서도 때에 따라 굉장히 다른 효과를 나타낼 수도 있다. 이는 사회적 단서뿐만 아니라 개인적 경험과 기대까지도 행동에 대한 정신과 약물의 기능적 효과에 직접적인 영향을 끼침을 의미한다.

이러한 기능약물학의 핵심 원리의 가장 좋은 예는, 의학에서 가장 강력한 치료법 중의 하나임이 분명한 **위약 효과**placebo effect다. 위약을 복용하는 환자가 자신이 복용하는 것이 치료제이고 그 성분이 긍정적인 결과를 만들어 낸다고 **믿을** 때, 실제 약물을 복용했을 때와 동일한 효과가 나타나는 경우가 많다(Poling & Lesage, 1992). 행동약물학의 관점에서 보면, 위약은 환자가 아무 효과도 없는 물질을 먹더라도(행동) 강력하고 긍정적인 '약효'(결과)를 유발할 것이라는 긍정적 기대(선행조건)를 강조한다. 정신의학 연구에서 위약 효과는 시험약의 효과를 가늠하는 데 이상적인 비교 기준이다. 문제는 정신과 약물에 대한 대량의 직접 광고 때문에 정신과 약물을 복용하는 것에 대한 사회적 단서가 언제나 긍정적이라는 점이다. 그 결과, 모든 계열의 정신과 약물과 관련된 위약 효과의 크기가 점점 더 실제 약물 수준에 가깝게 증가해 왔다. 실제로 항우울제 임상연구에 대한 FDA 데이터베이스를 활용한 최신 종설에서는, 우울증 환자에서 위약의 반응률이 지난 10년 사이에 6.2% 증가했음을 밝혀냈다(Khan et al., 2017). 위약 효과의 이러한 증가는 행동정신약물학의 또 다른 중요한 원리를 입증한다. 바로 외부 환경을 통해 단서를 제공하는 것이 환자의 행동에 대한 약물 효과에 강력한 영향을 끼칠 수 있다는 것이다.

예를 들어, 우리는 가까운 환경에서의 사회적 단서가 술과 불법 약물 사용에 대한 반응에 결정적인 역할을 하는 것을 알고 있다. 술을 마실 의도로 술집에 들어가는 알코올중독자는 이미 첫 맥주를 주문하기 전부터 '취해' 있다(Chait & Perry, 1992). 약물로 '황홀감'을 느낄 것으로 기대하는 중독자는 위약을 복용해도 쾌감을 느낀다(Chait & Perry, 1992). 단지 알코올을 함유한 위약 음료만으로도 마약에 중독된 경험을 유발할 수 있다(Vuchinich & Sobell, 1978). 흥미롭게도, 가까운 환경에서 중독을 장려하는 사회적 단서를 주는 것은 알코올이 선행조건으로 기능하는 것을 강화한다(Testa et al., 2006).

기능 상태를 개선하는 데 초점을 맞추기

기능정신약물학적 관점으로 볼 때 정신과 약물은 독특하다. 식별 가능한 행동 수준(특정한 내적 경험에 대한 환자의 보고도 포함)에 따라 약물을 정의하고, 측정하며, 이해하기 때문이다. 처방 약물이 행동 변화를 유발하는 생물학적 과정에 어떻게 작용하는지는 명확히 규명되지 않았다. 그 임상적 효과 역시 생물학적 수준으로 분석해서는 제대로 평가하거나 이해할 수 없다. 그래서 기능정신의학적 관점에서 정신과 약물을 임상적으로 평가할 때는 반드시 약물(선행조건)이 목표로 삼은 환자의 행동을 유의하게 호전시키는지(결과) 여부를 따져 봐야 한다. 약물이 작용하는 과정에서 새로운 행동 결과의 유의성을 낮추는 견딜 수 없거나 도움이 안 되는 유해 효과(부작용)가 나타나서는 안 된다.

약물학적 개입이 역기능적 행동을 성공적으로 치료하는지 판단하기 위해서는 다음 세 가지 질문에 답할 수 있어야 한다.

① 약물로 얻고자 한 효과는 무엇인가?
② 그 효과를 얻었는가?
③ 유의한 부작용은 없었는가?

이 내용은 물어보기는 쉬워도 대답하기는 어렵다. 또한 우리 정신과 의사(와 우리가 보는 환자들)가 약물의 역할을 이해하는 방식과, 정확히 무엇을 물어보는지에 따라 그 대답이 크게 달라질 것이다.

오늘날 정신과 약물은 수도 없이 많다. 과거에 비해 훨씬 폭넓게 사용되며 다양한 임상가가 처방하고 있다. 1996년에 정신과 약물은 미국의 모든 처방전 중 10~15%를 차지했는데, 2013년에는 성인의 거의 17%가 적어도 한 개 이상의 정신과 약물을 정기적으로 처방받는 것으로 나타났다. 정신과 약물을 가장 많이 처방하는 의사는 1차 의료 의사다. 정신과 약물을 환자 진료에 활용한다면, 정신과 의사, 1차 의료 의사, 그 외 다른 과 의사 구분할 것 없이 환자의 단기적 및 장기적 활력을 호전시키기 위해 다양한 기능 상태를 향상시키는 것을 목표로 삼아야 한다. 일반적으로 환자의 생활 맥락과 환자가 그 맥락에서 기능을 잘 발휘하고 있는지에 임상적 대화의 초점을 맞춰야 이 목표를 달성할 수 있다.

3장에서 논의했다시피 ACT에서는 고통스러운 증상의 발현을 환자의 생활 맥락에서 균형이 흐트러졌다는 신호로 여긴다. 일단 정신과적 면담을 통해 이러한 불균형(즉, 환자가 추구하는 것과 현재 삶에서 얻는 것 사이의 간극)을 확인했으면, 환자가 더 효과적인 삶을 살지 못하게 가로막고 있는 감정적 혹은 인지적 장애물을 약화시키는 목적으로 유용하게 약물치료를 활용할 수 있다. 실제로 약물을 먹는 것을 정당화하거나 약물이 도움이 되는 기전과 이유를 설명하기 위해 다른 설명 모형(예: 정신질환, 화학적 불균형 조절)을 언급할 필요는 전혀 없다. 일부 정신과 의사에게 이것은 환자와의 대화의 방향을 설정하고 구성하는 방법에 큰 변화를 주는 것일 수도 있다. 다음 사례는 이와 같이 기능에 초점을 맞춰 환자 교육을 시행하고 인지동의informed consent를 받는 방법을 보여 준다.

사례: 아만다

아만다는 초등학교 교사로 재직 중인 28세 기혼 여성으로, 오랫동안 지속된 업무 스트레스, 불안, 기분저하로 내원했다. 그녀는 매우 까다로운 사립학교 시스템에서 근무하면서 교육학 석사 학위를 마무리하려 애쓰는 중이다. 그녀는 집에서 남편 탐과 함께 살고 있다. 탐은 현장에서 고된 법률집행 업무를 하고 있다. 자녀는 없다. 그녀는 주로 불안 때문에 교사로서 자신의 업무에 지장이 생길까 봐 걱정한다. 주치의는 시탈로프람citalopram과 벤라팍신venlafaxine이 효과가 없음을 확인하고 둘록세틴duloxetine을 처방했다. 약물을 변경한 뒤 반응은 비교적 좋았으나 3~4개월 뒤 다시 증상이 악화되면서 항우울제에 내성이 있는 것처럼 보였다(Fava & Offidani, 2011). 그 시점에서 주치의는 상세한 정신과적 평가를 위해 그녀를 정신과 의사에게 의뢰했다. 정신과 의사는 초기 맥락적 평가를 마친 뒤, 아만다의 과거 정신과적 병력과 특히 정신과 약물에 대한 반응을 검토하기 시작한다.

정신과 의사: 진료의뢰서를 보니까 주치의 선생님이 둘록세틴을 처음에 30mg으로 처방하셨다가 지금은 60mg으로 늘리셨네요. 이제 드신 지 3개월 되신 거죠?

아만다: 네, 그런데 다른 우울증 약들처럼 효과는 거의 없었어요.

정신과 의사: 그렇군요, 알려주셔서 감사합니다. 이제 당신이 둘록세틴을 드시면서 느낀 것에 대해 좀 더 구체적으로 여쭤 보려고 하는데요, 괜찮을까요?

아만다: 그럼요!

정신과 의사: 혹시라도 둘록세틴을 복용하시면서 도움이 되는 것 같다 싶을 때가 있었나요?

아만다: 글쎄요, 처음에는 좀 효과가 있는 것 같았어요. 불안하거나 슬픈 게 줄었는데 몇 달 지나면서 효과가 없어졌어요.

정신과 의사: 그러니까 둘록세틴이 불안한 느낌과 우울감을 줄이고 삶을 회복하는 데 약간은 도움이 됐다고 느끼셨다는 거죠?

아만다: 네, 처음에는 확실히 나았는데 그 뒤 얼마간 용량을 늘려야 했고, 그래도 별로 효과는 없었어요. 용량을 올리니까 오히려 부작용만 더 심해지는 것 같았어요.

정신과 의사: 어떤 부작용이 있었나요?

아만다: 음, 확실히 성욕이 둔해졌어요. 느낌이 전혀 안 오더라고요. 그것 때문에 탐과 관계를 할 때도 전처럼 짜릿하지 않았어요! 감정도 무뎌지는 것 같고요. 처음에는 그래서 좋은 점도 있었지만 시간이 갈수록 더 방해만 돼요. 삶에서 제가 좋아했던 것들에 대해 즐거움이 안 느껴지고 그냥 전체적으로 감정이 평평해진 느낌이에요.

정신과 의사: 그 외에 다른 부작용은요? 피로감이나, 소화불량, 생각하시는 데 어려움은 없었나요?

아만다: 딱히요, 약간 피곤하고 화장실에 더 자주 가기는 했지만 그런 건 금방 괜찮아졌어요. 약을 안 먹으면 흐리멍텅해지고 구역질이 나고 이상한 느낌이 들긴 했어요.

정신과 의사: 알겠습니다. 이왕 말씀하신 김에, 혹시 어쩌다 약을 못 먹거나 주말에 외출할 때 약을 집에 두고 나오거나 하면 어떤 느낌이 드시던가요?

아만다: 탐한테도 이야기했던 건데요, 오전 일찍까지 멍하고 흐리멍텅하고 어떨 때는 목과 머리가 심하게 저린 느낌이 들기도 해요. 그러면 더 예민해지고 불안해져요.

정신과 의사: 힘드시겠네요. 그런 경험을 할 때 어떤 생각이 드시나요?

아만다: 음, 불안 증상이 나타나는 것 같아서 걱정되고 약을 꼭 먹어야겠구나 하는 생각이 들어요.

정신과 의사: 둘록세틴을 다시 복용하면 그런 증상이 다 사라지는 데 얼마나 걸리나요?

아만다: 보통 먹고 나서 바로요. 한 30분 정도면 훨씬 나아져요. 그런데 어떤 때는 반나절 걸릴 때도 있어요.

정신과 의사: 약을 빼먹고 나서 그런 경험을 할 때까지 걸리는 시간과 약을 다시 먹고 증상이 얼마나 빨리 좋아지는지 생각해 보면, 이건 불안 증상이 다시 심해진 것 때문이라기보다 약으로 의한 생리적 의존으로 봐야 할 것 같은데요. 맨 처음 불안 증상이 이런 식은 아니었을 것 같거든요.

아만다: 네, 생각해 보면 처음에는 전혀 이렇지 않았어요. 주변에서 우울증 약을 끊

는 게 진짜 힘들 수 있다는 이야기도 들었고요. 선생님께서 말씀하시는 게 이런 건가요?

정신과 의사: 네, 당신이 겪고 있는 게 바로 그거 같아요.

이 짧은 대화에서 정신과 의사는 환자가 과거와 현재에 복용한 정신과 약물에 대해 호기심을 보이고, 개방적 질문을 하며, 비교적 간단하고 직접적으로 다음의 기능정신약물학적 평가를 시행하고 있다

① 현재 복용 중인 약물은 무엇이며, 복용한 지 얼마나 오래됐는가?
② 이 약물을 복용하면서 (혹시 있다면) 무엇이 도움이 된다고 느껴졌는가? 약물을 복용하면서 삶에서 달라진 것이 있었는가?
③ 이 약물에 대해 (혹시 있다면) 어떤 불편함이 느껴졌는가?
④ 약물을 하루 못 먹거나 주말에 못 챙기고 집을 떠났을 때 어떤 느낌이 들었는가?

영상 21: 약-효과, 부작용, 금단증상을 기능적으로 평가하기

정신과 의사는 반드시 환자가 현재 복용하고 있고 과거에 복용했던 정신과 약물의 긍정적인 면과 부정적인 면을 모두 포함하여 상세히 평가해야 한다. 이 과정에서 흔히 약물 복용에 대한 환자의 전체적인 경험과 반응을 논의하는 데 도움이 되는 맥락이 도출된다. 정신과 의사는 이러한 경험이 약물 복용이 중요한 생활 맥락에서 기능적 완결성을 향상시키는 데 도움이 될 것이라는 환자의 기대를 조성해 왔다고 가정할 수 있다. 두 번째 질문에 이어서 질문을 몇 개 더 해야 하는 경우도 있는데, 특히 환자가 더 나아지는 데 효과가 있었다고 언급하는 약물이 있으면 그렇다. 종종 약물과 별개로 이뤄진 중요한 삶의 변화를 깡그리 무시한 채 나아진 이유를 오직 약물 덕분으로만 여기는 경우도 있기 때문에, 기능정신의학 의사는 약물을 복용하는 기간에 **환자의 삶에서 벌어지고 있는 다른 일들에 대해** 주의 깊게 물어봐야 한다. 중요하고 지속 가능한 다른 많은 요인, 특히 환자가 자신을 위해 실천한 행동이 긍정적 기분과 삶의 변화에 훨씬 더 큰 역할을 할 때도 많기 때문이다!

환자에게 힘을 북돋아 주는 담론 수준 정하기

초기 면담 과정의 또 다른 중요한 특징은 현재 환자가 보이는 문제를 설명할 수 있는 모형을 수립하는 것이다. 기능맥락주의의 목표는 시간이 지남에 따라 환자가 삶의 목표를 향상시키고 최선의 이익을 창출하는 데 사용할 수 있도록 환자가 이해할 수 있는 모형을 수립하는 것이다. 정신과 의사가 '정신질환'의 구조와 DSM-5 (American Psychiatric Association, 2013) 같은 진단분류체계를 얼마나 확신하는지와 상관없이, 가장 중요한 질문은 이러한 유형의 담론이 환자에게 힘을 북돋아 주고 최선의 이익을 가져다주는지 하는 것이다. 마찬가지로 신경회로나 화학적 불균형 같은 정신질환의 기전을 설명하는 '대화talk'는, 그것이 환자의 삶에서 최선의 이익을 가져다줄 수 있도록 행동을 변화시키는 방향으로 움직이는 힘을 북돋아 주는 한에서만 도움이 될 수 있다.

영상 22: 약물–맞춤형 정신의학: 질문, 청취, 공동의 의사 결정
영상 23: 약물–환자에게 힘을 북돋아 주는 담론의 수준 정하기

자신의 문제가 '화학적 불균형'에 의한 정신질환의 결과라고 믿는 사람은 수동성과 자기초점화된 낙인을 더 높은 수준으로 경험하고(Goldney et al., 2010), 더 많은 사회적 낙인에 시달리며, 자신의 문제를 해결할 수 없는 것으로 여긴다(Kemp et al., 2014; Pescosolido et al., 2010). 마찬가지로, 자신이 진료하는 환자의 문제가 근본적으로 생물학적인 것이라고 확고히 믿는 정신과 의사는 환자가 회복될 가능성을 더 비관적으로 여기고, 오직 약물에만 의존해 치료할 가능성이 더 높으며, 경험적 근거가 있는 정신요법을 약물치료와 병행하는 경향이 더 낮다(Lebowitz & Ahn, 2014; Pescosolido et al., 2010). 다시 말하지만 우리는 어떤 이론에도 과학적 타당성을 부여하지 않는다. 어떤 이론(설령 과학적으로 도출되고 엄밀히 검증된 것이라도)도 환자의 주체의식sense of agency을 약화시키거나, 제거하거나, 환자에게 최선의 이익이 되는 방향으로 행동할 가능성을 낮춘다면, 환자의 기능을 저해하는 것이다.

미국에서는 대놓고 정신건강 메시지를 전달하는 막대한 양의 직접 광고에 많은 환자가 노출되어 있다. 많은 환자가 삶의 어려움을 해결하기 위해 이미 이런 개념을 활용하고 있을 것이고, 정신과 의사가 자신의 '증상'을 없애서 '정신질환'을 없애 주기 바랄 것이다. 그런 메시지에 의해 대중과 환자의 태도가 조성되면, 정신과 의사 역시 어쩔 수 없이 그런 담론에 참여해야 한다. 기능정신의학 의사는 환자가 기능적으로 더 도움이 되는 설명 모형으로 방향을 전환하도록 돕는 것을 목표로 한다. 아만다와의 다음 대화를 보자.

아만다: 제가 불안하고 우울한 게 뇌의 화학적 불균형 때문이고, 둘록세틴이 그런 불균형을 회복시켜서 세로토닌이 잘 나오게 해 준다고 들었는데요, 맞는 이야기인가요?

정신과 의사: 음, 단정적으로 말씀드리기는 어렵지만 광고 없이 TV 드라마를 보기는 힘드시겠죠. 어쨌든 여기서 중요한 질문은 당신의 삶의 목표가 무엇이고 당신이 그런 삶을 살 수 있도록 우리가 어떻게 최선을 다하면 되는지 하는 것입니다. 만약 당신이 불안한 게 나쁜 유전자나 뇌 안의 화학적 불균형 때문이라고 믿는다면, 그게 삶에서 일어나는 일에 대해 통제감을 가지는 데 어떤 영향을 줄까요?

아만다: 글쎄요, 일단은 화학적 불균형을 바로잡기 위해 선생님 같은 분한테 화학 성분 약을 처방받아서 불안 증상을 없애야 할 것 같은데요. 그럼 제 삶을 살아갈 수 있을 것 같아요.

정신과 의사: 그렇다면 당신이 삶을 계속 살아가기 위해 먼저 불안 증상이 나아질 때까지 기다려야겠네요. 문제는 당신이 이미 별로 효과가 없었던 약을 세 종류나 시도한 적이 있었다는 거예요. 당신은 약효가 나타나기만 기다리면서 이도 저도 아닌 상태에 갇혀 계신 것 같습니다. 우리는 바로 그런 이유로 약물로 화학적 불균형을 바로잡을 수 있는 가능성을 알고 싶어 하죠. 하지만 그것보다 더 중요한 게 있습니다. 화학적 불균형만으로는 설명할 수 없는 보다 많은 일이 벌어지고 있을 수 있기 때문에, 우리는 모든 계획이 화학적 불균형에만 의존하지 않게 해야 합니다.

아만다: 무슨 말씀인지 알겠어요. 저도 되게 비슷한 경험을 했어요. 약을 복용하고 있어도 불안이 느껴지면 삶에 대한 불만족감이 더 크게 느껴져요. 남은 평생을 불안하게 지내는 건 아닌지, 다른 사람들보다 제가 더 심하게 불안한 건

아닌지 걱정되거든요! 만병통치약 같은 걸로 쉽게 나아지면 좋겠지만 실제로는 더 복잡할 거라는 걸 알아요. 지금 선생님과 이런 이야기를 나눌 수 있어서 정말 다행이에요.

정신과 의사: 불안이 지속된다고 해서 그게 꼭 남들에 비해 더 심한 화학적 불균형 상태에 있거나 심각한 질환이 있다는 의미라고 단정할 필요는 없습니다. 임상연구 결과를 보면, 약물치료에 반응을 보이더라도 여전히 낮은 수준의 불안 증상은 있거든요.

아만다: 우와, 전 항상 그랬는데요. 약을 먹어도 불안한 게 남아 있을 수 있다는 말을 들으니 안심이 되네요.

정신과 의사: 이런 약들로 인해 나타날 수 있는 장기적 부작용에 대해서는 얼마나 알고 계세요? 솔직히 우리는 약을 몇 년 이상 복용한 경우에 대해서는 잘 모릅니다.

아만다: 음, 약사님이 준 목록을 보니까 부작용이 엄청 많던데요. 그걸 보니까 무서웠어요. TV 광고 맨 마지막에 나오는 주의사항도 끔찍하고요!

정신과 의사: 그건 그 약들이 아주 강하다는 걸 의미합니다. 그런 약들을 아주 명확하고 구체적인 목표 없이 사용하는 것은 좋지 않아요. 우리의 핵심목표가 불안 증상을 전부 다 없애는 게 아니라면, 중요한 삶의 상황에서 당신이 잘 생활할 수 있도록 돕는 것이 더 현실적일 수 있습니다.

아만다: 네, 마음이 심란해지는 내용이지만 그래도 이런 얘기를 할 수 있어서 좋네요. 그럼 이제 더 도움되는 약을 찾기 위해 같이 노력하면 되는 건가요? 부작용을 관리하는 방법도 알아보고요?

정신과 의사: 네, 맞아요. 일단은 약으로 뭘 얻고 싶은지부터 더 잘 알아야 합니다. 약이 뭘 해 주기 바라시나요?

이 대화에서 기능정신의학 의사는 아만다가 계속 이어지는 불안 및 그와 관련된 문제를 설명하는 체계를 탐색한다. 이 대화는 환자가 지면이나 TV를 통해 정신질환과 화학적 불균형 메시지를 맹목적으로 믿음으로써 빠지게 되는 개념적 함정에서 부드럽게 빠져나올 수 있도록 진행된다. 정신과 의사는 이 이론의 과학적 타당성에 대해 중립적인 태도를 유지하며, 그것이 아만다의 주체의식에 끼치는 영향을 탐색한다. 또한 특히 삶의 중요한 목표를 추구하는 맥락에서 환자의 기능적 역량을 증진하기 위해 약물이 발휘할 수 있는 대안적인 역할도 탐색한다.

회피 기능과 전략을 약화시키기 위해 약물 사용하기

기능정신의학 의사로서 우리는 다음의 기본 질문에 답할 수 있어야 한다. 환자의 경험 회피를 약화시키고 환자가 갇혀 있는 상태에서 벗어날 수 있도록 정신과 약물을 사용하는 방법에는 뭐가 있을까? 이 질문은 우리가 처방하는 약물의 종류와 그 이유를 결정하는 분기점이 된다. 반복적으로 이야기했듯이 행동 및 감정 회피는 기능부전을 유발하는 핵심 요인이며(Kashdan et al., 2006), 자동적이고 사회적으로 훈련된 자연스러운 결과이기도 하다. 정신과 의사를 포함한 모든 사람이 정도의 차이만 있을 뿐 회피 전략에 연루되어 있다. 사회적으로 전달받은 역할에 자신을 과잉동일시하면, 고통스럽고 원치 않는 개인적 경험을 통제하고, 제거하며, 억누르는 것을 강조하는 행동 조절 시스템에 지배된다. 우리는 모두 이렇게 도처에 존재하는 사회적 조건화에 노출되어 있기 때문에, 가치 지향적 삶보다는 환자가 중시하는 경험 회피를 지지하는 패턴에 빠지기 쉽다.

영상 24: 감정을 회피하지 않고 수용하도록 장려하기

가장 흔히 처방되는 정신과 약물 계열의 명칭조차도 사람을 회피행동에 참여하게 하는 통제와 제거의 사회적 조건화를 충실히 보여 주는 것만 같다. 마치 정신과 약물의 가장 중요한 역할이 우울, 불안, 정신병을 없애는 것마냥 '항우울antidepressant', '항불안antianxiety', '항정신병antipsychotic' 약물이라고 부른다. 현대 서구 사회의 많은 이가 안 좋게 느껴지는 모든 것에 '반anti'하고, 그것들에 너무 손쉽게 '질병'이라는 딱지를 붙이며, 그것들을 없앨 수 있는 치료법을 빨리 만들어야 한다고 말한다. 기능정신의학 의사가 반드시 극복해야 하는 가장 큰 장애물은 환자가 지속적으로 사용해 온 감정 및 행동 회피 전략을 본의 아니게 강화하는 방식으로 약물을 사용하려는 유혹에 빠지는 것이다. 이러한 유혹은 늘 존재하며 사회적으로도 지지받는다.

약물의 단기적 효과 중 하나는 불쾌한 신체 증상과 괴로운 내적 경험을 억제할 수 있고 또 실제로 억제한다는 것이다. 비록 단기간에 그런 정신적 사건이 해소되더라도 환자가 감정 및 행동 회피를 사용하는 경향은 강력히 강화될 수 있다. 행동 및 감정 회피 전략을 계속 사용하면 십중팔구 그런 고통스러운 증상이 다시 나타나기 마련이다. 삶에서 더 수용적이고 가치에 기반한 전략 대신 단기적으로만 증상을 해소하는 이러한 '회전문' 패턴의 결과, 많은 정신질환이 만성적이고 반복적인 양상을 보인다.

약물을 처방하는 정신과 의사는 환자가 고통스러운 내적 경험을 억제하고 제거하며 통제하는 방식으로 살도록 장려할 수도 있고, 반대로 삶이 가져다주는 불가피한 고통과 불운이 이어지더라도 가치에 기반해 살아가는 방식을 촉진하는 데 중추적인 역할을 할 수도 있다. 우리는 정신과 약물을 감정 회피가 아니라 환자가 자유롭게 선택한 가치에 기반하여 감정 수용을 육성하는 방향으로 사용하는 것이 가능하다고 믿는다. 약물 처방에 대한 기능적 혹은 실용적 접근법은 약물이 사람에게 힘겨움이나 불쾌함을 유발할 수 있는 모든 잠재적인 근원을 찾아내어 파괴하기 위해 고안된 것이 아님을 보여 준다. 정신과 의사는 환자가 가치기반 행동을 하는 데 더 이상 큰 지장을 겪지 않을 정도로 증상을 호전시키는 것을 목표로 한다.

다음 대화에 나와 있다시피, 정신과 약물 처방과 관련된 메시지만으로도 약물의 근본적 기능을 회피를 강화하는 것에서 삶에 대해 개방적이고, 수용적이며, 가치에 기반해 접근하는 것을 촉진하는 것으로 변화시킬 수 있다.

정신과 의사: 말씀을 들어보니, 최소한 어느 정도는 불안을 경험하는 게 삶의 일부가 될 가능성이 높아 보이네요. 불안은 사람의 기본 감정이고, 대부분의 사람들은 살면서 불안했던 경험이 있거든요. 만약 우리가 초점을 바꿔서 불안을 영원히 없애는 것이 불가능하다는 결론을 내린다면, 다음 단계로 뭘 하실 거죠?

아만다: 글쎄요, 선생님한테 그런 말씀을 들으니 마음이 심란해지네요. 전 치료만 잘 받으면 더 이상 불안한 게 문제가 안 될 거라고 생각했거든요. 만약 제 생각이 틀렸고 남은 생에서도 계속 불안을 느낄 수 있다면 뭘 어떻게 해야 할지 모르겠어요.

정신과 의사: 음, 어떤 생각이 힘드신가요? 남은 삶 동안 어느 정도는 불안할 수 있

다는 거요? 아니면 불안을 모두 없애 버리는 마법의 약물이 없다는 거요?

아만다: 음, 불안과 함께 살아가는 방법을 목표로 해야 할 것 같아요. 아빠가 말씀하셨던 게 생각나요. 일단 상황을 이해하고 거기에 익숙해지라고 하셨거든요. 그렇게 보면, 만약 제가 불안을 느낄 수밖에 없다면 거기에 익숙해져서 불안 때문에 삶이 망가지지 않게 해야 할 것 같아요.

정신과 의사: 일단 그게 당신의 목표라고 해 두죠. 불안의 어떤 부분이 당신이 원하는 방식으로 사는 데 가장 크게 영향을 끼칠까요? 만약 우리가 불안을 하나의 커다란 실체가 아니라 불편한 생각, 감정, 신체 감각들로 이뤄진 조각보라고 여긴다면, 어떤 조각이 가장 힘들까요?

아만다: 저는 정말 불안하면 불안 말고 다른 건 생각할 수가 없어요. 직장에서 업무를 마무리해야 하는데 일에 집중할 수가 없는 거죠. 불안이 심할수록 다시 집중하는 게 더 힘들어요. 근육도 편안하게 이완시킬 수 없고 숨도 평소처럼 못 쉬겠어요.

정신과 의사: 그런 경험이 당신이 원하는 삶을 살지 못하게 어떻게 방해하나요?

아만다: 음, 일단 정말 상태가 안 좋아지면 사람들을 멀리 해요. 스스로를 통제할 수 없다는 게 창피해서 탐에게서도 멀어지고요. 미리 알리지도 않고 친목 모임에 안 나가요. 그리고 나중에 그것 때문에 기분이 안 좋아져요. 분명 친구들의 마음을 여러 차례 상하게 했을 테고 그것도 마음이 안 좋아요.

정신과 의사: 그렇군요. 불안이 어느 정도 수준에 다다르면 그걸 가라앉히는 데 지나치게 사로잡히게 되는 것 같네요. 제 생각에는 그렇게 하면 오히려 불안이 더 심해지기만 할 것 같은데요. 그러면 당신은 탐과 다른 친구들 같은 중요한 사람들에게서 멀어지고, 결국 마음의 빚을 지게 돼요. 그런 상태에서 새로운 상황을 맞으면서 한층 더 불안해지는 것 같고요. "여기서 내가 또 불안해지게 될까? 그럼 난 어쩌지?" 이렇게요.

아만다: 네, 정확히 바로 그거예요!

정신과 의사: 약은 당신이 업무에 집중하지 못하거나 삶에서 중요한 사람들에게 마음의 빚을 지는 이러한 악순환을 끊기 위해 사용해야 합니다. 불안을 한꺼번에 없애지는 못할 거예요. 불안은 사람의 기본 감정일 뿐만 아니라, 불안해

야만 하는 상황도 있거든요. 만약 당신이 어두컴컴한 밤에 낯선 동네의 골목을 걸어간다면 당연히 불안해야죠! 정신을 바짝 차리고 심박동수를 빠르게 하고 있다가 위험을 감지했을 때 곧바로 뛰어갈 수 있어야 하니까요. 하지만 우리가 방금까지 말하고 있었던 상황처럼 자율신경계를 완화시켜 불안을 누그러뜨려야 하는 상황도 있습니다. 약간 덜 불안한 상황에서는 조금 다른 방식으로 대응하는 것을 연습해 볼 수도 있고요. 약이 제 역할을 잘한다면 당신은 다시 직장에서 맡은 업무에 집중할 수 있고, 탐과의 관계도 챙길 수 있고, 친목 모임도 잘 나갈 수 있을 거예요. 만약 우리가 선택한 약이 당신이 삶에서 중요한 것을 이루는 데 도움이 안 된다면 우리는 그 약을 안 쓸 거예요. 이해하셨나요?

아만다: 그러니까 약은 불안을 치료하기 위한 게 아니고, 제가 불안하든 말든 삶에서 제가 하고 싶은 걸 할 수 있게 도와주기 위한 거라는 말씀이시죠?

정신과 의사: 맞습니다, 우리가 쓰는 약의 성공 여부는 그게 당신이 원하는 것을 하는 데 얼마나 도움이 되는지에 달려 있습니다.

이 대화에서 정신과 의사는 환자가 ACT의 치료적 과정 중 개방성과 참여를 이루도록 약물 복용을 촉진하는 데 매우 중요한 두 가지 목표를 달성했다. 첫 번째는 불안을 모든 사람이 상황에 따라 필요로 하는 유용하고 기본적인 감정으로 개념화하는 것이다. 불안은 그 자체로 '문제'가 아니지만, 맥락에 따라 일정한 수준 이상으로 심해져서 환자가 가치 있는 삶의 목표를 추구하는 것을 방해하면 '문제'가 된다. 두 번째로, 환자가 가치 있는 삶을 살지 못하게 할 정도로 방해가 되는 증상을 나아지게 하는 것이 약물 효과의 잣대가 된다. 약물은 환자가 경험할 수 있는 모든 불안 증상을 치료하도록 개발된 것이 아니며, 기능에 관계된 증상을 목표로 한다.

3장에서 우리는 다소 과감하게 기능정신의학 의사는 환자의 증상이나 고통을 **무디게 하거나, 없애거나, 지나치게 규제하지 말아야 한다**고 언급했다. 이러한 불편한 내적 경험은 무작위적으로 발생하는 것도 아니고, 기저질환을 나타내는 단순한 지형학적 지표도 아니다. 그것은 현재 환자의 삶에서 중요한 무언가가 결핍되거나 불균형 상태에 있음을 말해 주는 것이다. 그것은 감정지능의 중요한 부분으로, 이를 문제로 간주해 치료하기보다는 부름에 응답해야 한다. 일단 여기서 **무디게 하거나, 없애거나, 지나치게 규제한다**는 용어에 주목할 필요가 있다. 처방의가 경험에 대한 개방성과 가치기반의 삶을 촉진하는 것에 약물의 가치를 둘 때 이익(예: 가치 있는 삶의 장애물로 기능하는 고통스러운 증상을 완화함)이 부작용을 능가하게 된다. 특히 단기간에는 더욱 그렇다. 우리는 환자에게 의존, 내성, 금단증상을 포함한 약물의 단기, 중기, 장기적 효과와 부작용을 꼭 정확하게 설명해야 한다. 가장 중요한 것은, 정신과 약물이 어떻게 긍정적 효과를 나타내는지에 대해 우리가 아는 것과 모르는 것을 꼭 환자에게 알려 줘야 한다는 것이다.

심리기전을 통해 약물 효과 모방하기

사람은 심리기전을 통해 약물 효과를 만들거나 강화할 수 있는 독특한 능력을 지니고 있다. 이것은 기능정신의학 의사가 유리하게 활용할 수 있는 사람-약물 상호작용의 중요한 특징이다.

영상 25: 약-다가가는 움직임을 촉진하기 위해 약효를 활용하기

한 예로 벤조디아제핀benzodiazepines은 GABA의 효율성을 높여 뉴런의 흥분성을 낮춤으로써 다양한 뇌 활동을 진정하는 작용을 한다. 환자에게 3~5분 동안 의도적으로 숨을 천천히 깊이 쉬도록 가르치면 동일한 진정 효과를 볼 수 있다. 검증된 심리 및 행동 기전을 통해 정신활동성 약물이 실질적으로 나타내는 대부분의 효과를 얻을 수 있는 것이다. 기능정신의학 의사는 환자가 순전히 심리 혹은 행동 기전만으로 약물과 동일한 효과를 얻을 수 있도록 일종의 변별훈련을 실행할 수 있는 이상적인 위치에 있다. 다음의 대화는 아만다가 첫 진료를 받고 3주 뒤에 내원했을 때 진행된 것이다. 초진 시 아만다는 단기 개입으로 디아제팜diazepam 2mg을 하루 2회 복용해 보기로 했었다.

정신과 의사: 3주 전에 마지막으로 뵈었는데요, 우리가 같이 논의했던 삶의 목표를 어떻게 진행하고 계신지 궁금합니다. 직장에서 다시 업무에 집중하고, 집에

서 불안할 때도 탐과 함께 시간을 보내고, 친구들과 사회적 관계를 계속 유지하는 게 목표였죠. 약물이 그런 효과가 있는지 알아보기 위해 매일 정해진 시간에 복용하는 데 의견의 일치를 봤었고요.

아만다: 효과가 많이 있었던 것 같아요. 여전히 굉장히 자주 불안하지만 못 견딜 정도는 아니에요. 선생님이랑 얘기했던 딱 그 세 가지에 집중하는 데 약이 도움이 됐어요.

정신과 의사: 특별히 약이 더 도움이 됐다고 느껴진 부분이 있을까요?

아만다: 불안할 때 항상 들었던 몸이 조여드는 느낌도 없었어요. 예전에는 마치 숨이 목까지만 들어오는 것 같았는데요, 이제는 가슴까지 다 들어와요. 필요한 만큼 쉽고 깊이 숨을 쉴 수 있는 것 같아요. 숨을 그렇게 쉬니까 다시 집중하는 데도 도움이 되는 것 같아서 좀 신기했어요. 집중을 더 잘할 수 있게 되니까 집에서든 직장에서든 제가 원하는 것을 하는 데 주의를 더 잘 기울일 수 있었어요.

정신과 의사: 약을 드시면서 다른 방식으로 반응하는 것을 시도할 수 있게 되면서, 숨을 천천히 깊이 들이마시는 것만으로도 도움이 되는 걸 발견하셨다고 볼 수도 있을까요?

아만다: 네, 마음을 가다듬고 집중할 수 있는 방법 중 하나인 것 같았어요.

정신과 의사: 불안에 지나치게 집중하지 않도록 주의를 돌리는 방법을 말씀하시는 거죠? 숨을 쉬고 근육을 이완시키는 데 집중하고 있으면 불안에 주의를 기울일 수 없죠. 약은 근육의 긴장을 풀어 줘서 실제로는 생생하게 느낄 수도 있는 불안을 무디게 하는 식으로 작용하거든요. 약이 호흡수도 약간 늦춰 줄 거예요. 몸을 더 이완시키고, 숨을 더 천천히 쉬고, 불안 경험에 덜 반응할 수 있게 도와주죠. 하지만 당신이 노력한 부분도 클 거예요.

아만다: 일단 불안이 제 행동을 완전히 통제하지 않으니까 약과 상관없이 뭔가 새로운 것을 해 볼 수 있었던 것 같아요. 탐에게 다가가서 제가 좀 불안하니까 함께 걷고 싶다고 말했어요. 지난주 수요일에는 퇴근 후에 친구인 쉴라와 같이 뜨개질 모임에 가기로 했는데, 그날 일이 너무 힘들어서 취소할까 하는 생각도 들었어요. 불안하긴 했지만 그냥 업무 스트레스일 뿐 그렇게 큰 문제는 아니라는 생각이 드니까 어찌 됐든 가서 뜨개질을 하면서 일에 대한 불평

을 할 수 있겠다 싶었어요. 두 번 모두 약만 먹었을 때보다 기분이 나아지는 걸 느낄 수 있었어요. 약이 어떤 느낌인지 아는데, 제가 경험한 건 약보다 더 효과가 좋았어요.

정신과 의사: 약 덕분에 그렇게 할 수 있었나요? 아니면 스스로 선택해서 하신 건가요?

아만다: (웃으며) 네, 네. 제가 한 거예요.

정신과 의사: 그게 중요합니다. 지난번에도 같이 이야기를 나눴지만, 이 약들은 좀 특별해서 습관성이 있거든요. 그래서 당신이 스스로 '화학적' 주체로서 행동했다는 사실에 주목할 필요가 있습니다. 마음을 진정시키기 위해 꼭 약을 먹을 필요는 없어요. 대신에 긴장될 때마다 심호흡을 하고 몸을 이완시킬 수 있습니다. 당신은 불안할 때 운동을 하면 항불안제를 먹는 것보다 실제로 더 도움이 된다는 걸 알게 됐어요. 또 외부적인 일들에 주의를 돌리면 불안에 신경을 덜 쓰게 되고, 불안에 관심을 덜 가지게 되면 더 이상 불안이 심해지지 않는다는 것도 확인했죠. 이제 우리는 약과 전혀 상관없이 크게 도움이 되는 방법을 세 개 알고 있어요. 첫째, 숨을 깊이 들이마시는 것을 의도적으로 연습하고 의식적으로 근육을 이완시키는 것, 둘째, 빨리 걷기 같은 운동을 하는 것, 셋째, 불안이 느껴질 때 주의를 돌릴 만한 구체적인 대상을 만드는 겁니다. 이 전략을 규칙적으로 활용할 수 있을 것 같나요?

아만다: 한때는 '이건 기적의 약이야.'라고 생각했던 적도 있었어요. 불안해서 통제불능이 될 때가 많았는데 약을 먹은 뒤로는 한 번도 그러지 않았거든요. 그리고 세 가지 방법도 정말 도움이 됐고요. 다시 예전으로 되돌아가고 싶지는 않아요.

정신과 의사: 예전에는 '다시 되돌아가지 않는' 것이 '더 이상 불안을 안 느끼고 싶은' 것을 의미했지만, 이제는 "만약 불안해지면 이전과는 다른 방식으로 반응할 거야. 굳이 불안 증상에 그렇게 몰두할 필요가 없거든. 난 숨을 깊이 들이마실 수 있고, 불안한 와중에도 몸을 편안히 할 수 있고. 중요한 것에 다시 주의를 기울일 수 있어. 굳이 남편과 떨어져 있지 않아도 돼. 남편과 함께 있으면서도 얼마든지 같이 이야기하면서 나답게 있을 수 있어. 친구들에게 마

음의 빚을 질 필요도 없고, 불안과 함께 있도록 친구들의 도움을 받을 수도 있어."라고 말할 수 있는 상태인 거죠.

아만다: 남은 삶 동안 계속 약을 먹는 것보다는 그게 훨씬 더 나은 방법일 것 같아요.

이 짧은 지문에 나와 있듯이, 정신과 의사는 의도적으로 환자가 단기적 효과를 얻기 위해 복용 중인 약물과 동일한 심리적 효과를 유발하도록 훈련시킨다. 기분안정제, 항우울제, 항정신병약물의 효과와 관련해서도 비슷한 방식으로 대화할 수 있다. 어떤 경우든 정신과 약물의 효과를 심리적인 수준에서 경험하게 되면 증상을 예민하게 느끼거나 감정적으로 반응하는 것이 줄어들게 된다. 이렇게 증상의 강도가 약해지면 그만큼 남는 주의력 자원을 새로운 행동을 실험하는 데 사용할 수 있다. 증상이 완전히 사라지는 경우는 별로 없다. 어떤 이들에게는 증상이 평생 동안 의식의 영역에서 생활하는 거주자가 될 수도 있다. 증상은 끊임없이 달라지는 환자의 내외부적 맥락에 대한 중요한 정보를 지니고 있기 때문에 '경청'해야 한다. ACT에서 변별훈련을 할 때의 핵심목표는, 환자가 언제 증상을 경청하고 언제 주의와 에너지를 다른 곳에 쏟아야 하는지 알도록 하는 것이다.

한시적 약물치료에 초점 맞추기

정신과 의사가 기능정신약물학 원리에 따르다 보면 자연스레 약물을 구체적 목표에 맞춰 정밀하고 한시적으로 사용하게 될 것이다. 처방의 목표는 이제 정신질환의 치료에서 환자가 약효를 심리적으로 모방하는 데 필요한 자원을 모을 수 있는 '학습실험실'을 만드는 것으로 달라진다. 어떤 계열의 약물이든 자주 오래 복용하면 신체적 의존이 발생할 수 있다는 인식이 커지는 상황에서, 이는 약물을 처방하는 대부분의 정신과 의사에게 희소식임이 틀림없다. 이와 마찬가지로, 몇몇 사례와 연구는 반복적이거나 오랫동안 비정형 항정신병 약물을 복용하는 것이 당뇨(Salvi et al., 2017)와 골다공증(Bruyère & Reginster, 2015) 같은 신체질환뿐만 아니라 감정(El-Mallakh et al., 2011; Price et al., 2009), 인지(Sayyah et al., 2016), 성기능(Higgins et al., 2010; Lee et al., 2010)에 영구적인 변화를 초래한다는 결과를 보고했다.

한시적 약물요법은 환자와 함께 기능적 목표를 설정하는 과정에서부터 싹을 틔운다. 환자가 목표를 달성하는 데 약물이 도움이 될 수도 있고 안 될 수도 있다. 약효가 없으면 정신과 의사는 그 약물이 환자의 치료에서 차지하는 역할이 딱히 없다고 결론짓고 다른 약물로 바꾸거나 다약제 요법을 시도할 수 있다. 약물이 효과가 있으면 환자가 비교적 간단한 심리 및 행동 기전을 활용하여 약효를 강화하거나 스스로 만들어 내는 것을 돕는 과정으로 넘어간다. 이러한 과정을 통해 서서히 약물을 끊을 수 있다. 다음 지문에서 정신과 의사는 아만다와 함께 그녀가 심리적 수단을 활용해서 불안을 스스로 줄여 나갈 수 있도록 투약 중단 계획을 세운다.

정신과 의사: 우리가 디아제팜을 가지고 이 실험을 처음 시작했을 때 목표는 불안을 줄이거나 없애는 게 아니었어요. 우리가 바란 건 당신이 삶에서 강력하고 긍정적인 일을 할 수 있게 되는 것이었죠. 직장에서 선생님으로, 집에서 삶의 동반자로, 공동체에서 우정을 나누면서 말이에요. 사람은 약이 발휘하는 것과 똑같은 작용을 스스로 만들어 낼 수 있는 특출난 능력이 있습니다. 약보다 효과가 더 안전한 데다가 더 오래갈 때도 있죠! 특히 당신은 불안을 느끼면서 숨을 쉬고, 불안과 더불어 일할 수 있는 멋지고 새로운 방법을 전부 알아냈어요. 아주 훌륭해요.

아만다: 저는 이게 다 제가 불안을 예전과 다른 방식으로 대한 결과라고 생각해요. 아직도 제 안에는 약을 안 먹으면 안 될 것 같은 불안이 좀 남아 있긴 해요. 혹시 제가 진짜 불안할 때 약을 못 먹으면 어떡하죠? 바보 같은 생각이라는 건 알지만 그런 걱정이 들어요.

정신과 의사: 당신 같은 상황에서는 누구라도 그런 두려움을 계속 느낄 겁니다. 전혀 바보 같은 게 아니에요. 방금 말씀하신 걸 또 다른 실험으로 생각해 보죠. 당신이 불안해질 때 약 없이 자체적으로 개발한 대처 전략을 활용하면 어떨까요? 약은 집에 보관하고 있다가 자체 개발한 자연요법들로 진정이 잘 안 될 때 복용하는 거죠. 어떤 결과가 나오든 거기에 따라서 앞으로 할 일을 결정할 수 있을 거예요.

아만다: 저만의 방식으로 해결할 준비가 안 된 게 확인되면 다시 약을 먹을 수도 있다는 말씀인가요?

정신과 의사: 당신이 원하는 삶을 살 수 있도록 도와주는 게 저의 목표입니다. 우리는 불안 때문에 삶에서 겪는 어려움이 뭔지 파악하려고 노력했고, 목표 달성을 위한 첫걸음으로 처음에 약을 사용했어요. 그리고 당신은 여러 가지 다양한 방식을 통해 약이 발휘하는 흔한 효과를 넘어서는 데 성공했죠. 우리는 처음 시작했던 곳으로 되돌아 가지는 않을 거예요. 앞으로 나아갈 겁니다. 어떤 약이든 짧게 필요한 경우에는 주저하지 않고 사용할 거예요. 목표는 항상 똑같아요. 당신이 말한 그대로예요. 평생 약을 달고 살고 싶지는 않으신 거잖아요. 이건 그저 당신이 실전 준비가 됐는지 가늠하기 위한 실험일 뿐이에요. 제가 볼 때 당신은 준비가 되신 것 같아요.

아만다: 네, 저도 그렇게 생각해요.

이 짧은 지문에서 정신과 의사는 투약 중단을 실험으로 재구조화했다. 모든 환자는 저마다 고유한 생리적 · 신경화학적 · 유전적 특성을 지니고 있기 때문에, 기능약물치료의 핵심은 모든 약물 처방을 사려 깊은 행동약물학 '실험'으로 다루는 것이다. 모든 환자는 삶의 목표에 따른 특유의 맥락에서 각기 다른 학습 이력, 심리적 자원, 기능을 지닌 상태로 내원하며, 그것들이 바로 우리 작업의 토대를 이룬다. 실제로 우리가 환자에게 약물을 처방하는 모든 순간이 바로 확고한 행동약물학 원리에 의거한 학습 실험이다. 우리는 약물이 환자가 삶의 목표를 달성하는 데 직접적이고 입증 가능한 효과를 나타내는지 주의 깊게 추적하고 관찰해야 한다. 이 대화에서 또 눈에 띄는 부분은 정신과 의사가 실용적 진리론을 따른다는 점이다. 아만다가 불안을 느끼더라도 원하는 삶을 사는 데 도움이 되는 것이 중요하다. 여기에서 정신과 의사는 약물의 종류나 처방 기한과 관련한 딱딱한 규칙을 따르지 않는다. 정신과 의사는 심리적 유연성을 드러내 보임으로써, 아만다가 실험에 동의하고 가장 중요한 참여자로 나서며 자신이 경험하는 약물의 직접적 효과를 주의 깊게 파악할 수 있도록 돕는다.

성공의 팁

기능정신약물학에서는 선행조건–행동–결과(A–B–C)의 프레임워크를 통해 약물효과에 대한 기능분석을 시행한다.

사람은 약물 효과와 상호작용하며, 이는 엄밀한 심리적 혹은 행동적 과정을 통해 매개된다.

기능정신약물학은 고통스러운 증상을 조절하거나 없애려고 하기보다는, 항상 환자 개개인에 고유한 생활 맥락에서 기능 수준과 적응행동을 향상시키는 데 중점을 둔다.

기능정신의학 의사는 약물치료의 기전을 설명하고 환자의 자신감을 북돋아 주기 위해, 실용적이고 기능적이며 유연한 설명 모형을 사용한다.

기능정신약물학은 기본적으로 약물의 기능을 회피를 촉진하는 관점이 아닌, 삶에 참여하는 맥락에서 경험에 대한 개방성 및 효용성에 대한 감수성을 강력히 장려하는 ACT 과정에 부합하는 방향으로 재구성하고 변형하는 관점으로 설명한다.

기능약물치료는 환자가 도움이 된다고 여기는 정신과 약물의 특정한 효과를 잘 인식하게 하는 것을 중요한 목표로 한다. 이를 통해 환자가 ACT의 변별훈련을 활용하는 심리적 혹은 행동적 전략을 통해 비슷한 효과를 유발하도록 도울 수 있다.

자연히 기능정신약물학에서는 고도로 구체적이고, 정밀하며, 주도면밀하고, 대부분 한시적인 약물 요법을 시행하게 된다.

≫ 요약

정신과 의사로서 우리는 다른 사람을 돌보기 바라고, 환자가 괴로움을 극복하거나 최소한 더 잘 대처하도록 도와주고자 한다. 수련 과정 동안 우리는 환자를 생물학, 심리학, 사회적 여건의 맥락에서 바라봄으로써 환자의 유전적 특징과 생물학적 과정, 살아온 내력, 현재의 사회적 맥락을 고려할 수 있어야 한다고 배웠다. 우리는 이상적으로 환자가 속한 사회적 맥락에서 삶을 성공적으로 펼쳐 나가고, 삶에 참여하며, 온전한 기능을 발휘하기 바란다. 프로이트Freud와 에릭슨Erikson의 말을 빌리자면, 사랑하며 일하고 놀면서 건강해지는 것이다! 이 미션을 성공할 수 있는 최선의 방법은 무엇일까? 한 가지 확실한 것은, 이 중요한 질문에 대한 답에서 정신의학의 잠복질환latent disease 모형과 기능 모형의 의견이 크게 엇갈린다는 것이다. 잠복질환 모형에 따른 정신의학적 접근은 증상을 기저 정신질환의 징후이자, 자력으로 효과적으로 삶을 살아가는 데 방해가 되는 것으로 여긴다. 이러한 관점은 자연스레 증상을 감소시키고 억제하며 제거할 수 있는 약물을 개발하여 기저질환을 치료하거나 관해시키는 것으로 귀결된다. 비록 이것이 의학적으로 유용한 기계론적 지향점과 대체로 일치하지만, 이런 식으로 약물을 사용하는 것은 장기적으로는 득보다 해가 될 가능성이 높다. 증상을 조절하고 제거하는 데 사용되는 약물로 인해 의도치 않게 환자가 고통스럽고 원치 않는 내적 경험을 회피하는 전략을 더 많이 사용하게 되기 때문이다. 모든 형태의 경험 회피, 특히 감정 및 행동 회피는 광범위한 정신병리 문제의 유발 요인으로 알려져 있다. 약물이 단기간에는 고통과 원치 않는 정신적 경험을 감소시키는 작용을 할 수 있겠지만, 장기적으로는 회피기반 대처 전략을 강화함으로써 증상 재발에 기여하게 된다.

이와 달리 기능정신약물학은 환자가 증상과 맺는 **관계를 부드럽게 변화시킴으로써** 더 이상 그런 경험이 삶을 효과적이고 활력 있게 사는 데 걸림돌로 작용하지 않게 하는 방법을 가르친다. 증상을 삶을 살아가는 데 있어 불가피하고 자연적이며 건강한 후유증sequelae으로 바라보는 것이다. 고통스러운 내적 경험은 또한 적응적 변화에 대한 동기를 부여하는 피드백 고리로 작용할 수 있고 또 그래야만 한다. 증상이 더 이상 그런 목적에 부응하지 못할 정도로 무감각해지면, 환자는 필요한 적응을 하지 못한 채 계속해서 괴로움을 느끼게 된다. 특정한 증상과 관련된 고통을 낮춰서 환자가 더 활력과 목적이 있는 삶을 사는 데 필요한 여유를 제공해 주는 용도로 약물을 사용하는 것은 도움이 된다. 증상 억제 위주의 접근이 효과도 없고 충분하지도 않으며 견디기도 힘들다면, 이런 식의 접근을 통해 약물의 기능을 근본적으로 재구조화하고 변형하며 대안을 제시할 수 있다. 혹시 기능적 접근법에 내재된 가능성에 흥미가 있다면, 계속 책을 읽어 보라!

핵심 정리

- 오늘날 사용되고 있는 기능정신약물학의 원리는 행동약물학이라고 불리는 훨씬 더 오래된 정신약물학 분야에 그 뿌리를 두고 있다.
- 행동약물학은 정신약물학적 약제가 사람의 행동에 끼치는 영향을 연구하는 학문으로서, 입증 가능하고 직접 관찰할 수 있는 인과관계를 파악하는 것을 강조한다.
- 행동약물학 연구 결과에 따르면 사람은 단순히 약물이나 물질을 '섭취'하기만 하는 것이 아니라, 심리적이고 사회적인 수준에서 함께 상호작용한다. 이러한 심리적 및 사회적 과정은 약물의 주요 효과에 직접적인 영향을 끼친다.
- 모든 사람은 저마다 고유한 방식으로 약물에 반응하기 때문에, 환자 집단이 아닌 개별 환자 수준에서 분석하는 것이 가장 도움이 된다.
- 기능정신약물학에서는 약물을 지나치게 정신과적 증상을 없애거나 조절하는 목적으로만 사용하는 것은 감정 및 행동 회피행동을 강화할 가능성이 매우 높기 때문에 큰 문제로 여긴다.
- 기능정신약물학에서는 그 대신 환자가 고통스러운 내적 경험과 맺는 관계를 부드럽게 변화시키려는 시도를 통해, 자유롭게 선택한 가치에 따른 삶을 살기 위해 증상을 기꺼이 경험하고 수용하는 태도를 함양한다.
- 약물의 주된 목적은 증상을 없애는 것이 아니라, 환자가 가치 있는 삶을 살지 못하게 가로막는 구체적인 걸림돌을 정밀하게 조준하여 제거하는 것이다.
- 정신약물학적 약제가 효과가 있는지 여부를 결정하기 위해서는 반드시 다음의 세 가지 질문에 답해야 한다.

  ① 약물로 얻고자 한 효과는 무엇인가?
  ② 그 효과를 얻었는가?
  ③ 유의한 부작용은 없었는가?

■ 읽어 볼 만한 문헌

Andersohn, F., Schade, R., Suissa, S. et al. (2009). Long-term use of antidepressants for depressive disorders and the risk of diabetes mellitus. *Am J Psychiatry, 166*, 591-598.

Barnard, K., Peveler, R. C., & Holt, R. I. G. (2013). Antidepressant medication as a risk factor for type 2 diabetes and impaired glucose regulation: systematic review. *Diabetes Care, 36*(10), 3337-3345.

Burcu, M., Zito, J. M., Safer, D. J. et al. (2017). Association of antidepressant medications with incident type 2 diabetes among Medicaid-insured youths. *JAMA Pediatr, 171*(12), 1200-1207.

Chouinard, C. (2015). New classification of selective serotonin reuptake inhibitor withdrawal. *Psychother Psychosom, 84*, 63-71.

Clayton, A. H., Pradko, J. F., Croft, H. A. et al. (2002). Prevalence of sexual dysfunction among newer antidepressants. *J Clin Psychiatry, 63*(4), 357-366.

Davies, J., & Read, J. (2018). *A systematic review into the incidence, severity and duration of antidepressant withdrawal effects: are guidelines evidence-based?* Addict Behav 2018 Epub ahead of print

Fava, G. A., Gatti, A., Belaise, C. et al. (2015). Withdrawal symptoms after SSRI discontinuation: a systematic review. *Psychother Psychosom, 84*, 72-81.

Fava, G. A., Benasi, G., Lucente, M. et al. (2018). Withdrawal symptoms after serotonin-noradrenaline reuptake inhibitor discontinuation: systematic review. *Psychother Psychosom, 87*(4), 195-203.

Haddad, P., & Anderson, I. M. (2007). Recognising and managing antidepressant discontinuation symptoms, *Adv Psychiatr Treat, 13*, 447-457.

Healy, D., Le Noury, J., & Mangin, D. (2018). Enduring sexual dysfunction after treatment with antidepressants, 5a-reductase inhibitors and isotretinoin: 300 cases. *Int J Risk Saf Med, 29*(3-4), 125-134.

Hosenbocus, S., & Chahal, R. (2011). SSRIs and SNRIs: a review of the discontinuation syndrome in children and adolescents. *J Can Acad Child Adolesc Psychiatry, 20*(1), 60-67.

Kotzalidis, G. D., Patrizi, B., Caltagirone, S. S. et al. (2007). The adult SSRI-SNRI withdrawal syndrome. *Clinical Neuropsychiatry, 4*(2), 61-75.

McCracken, L. M., & Vowles, K. E. (2014). Acceptance and commitment therapy and mindfulness for chronic pain: model, process and progress. Am Psychol, 69, 178–187.

Montejo, A. L., Llorca, G., Izquierdo, J. A. et al. (2001). Incidence of sexual dysfunction associated with antidepressant agents: a prospective multicenter study of 1022 outpatients. Spanish Working Group for the Study of Psychotropic–Related Sexual Dysfunction. *J Clin Psychiatry, 62*(suppl 3), 10–21.

Nielsen, M., Hansen, E. H., & Gøtzsche, P. C. (2012). What is the difference between dependence and withdrawal reactions? A comparison of benzodiazepines and selective serotonin re–uptake inhibitors. *Addiction, 107*(5), 900–908, 2012

Poling, A., Lesage, M., & Methot, L. (1995). *Fundamentals of Behavior Analytic Research.* New York, Plenum.

Read, J., Gee, A., Diggle, J. et al. (2019). Staying on, and coming off, antidepressants: the experiences of 752 UK adults. *Addict Behav, 88*, 82–85.

Rizzoli, R., Cooper, C., Reginster, J. Y. et al. (2012). Antidepressant medications and osteoporosis. *Bone, 51*(3), 606–613.

Sansone, R. A., & Sansone, L. A. (2006). SSRIs: bad to the bone? Innov Clin Neurosci 9(7–8):42–47, 2012Shelton R: The nature of the discontinuation syndrome associated with antidepressant drugs. *J Clin Psychiatry, 67*(suppl 4), 3–7.

Viguera, A. C., Baldessarini, R. J., & Friedberg, J. (1998). Discontinuing antidepressant treatment in major depression. *Harv Rev Psychiatry, 5*, 293–305.

Villatte, J. L., Vilardaga, R., Villatte, M. et al. (2016). Acceptance and commitment therapy modules: differential impact on treatment processes and outcomes. *Behav Res Ther, 77*, 52–61.

Warner, C., Bobo, W., Warner, C. et al. (2006). Antidepressant discontinuation syndrome. *Am Fam Physician, 74*(3), 449–456.

Wilson, E., & Lader, M. (2015). A review of the management of antidepressant discontinuation symptoms. *Ther Adv Psychopharmacol, 5*(6), 357–368.

Wu, X., Al–Abedalla, K., Rastikerdar, E. et al. (2014). Selective serotonin reuptake inhibitors and the risk of osseointegrated implant failure: a cohort study. *J Dent Res, 93*(11), 1054–1061.

Zwart, S., Rovers, M. M., de Melker, R. A. et al. (2000). Penicillin for acute sore throat:

randomised double blind trial of seven days versus three days treatment or placebo in adults. *BMJ, 320*(7228), 150–154.

■ 참고문헌

American Psychiatric Association. (2013). *Diagnostic and Statistical Manual of Mental Disorders* (5th ed.). Arlington, VA, American Psychiatric Association.

Bruyère, O., & Reginster, J. Y. (2015). Osteoporosis in patients taking selective serotonin reuptake inhibitors: a focus on fracture outcome. *Endocrine, 48*(1), 65–68.

Chait, L. D., & Perry, J. L. (1992). Factors influencing self–administration of, and subjective response to, placebo marijuana. *Behav Pharmacol, 3*(6), 545–552.

Dews, P. B. (Ed.) (1956). Techniques for the study of behavioral effects of drugs. *Ann NY Acad Sci, 65*(4), 247–356.

Donohue, J. (2006). A history of drug advertising: the evolving roles of consumers and consumer protection. *Milbank Q, 84*(4), 659–699.

El–Mallakh, R. S., Gao, Y., & Jeannie Roberts, R. (2011). Tardive dysphoria: the role of long–term antidepressant use in inducing chronic depression. *Med Hypotheses, 76*(6), 769–773.

Fava, G., & Offidani, E. (2011). The mechanisms of tolerance in antidepressant action. *Prog Neuropsychopharmacol Biol Psychiatry, 35*(7), 1593–1602.

Fornaro, M., Anastasia, A., Novello, S. et al. (2019). The emergence of loss of efficacy during antidepressant drug treatment for major depressive disorder: an integrative review of evidence, mechanisms, and clinical implications. *Pharmacol Res, 139*, 494–502.

Goldney, R. D., Eckert, K. A., Hawthorne, G. et al. (2010). Changes in the prevalence of major depression in an Australian community sample between 1998 and 2008. *Aust NZ J Psychiatry, 44*(10), 901–910.

Higgins, A., Nash, M., & Lynch, A. M. (2010). Antidepressant–associated sexual dysfunction: impact, effects, and treatment. *Drug Health Patient Saf, 2*, 141–150.

Holmstedt, B., Liljestrand, G. (1963). *Readings in Pharmacology*. New York, Pergamon.

Kashdan, T. B., Barrios, V., Forsyth, J. P. et al. (2006). Experiential avoidance as a generalized psychological vulnerability: comparisons with coping and emotion regulation strategies. *Behav Res Ther, 44*(9), 1301–1320.

Kemp, J. J., Lickel, J. J., & Deacon, B. J. (2014). Effects of a chemical imbalance causal explanation on individuals' perceptions of their depressive symptoms. *Behav Res Ther, 56*, 47–52.

Khan, A., Fahl Mar, K., Faucett, J. et al. (2017). Has the rising placebo response impacted antidepressant clinical trial outcome? Data from the US Food and Drug Administration 1987–2013. *World Psychiatry, 16*(2), 181–192, 2017 28498591

Krishnan, V., & Nestler, E. J. (2010). Linking molecules to mood: new insight into the biology of depression. *Am J Psychiatry, 167*(11), 1305–1320.

Lader, M. (1991). History of benzodiazepine dependence. *J Subst Abuse Treat, 8*(1–2), 53–59.

Lebowitz, M. S., & Ahn, W. K. (2014). Effects of biological explanations for mental disorders on clinicians' empathy. *Proc Natl Acad Sci USA, 111*(50), 17786–17790.

Lee, K. U., Lee, Y. M., Nam, J. M. et al. (2010). Antidepressant-induced sexual dysfunction among newer antidepressants in a naturalistic setting. *Psychiatry Investig, 7*(1), 55–59.

Lin, C. H., & Yang, W. C. (2017). The relationship between symptom relief and psychosocial functional improvement during acute electroconvulsive therapy for patients with major depressive disorder. *Int J Neuropsychopharmacol, 20*(7), 538–545.

Macht, D. I., & Mora, C. F. (1921). Effects of opium alkaloids on the behavior of rats on the circular maze. *J Pharmacol Exp Ther, 16*, 219–235.

McKnight, P. E., & Kashdan, T. B. (2009). The importance of functional impairment to mental health outcomes: a case for reassessing our goals in depression treatment research. *Clin Psychol Rev, 29*(3), 243–259.

Pescosolido, B. A., Martin, J. K., Long, J. S. et al. (2010). "A disease like any other"? A decade of change in public reactions to schizophrenia, depression, and alcohol dependence. *Am J Psychiatry, 167*(11), 1321–1330.

Poling, A., & Byrne, T. (Eds.) (2000). *Introduction to Behavioral Pharmacology*. Oakland, CA, Context.

Poling, A., & Lesage, M. (1992). Rule-governed behavior and human behavioral pharmacology: a brief commentary on an important topic. *Anal Verbal Behav, 10*, 37-44.

Price, J., Cole, V., & Goodwin, G. M. (2009). Emotional side-effects of selective serotonin reuptake inhibitors: qualitative study. *Br J Psychiatry, 195*(3), 211-217.

Salvi, V., Grua, I., Cerveri, G. et al. (2017). The risk of new-onset diabetes in antidepressant users: a systematic review and meta-analysis. *PLoS One, 12*(7), e0182088.

Sayyah, M., Eslami, K., AlaiShehni, S. et al. (2016). Cognitive function before and during treatment with selective serotonin reuptake inhibitors in patients with depression or obsessive-compulsive disorder. *Psychiatry J, 2016*, 5480391.

Schuster, L. (1959). *Readings in Pharmacology*. New York, Little, Brown, 1962.

Sidman, M. (1959). Behavioral pharmacology. *Psychopharmacology (Berl), 1*, 1-19.

Testa, M., Fillmore, M. T., Norris, J. et al. (2006). Understanding alcohol expectancy effects: revisiting the placebo condition. *Alcohol Clin Exp Res, 30*(2), 339-348.

Thompson, T., & Schuster, C. R. (1968). *Behavioral Pharmacology*. Englewood Cliffs, NJ, Prentice-Hall, 1968.

Vatne, S., & Bjorkly, S. (2008). Empirical evidence for using subjective quality of life as an outcome variable in clinical studies: a meta-analysis of correlates and predictors in persons with a major mental disorder living in the community. *Clin Psychol Rev, 28*(5), 869-889.

Vuchinich, R. E., & Sobell, M. B. (1978). Empirical separation of physiologic and expected effects of alcohol on complex perceptual motor performance. *Psychopharmacology (Berl), 60*(1), 81-85.

Witt-Doerring, J., Shorter, D., & Kosten, T. (2018). Online communities for drug withdrawal: what can we learn? *Psychiatr Times, 35*(4). Available at: http://www.psychiatrictimes.com/addiction/online-communities-drug-withdrawal-what-can-we-learn. Accessed May 12, 2018.

3부

ACT의 실제

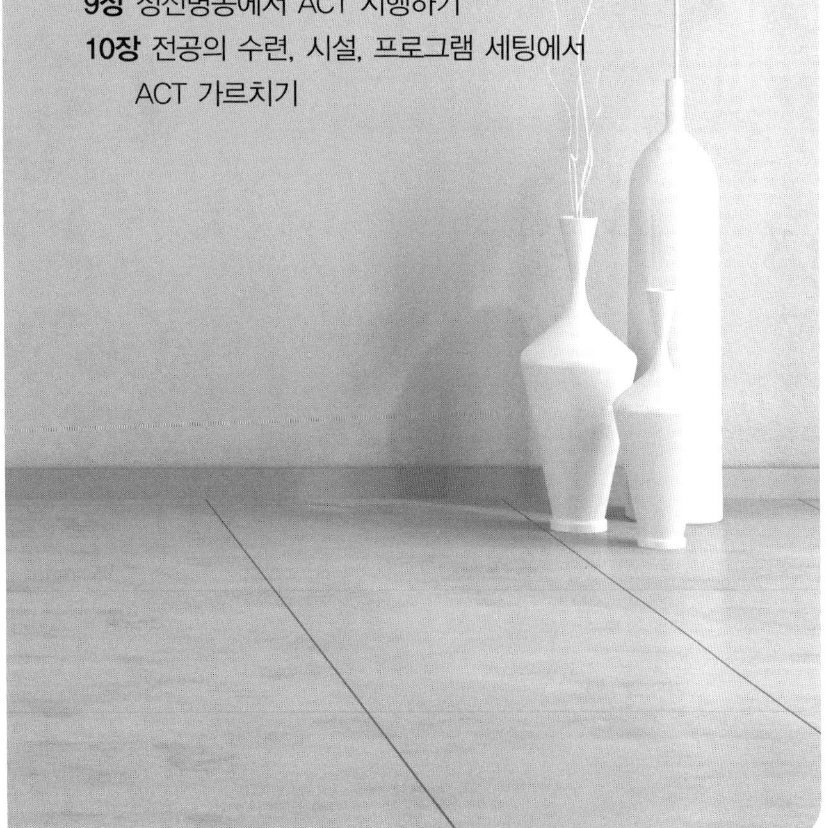

7장
외래진료에서 ACT 시행하기

지금 이 순간에도 시간은 흘러간다! ...
우리는 바로 그 순간이 되어야 한다.

– 폴 세잔Paul Cezanne

이 장에서는 외래에서 ACT를 시행하는 방법을 개괄적으로 다룬다. 여기서 다루는 내용은 개인 의원, 지역사회 정신건강센터, 병원급 의료기관 외래에서 모두 유용하게 활용될 수 있다. 진료의 맥락에 따라 치료의 구조는 장기간의 '전통적인' 치료에서부터 단기간의 한시적 치료에 이르기까지 다양할 수 있다. 개인치료 및 집단치료 맥락에서는 회기당 1~2시간이 소요되기도 하고, 또 다른 맥락에서는 한두 달에 한 번씩 이뤄지는 15분가량의 약물치료의 일부로 실행하기도 한다. ACT 모형의 기본 특징은 어떤 진료 맥락에서든 항상 작동한다는 것이다. 모형들 간의 유일한 차이는 핵심적인 치료적 과정을 전달하는 방식이 압축적이냐 확장적이냐 하는 것뿐이다.

ACT는 외래 환경, 전달 방식, 임상적 문제에 상관없이 모두 효과적이다(A-Tjak et al., 2015). ACT의 핵심 기전은 일회성 개인치료, 단기 집단치료, 하루 혹은 반나절 워크숍, 몇 주에서 몇 달에 걸친 정규 치료 과정에서 모두 효과적으로 적용할 수 있다. 따라서 치료환경이나 시간과 상관없이 ACT를 활용할 방법을 찾아낼 수 있다.

이 장에서는 현실적인 외래진료 환경에 맞게 ACT를 적용하는 데 도움이 되는 몇 가지 핵심 원리에 중점을 둔다. 바로 범진단적 초점을 유지하고, 유연한 방식으로 정신과적 증상을 이해하며, 환자의 기능적 역량을 향상시키는 데 주안점을 두는 것이다. 뒤이어 외래진료에서 흔히 볼 수 있는 다양한 임상적 문제에 대한 대화를 통해

ACT의 세 가지 기본적 치료기전(맥락감수성/효용성, 개방성, 참여)을 작동하는 방법을 보여 준다.

≫ 다양한 진료 맥락에서 ACT 적용하기: 핵심 원리

정신과 의사가 이 절에서 다루는 ACT 기법의 세 가지 핵심 내용을 잘 따르면 다양한 외래진료 맥락에서 치료 성공률을 크게 높일 수 있다. 본질적으로 이 세 가지 특징에는 정신과 의사가 인간의 괴로움과 정신과적 증상을 어떻게 이해하고, 증상에 대해 무엇을 할지에 대한 '입장stance'이 반영되어 있다(Törneke et al., 2016).

범진단적 초점을 유지하기

외래에 내원하는 환자 집단은 매우 이질적이고 진료 시간이 촉박할 때가 많기 때문에, 외래에서 정신과 진료를 시행하는 것은 매우 어려운 일일 수 있다. 정신과적 문제의 범주도 매우 다양하며 치료의 정밀성과 기간에도 차이가 많이 난다. 몇 차례 진료로 끝나기도 하고, 몇 달에서 몇 년에 걸쳐 지속적으로 관리하는 경우도 있다. 수도 없이 다양한 상황에서 간편하게 적용할 수 있는 임상적 프레임워크가 없으면 버거움과 역부족을 느끼기 십상이다.

ACT를 활용하는 것의 가장 중요한 이점 중 하나는, 얼핏 보면 모두 다른 것 같은 정신과적 문제들을 사실상 맥락둔감성, 효용성, 감정 및 행동 회피라는 동일한 과정에서 비롯되는 것으로 본다는 것이다. 진단은 단지 환자의 증상 양상의 구체적인 지형학을 기술할 뿐이며, 그런 면에서 볼 때 진단 역시 하나의 유용한 정보로서 더 큰 범진단적 프레임워크 안에서 통합될 수 있다. 한 개인이 정신적 고통을 경험하고 표현하는 데는 유전학, 생물학, 기질, 가정 환경, 선행학습 이력, 문화적 관행 등이 모두 영향을 끼친다. 하지만 사람들은 사회적 훈련과 마음 운영체계의 규제적 작용에 의해, 다른 원인에서 비롯되는 삶의 스트레스에 반응하는 것과 매우 비슷한 방식으로 내적인 증상에 반응한다.

그래서 ACT는 특정 '질환'에 대한 치료이기보다는 구체적인 행동 기술이나 레퍼토리를 훈련하는 것이며, 이것들이 합쳐져 심리적 유연성을 증가시킴으로써 사회적 훈련과 부적응적 마음속 '규칙'의 부정적 영향을 약화시킨다. 심리적 유연성을 촉진하는 것은 환자가 정신과적 증상을 악화시키는 환경적 스트레스 및 증상에 대처하는 방식에도 영향을 주기 때문에, 진단명과 상관없이 환자가 이뤄야 할 중요한 목표가 된다.

실생활에서의 기능에 초점 맞추기

ACT 정신과 의사는 환자마다 고유한 생활 맥락과 거기에서 비롯된 자기지시적이고 회피적인 기능을 지니고 있으며, 환자가 성공적으로 적응하도록 하기 위해서는 반드시 개개인에 맞춰진 치료를 시행해야 한다는 입장을 취한다. 환자가 호소하는 증상에 어떤 진단을 붙이든 생활 맥락에서 필요한 것에 맞춰 기능적 역량을 향상시키는 데 가장 큰 중점을 두고 치료적 개입을 시행해야 한다. 한편, 진단적 범주는 종종 환자가 회피하려고 하는 특정한 감정적 고통의 구성 요소를 기술하고 있으며, 이러한 관점의 진단적 렌즈를 포함하는 것은 도움이 될 수 있고 정신과적 훈련에도 부합한다. 진단은 숱한 이유로 광범위하게 사용되고 있고, 정신과적 치료를 조직화하는 데 유용한 방법이기 때문이다. 그럼에도 불구하고 ACT 관점에서는, 개별 환자가 처한 고통스러운 감정 경험을 유발하는 생활 문제들을 더 효과적으로 다루는 것을 고통스러운 감정 경험을 더 효과적으로 다루는 것만큼이나 중요한 비중으로 다룬다.

≫ 역기능을 유발하는 회피의 핵심 기능

ACT는 정신적 및 물질사용 문제에 대한 범진단적이고 과정기반 접근으로서, 감정 및 행동 회피를 모든 형태의 역기능적 행동을 관통하는 공통 경로로 여긴다. 이 방식이 알뜰하게 활용될 수 있음을 입증하기 위해, ACT가 일상적인 정신과 진료에서 흔히 볼 수 있는 정신질환들을 어떻게 개념화하는지 살펴보겠다.

우울장애

다양한 형태의 감정 및 행동 회피를 따르는 것은 대부분 우울장애를 진단하는 주요 요인이다(Zettle, 2007). 우울한 환자마다 경험을 회피하는 형태는 많이 다르겠지만, 우울증이 있는 사람은 흔히 슬픔, 대인관계의 거절이나 상실, 해소되지 않는 애도, 죄책감, 무기력감 같은 다양한 종류의 불쾌한 내적 경험으로 힘들어한다.

이러한 관점에서 볼 때 우울증은 특정한 감정 상태나 생물학적 질환이 아니라, 환자가 회피하기 바라는 훨씬 더 위협적인 인지 및 감정 경험과의 접촉을 (감정적 무감각과 무쾌감증을 통해) 없애는 감정 회피 전략이다. 기저에 있는 이러한 불쾌한 경험들은 그 출현을 막기 위해 (암묵적으로나 명시적으로) 끊임없이 수동성, 고립, 위축을 조장하는 언어적 자기지시의 도화선이 된다. 수동성, 위축, 자기고립은 기저 증상이 다시 나타나는 것뿐만 아니라 가치 있는 삶의 영역으로 다가가는 목표 지향적 행동까지도 막아 버리는 행동 회피의 한 유형이다. 비록 이러한 전략들이 단기적으로는 안도감을 제공하기도 하지만, 개인적 가치와 삶의 목표를 단념하게 하는 불쾌한 감정의 악순환은 조금도 수그러들지 않은 채 시간이 지나면서 점점 더 악화되고, 감정적 고통의 핵심 증상들을 점차 심화시킬 것이다.

정신병

ACT는 중증 정신질환에도 적용할 수 있다. 정신약물학적 치료와 ACT는 정신병의 급성(Gaudiano & Herbert 2006; White et al., 2011) 및 만성(Bach et al., 2012) 관리에 효과적이다. 임상 현장에서 회피가 만성 환청 증상을 지닌 환자들에게서 어떻게 작용하는지 분석해 보면 도움이 된다. 비난하거나 명령하는 목소리를 듣거나 남들이 못 보는 것을 보는 지각 경험은 매우 고통스러울 수 있다. 이 때문에 환자가 다른 진단 범주에서와 동일한 유형의 회피 전략을 활용해서 환청을 조절하거나 없애려고 노력하는 것은 지극히 당연한 일이다.

환자는 특정한 상황을 회피하기 위한 자기지시를 따르고, 수동적으로 되며, 문제를 하염없이 분석만 하고, 중요한 인생 행보를 늦추기도 한다. 환자의 목표는 환청 같은 불쾌한 지각 경험이 나타나지 않게 통제하는 것이다. 비록 그렇게 함으로써 사회적으로 의미 있고 통합된 느낌을 향상시킬 수 있는 유용한 행동 전략을 사용할 수 없더라도 말이다. 회피 패턴은 사회적 거리감과 소외감, 자기낙인self-stigma, 불쾌한 지각 경험이 나타날 수 있는 여건을 조장한다.

성격장애

ACT 프레임워크를 성격장애 환자에게 적용하는 방법을 살펴보도록 하자. ACT는 이들의 행동이 다음과 같은 특징을 지닌다고 가정한다.

- 질적으로 다른 상황들에 걸쳐 만연해 있음
- 지속적이고 오래감
- 부정적 결과가 반복됨에도 불구하고 변화에 저항함
- 환자의 삶에서 최선의 이익을 증진하는 데 부응하지 않음(Strosahl, 2004)

이 행동 속성을 염두에 두고 의존성 성격장애 환자의 경우를 생각해 보자. 진단적 범주를 모두 만족시킬 정도의 환자라면 다른 사람의 확인 없이 일상적인 결정을 내리는 데 어려움을 겪고, 다른 사람의 의견에 이의를 제기하지 못하며, 혼자 힘으로 일을 시작하지 못하고, 오직 다른 사람으로부터 인정받기 위해 불쾌한 일을 할 것이다.

ACT에서는 명확하게 이것을 거절당하고 버림받는 두려움을 피하기 위한 문제적 노력으로 본다. 이러한 불쾌한 경험은 과거에 거절당하고 버림받았던 경험 및 미래에 비슷한 파국을 맞이하게 될 것에 대한 예상과 언어적 관련성을 지닐 수 있다. 이렇게 지속되는 패턴은 취약성, 두려움, 불안을 강렬하면서도 현재진행형으로 만든다. 불쾌한 내적 경험을 통제하려는 환자의 헛된 노력은 앞서 다뤘던 회피의 악순환의 특징을 모두 포함한다.

이러한 행동은 고통스럽고 원치 않는 개인적 경험을 회피하는 것을 돕기 위한 것이다. 환자의 회피행동은 중요한 타인이 억지로 안심시켜 주거나 마지못해 더 많은 감정적 지지를 제공하게 하기 때문에 잠시 동안은 안도감을 줄 수 있다. 하지만 장기적 관점에서 보면 이 과정은 건강한 관계를 갉아먹음으로써, 더 기능이 뛰어난 사람은 감정적으로 철수하거나 끝내는 떠나 버릴 것이다. 그리고 남아 있는 사람들은 환자를 감정적으로 통제하기 위해 환자의 두려움을 이용할 가능성이 높다. 어떤 결과로 이어지든 회피행동은 당장의 감정적 지지를 원하는 환자의 요구에 '먹이를 공급하며' 안전을 보장해 준다. 하지만 당연하게도 이러한 안심과 확신은 오래가지 못하고, 장기적으로는 완전히 그 반대가 된다. 전략이 실패할 것 같은 신호를 많이 접할수록 불확실성은 더 커지게 된다. 환자가 회피 전략을 따르면 개인적 가치를 반영하는 삶의 목표에 다가가는 데 도움이 되는 다른 행동 전략을 고려하지 못하게 될 것이다.

성공의 팁

ACT 접근법은 다양한 맥락의 외래진료 상황에 적용할 수 있으며 그 효과도 입증됐다.

ACT는 단기 및 장기, 개인 및 집단, 반나절 및 종일 워크샵 등의 다양한 치료 모형에 모두 효과적으로 활용할 수 있다.

ACT 프레임워크는 개별 질환에 특화된 근거기반 치료법이 계속 늘어나는 상황에서 아주 알뜰한 대안이 될 수 있다.

ACT 정신과 의사는 다음의 역할을 수행한다.

- 모든 형태의 정신질환과 신체질환을 치료할 수 있는 소수의 치료기전(맥락감수성/효용성, 내적 경험에 대한 개방성, 삶에 참여하기)을 활용하는 범진단적 치료적 접근을 유지한다.
- 환자가 중요한 현실 세계의 맥락에서 기능을 향상시키는 데 초점을 맞춘다.
- 회피가 심리적 경직성과 정신적 괴로움을 유발하는 데 핵심적인 역할을 하는 것을 인지하고 그에 대처한다

≫ ACT 임상적 개입: 맥락감수성과 효용성 증진하기

ACT의 세 가지 치료기전 중 맥락감수성/효용성은 여러 측면에서 치료적 대화의 가장 기본이면서도 굉장히 흔히 나타나는 개념이다. 회피 전략으로 인한 쓸모없는

결과를 명확하게 자기성찰적으로 인식하는 것은 ACT에서 '수용 움직임'을 향해 나아가는 첫 번째 큰 발걸음이다. 앞선 장들에서 논의한 바와 같이, 맥락감수성을 키우기 위해서는 현실에서 환자의 행동이 최선의 이익에 부합하는 결과를 불러오는지에 대해 정확하고 관찰 가능한 방식으로 평가해야 하며, 이를 위해 현재와 접촉하고 자기성찰적 관점에서 바라보며, 특별한 형태의 조망수용을 연습해야 한다. 이러한 형태의 조망수용을 위해 환자는 마음의 규칙에서 벗어나고, 사회적으로 훈련받은 방식으로 그것을 바라보지 말아야 하며, 괴롭고 고통스러운 개인적 경험들을 통제하거나 없애려고 하지 말아야 한다. 대신 무엇이 효과가 있고 없는지의 관점에서 바라봐야 한다. **효과가 있는지 없는지**는 오직 가치 있는 삶의 목표라는 프레임워크 내에서만 정의된다. 환자가 그런 목표를 추구하면서 무엇을 느끼는지는 중요하지 않다. 일상 언어로는 이렇게 물어볼 수 있다. "지금 상황에서 당신은 뭘 하고 있고, 그게 당신의 삶에서 가치 있는 목표를 달성하는 데 어떤 역할을 하나요?"

ACT에서는 부정적 감정, 소름 끼치는 생각, 신체 감각, 고통스러운 기억을 없애기 위해 환자가 하고 있는 회피행동이 지금 상황의 핵심이라고 가정한다. 따라서 맥락감수성과 효용성의 치료적 효과는 환자가 고통을 피하려고 시도하는 것과 가치 있는 삶을 추구하는 것 사이에서 중요한 긴장을 만들어 낸다. 은유적으로 말하자면, 환자는 인생 여정의 갈림길에 서 있고 이쪽 아니면 저쪽 방향으로 길을 정해야 한다. 동시에 두 방향으로 갈 수는 없다. 이 장의 뒷부분에서 다룰 개방성과 참여의 치료기전은 오직 환자가 가치 있는 삶의 목표를 향해 나아가는 것을 선택할 때만 효과를 나타낼 수 있다. 이러한 관점에서 맥락감수성은 환자가 효용성 없는 자기지시적 규칙을 따를 확률을 낮춤으로써 치료적 변화가 일어날 가능성을 높인다.

사례: 프랭크

프랭크는 52세 트럭 운전사로 혼자 살고 있다. 그는 약 1년 동안 우울증을 앓아왔다. 최근 5개월 동안은 병가로 일을 그만두고 집에서 혼자서만 지냈다. 그는 여러 종류의 항우울제를 충분한 용량으로 복용했고, 그 결과 증상이 다소 나아지기는 했다. 현재는 밤마다 미르타자핀mirtazapine 60mg을 복용하고 있으며 큰 부작용은 없다. 그는 여전히 우울함을 느끼고 있는데, 미르타자핀이 수면과 기분에 어느 정도 도움이 되기는 하지만 우울증은 완전히 관해되지 않았다. 프랭크는 정말 진심으로 다시 일하기 원한다. 그는 동료들과 고용주에게 훌륭한 트럭 운전사로 인정받았고 고객들과도 좋은 사회적 관계를 유지하고 있었다. 하지만 지금 그는 동료들과의 연락을 거의 피하고 있으며, 꼭 필요할 때만 어쩔 수 없이 고용주에게 전화하는 정도다. 그는 아직도 일을 다시 시작하지 못하고 사회적 활동에 참여하지 못하고 있냐는 질문을 받으면 항상 똑같은 대답을 반복한다. "너무 우울해서 아무것도 못 하겠어요."

정신과 의사: 제가 이해한 게 맞다면, 지난번에 다녀가신 뒤로 큰 변화는 없었을 것 같네요.

프랭크: 네, 항상 똑같죠. 뭐, 비슷해요. 자는 게 약간 나아지기는 했지만, 어떻게든 하루를 잘 넘기는 거 말고는 달리 하는 일이 없어요. 아침에 일어나서 음식 좀 만들고 개랑 산책하는 게 거의 다예요. 밤에는 잘 자려고 약을 먹고요.

정신과 의사: 고용주나 동료들과 연락은 좀 해 보셨나요?

프랭크: 아니요. 연락할 마음이 진짜 없고, 그럴 여력도 전혀 없어요.

정신과 의사: 알겠습니다. 그냥 트럭을 주차해 놓으신 것 같네요. 연료도 거의 안 남아 있고 엔진을 가동할 수 있는 시간도 별로 없고요.

여기서 정신과 의사는 '주차'라는 은유를 사용하며 프랭크가 사용하고 있는 전략을 탐색한다. 의도는 프랭크가 실제로 하고 있는 행동의 효용성에 대한 대화에 그를 참여시키는 것이다. 정신과 의사는 이 과정을 통해 프랭크가 우울 증상에 대처하는 전략에 대한 간단한 기능분석을 시작할 수 있다. "당신은 무엇을 하고 있고(B, 행동), 그 결과(C)는 무엇이며, 어떤 상황(A, 선행조건)에서 그 전략을 사용해 왔나요?" 정신과 의사는 또한 기능적 관점에서 트럭 운전사인 프랭크도 함께 공감할 수 있는 용어를 사용하여 그가 사용하는 전략에 이름('트럭 주차하기')을 붙인다.

프랭크: 네, 그런 것 같아요. 일단 지금은 엔진을 쉬게 해야 해요. 제가 원하는 게 있더라도 그걸 계속할 힘이 없거든요.

정신과 의사: 이해합니다. 트럭을 주차해 놓는 게 이 상황에 대처할 수 있는 유일한 방법 같을 거예요. 언젠가는 다시 운전하기를 바라시지만 일단 지금은 주차해 놓는 거죠.

프랭크: 네, 바로 그거예요!

정신과 의사: 스스로 주차돼 있다고 느낄 때는 언제인가요? 업무와 관련해서만 그런가요, 아니면 다른 상황에서도 전부 주차된 상태인가요?

프랭크: 다른 상황에서도요? 무슨 말씀인지…….

정신과 의사: 아, 제 말은 친구나 형제, 가족과는 어떻게 연락하시나 해서요. 그분들과는 함께 운전을 하시나요? 아니면 어디 다른 곳에 주차해 놓고 있나요?

프랭크: 무슨 말씀인지 알겠어요. 다른 것들도 다 비슷해요. 그냥 다 주차해 놓고 있는 거죠. 선생님이 보시기에도 그렇지 않나요?

정신과 의사가 대화를 진행하면서 사용한 몇 가지 방식에 주목할 필요가 있다. 정신과 의사는 처음에 프랭크의 전략에 대한 새로운 은유를 만들었다. 이를 활용한 새로운 서사는 프랭크를 자기 행동의 결과로 인해 경험하게 된 문제와 관계 맺는 방식에 접촉하게 해 준다. 프랭크의 대답을 보면, 은유를 이해하기는 하지만 그가 너무 많이 '주차'하는 것이 그가 계속 감내하고 있는 부정적 결과(직장에 복귀하지 못함, 동료나 친구, 가족과의 관계 단절 등)와 관련되어 있다는 것은 모르는 것 같다. 이러한 결과는 회피 규칙이 약속하는 것처럼 프랭크를 우울증으로부터 지켜 주지 못한다. 오히려 시간이 갈수록 그를 더 우울하게 만들 가능성이 높다.

이러한 역설적 결과에도 불구하고 프랭크는 확고하게 주차 전략에만 빠져 있다. 실제로 그는 자신의 선략을 대놓고 옹호하기도 한다("저한테는 그게 필요해요."). 정신과 의사는 이 시점에서 질문하지 않는다. 왜일까? 프랭크가 자신의 회피 전략과 그 결과 나타난 문제와의 관계를 **직접 경험적으로 접촉**할 필요가 있기 때문이다. 프랭크가 정신과 의사에게 진료받으러 오기 전까지 이미 많은 사람이 그가 "더 적극적이어야 하고 밖에 나가야 한다."라고 말했을 것이다. 만약 그런 조언이 효과가 있었다면 프랭크는 애초에 정신과를 찾지도 않았을 것이다. 환자가 규칙을 따르는 데 얽매인 채 자신의 행동과 결과의 관계를 보지 못하면, 정신과 의사는 환자가 직접 경험하는 것을 더 가까이서 살펴보고 그 결과를 경험적으로 접촉할 수 있게 도와줘야 한다. 다음의 대화에서 정신과 의사는 계속해서 프랭크가 자신의 행동과 그 결과가 무엇인지 알아차리도록 지지해 준다. 만약 프랭크가 자신이 다른 상황에서도 '주차' 전략을 사용하고 있음을 알아차릴 수 있다면, 행동의 결과를 더 가까이서 쉽게 볼 수 있을 것이다.

정신과 의사: 주차를 많이 하시네요. 어떻게 보면 우울증에 대처하기 위해 지금 필요한 전략일 수도 있고요. 주차하는 게 형과 형네 가족과의 관계에 어떤 영향을 주고 있을까요?

프랭크: 별로 안 좋아요. 최근 한 달 넘게 형네 가족을 본 적이 없어요. 그렇지 않아도 며칠 전에 형이 전화해서 한번 오라고 했어요.

정신과 의사: 그래서요?

프랭크: 안 갔죠. 그냥 컨디션이 너무 안 좋더라고요. 독감에 걸린 것 같아서 힘들다고 양해를 구했고 나중에 좀 나아지면 그때 갈 수 있을 것 같다고 했어요.

정신과 의사: 음, 주차를 하셨군요.

프랭크: 주차는 항상 하고 있는 것 같아요.

정신과 의사: 제 생각에는 당신이 주차를 하는 데는 그럴 만한 이유가 있을 것 같습니다. 그렇지 않으면 주차를 안 했겠죠. 주차를 왜 하게 되는 것 같나요?

프랭크: 너무 피곤해서요. 어떻게 해결해야 할지도 모르겠고요. 거기 가면 그냥 조카들이랑 앉아 있기만 하는 게 떠올라요. 거기서 제가 무슨 말을 하겠어요? 형네 가족은 또 저를 어떻게 생각하겠어요?

정신과 의사: 마음에서 당신이 형네 집에 갔을 때 생길 수 있는 안 좋은 장면들을 미리 만든 다음 이렇게 충고하는 것 같네요. "앞에 어려운 구간이 너무 많아서 차라리 주차하는 게 낫겠어." 그럼 당신은 그 말에 따라 주차하는 거죠.

프랭크: 네, 그렇게 되더라고요.

정신과 의사: 그렇게 하면 잠시 쉴 수는 있을 것 같은데요. 전체적으로 볼 때 주차하는 게 어떻게 작용하는 것 같나요? 이를테면 형의 초대를 거절한 결과로 우울한 게 줄었나요?

프랭크: 아뇨, 일단 거짓말을 해서 기분이 안 좋았어요. 형은 분명 그 말을 안 믿었을 거예요. 만약 제 말을 믿었다면 제 상태가 안 좋은 것을 안타까워하면서 다음에 다시 보자고 말했겠죠. 이래서 제가 막막하다고 느끼는 거예요. 실제로 효과가 없는 건 저도 알아요. 장기적으로는 아니죠.

정신과 의사가 프랭크의 경험을 반박하거나 그의 전략이 효과가 없다는 것을 인정하라고 압박하지 않는 것을 다시 주목하라. 오히려 그 반대로 처음에는 프랭크의 전략에 이름을 붙이도록 도와주고, 이어서 그가 하는 행동과 그 결과와의 관계를 가까이서 살펴보도록 도와줌으로써 프랭크가 자신의 경험을 더 잘 파악할 수 있게 해 준다. 목표는 그가 규칙을 따르는 것에서 뒤로 물러나 자신이 사용하는 회피 전략의 효용성을 직접 검증할 수 있게 하는 것이다. 이렇게 조망수용 기능이 강화되면 프랭크가 새로운 전략을 직접 찾아보게 되거나, 최소한 그런 전략을 받아들일 가능성이라도 높여 줄 것이다.

이 대화는 또한 평범한 임상적 대화에서 ACT의 세 가지 치료기전이 서로 얼마나 많은 작용을 주고받는지 보여 준다. 대화는 처음에 맥락감수성을 만들고 효용성을 평가하는 데 초점을 맞추지만, 다른 두 기전도 자연스레 발동이 걸린다. '주차하기' 전략이 효과가 없다는 사실은 프랭크의 가치와 연결된다(즉, 무엇에 대한 효과인가?). 그가 형과 형네 가족과의 관계를 중히 여긴다는 면에서 볼 때, 사회적 접촉을 회피하는 전략은 효과가 없다. 대화의 이 부분에서 정신과 의사는 참여의 치료기전을 쉽게 활성화할 수 있다.

프랭크는 또한 불쾌하고 원치 않는 개인적 사건들이 회피 전략을 유발하는 것 같다고 말한다. 예를 들어, 그는 온종일 피곤하다고 호소하고 그와 관련된 회피 반응이 활동 수준을 더 낮춘다. 그는 실제로 형네 집을 방문했을 때 벌어질 수 있는 상황에 대한 상상과 융합되어 있다. 개방성의 치료기전을 활용하면 이러한 불쾌한 개인적 경험을 타깃으로 삼을 수 있다. 이 장의 뒷부분에서 우리는 정신과 의사와 프랭크가 상호작용을 이어 가는 와중에 어떻게 개방성과 참여에 대화의 초점을 맞추는지 살펴볼 것이다.

사례: 벤

벤은 45세 이혼남으로, 전처와 함께 살고 있는 열 살 된 딸을 두고 있다. 그는 정기적으로 딸을 만난다. 그는 인근 초등학교 교사다. 벤은 간헐적으로 강렬한 정신병 삽화를 경험한다. 첫 번째 삽화는 25년 전 대학교 때 나타났다. 그때 그는 교수들 중 한 명이 자신이 캠퍼스에서 마약을 팔고 있다고 선동하는 정보를 지역 경찰서에 제공하고 있다고 확신했다. 그는 자신이 결백하다는 믿음(그는 한 번도 마약을 사용하거나 판 적이 없었다.)을 가지고 그 교수를 만났고, 교수는 벤을 알지도 못하거니와 마약 문제에 대해서도 전혀 모른다고 부인했다. 교수는 벤에게 "도움을 줄 수 있는 다른 사람을 찾아가 보라."라고 말했다. 벤은 점점 더 상태가 심해지다가 결국 며칠 동안 병원에 입원하게 됐다. 그는 며칠 쉬면서 잠을 푹 잔 뒤 빠르게 회복됐고, '단기 정신병적 장애' 진단을 받았다.

정신과 주치의는 벤에게 항정신병약물을 처방했다. 이후 몇 년 동안 그는 주로 스트레스를 느끼거나 불면증이 있을 때만 간헐적으로 약물을 복용했고, 상태가 괜찮게 느껴질 때는 안 먹었다. 그는 스스로 정신질환이 없다고 생각했기 때문에 약물을 복용하기 싫어했다. 결국 그는 약물을 완전히 중단했고, 이후 사람들이 자신을 감시하고 자신에 대한 정보를 경찰에 넘긴다는 생각이 들 때가 몇 차례 더 나타났다. 벤은 이 삽화들 사이 기간에 동료 교사나 다른 교직원들과 사회적으로 친밀한 관계를 맺지는 않았지만, 그래도 맡은 업무는 잘 처리했다. 그는 업무가 끝나면 혼자만의 시간을 즐긴다. 최근에 퇴원한 뒤에는 예약된 정신과 진료를 받으러 오지 않았다. 지금 벤은 근처에 있는 다른 정신과의원을 알아보고 있다. 그는 약물을 처방받기 위해서는 의사에게 진료를 받아야 한다는 것을 안다.

벤: 그들은 저를 이해 못해요. 전 스트레스를 받을 때도 있고 아닐 때도 있어요. 잠을 잘 못 자면 위기에 빠질 때도 있지만 그렇다고 제가 정신질환이 있는 건 아니에요! 병원치료 때문에 전부 다 안 좋아졌어요. 거기 의사들은 오직 약에만 관심이 있고, 제가 가면 약만 줘요.

정신과 의사: 거기서 어떤 약을 받으셨나요?

벤: 약 이름이 자이프렉사Zyprexa거나 그런 비슷한 거였던 것 같아요, 'z'로 시작하

는 건 알아요.

정신과 의사: 용량은 얼마나 됐죠?

벤: 2mg요.

정신과 의사: 그 병원에서 권고한 것을 얼마나 따랐나요?

벤: 음, 연속으로 며칠 먹기는 했는데 너무 피곤해서 아무것도 못 하겠더라고요.

정신과 의사: 그래서요?

벤: 먹었다 안 먹었다 했죠.

정신과 의사: 얼마나요? 전체 용량이라던지, 아니면……?

벤: 가끔은 더 적게 먹기도 했어요. 그때그때 컨디션에 따라 달라요.

정신과 의사: 약을 먹는 것에 대해서는 어떻게 생각하세요? 약을 드시고 너무 피곤하면 약이 문제라고 생각하시는 것도 이해가 됩니다. 혹시 약의 좋은 점이 있을까요?

벤: 모르겠어요. 병원에서는 그냥 "약을 먹어야 한다."라는 말만 계속해요. 제 생각에는 평생 그럴 것 같아요!

정신과 의사: 말씀하신 것 외에 약을 드실 때 느껴지는 게 있었나요? 피곤한 거 말고요?

벤: 자는 데는 도움이 돼요. 전 진짜 잠을 푹 자야 하거든요. 잠을 못 자면 감정적으로 너무 힘들어져서요.

정신과 의사: 당신이 간혹 겪고 있고 병원 때문에 더 심해진 것 같다고 생각하는 이런 위기의 한복판에 있을 때는 그게 얼마나 큰 문제가 되나요?

벤: 음, 지금도 문제가 되는 것 같아요. 직장뿐만 아니라 딸과의 관계에도 문제를 일으키거든요. 하지만 그렇다고 병원에서 말하는 것처럼 제가 정신질환이 있는 건 아니에요!

벤과의 '효용성과 조망수용' 대화는 프랭크보다 더 간단하고 덜 침습적으로 시작한다. 정신과 의사는 벤이 이전에 치료받았던 병원에 대한 인식을 고려해서 일단 벤과 유대감을 쌓으려고 한다. 정신과 의사는 그러면서도 기능맥락적 면담의 기본 원리에 따른다. 환자의 경험 자체는 문제가 아니다. 오히려 환자는 정신과 의사의 도움을 받아 자신의 경험을 더 자세히 들여다봐야 한다. 환자가 경험하고 실천하는 것은 무엇이고, 그것은 문제가 되는 결과와 어떤 관련이 있는가?

정신과 의사: 그 병원에서 당신한테 계속 약을 먹으라고 했다고 말씀하셨는데요, 혹시 이유에 대해서는 설명을 들으셨나요?

벤: 제가 정신병에 걸릴 수 있대요. 전 정말 아니거든요. 말씀드렸다시피 제가 위기 같은 거에 빠질 수는 있지만 그렇다고 정신병에 걸린 건 아니에요.

정신과 의사: 마음속에서 약을 정신병이나 정신질환과 연결하는 게 약 먹는 데 문제가 되는 건가요?

벤: 네, 그런 것 같아요. 정신과 의사들은 모든 걸 과장해요. 선생님은 어떻게 생각하세요? 제가 정신병이 있는 것 같나요?

정신과 의사: 우리가 앉아서 얘기하고 있는 지금은 확실히 아니죠. 최근에 정말 안 좋아서 위기를 겪으셨던 게 언제였죠?

벤: 가장 최근의 위기는 한 1년 전이었어요. 하지만 그전에 비하면 딱히 나쁜 것도 아니었어요. 병원이나 딴 데 갈 필요도 없었고요. 그냥 잠깐 학교 안 나가고 집에서 며칠 쉬니까 바로 나았어요.

정신과 의사: 그때는 약을 복용하셨죠?

벤: 네, 가끔 까먹을 때도 있었지만 생각 나면 다시 먹었어요. 선생님은 어떻게 생각하세요? 그게 정신병인가요?

정신과 의사: 뭐 같으세요? 아까 위기 상황이 되면 예전에 다른 교수님한테 했던 것처럼 다른 사람들이 당신에 대한 잘못된 정보를 경찰에 제공한다고 믿게 된다고 말씀하셨죠.

벤: 음, 이번에는 그때처럼 나쁘지 않았어요. 위기에 빠지면 온갖 생각이 다 떠오르거든요. 어떤 생각은 멈추기 힘든 것도 있어요. 항상 사람들과 관련된 생각을 하는 건 아니에요. 가끔은 머릿속에서 TV 내용을 계속 반복해서 떠올리면서 다른 사람들이 놓치고 있는 숨겨진 의미가 있는지 알아내려고도 해요. 아직 대답을 안 하신 것 같은데요, 그래서 그게 정신병인가요? 전 아닌 것 같거든요.

정신과 의사: 당신 말이 맞습니다. 전 당신의 질문에 대답을 안 했어요. 사실은 그

럴 만한 이유가 있거든요. 당신 안에서는 계속 이런 논쟁이 벌어지고 있는 것 같아요. 이것은 위기인가 아니면 정신병인가? 그게 일종의 덫일 수도 있어요. 그 병원에서도 정신과 선생님과 이런 논쟁을 했나요? 당신이 직장에서 일을 잘하고 직장 밖에서의 삶을 즐길 수 있는 계획을 주치의 선생님과 함께 만드는 데 이런 논쟁이 도움이 되던가요?

벤: 아니요, 도움이 안 됐던 것 같아요. 하지만 그건 중요하지 않나요? 만약 제가 정신병이 있으면 약을 먹어야 하잖아요?

정신과 의사: 중요한 질문은 약을 먹는 게 당신에게 도움이 되는가 하는 겁니다. 그건 당신에게 정신병이 있는지와는 다른 질문이에요. 당신이 저한테 얘기한 그런 경험을 뭐라고 불러야 할지에 대해 우리가 합의를 못했다고 쳐 보죠. 당신은 그걸 위기라고 부르고 전 아마 정신병적 삽화라고 할 수 있을 거예요. 혹은 다른 용어로 부를 수도 있고요. 하지만 우리가 명칭에 합의하지 못했더라도 당신이 여전히 그런 경험을 하고 있고 그게 당신에게 고통을 주고 있는 건 100% 확실해요. 당신은 어떤 상황에서는, 특히 스트레스 받고 잠을 충분히 못 잘 때는 다른 사람들이 당신에 대해 사실이 아닌 말을 한다고 믿게 된다고 말씀하셨죠. 당신이 그런 믿음에 따라서 행동하면 없는 문제도 만들게 됩니다. 여기엔 동의하실 수 있나요?

벤: 네, 실제로 그랬으니까요. 그런 경험을 한 적이 있어요. 하지만 그게 제가 정신병을 앓고 있다는 뜻은 아니에요.

정신과 의사: 설령 일부 정신과 의사들이 그걸 정신병이라고 부르더라도, 저는 우리가 사용하는 명칭을 중요하게 생각하지 않아요. 당신이 원하면 그걸 X라고 부를 수도 있어요. 당신이 그걸 위기라고 부르고 싶다면 전 아무래도 상관 없어요. 하지만 우리 모두 동의해야 하는 중요한 게 하나 있습니다. 바로 그런 경험이 당신에게 어떤 것인지, 그로 인해 새로운 문제를 만들지 않고 잘 헤쳐 나가기 위해 당신이 할 수 있는 것은 무엇인지 하는 겁니다. 만약 당신이 위기에 빠졌을 때 약을 복용하는 것이 도움이 된다면, 우리는 확실히 그걸 대처 계획 중 하나로 생각해 볼 수 있어요.

이 대화에서 맥락감수성/효용성은 여러 가지 방식으로 그 모습을 드러낸다. 물론 환자의 경험적 맥락(즉, 맥락감수성)에서 효과가 있는 것에 가장 중점을 둬야 한다. 정신과 의사는 벤이 자신의 경험에 주의를 기울이고 그렇게 향상된 인식을 자신에게 도움이 되는 방식으로 활용하도록 끊임없이 도와주고 있다. 하지만 효용성에 대한 질문은 정신과 의사를 위한 것이기도 하다. 정신과 의사가 어떻게 말하는 것이 도움이 될까? 정신과 의사는 '정신병'이라는 용어가 환자에게 감정적으로 부담을 주고 비생산적인 치료관계를 유발할 가능성이 높다는 것을 감지한다. 벤의 질환을 '정신병'이라고 부르는 것에 반대하는 것은 기술적 수준의 논쟁이 아니다. 벤과 같은 사례에서 그 용어는 특정한 전문적 맥락에서는 아주 유용할 수 있다. 하지만 기능정신의학적 관점에서는, 벤이 주기적인 위기 한가운데에서도 삶의 기능 수준을 유지하기 바라는 정신과 의사와 환자(벤)의 공동의 목표를 달성하는 데 그 용어는 도움이 안 될 것이다.

사례: 제니

제니는 오랜 기간 정신치료를 받아 온 42세 여성이다. 그녀는 그동안 여러 명의 정신치료자를 만났고, 가장 최근의 치료자와는 거의 4년이 됐다. 최근에 그 치료자가 다른 카운티로 이사를 가면서 정신치료도 중단하게 됐다. 제니는 치료 방향을 수립하기 위해 정신과 의사를 찾아온다. 그녀는 다양한 삶의 영역에서 문제를 이야기한다. 결혼을 했지만 아이는 없다. 남편은 그녀가 바라는 만큼 어려움을 이해해 주지는 못하지만 다정하고 안정적이며, 부부 관계는 '무난'하다고 보고한다. 어려움이 무엇인지에 대한 질문에 그녀는 만성적이고 겉잡을 수 없이 요동치는 불안정함, 불안, 기분저하, 답답함이라고 이야기한다. "마음이 언제부터 그렇게 안 좋았는지 기억도 안 나요. 그동안 수많은 상담사와 선생님 같은 정신과 의사들을 만나 봤지만 문제를 파악해서 실질적인 조치를 취해 준 분은 아무도 없었어요." 그녀는 어떤 약물치료를 받았는지에 대한 질문에 여러 가지 항우울제와 한 가지 기분안정제를 시도해 봤다고 대답했다. 하지만 약물치료는 안 하고 싶다는 뜻을 확고히 내비친다.

제니: 말씀드렸던 것처럼 전에 약을 먹어 본 적이 있지만 효과는 없었어요. 몇 년 동안 여러 가지 약을 먹어 봤는데요. 더 나을 때도 있고 아닐 때도 있었지만 계속 좋았던 적은 한 번도 없었어요. 약을 중단한 지는 1년 좀 넘었고 다시 먹고 싶은 생각은 없어요. 약을 먹을 때보다 상태가 더 나빠진 것도 아니고요. 마음은 여전히 늘 안 좋죠. 정말 누가 저를 제대로 이해하고 뭐가 문제인지 핵심을 파악해 줬으면 좋겠어요. 선생님은 직접 상담을 하세요? 아니면 다른 분을 추천해 주실 건가요?

정신과 의사: 일단 먼저 어떤 어려움을 겪고 계신지, 그게 일상생활에 어떤 영향을 끼치는지에 대해 좀 더 이야기를 나누고 나서 최선의 방법을 같이 결정해도 될까요?

제니: 그럼요, 그렇게 해서 저를 도와주실 수 있는 방법을 찾으실 수만 있다면 아무래도 상관없어요.

정신과 의사: 우울하고, 답답하고, 불안하고, 불안정함을 느끼신다고 말씀하셨는데요. 날마다 그런가요? 아니면 그날그날 다른가요?

제니: 뭐, 약간씩은 차이가 있지만 기분이 좋은 때는 한 번도 없었어요. 페이스북을 보면 다들 저와 너무 다른 것 같아요. 딴 사람들은 재미있게 잘 지내는데 저만 안 그래요.

정신과 의사: 우울하고, 답답하고, 불안하고, 불안정한 것 중에 어떤 게 가장 힘드시죠?

제니: 그것들은 같이 다녀요. 현실적으로 그걸 다 분리해서 생각하기는 힘들어요.

정신과 의사: 제가 이해한 게 맞다면, 일상생활의 모든 영역에서 문제가 있는 것 같네요. 유독 더 문제가 되는 영역이 있나요?

제니: 무슨 말씀을 하시는 거예요? 좋았던 적이 한 번도 없었다고 말씀드렸잖아요!

정신과 의사: 네, 알고 있습니다. 그냥 예를 들어서 어떤 사람은 직장에서 불안감을 더 심하게 느끼기도 해서 말씀드린 거예요. 항상 불안하더라도 집에 있으면 좀 더 낫기도 하잖아요. 그런 차이가 느껴지시나요? 다른 때보다 감정이 더 자극되는 상황이 있을까요?

제니: 직장에서는 오히려 덜 불안해요. 그래도 안 좋긴 하지만요.

정신과 의사: 무슨 일을 하시죠?

제니: 사무직이요. 업무량이 좀 있긴 하지만 할 만해요. 회사에서는 제가 힘들어하는 걸 알아도 별로 신경 안 쓰는 것 같고요.

정신과 의사: 그럴 때 기분이 어떠신가요?

제니: 어떨 것 같으세요? 짜증나고 답답하죠. 아무도 진정으로 저를 이해하지 못하는 것 같아요.

이 시점에서 정신과 의사는 두 가지에 주목한다. 첫째로, 정신과 의사가 맥락적 요인과 제니가 '안 좋게 느끼는' 경험과의 관계를 명료화하기 위해 질문을 했지만, 모호한 대답만 돌아올 뿐이었다. 여기서 정신과 의사는 얼마든지 되돌아가 다른 방식으로 물어보거나 자기보고 척도들을 시행할 수도 있다. 둘째로, 제니가 정신과 의사와 상호작용하면서 지금 여기에 존재하기 위해 애쓰는 방식이다. 이러한 고군분투는 어쩌면 오랫동안 의미 있는 행동 변화를 만들어 내지 못하는 무능력에 대한 중요한 단서를 보여 주는 것일 수 있다.

정신과 의사: 지난 몇 년 간 정신치료를 받는 경험은 어땠나요? 선생님이 당신의 어려움을 이해해 주셨던 것 같나요?

제니: 글쎄요, 잘 모르겠어요. 마지막 선생님은 어느 정도 그랬던 것 같아요. 하지만 이사가셨죠. 그분한테 거의 4년을 치료받았지만 제 문제의 핵심을 이해한다는 느낌은 들지 않았어요.

정신과 의사: 원하는 걸 얻지 못하셨기 때문에 오늘 여기 오신 것 같네요……. 이와 관련해서 다른 질문을 드리고 싶은데요. 지금까지만 보면 저는 당신의 상황을 얼마나 이해하는 것 같나요?

제니: 모르겠어요. 대답하기엔 너무 이른 것 같아요. 그래도 전 포기 안 해요. 분명 저한테 맞는 치료법이 있을 거예요. 누군가는 저를 충분히 이해하고 실질적인 도움을 줄 수 있을 거예요.

정신과 의사: 더 나은 삶을 살고자 하는 결의와 강인함이 우러나는 게 느껴지네요. 말씀하셨듯이 당신은 포기하지 않아요. 좀 더 일반적으로 말하면, 당신에게

중요한 것에 다가가기 위해 계속해서 노력하고 시도한다고 봐도 될까요?

제니: 네, 전 쉽게 포기하지 않아요. 하지만 한편으로는 삶의 불행을 해결할 수도 없어요. 다른 사람들은 그렇게 할 수 있겠지만 저한테는 문제의 핵심을 이해하고 해결책을 제시해 줄 수 있는 사람이 필요해요. 언제까지나 이런 기분으로 지낼 수는 없잖아요.

정신과 의사: 그럼 결국 당신은 누군가가 당신을 이해하고 문제의 핵심을 찾아내서 해결책을 제시해 주기를 바라면서 계속 노력하고 있는 거로군요……?

제니: 네, 그게 아니면 제가 할 게 뭐가 있죠? 남은 평생을 불행하게 포기하고 체념해야 하나요? 절대 안 되죠! 그럴 바에는 차라리 죽어 버릴 거예요. 평생 이렇게 불행하게 지낼 수는 없어요. 뭔가 변화가 필요해요.

정신과 의사: 좋은 삶을 살기 바라는 걸 포기하라는 말은 아닙니다. 아까도 말씀드렸지만 당신은 실제로 결단력이 아주 강한 것 같아요. 결과가 실망스럽더라도 목표를 정하고 그걸 향해 계속 노력해 나갈 수 있는 능력을 갖고 계시죠. 당신은 파이터에요. 절대 포기하지 않아요. 그런데 제가 정신과 의사로 일하면서 이상하다고 느끼는 게 있어요. 우리는 장점을 이용해서 문제도 쉽게 만들어 낼 수 있다는 거예요. 어떤 상황에서는 실제로 장점이 약점이 되고, 그게 문제가 되기도 합니다.

제니: 무슨 말씀이신지 모르겠어요.

정신과 의사: 좀 이상하게 들리시겠지만, 생각해 보면 그렇게 이상한 것도 아닙니다. 당신이 어떤 부분에서 매우 능력이 뛰어나다고 가정해 보죠. 이를테면 어려운 상황에서도 계속해서 노력해 나가는 능력을 갖추고 있는 것처럼요. 이건 삶의 여정에서 활용할 수 있는 아주 좋은 도구입니다. 당신은 훌륭한 도구를 갖고 있고 이미 사용법도 알고 있어요. 그건 많은 상황에서 도움이 됩니다. 계속해 나갈 수 있는 그런 능력은 그동안 많은 상황에서 도움이 됐을 겁니다. 맞나요?

제니: 네, 그런 것 같아요.

정신과 의사: 그럼 이제 단점을 살펴보죠. 이 도구가 워낙 탁월하기 때문에 당신은 삶의 많은 영역에서 그걸 활용해 왔어요. 그래서 이 도구가 안 맞는 상황에

서도 계속 사용하고 싶은 유혹을 느끼게 되죠. 어려운 일에 맞닥뜨리면 뭘 할까요? 가장 좋아하는 도구를 꺼내겠죠. 아주 당연한 말이지만 이 도구는 무수히 많이 도움이 됐어요. 하지만 만약 이 도구가 잘 안 듣는 상황이라면 어떨까요? 도구 자체는 아무런 문제가 없습니다. 그건 좋아요. 하지만 그렇다고 모든 상황에서 잘 듣는 건 아니에요. 제가 진료하는 환자분들은 물론이고 제 삶에서도 그런 경우를 엄청 많이 목격했거든요. 사람은 누구나 본능적으로 가장 좋아하는 도구를 꺼내게 됩니다. 곤란한 상황에서는 특히 더 그렇고요. 도구가 안 듣는다는 건 받아들이기 어려운 일이에요. 그동안 쭉 효과가 있었으니까요. 그래서 당신은 도구가 전혀 효과가 없는 이런 특별한 상황에서도 계속해서 그걸 사용하게 되는 거예요.

제니: 그러니까 이게 그런 경우라고 생각하시는 거예요?

정신과 의사: 맞습니다. 지금까지 그런 방식으로 지내 오신 것 같아요.

제니: 어떤 방식으로요?

정신과 의사: 당신의 장점은 계속 밀고 나갈 수 있는 능력이 있다는 거예요. 그건 소중히 간직해야 할 아주 훌륭한 도구예요! 하지만 그걸 다른 상황에 사용하면 덫이 될 수도 있습니다. 이를테면 우울하고, 답답하고, 불안하고, 안심이 안 될 때 해결사를 기대하는 것처럼요. 적합한 사람을 계속 찾다 보면 언젠가는 당신의 문제의 핵심을 파악해서 해결책을 제시해 줄 수 있는 사람을 만나게 될 거라고 기대하는 거죠.

제니: 그럼 선생님 말씀은 제 마음을 더 나아지게 해 줄 수 있는 사람은 없으니까 제가 그런 치료자를 찾으려는 노력이 무의미하다는 건가요?

정신과 의사: 네, 바로 그거예요.

제니: 그럼 전 딱히 할 수 있는 게 없으니까 평생 이렇게 살아야겠네요?

정신과 의사: 그렇게 받아들이실 수도 있을 것 같습니다. 하지만 그런 뜻으로 말씀드린 건 아니에요. 다른 사람이 해결책을 찾아 주기만을 끈질기게 기다리는 게 무의미하다는 거예요. 당신의 삶과 비교해서 다른 사람들이 어떻게 살고 있는지 보는 것도 무의미하고요. 몇 년째 계속 이런 식으로 지내셨는데요. 그런 경험을 통해서 깨달으신 게 뭐죠? 마법의 해결책을 갖고 있는 사람을 찾

으셨나요? 페이스북에서 보이는 거 말고 실제 생활에서요. 지금까지 결과만 놓고 볼 때, 이 방법을 얼마나 더 오래 시도하실 건가요? 어쩌면 당신이 갖고 있는 훌륭한 도구를 가지고 당신의 힘을 잘 활용할 수 있는 다른 방법을 찾을 수 있을 거예요.

제니: 어떻게 하면 되는데요?

정신과 의사: 이런 건 어떨까요? 당신은 새로운 방법을 사용해서 앞으로 나아갈 수 있지만, 그 전에 먼저 다른 방향으로 움직이는 것을 중단해야 해요. 새로 나아가는 방향은 불확실성으로 가득 찬 미지의 세계입니다. 처음 가 보는 곳이기 때문에 당신이나 저나 정확히 어떤 길로 가야 할지 몰라요. 차근차근 길을 찾아가기 위해서는 "난 포기하지 않아."라는 마음가짐으로 당신이 갖고 있는 그 끈질긴 결심을 활용해야 할 겁니다. 다른 누군가가 아니라, 바로 당신이 보여 주는 거예요!

제니: 무슨 말씀인지 모르겠어요.

정신과 의사: 네, 어떻게 진행될지 명확히 모르는 게 사실이에요. 괜찮아요. 우리는 당신이 끈기 있다는 걸 알아요. 당신이 삶을 어떻게 살아가야 하는지 알려 줄 수 있는 누군가를 기다리는 것은 지금까지 효과가 없었고, 앞으로도 절대 효과가 없을 거라는 것도 알고요. 그래도 당신은 확실히 이 장소를 빠져나갈 방법이 있습니다. 기꺼이 새로운 여정을 시작할 마음이 있나요?

제니: 진짜 이상하게 들리네요……. 이런 건 줄은 전혀 몰랐어요.

정신과 의사: 네.

제니: 너무 많은 걸 바라시네요.

정신과 의사: 네, 저도 알아요. 마법의 해결책을 제시해 줄 다른 치료자를 계속 찾는 건 꽤나 끌리는 일이죠. 이미 여러 번이나 그러셨고요. 익숙한 결과를 얻었던 과거의 익숙한 전략으로 되돌아가는 건 쉽습니다. 만약 당신이 새로운 전략을 시도한다면, 그동안 경험했던 익숙한 결과가 아니라는 것 말고는 더 이상 결과에 대해 알 수 있는 게 없습니다. 지금은 이게 우리가 말할 수 있는 전부예요. 당신이 효과가 없는 행동을 그만두고 다른 행동을 시도할 준비가 됐는지가 중요한 거예요.

제니: 네, 준비는 된 것 같아요. 에휴……, 제가 더 잃을 게 뭐가 있겠어요?

이 대화에서 정신과 의사는 첫 진료에서부터 제니의 논리를 정면으로 겨냥한다. 기능적으로 말하자면, 제니는 그동안 내면의 '안 좋은 기분'을 없애야 한다는 자신의 의제에 따라 치료받아 왔다. 이러한 패턴에 대해 치료자들은 제니의 양육, 중요한 생활 사건, 지금의 그녀를 형성하는 데 영향을 끼친 다른 '인과적' 영향에 대한 모든 유형의 역사적 분석을 시행할 수 있다. 문제는 이 요인 중 어떤 것도 변화시킬 수 없다는 것이다. 지금은 오직 그것들의 기능만 변화시킬 수 있다. 정신과 의사는 제니가 '무언가 다른 것을 시도하는' 방향으로 대화를 이끌어 나감으로써, 그녀의 방법을 변화시킬 수 있는 효용성 기전을 활용하고 있다.

성공의 팁

맥락감수성을 구축하는 것은 ACT의 보편적 특징이다. 환자가 자기성찰적 인식과 조망 수용을 통해서, 회피를 유도하는 자기지시적 규칙의 현실적인 결과를 볼 수 있기 때문이다.

ACT에서 첫 번째 큰 수용적 변화는 자신이 활용해 온 전략이 쓸모없음을 아는 것이다.

정신과 의사는 가급적이면 환자에게 회피 전략이 효과가 없다고 말하기보다는, 환자가 회피의 실제 결과를 발견할 수 있도록 능숙하게 물어봐야 한다.

정신과 의사가 임상적 면담에 접근하는 방법(예: 환자를 방어적으로 만들지 않는 단어와 구절을 선택)도 맥락감수성과 효용성에 영향을 준다.

≫ ACT 임상적 개입: 개방성 증진하기

개방성의 치료기전은 환자가 괴로움과 원치 않는 생각, 느낌, 충동, 기억, 감각, 지각 경험에 초연하고 비판단적인 입장을 취할 수 있게 해 주는 일련의 심리적 기술들로 구성된다. 환자는 이러한 태도를 통해 그전까지 힘들어하고 피했던 것을 수용할 수 있는 능력을 갖추게 된다. 이 절에서는 앞에서 나왔던 세 명의 환자를 다시 만나보고, 정신과 의사가 이들과의 임상적 대화를 통해 환자가 원치 않고 고통스러운 개인적 경험에 대해 어떻게 더 개방적이고 호기심 있고 수용적으로 반응하게 도와줄 수 있는지 보여 준다.

개방성과 우울증: 프랭크

프랭크는 이미 '주차하기'로 이름 붙인, 자신을 고립시키는 행동과 사회적 회피에 대한 몇 가지 이유를 설명했다. 그는 '너무 피곤함'에 과잉동일시하는데, 그것만으로도 일을 그만두게 하는 자기지시적 기능을 발휘한다. 형네 가족을 방문하지 않은 이유에 대해 이야기를 나눌 때는 "형네 가족이 나를 어떻게 생각할까?"라는 생각이 그가 사회적 관계를 강화하는 가치에 다가가는 데 방해가 된다는 것을 알았다. 다음의 대화에서 정신과 의사는 프랭크가 이 두 가지 장애물에 대해 더 개방적이고 수용적인 정신적 반응을 개발하는 것을 돕기 시작한다. 그 결과, 프랭크는 장애물을 멀리 떨어져서 관찰할 수 있는 거리를 확보하고 장애물이 촉발한 회피 규칙의 영향으로부터 벗어날 수 있게 된다.

정신과 의사: 제가 잘 이해했는지 모르겠는데요, 직장 동료, 형, 형네 가족처럼 당신이 신경 쓰는 사람들과 연락하는 생각을 하면 피곤하기도 하고 다른 한편으로는 그들이 당신을 안 좋게 생각할지 모른다는 두려움이 들어서 행동에 옮기기 어려운 건가요?

프랭크: 네, 그런 생각들이 한꺼번에 다 들어요. 전 앉아서 거의 아무것도 안 하고 있어요. 전 제가 원하는 모습의 사람이 될 수 없어요. 그래서 직장에 가거나 형네 집에 저녁을 먹으러 가면 제가 완전히 엉망진창인 게 다 드러날 거예요.

정신과 의사: 자, 당신은 지금 주차장에 있습니다. 당신은 어디로 가고 싶은지, 중요한 방향이 어디인지 알고 있어요. 하지만 실제로 주차장을 나서려고 하면 이런 정지 표지판에 걸립니다. "멈춰, 그들은 내가 엉망진창인 걸 알게 될 거야." 그리고 당신은 이 신호를 그냥 지나치지 못하고 그대로 멈추죠.

프랭크: 네, 그런 것 같아요.

정신과 의사: 정지 표지판이 어떻게 보이나요?

프랭크: 음, 정말 무섭게요. 지금 생각해 보니 거울에 더 가깝네요. 저도 보이고 제가 살면서 엉망으로 만들어 버린 것들도 다 보여요.

정신과 의사: 그럼 정지 표지판 거울을 보는 사람은 누군가요?

프랭크: 저요.

정신과 의사: 운전은 누가 하죠?

프랭크: 저요. 제가 신호를 그냥 지나칠 수도 있다고 말씀하시는 건가요?

정신과 의사: 정지 표지판에 멈췄다가 다시 차를 몰고 간 적이 있나요?

프랭크: 당연히 있죠. 근데 이런 정지 표지판에 걸리고 나서 계속 운전하는 건 좀 힘들 것 같은데요.

정신과 의사: 그래서 정지 표지판 거울을 보고 멈추시는 거로군요.

정신과 의사가 프랭크가 해야 하거나 혹은 하지 말아야 하는 것에 대해 논쟁을 벌이려 하지 않는 것에 주목하라. 정신과 의사는 그저 단순히 순간순간 프랭크의 직접적 경험을 반영함으로써 프랭크가 의식에 떠오르는 것을 알아차리고 그에 대한 자신의 반응을 알게 해 줄 뿐이다. 정신과 의사는 ACT 접근법에 따라서 프랭크가 더 많은 관찰 거리(그가 인식하고 있는 경험과 관찰자인 자신과의 간격)를 확보하는 방식으로 자신의 경험을 알아차리게 하기 위해, 은유적 화법을 통해 함께 공유할 수 있는 서사를 만든다. 이것은 더 정교화할 수 있다.

정신과 의사: 그런 거울이라면……, 혹시 놀이공원의 도깨비집 같은 데서 그런 거울을 본 적이 있지 않나요? 앞에 서 있는 사람의 모습을 왜곡하는 거울이요. 물론 지금 우리가 얘기하고 있는 거울은 재미를 위한 건 아니지만요. 오히려 그 반대죠. 당신이 바라보고 있는 걸 놀이공원에 있는 그런 거울처럼 볼 수는 없는지, 그게 당신의 모습을 얼마나 정확하게 비춰 주는지 궁금합니다. 어떻게 생각하세요?

프랭크: 안타깝게도 적어도 지금은 꽤 정확해요.

정신과 의사: 설령 부정확하더라도 거울은 거울이죠, 안 그런가요? 당신이 차를 몰고 거울을 지나간 뒤에 무슨 일이 벌어질지는 아무도 모르는 거예요.

이 짧은 대화에서 정신과 의사는 프랭크의 생각이 상황을 자세히 묘사할 만큼 정확하지 않을 수도 있음을 언급한다. 이는 어디까지나 호기심과 개방성 있는 태도를 지지하기 위한 것일 뿐, 프랭크의 '왜곡된 신념'을 바로잡기 위한 것은 아니다. 정신과 의사는 프랭크가 정지 표지판 거울에 담긴 생각이 정확하다고 옹호하는 것에 문제를 제기하거나 반박하지 않는다. 대신 정신과 의사는 프랭크가 행동하는 주체로서의 자신을 그가 느낀 개인적 경험으로부터 구분하는 데 초점을 맞춘다.

개방성과 정신병: 벤

벤이 정신과 의사를 만날 당시에는 정신병 증상을 보이지 않았지만, 처방 약물을 안 먹으려고 하는 것은 나중에 정신병 삽화의 재발 확률을 높임으로써 삶에 부정적인 영향을 줄 수 있다. 벤의 표현대로 '위기'를 겪는 것은 더 많은 입원으로 이어지고, 딸을 만나고 전처와 좋은 관계를 유지하지 못하게 할 수 있다. 정신과 의사는 벤이 '위기'에 처했을 때 나타나는 지각적 및 인지적 경험에 대한 개방성을 높일 수 있도록 그동안 벤이 따라 온 자기지시를 논의하기 시작한다. 이는 벤이 효과적인 약물 복용 전략을 선택하는 데 도움이 될 수 있을 것이다.

정신과 의사: 정신과 주치의 선생님이 분명 자이프렉사를 잘 복용하라고 권했는데 당신은 가끔씩만 드셨죠. 어떨 때는 안 드시기도 했고요. 바로 여기서 실마리를 찾을 수 있을 것 같습니다. 어떻게 보면 거기에 아주 당연하면서도 중요한 사실이 담겨 있는 것 같거든요. 무슨 조언을 듣더라도 자신의 행동은 스스로 선택한다는 거죠. 당신이 타고 있는 배의 선장은 당신입니다. 다른 누구도 대신 배를 움직여 주지 않을 거예요. 무엇을 하거나 하지 말아야 할지에 대해 다른 사람들로부터 조언을 받을 수는 있겠지만, 그 조언에 따라 행동하느냐 안 하느냐는 또 다른 문제인 거죠.

벤: 당연하죠. 근데 선생님이 무슨 말씀을 하시려는 건지 잘 모르겠어요.

정신과 의사: 약의 경우를 보면, 어떤 사람들은 당신이 약을 복용하는 게 도움이 된다고 생각해요. 그런데 당신도 스스로에게 조언을 하지 않나요? 제가 이해한 게 맞다면 당신은 때에 따라 다른 조언을 하고 있는 것 같거든요. 우리가 앞서 이야기했던 '내가 정신병에 걸렸는가 아닌가?' 하는 건 내부적 논쟁의 하나로 당신 안에서도 이랬다 저랬다 합니다. '나는 약을 먹어야 하나 말아야 하나?'처럼요.

벤: 네, 논쟁은 확실히 하고 있어요.

정신과 의사: 우리 마음속에서는 이런 식으로 많은 것에 대해 논쟁이 진행되고 있어요. 우리 마음은 온갖 것에 대해 쉴 새 없이 이야기합니다. 예를 들어, 점심에 파스타를 먹을지 밥을 먹을지, 밤에 TV를 볼지 친구를 만나러 나갈지처럼 사소한 일상적 선택에 대해서도 말이에요. 그 외에도 많겠죠. 마음이란 바로 그런 겁니다. 우리의 마음은 조언자처럼 최선의 의도를 가지고 우리를 안내하려고 작동합니다. 그렇지만 우리가 항상 그런 조언을 따를 필요도 없고 그게 가능하지도 않습니다. 마음에서는 이걸 하라고 조언하지만 우리는 실제로 다른 걸 하죠. 우리는 내부의 조언자를 따를 때도 있고 아닐 때도 있어요.

벤: 무슨 말씀인지 알겠어요. 혹시나 해서 여쭤 보는 건데요, 목소리를 말씀하시는 건 아니죠? 전 목소리를 들은 적은 한 번도 없거든요. 입원했던 병원에서는 저한테 목소리가 들리는지 계속 물어봤어요.

정신과 의사: 네, 목소리에 대한 이야기는 아니에요. 그냥 우리 모두가 경험하는 그런 마음의 수다를 말씀드린 거예요. 목소리나 환청도 실제 비슷한 방식으로 작용하겠지만, 그런 유형의 정신적 수다는 훨씬 더 복합적인 경험이죠. 당신이 그런 경험을 안 했다는 건 알고 있어요. 제가 말씀드리는 요점은 모든 사람 안에는 끊임없이 이렇게 저렇게 행동하라고 권하고, 그걸 안 따를 때 일어날 결과를 상기시키고, 그 외에도 여러 가지 말을 하는 내부의 조언자가 있다는 겁니다. 우리는 내부의 조언을 듣기만 할 뿐 조언과 똑같지는 않습니다. 따라서 우리가 원하면 조언자와 무관하게 움직이고 행동할 수 있어요. 단

지 마음속 조언자가 시켰다는 이유만으로 그대로 따를 이유는 없는 거죠. 선택권은 항상 당신에게 있어요.

벤: 하지만 마음을 못 정하거나 어떤 조언을 따라야 할지 모를 때는 어떻게 하죠?

정신과 의사: 일단은 그냥 마음의 조언자가 하는 걸 지켜보세요! 마음은 자기 할 일을 하는 겁니다. 그저 마음의 조언자가 하는 일을 알아차리는 것만으로도 아주 큰 도움이 될 수 있어요. 당신이 마음보다 더 큰 존재라는 것을 되새기세요. 마음에 귀를 기울이는 것도 당신이고, 팔다리를 통제하는 것도 당신입니다. 마음은 조언자로서는 훌륭하지만 그렇다고 당신의 상사는 아니니까요. 책임자는 바로 당신이에요.

벤: 그럼 제가 뭘 해야 되죠? 그냥 앉아서 듣기만 하면서 아무것도 안 할 수는 없잖아요, 안 그래요?

정신과 의사: 당신이 처한 상황에서 아무것도 안 하는 게 가장 효과가 좋다면 아무것도 안 할 수 있죠. 당신의 마음속 조언자가 당신에 대한 정보를 경찰서에 넘겼다고 생각되는 사람을 직접 만나야 한다고 말할 때 아무것도 안 할 수 있습니다. 물론 어떤 상황에서도 당신은 행동해야 합니다. 방금은 행동하지 않는 것이 행동하는 경우였고요. 위험하다고 느낄 때 약을 안 먹는 것도 행동하는 겁니다. 일종의 비행동적 행동이죠. 당신이 정신병이 있는지, 약을 먹어야 하는지에 대한 내부적인 논쟁을 멈출 수는 없습니다. 하지만 위기에 빠졌다고 느낄 때 당신의 이익을 최대한으로 높일 수 있는 방식으로 행동할 수는 있죠. 때로는 이쪽이나 저쪽으로 억지로 발걸음을 내딛어야 할 때도 있어요. 당신이 마음의 지시를 무조건 따르지 않은 채 그저 마음을 알아차리는 방법을 배우면, 장기적으로 당신이 자신에게 가장 좋은 선택을 할 수 있도록 더 나은 위치에 설 수 있다는 말씀을 드리는 겁니다.

벤: 네, 저도 그러고 싶어요. 제 삶의 목적을 방해하는 일은 하고 싶지 않아요.

이 대화에서 정신과 의사는 벤이 마음의 내용(내부의 조언자)을 자기감(관찰하는 자기)과 구분하는 것을 경험적으로 접하도록 도와준다. 벤은 이러한 관찰 거리를 통해 위기에서 '어떻게 할지' 충동적으로 결정하지 않을 수 있다. 만약 그가 지금 정신병을 앓고 있다면, 마음은 온통 논쟁과 조언으로 가득 찬 채 매우 바쁘게 움직일 것이다. 이러한 맥락에서 벤이 할 수 있는 최선의 행동은 마음의 수다로부터 관찰 거리를 확보해서 그에게 정말 중요한 기능적 목표에 주의를 기울이는 것이다.

개방성과 성격장애: 제니

성격장애의 핵심 특징은 환자가 경직된 방식으로 과잉학습하고 과잉실천한 행동들로 이루어진 행동 레퍼토리가 광범위한 삶의 영역에 영향을 끼치는 것이다. 패턴이 이렇게 장기적이라는 것은 경직된 전략이 임상적 면담이나 자문에서도 나타날 수 있음을 시사한다. 그렇게 나타나는 순간이 바로 정신과 의사가 환자의 행동의 경직성을 줄이고 더 유연한 방식으로 대응할 수 있게 개입할 절호의 기회다. 다음의 대화에서 정신과 의사는 제니가 습관적으로 자기패배적 행동의 악순환의 고리에 빠지게 하는 자기지시를 관찰할 수 있는 거리를 확보하는 능력을 키우려고 시도한다.

제니: 제가 이해한 게 맞다면, 어떤 치료자가 나타나서 저에게 해결책을 주거나 문제를 해결해 주기 바라는 게 제가 나아갈 방향이 아니라는 말씀인 거죠? 그럼 어떻게 하죠?

정신과 의사: 네, 좋은 질문입니다. 거기에 대한 쉽고 간단한 대답은 없을 거예요. 누군가가 이걸 해결해 주기 바라는 게 제대로 된 방법이 아니라는 얘기는 최소한 뭐가 정답이 아닌지는 안다는 겁니다. 만약 정답이 있다면, 그건 적어도 지금까지 당신이 해 왔던 것과는 달라야겠죠.

제니: 하지만 전 저를 이해해 줄 사람이 필요하다고요!

정신과 의사: 어떻게 보면 그건 매우 합리적인 요구예요, 그렇지 않나요? 우리는 사람이기 때문에 우리를 이해해 줄 사람을 필요로 해요. 그 점에선 저도 당신과 같은 생각이에요. 한편, 당신은 자신을 괴로움에서 벗어나게 해 줄 특별한 종류의 이해를 받기 위해 너무 힘들게 애써 왔고, 아주 멀리 왔지만 여전히 목표에 이르지 못한 것 같아요.

제니: 네, 저는 그러면서도 많은 일을 할 수 있어요. 선생님 말씀처럼 전 장점이 많거든요. 저도 알아요. 하지만 마음이 안 좋을 때는 그런 게 다 사라져 버려요.

정신과 의사: 그러니까 우울하고, 답답하고, 불안하고, 불안정하다고 느껴질 때는 능력 발휘를 못하시는 거로군요. 말씀하신 것처럼 그 네 가지는 같이 다니면서 당신에게 자주 집요하게 달라붙는 것 같네요.

제니: 네, 그것들은 오랫동안 같이 나타났어요. 말하자면 길어요.

정신과 의사: 만약 그 이야기가 소설이라면 어떤 제목이 어울릴까요?

제니: 소설이요? 무슨 말씀이세요?

정신과 의사: 이건 당신의 삶과 여정에 대한, 당신이 살면서 겪은 모든 것에 대한 길고 험난한 이야기예요. 당신이 우울하고, 답답하고, 불안하고, 불안정하다고 느끼는 대신 삶에서 만족을 느끼고자 끊임없이 씨름하고 있는 현재 진행 중인 투쟁인 거죠. 당신이 퍼즐을 풀도록 도와줄 수 있는, 당신을 이해하는 누군가를 찾으려는 끊임없는 노력에 대한 이야기 말이예요. 이런 내용의 소설이 있다면 어떤 제목이 어울릴까요?

제니: 누군가 도와줘야 한다. 아니면 뭐 다른…….

정신과 의사: 좋습니다. 제목은 '누군가 제니를 도와줘야 한다!'가 좋겠네요.

정신과 의사가 제니가 설명한 증상을 요약하기 위해 그녀가 직접 사용했던 단어들('기분이 가라앉고, 답답하고, 불안하고, 불안정함')과, 앞서 그녀가 말한 대로 '그것들은 같이 다닌다.'라는 표현을 사용한 것에 주목하라. 이것은 제니의 다른 행동에 악영향을 끼치는 것으로 여겨지는 경험(즉, 다양한 느낌 및 내재화된 자기지시)에 초점을 맞추기 위한 의도적인 전략이다. 정신과 의사는 제니가 이러한 공식화에 동의하고 있음을 감지하고, 제니가 내재된 자기지시로부터 관찰 거리를 확보하는 데 도움이 되도록 은유(소설과 그 제목)를 도입한다. ACT에서 복잡하게 얽혀 있는 자기지시를 지칭하는 또 다른 용어는 바로 환자의 '자기이야기self-story'다. 제니는 이전의 치료 경험을 통해 반복적으로 강화됐을 것으로 추정되는 잘 훈련된 충실한 자기이야기를 가지고 있다. 다음에서 정신과 의사는 제니가 자기이야기의 내용에 대해 지니고 있는 문자적 믿음을 약화시키려고 시도한다.

제니: 전 정말 그런 도움이 필요하다고 느껴요.

정신과 의사: 맞습니다. 그 책에 분명 그럴 만한 이유가 나와 있을 거예요. 그걸 보면 '누군가 제니를 도와줘야 한다!'라는 제목이 맞는 것 같아요.

제니: 하지만 전 그걸 다 해 봤어요. 정신치료 선생님들은 전부 과거에 대해서만 계속 얘기할 뿐 도움을 줄 수 있을 것 같은 분은 아무도 없었어요.

정신과 의사: 이런 유형의 책을 완전히 '안 쓸 수는' 없어요. 실제로 있었던 일들을 경험한 거니까요.

제니: 그럼 어떻게 하죠?

정신과 의사: 책 자체는 문제될 게 없다면 어떨까요? 오해하지는 마세요, 전 당신이 정말 힘든 일을 겪어 온 걸 잘 알고 있어요. 이해도 하고요. 하지만 지금 여기에서 보면, 문제는 마치 그 책이 대본 역할을 하면서 당신이 별 도움도 안 되는 것을 하게 한다는 거예요. 과거에 무슨 일이 있었고 그게 어떻게 지금 우리의 모습을 만들었는지 기록한 책에 대해 이야기하는 게 흥미롭기는 하죠. 하지만 거기에 속을 수도 있어요. '누군가 제니를 도와줘야 한다!' 같은 소설은 다음에 일어날 일을 예측하는 경향이 있거든요. 기억하셔야 할 건, 이 소설에는 완결이 없다는 거예요. 매일 새로운 내용이 만들어지고 있죠.

제니: 네에…….

정신과 의사: 몇 년 동안 당신이 경험해 온 '누군가 제니를 도와줘야 한다!'는 이야기가 당신이 할 일을 알려 주고 권하는 것 같지 않나요?

제니: 당연하죠. 그 책은 정말 그래요. 저를 도와줄 사람, 제 문제를 해결해줄 사람이 필요하다고 말해요.

정신과 의사: 그럼 당신은 그쪽으로 노력을 기울여야만 하는 거고요, 그렇죠? 그걸 추진하려면 힘을 기울여야 하잖아요.

제니: 네.

정신과 의사: 그 효과는 어땠나요?

제니: 무슨 말씀인지 알겠어요. 전혀 효과가 없어요. 하지만 아까도 여쭤 본 거지만, 그럼 어떡하죠? 그게 아니면 제가 뭘 해야 하죠?

정신과 의사: 중요한 질문이네요. 이렇게 대답해 드릴 수 있을 것 같아요. 이 책의

주제인 '오직 다른 사람의 역할을 통해서만 내 삶의 행복을 찾을 수 있다'에 속하지 않는 게 있지 않을까요? 그 이야기가 전달하고자 하는 주된 메시지와 다르게, 당신이 완전히 다른 방향으로 나아갈 수 있는 과정들을 찾을 수 있다면요? 우리가 읽고 있는 게 당신의 인생 이야기 중 겨우 첫 번째 장chapter이라면요? 우리가 책 이름을 모른다는 게 밝혀지는 거죠. 처음에는 '누군가 제니를 도와줘야 한다!'가 책 제목인 줄 알았는데 알고 보니 1장 제목이었던 거죠. 당신의 삶 초반부를 다룬 다른 장들의 제목은 전부 다를 거예요. 어쩌면 오늘 여기 오신 게 '누군가 제니를 도와줘야 한다!' 장이 끝났다는 의미일 수도 있어요. 그리고 새로운 장을 시작하는 거죠. 새로 시작하는 장은 다른 제목을 갖고 있겠죠! 다음 장의 제목을 고를 수 있다면 뭘로 하시겠어요?

제니: '제니, 자기 안의 비밀의 힘을 발견하다' 어때요? (부드럽게 웃는다.)

정신과 의사: 이제 당신이 그 장을 쓰는 거예요. 멋지지 않나요?

제니: 뭔가……, 다른 것 같아요. 하지만 두렵기도 해요. 그 비밀의 힘이 뭘지, 어떻게 그걸 찾을 수 있을지 모르겠어요.

정신과 의사: 비밀의 힘을 발견하는 장의 첫 부분으로는 아주 멋진 내용이네요!

이 대화에서 정신과 의사는 제니의 역경에 대한 인생관을 만듦으로써, 그녀의 행동을 통제하는 자기이야기의 굴레에서 벗어나게 도와준다. 목표는 그녀의 자기이야기가 다르게 기능하게 하는 것이다. 이야기가 끝없는 개인적 실패에 대한 자기충족적 예언이 아니라, 삶의 여정에 대한 흥미로운 시간으로 자리매김하도록 만드는 것이다. 책이라는 은유는 각 장이 시작부터 차례대로 이이지고, 주인공에게는 멋지거나 끔찍한 일이 생길 수 있음을 암시한다. 작가는 각 장의 주제를 정한다. 이런 식으로 정신과 의사는 ACT의 조망수용을 활용해서 제니의 자기이야기의 기능을 제니를 무력화하는 것에서 힘을 북돋아 주는 것으로 변화시킨다.

성공의 팁

긍정적이든 부정적이든 내적 경험에 대한 개방성을 실천하는 근본적인 목표는 자칫 해로울 수 있는 자기지시적 규칙의 규제력을 억제하는 임상적 효과를 얻는 것이다.

개방성을 개발할 때는 기본적으로 환자가 개인적 경험의 참여자보다는 관찰자가 되는 방법을 가르친다.

관찰자는 단지 목격만 하고 그 내용으로부터 초연함을 유지하기 때문에 내적 경험에 반응하고 판단하며 평가하지 않는다.

회피기반의 자기지시적 규칙에 참여하거나 판단하거나 평가하지 않으면, 그 규칙을 보이는 모습(무조건 따라야 하는 정신적 명령)이 아닌 있는 그대로의 모습(마음의 산물)으로 바라볼 수 있기 때문에 자기지시적 규칙의 작동을 촉발하거나 그 명령에 따를 가능성을 최소화할 수 있다.

≫ ACT 임상적 개입: 참여 촉진하기

참여의 치료기전은 보기에 따라 간단하기도 하고 복잡하기도 하다. 간단하게 보면, 삶에 참여하는 것은 회피행동에 얽매여 살아가는 것에 대한 확실한 대안으로 기능한다. 일단 환자가 규칙대로 회피하지 않아도 되면 자연스레 다음 질문으로 이어진다. "이제 난 어느 방향으로 가지?" 조금 더 복합적인 관점에서 보면, 참여는 직접적인 결과가 불쾌하거나 실망스럽더라도 환자가 가치에 기반하여 새로운 삶을 살아갈 동기를 부여하는 '연료'다. 그동안 여러 차례 강조한 것처럼, 언어에 내재된 자기지시적 규칙 따르기의 기능은 효과적으로 사회를 조직하고 협력하는 데 필수적이다. 규칙을 따르는 것 자체는 문제가 아니다. 문제는 효과도 없는 규칙을 잘못된 곳에 광범위하게 적용할 때 발생한다. 참여의 치료기전은 새롭고 효과적인 규칙을 환자의 생활 맥락에서 가장 의미 있는 부분에 적용하는 과정이라고 할 수 있다. 다음 절은 임상적 대화에서 참여가 전개되는 방식을 보여 준다.

참여와 우울증: 프랭크

다음 대화에서 정신과 의사는 프랭크가 우울증에 빠지는 악순환을 끊을 수 있는 구체적인 행동을 하도록 동기를 부여하려 한다. 정신과 의사는 '지금 여기'의 관점에서 프랭크가 동기부여 요소와 접촉할 수 있도록, 더 전문적인 ACT 용어로 표현하자면 그가 자신의 가치와 접촉할 수 있도록 대화를 이끌어 간다. 은유적으로 말하자면 정신과 의사는 프랭크가 이끌릴 만한 향긋한 냄새를 풍겨서, 그가 좋은 향과 더 많이 접촉하기 위해 밖으로 나가 다른 것을 시도하는 식으로 동기를 부여하려고 한다.

정신과 의사: 이제 당신은 주차장에 있지만 그곳이 당신이 정말 있고 싶은 장소가 아니라는 걸 알고 있어요. 하지만 당신이 원하는 곳으로 운전하려는 생각만 해도 정지 표지판 거울이 나타나며 이렇게 말합니다. "그들이 내가 이렇게 엉망진창인 모습을 보면 어쩌지?"

프랭크: 네, 그리고 아무 일도 안 일어나죠.

정신과 의사: 당신이 우여곡절 끝에 다시 도로로 나갔고, 정지 표지판 거울이 당신이 원하는 곳으로 가는 것을 막지 못했다고 가정해 보죠. 이제 어디로 가실 건가요? 어느 방향으로 가시겠어요?

프랭크: 하지만 그 빌어먹을 신호는 항상 켜져 있어요. 항상 거기 있다고요. 전 그게 확 사라졌으면 좋겠어요.

정신과 의사: 아아, 정지 표지판 거울이 여기서 또 나오는군요. 우리가 당신의 삶에 대해 이야기하고 있는 지금 이 자리에서도요!

프랭크: 네, 금방 나오죠?

정신과 의사: 네, 나타나도 괜찮아요. 당신이 정지 표지판이 없어질 때까지 기다리려고 하면 아마 평생 주차장에 갇혀 계셔야 할 걸요. 한번 상상해 보세요! 도로로 나갈 수 있다면 어디로 가시겠어요?

프랭크: 음, 형네 가족을 보면 좋을 것 같아요. 저한테 진짜 중요하거든요.

정신과 의사: 당신이 그들과 함께 있는 동안, 그들과 함께 좋아하는 것을 하고 있다고 상상해 보세요. 어떤 게 있을까요?

프랭크: 음, 그냥 집안 테이블에 둘러 앉아 이야기를 나누면서 제가 가족의 일원임

을 느끼는 거요. 전 그게 늘 좋았어요. 조카들하고도 같이 놀고요. 항상 형네 가족과 가깝게 지냈거든요……. 근데 조카들이 이렇게 엉망인 제 모습을 보면 뭐라고 할까요? 걔들이 망가진 제 모습을 물어보면 뭐라고 설명할 수 있을까요?

정신과 의사: 정지 표지판 거울이 막 다시 나타난 것 같네요? "조카들이 이렇게 엉망인 내 모습을 보면 어쩌지?" 하고 말이예요. 우리가 이야기하고 있는 지금도 브레이크를 밟아 주차장으로 되돌아가고 싶은 유혹이 드는 게 느껴지나요?

프랭크: 네, 너무 빨리 들어요…….

정신과 의사: 그게 얼마나 힘든지 알 것 같습니다. 정지 표지판이 정지 표지판인 데는 다 이유가 있으니까요. 그렇죠? 그걸 그냥 무시하고 지나치는 건 좀 부자연스럽죠.

앞의 지문은 ACT의 세 가지 치료기전이 대화에서 나타났다 사라지는 방식을 보여주고 있다. 정신과 의사는 참여에 초점을 맞추려고 시도하지만, 프랭크가 마주치는 장애물이 지금 여기에서 나타나면서 대화는 효용성과 개방성으로 넘어간다. 그러자 정신과 의사는 대화의 중심을 다시 참여로 되돌리고, 개방성을 현재 진행 중인 참여 과정의 핵심 구성 요소로 통합하기 위해 프랭크가 형네 가족의 일원이 되고 싶은 욕구를 표현한 것을 활용하기 시작한다.

정신과 의사: 형네 가족은 당신에게 정말 중요한 존재라고 말씀하셨죠. 조카들에 대한 말씀을 들으니 당신 역시 그 아이들에게 중요한 사람이고, 당신이 삼촌이라는 사실이 조카들에게 큰 의미가 있다는 느낌이 들었어요. 당신이 어떻게 지내는지 관심을 가질 정도로, 어쩌면 당신을 돕기 위해 할 수 있는 건 뭐든지 다 할 수 있을 정도로 중요한 사람인 것 같아요. 다시 되돌아와서 당신이 형네 집에서 조카들과 즐거운 시간을 보내고 있다고 상상해 보죠. 조카들에게 어떤 삼촌이 되시고 싶나요?

프랭크: 글쎄요, 든든한 진짜 '우리 삼촌'이요? 우린 차에 대한 이야기도 많이 하고 최신 모델인 슈퍼카 모형도 같이 만들곤 했어요. 열일곱 살인 큰 조카 티모

시와는 올즈모빌 사의 낡은 차를 함께 손보기 시작했죠. 진짜 자동차 말이에요. 비록 지금은 못하고 있지만요.

정신과 의사: 잠시 당신이 조카들과 어울려 그런 모형을 만들거나 올즈모빌 사의 낡은 차를 손보는 모습을 떠올려 볼 수 있을까요? 눈을 감고 조카들과 함께 있는 모습을 떠올려 보는 거죠. 정지 표지판 거울이 나타나 당신이 거기로 갈 수 없다고 말하더라도, 그건 그냥 거기 두고 조카들과 계속 시간을 보내면 됩니다! 할 수 있을 것 같나요?

프랭크: (눈을 감음) 네. (침묵) 우와, 뭔가 되게 달라요! 비록 지금 제가 있는 곳에서는 멀리 떨어져 있지만요.

정신과 의사: 방금도 정지 표지판 거울이 나타난 것 같은데요? 그리고…… 조카들과의 관계뿐만 아니라 당신이 원하는 모습의 삼촌이 되는 것이 중요한데요, 혹시 뭐 빠진 건 없을까요? 당신이 자동차 모형을 만들고 낡은 차를 정비하는 이야기 속에 당신이 되기 바라는 모습이 있는 것 같았거든요. 뭘 만들고 창의적인 그런 거요. 그게 뭘까요?

프랭크: 네, 선생님 말씀이 맞아요. 제가 자동차를 다루고 조카들이 자기 차를 정비하는 방법을 가르칠 수 있다는 게 좋아요. 그건 정말 근사한 일 같아요. 차가 고장 나도 걱정할 필요 없고 낡은 차를 계속 운전할 수 있고요. 아이들이 중요한 기술을 익히고 돈을 절약하게 해 줄 것 같아요. 조카들에게 도움이 되는 거죠.

정신과 의사: 그게 다른 영역에서도 중요한가요? 이를테면 직장에서요.

프랭크: 네, 그럼요. 물건을 적재적소에 갖다주면서 사람들이 몇 달은 모았을 만한 돈으로 구입한 새 물건을 보며 감격해서 흥분하는 모습을 보고 있으면 기분이 정말 좋아요.

정신과 의사: 그럼, 정지 표지판 거울이 있는 상황에서도 다시 운전을 시작하는 것이 그런 거라면 어떨까요? 당신은 창의적이고 사람들의 삶에 긍정적인 영향을 주기 원합니다. 그건 형네 가족과의 관계뿐 아니라 직장에서도 마찬가지고요. 당신에게 정말 중요한 것을 하기 위해 다시 도로 위를 달리는 선택을 하는 거죠.

프랭크: 정말 멋질 것 같아요. 근데 되게 어려울 것 같아요.

정신과 의사: 맞아요, 여기서는 어려운 일이 벌어지고 있어요. 정지 표지판 거울이 나타나죠. 이게 이 시점에서 당신이 넘어야 할 삶의 역경이라면 어떨까요? 주차장에 계속 서 있을 건가요, 아니면 당신이 중요시하고 관심을 가지는 방향으로 운전할 건가요?

프랭크: 운전이요. 확실히 그게 나을 것 같아요!

정신과 의사: '천 리 길도 한 걸음부터'라는 말 아시죠? 우린 이제 당신이 당장 할 수 있는 몇 가지 쉬운 실천 방법에 대해 얘기할 수 있을 것 같아요. 그런 걸 하면 창의성을 발휘하고 다른 사람들에게 기여하는 방향으로 나아가게 될 겁니다. 그런 방향으로 운전하는 건 실제 현실에서 어떤 모습일까요? 다음주나 어쩌면 당장 오늘이라도 당신이 그런 방향으로 가고 있다는 걸 알려 주는 행동을 할 수 있을까요?

이 대화에서 정신과 의사는 프랭크와 전반적으로 가치 있는 삶의 방향을 먼저 정립한 뒤, 그가 자신의 가치를 긍정적으로 반영할 수 있는 구체적인 실천 방법을 파악하도록 돕는다. 가까운 미래에 전반적인 방향(가치)과 연결될 수 있는 작고 구체적인 실천을 함으로써, 이러한 작은 과정이 동기를 부여하는 힘을 강화한다. 예를 들어, 만약 프랭크가 형에게 연락하고 집을 찾아간다면, 그는 그것을 성취할 뿐만 아니라 '되고 싶은 자신의 모습'과 접촉하게 될 것이고, 이는 행동에 따르는 강화 효과를 더 증가시킬 수 있다.

참여와 정신병: 벤

벤이 더 예측 가능한 방식으로 항정신병약물을 복용하면, 급성 정신병적 삽화에 빠지지 않음으로써 그것이 삶에서 흔히 초래하는 기능적 결과를 피하는 데 도움이 될 것이다. 그가 가치에 따라 스스로 약을 복용하겠다고 결정할 수 있는 맥락을 만들기도 전에 약물 복용부터 권고하는 것은 현명하지 못한 방법이다.

벤: 제가 책임자고, 제 마음이나 다른 사람의 조언을 듣고 나서 제가 원하는 곳으로 갈 수 있다고 말씀하신 건 마음에 들어요. 하지만 제가 약을 먹어야 하는지는 여전히 확신이 안 서요. 그리고 선생님 생각은 뭔지, 저한테 어떤 걸 추천해 주실지 말씀 안 하셨어요.

정신과 의사: 제 생각을 듣고 싶어 하시는 걸 알고 있습니다. 하지만 그 전에 먼저 당신 생각을 듣고 싶네요. 당신의 삶에서 중요한 게 뭔지, 그걸 증진하고 보호하기 위해 약이 어떤 역할을 하는지부터 얘기해 볼 수 있을 것 같아요. 삶에서 가장 중요한 것, 무슨 일이 있어도 꼭 지키고 싶은 게 뭐죠?

벤: 글쎄요, 이야기가 딴 데로 새는 것 같은데요. 그런 건 왜 물어보세요?

정신과 의사: 당신의 마음과 다른 표현을 들으면서 뭘 해야 할지 확신이 안 서거나 잘 모를 때는 당신에게 정말 중요한 것을 활용하는 게 도움이 되는 경우가 많거든요.

벤: 아직도 무슨 말씀인지 잘 모르겠는데요…….

정신과 의사: 약을 복용하는 것을 예로 들어서 생각해 보죠. 만약 약을 드시기로 선택한다면, 어떤 효과가 나타나기 바라시나요? 삶에서 어떤 목표를 이루기 위해 약을 드실 건가요? 만약 약을 안 드시기로 결정했다면, 삶의 어떤 목표를 위해 그런 선택을 하신 거죠? 약을 먹고 안 먹고를 결정하는 게 지금 당신의 삶에서 중요한 것들에 영향을 줄 수 있을까요? 어떤 선택을 통해 삶에서 가장 중요한 것에 더 가까이 다가갈 수 있다면, 당신은 확실히 그걸 선택하는 쪽으로 기울어질 거예요.

벤: 네, 무슨 말씀인지 알겠어요. 그런 관점으로 약을 먹는 것에 대해 생각해 본 적은 한 번도 없었어요.

정신과 의사: 네, 그럼 이제 당신이 관심을 가지는 것, 삶에서 궁극적으로 가장 중요한 게 뭐죠?

벤: 당연히 딸이죠. 저한테는 미셸에게 좋은 아빠가 되는 게 가장 중요해요. 또 직업적으로는 교사이자 학생들의 롤 모델로서 그 애들의 삶에 무언가 가치 있는 것을 해 주는 것도 중요하고요.

정신과 의사: 그럼 당신에게는 딸과의 관계가 아주 중요하군요. 그리고 당신은 지

금 하는 일을 정말 좋아하고, 학생들의 성장과 발달에 기여할 수 있는 좋은 교사가 되고 싶어 해요. 진짜 멋지네요.

벤: 고맙습니다.

정신과 의사: 당신이 지난 몇 년 동안 간간이 겪어 왔던 것처럼 다른 사람들이 당신에 대한 안 좋은 소문을 퍼뜨린다는 믿음이나, 전에 말씀하신 것처럼 온갖 생각에 빠지는 경험과 같은 위기에 처하게 된다면, 당신이 원하는 아빠나 교사가 될 수 있는 능력을 발휘하는 데 어려움이 있을까요?

벤: 네, 그럴 것 같아요. 위기에 빠지면 출근을 안 해요. 미셸과 잡아 놓은 약속도 취소하죠. 아이를 크게 실망시킨 적도 몇 차례나 있었어요.

정신과 의사: 그런 결과가 당신이 자이프렉사나 다른 약을 복용하는 태도에 영향을 줬나요? 지금 중요한 질문은 당신이 방금 얘기한 중요한 삶의 목표들을 달성하는 데 약이 도움이 되느냐 안 되느냐 하는 겁니다. 만약 약이 미셸을 실망시키고 수업을 빠지는 것 같은 부정적인 결과를 방지할 수 있다면 한번 먹어 볼 만하겠죠. 어떻게 생각하세요?

벤: 하지만 약이 정말 저를 위기에서 구해 줄 수 있을지는 여전히 의문이에요. 자는 데는 확실히 도움이 되지만, 그게 위기를 막아 줄 수 있을지는 잘 모르겠어요.

정신과 의사: 약효가 어떨지 불확실한 건 확실히 인정해야겠네요. 이 질문을 좀 더 체계적으로 이어 갈 생각은 없으신가요?

벤: 추천해 주실 게 있나요?

정신과 의사: 음, 우리가 지금까지 파악하지 못한 패턴이 있는지 알기 위해 지난 몇 년 간 약을 복용하셨던 경험을 좀 더 자세히 살펴보는 것부터 시작할 수 있어요. 실제로 도움이 되는 것과 안 되는 것을 알기 위해 여러 가지 용량으로 실험해 볼 수도 있고요.

벤: 좋아요. 그럼 다음 단계는 뭐죠?

이 대화에서 보듯이, 임상적 대화의 방향을 벤의 가치와 그 가치를 삶에서 구현하는 쪽으로 돌림으로써 거대한 행동 변화의 레버리지를 확보할 수 있다. 이렇게 하면 정신과 의사가 일단 약물을 처방한 뒤 환자와 약물 복용 및 유지를 놓고 대립할 가능성을 낮출 수 있다. 이러한 대화를 하는 이유는 정신과 의사가 지닌 권위의 무게로 벤을 제압하기 위해서가 아니라, 삶에 참여하는 느낌을 증진하기 위한 모험에 협력적으로 참여시키기 위함이다.

참여와 성격장애: 제니

제니는 정신과 의사와의 대화를 통해 자신을 도와줄 사람을 기다리는 전략이 실제로는 자신의 삶을 궁지로 몰아넣은 문제였을 수도 있음을 안 것 같다. 그녀는 이 새롭고 낯선 통찰을 어느 정도는 받아들이는 것처럼 보인다. 제니는 또한 '책 속의 장' 은유의 도움을 받아서, 예전처럼 자신이 만들어 낸 자기서사와 과잉동일시하지 않고 일정한 관찰 거리에서 자신의 경험을 알아차리는 경험도 한 것 같다. 정신과 의사는 제니가 따라야 할 대안적 전략을 개발하는 것이 꽤나 골치 아픈 문제가 될 것임을 알고 있다. 그녀는 아주 오랫동안 마음이 편안해지기 위해서는 다른 사람에게 의지해야 한다는 구닥다리 모형에 따라 살아왔다. 그녀에게 정말 무엇이 중요한지에 대한 대화는 완전히 새로운 감정 영역이 될 것이다.

정신과 의사: 당신은 정말 오래전부터 우울하고, 답답하며, 불안하고, 불안정하다고 느껴 왔어요. 아직 우리가 제대로 다루지는 않았지만 당신이 그동안 살면서 겪은 다른 많은 사건도 당연히 고통스러운 기억을 만드는 데 일조했을 겁니다. 당신은 그간 겪어 온 이 모든 일을 이해하기 위해 남들처럼 대본이 되는 삶의 이야기를 만들었고, 수십년 동안 그 대본을 용기 있고 단호하게 따랐습니다.

제니: 네, 제가 판에 박힌 것처럼 문제가 사라지기만 바라고 있었지만, 실제로 하나도 사라지지 않는 걸 알겠어요. 이제 제가 뭘 해야 하죠?

정신과 의사: 만약 그런 부정적 감정과 불안정함이 갑자기 기적적으로 사라진다면 어떨까요? 그때는 뭘 하면서 살 것 같나요? 한순간에 갑자기 당신이 원하는 삶을 살게 된다면, 그건 어떤 모습일까요?

제니: 모르겠어요. 행복하고 자유로울 것 같긴 해요.

정신과 의사: 행복하고 자유로우면 삶을 다른 방식으로 살 것 같나요? 만약 제가 파리처럼 벽에 붙어서 당신이 사는 걸 보고 있다면, 일상생활에서 당신이 뭘 하는 모습을 보게 될까요?

제니: 모르겠어요. 그런 건 생각도 못 하겠어요.

이 짧은 대화에서 정신과 의사는 제니가 실험 삼아 새로운 방식으로 행동하는 데 도움이 될 만한 동기부여 요소를 탐색하지만 아직까지 딱히 나온 것은 없다. 정신과 의사는 삶에서 중요한 것을 물어보는 질문에 "모르겠어요."라고 대답하는 환자에게 어떻게 대응해야 할까? 환자의 대답에는 최소한 두 가지 의미가 있을 수 있다.

첫째, "모르겠어요."가 실제로는 "너무 고통스러워서 말하고 싶지 않아요."를 의미하는 경우다. 이럴 때 정신과 의사는 계속해서 다양한 방식으로 가치에 대한 진술을 끌어내려고 시도해야 하며, 결국 환자는 개인적 가치에 따라 살고 있지 않음을 알아차리면서 느끼는 감정적 고통에 대해 이야기해야 한다. 그러면 우리는 "모르겠어요." 라는 대답의 고통을 통해 환자에게 중요한 것이 무엇인지 알 수 있다. 쉽게 말해 정신과 의사는 원초적 신경 말단을 건드려야 하는 것이다.

둘째, 정말 말 그대로 "모르겠어요."라고 대답한 경우다. 제니는 완전히 감정 및 행동 회피가 밴 생활을 하면서 삶의 가치와 철저히 차단됐을 수 있다. 제니는 정확히 이 경우로 보인다. 원칙적으로 이에 대해서는 최소 두 가지 대응 방안이 있다. 하나는 가치 있는 삶의 방향보다 고통을 추적하는 것이다. 예를 들어, 제니는 좌절감이 느껴질 때 정확히 알기는 힘들어도 무언가에 도달하려는 노력이 방해받는 느낌에 과민해진다. 그녀가 하고자 하는 것은 무엇일까? 그녀는 우울할 때 대개 상실감이나 슬픔을 느낀다. 슬픔은 일종의 상실을 반영한다. 무엇에 대한 상실인가? 노력해야 할 중요한 것이 없으면 좌절도 없고, 중요한 것이 하나도 없으면 상실도 없다. 이러한 맥락에서 제니의 의식 너머에 어떤 가치가 숨어 있는지 알아보는 질문을 할 수 있다. 두 번째로는 그녀의 역사적 경험 속으로 들어가는 방법이 있다. 그녀가 의미 있는 무언가를 어렴풋이 본 적은 언제였을까? 다음 대화에서 정신과 의사는 이 두 번째 경로를 따라간다.

정신과 의사: 사람들과 이야기할 때 꽤 여러 번 느꼈던 게 있습니다. 일종의 지배적 경험, 지배적 이야기가 사방에서 나타나는 거죠. 말씀하신 우울함, 답답함, 불안함, 불안정함, 해결책을 찾아 줄 누군가를 필요로 하는 것처럼요. 그게 당신의 지배적인 이야기라고 봐도 될까요?

제니: 그럼요, 그거 말고는 아는 것도 없어요.

정신과 의사: 사람의 경험 어딘가에는 숨겨진 보석처럼 짧은 이야기가 있습니다. 어쩌면 한두 쪽 분량밖에 안 될지도 몰라요. 지배적 이야기가 내는 소리에 가려져 있지만 다른 말을 하는 삶의 경험이 있는 거죠. 100% 확신할 수는 없지만, 혹시 그런 이야기가 당신의 개인사에도 숨어 있지 않을까요?

제니: 모르겠어요. 눈길을 끄는 것조차 없어요. 제가 숨겨진 보석이 없는 사람이면 어쩌죠?

정신과 의사: 말씀드렸다시피 저도 100% 확신은 못합니다. 제가 말씀드릴 수 있는 건 아직까지 그게 없는 사람은 못 봤다는 거예요. 제 경험상, 최소한 작거나 아주 조금씩이라도 대안적 경험은 항상 있었거든요. 말하자면 다른 책의 장인 거죠.

제니: 지금이요? 아니면 과거를 말씀하시는 건가요?

정신과 의사: 둘 다일 수도 있고 둘 다 아닐 수도 있겠죠, 저도 몰라요. 좀 너 자세히 살펴볼까요? 예를 들어, 우리는 당신의 결단력과 끈기에 대해 얘기했어요. 중도포기하지 않은 것만으로도 당신은 상을 받아 마땅해요. 당신이 그런 장점을 이야기할 때 자랑스러워하는 것 같았고요. 비록 불안정한 부분도 있지만 그런 장점은 당신의 더 나은 부분을 반영해요. 생애 초기에 긍정적인 영향을 끼친 사람들에게서 그런 걸 배우셨을 것 같은데요. 당신에게 그런 영향을 준 사람이 누구죠?

제니: 중학교 때 상담 선생님이 생각나요. 그 선생님은 정말 저를 좋아하고 믿어 주셨어요. 그분이 항상 하셨던 말씀이 있어요. “강한 사람은 힘든 상황에서 더 강해진단다.” 당시는 제 인생에서 정말 힘든 때였는데, 그 선생님 덕분에 계속 학교를 다니고 좋은 성적을 받을 수 있었어요. 선생님은 제 삶에 좋은 일들이 준비되어 있을 거라고, 제가 재능이 많다고 말씀하셨어요.

정신과 의사: 우리가 여기서 작은 보석을 하나 발견한 것 같네요. 바로 지금 당신의 얼굴 표정이 완전히 달라졌거든요.

제니: (놀라면서) 진짜요? 몇 년 동안 에반스 선생님에 대해서는 생각한 적이 없었어요.

이 짧은 대화에서 볼 수 있듯이, 환자의 생활 맥락과 개인사에 따라서 '삶에 참여하는 것'은 여러 가지 모습으로 나타날 수 있다. 제니의 경우에는 단순히 삶의 여정에서 경험했던, 긍정적이고 가치에 기반한 순간과 접촉하게 하는 것만으로도 이후 임상적 대화에서의 동기부여 수준을 변화시킬 수 있었다. 제니에게서 참여의 치료기전은 긍정적 자기효능감을 손쉽게 경험하게 해 주었다. 그녀에게 자기효능감이 부족하면 장래에 새로운 접근 지향적 행동을 지속하는 능력에 심각한 지장을 초래할 수 있다. 그래서 정신과 의사는 진행 속도를 늦추며 그녀가 긍정적이고 자기참조적self-referent 감정 경험과 접촉하도록 돕고자 한다. 반대로 프랭크와 같이 기능 수준이 높은 환자는 가치기반 상호작용에 더 즉각적으로 반응하고 새로운 가치기반 행동 실험을 시작할 준비가 되어 있다.

성공의 팁

ACT에서 참여의 치료적 과정은 다음의 세 가지 주요 기능을 한다.

- 자기지시적 통제의 지배적인 조직화 프레임워크인 회피에 대한 건강한 대안을 제공한다.
- 환자가 삶에서 실망이나 패배를 경험할 때도 자신이 선택한 가치에 부합하는 방향으로 계속 움직일 수 있는 '동기부여의 연료'를 제공한다.
- 생활 맥락에서 행동의 효용성을 평가하는 새로운 기준을 제시한다.

환자는 지속적으로 삶에 참여함으로써 긍정적 강화의 영향력과 더 많이 접촉하고 더 잘 반응하게 된다.

욕구적Appetitive(가치기반) 강화는 자발적인 접근행동의 빈도를 높임으로써 긍정적 감정이 '상승 나선'을 그리게 하고 자기효능감을 향상시킨다.

≫ 요약

ACT 원리에 따라 진료하는 정신과 의사의 세계는 맥락감수성/효용성, 개방성, 참여 간의 자연적이고 인간적인 상호작용들로 인한 풍성함과 가능성으로 가득 차 있다. 이 장에서 나온 임상적 대화들은 환자가 삶에서 효과가 있는 것과 효과가 없는 것에 대해 이야기하기 시작할 때 무엇이 가능한지, 그들이 정말 중요시하는 것을 추구하면서 어떤 경험을 받아들일 수 있는지 보여 준다. 쉽게 말해, ACT 정신과 의사의 역할은 환자가 효용성 없는 전략에 얽매여 있는 것을 중단하고 삶의 나침반을 재설정함으로써 개인적 가치에 기반한 전략을 활용할 수 있도록 도와주는 것이다. 이러한 전략이 개인적인 좌절이나 실망을 없애지는 못하지만, 끊임없이 활력, 목적, 의미를 증진할 수는 있다. ACT를 시행하는 임상가는 흔히 이러한 프레임워크 안에서 진료하는 경험을 '재미있는', '활기가 느껴지는', '개인적으로 보람 있는' 것으로 기술한다. 당신이 정신과 외래진료 맥락에 ACT를 적용하는 원리 및 이 원리를 임상적으로 입증하는 결과를 보면서, ACT를 정신과 외래진료에 실험적으로 적용할 마음을 가지길 바란다.

핵심 정리

- ACT 프레임워크는 실속 있고 범진단적이며 실용성에 중점을 두는 과정기반 접근법으로, 정신과 외래진료 때 흔히 볼 수 있는 모든 범주의 임상적 정신건강 및 물질사용 문제를 다룬다.
- ACT는 집단치료, 강의, 워크숍 같은 형식뿐만 아니라 단기 및 장기 치료의 맥락에서도 시행할 수 있어서, 정신과 치료의 이상적인 도구로 활용할 수 있다.
- 우울증, 정신병, 성격장애와 같은 대부분의 임상적 정신건강 문제는 환자가 감정 및 행동 회피를 촉진하는 자기지시적 규칙을 습관적이고 자동적으로 따르면서 생겨난 유해 작용의 결과다.
- ACT에서는 환자가 현재 문제에 대해 새로운 서사를 만들도록 도와주는 것을 중시한다.
- ACT를 시행하는 정신과 의사는 유연해야 하며, 맥락감수성/효용성, 개방성, 참여의

치료 과정이 임상적 대화 안에서 끊임없이 이어지게 해야 한다.

- 치료자는 항상 환자가 세상 속에서 새롭고 더 효용성 있는 가치기반 행동을 하도록 돕는 것에 궁극적인 초점을 맞춰야 한다! 그것이 바로 ACT가 '행동치료'인 이유다.

■ 읽어 볼 만한 문헌

Harris, R. (2015). *Getting Unstuck in ACT: A Clinician's Guide to Overcoming Common Obstacles in Acceptance and Commitment Therapy*. Oakland, CA, New Harbinger.

Strosah,l K., Robinson, P., & Gustavsson, T. (2015). *Inside this Moment: A Clinician's Guide to Promoting Radical Change in Acceptance and Commitment Therapy*. Oakland, CA, New Harbinger.

■ 참고문헌

A-Tjak, J. G., Davis, M. L., Morina, N. et al. (2015) A meta-analysis of the efficacy of acceptance and commitment therapy for clinically relevant mental and physical health problems. *Psychother Psychosom, 84*(1), 30-36.

Bach, P., Hayes, S. C., & Gallop, R. (2012). Long-term effects of brief acceptance and commitment therapy for psychosis. *Behav Modif, 36*(2), 165-181.

Gaudiano, B. A., & Herbert, J. D. (2006). Acute treatment of inpatients with psychotic symptoms using acceptance and commitment therapy: pilot results. *Behav Res Ther, 44(*3), 415-437.

Strosahl, K. (2004). ACT with the multi-problem patient. In S. Hayes & K. Strocahl (Eds.), *A Practical Guide to Acceptance and Commitment Therapy* (pp. 209-246). New York, Springer Science and Media.

Törneke, N., Luciano, C., Barnes-Holmes, Y. et al. (2016). RFT for clinical practice: three core strategies in understanding and treating human suffering. In R. D. Zettle, S. C. Hayes, & D. Barnes-Holmes et al. (Eds.), *Wiley Handbook of Contextual Behavioral Science* (pp.

254–272). Chichester, UK, John Wiley and Sons.

White, R., Gumley, A., McTaggart, J. et al. (2011). A feasibility study of acceptance and commitment therapy for emotional dysfunction following psychosis. *Behav Res Ther, 49*(12), 901–907.

Zettle, R. (2007). *ACT for Depression: A Clinician's Guide to Using Acceptance and Commitment Therapy in Treating Depression*. 문현미 역(2013). 우울증을 위한 ACT: 우울증 치료에 활용하는 수용전념치료 지침서. 학지사.

8장
자문조정정신의학에서 ACT 시행하기

가장 훌륭한 리더는 그 존재만 겨우 알려진 사람이다. (……) 모든 일이 이루어져 리더의 목적이 달성되면, 사람들은 그 모든 것을 자기 스스로 이루었다고 말할 것이다.

– 노자

자문조정정신의학은 효과적인 내외과적 진료를 시행하는 데 매우 중요한 요소다. 신체건강 및 정신건강 문제를 복합적으로 지니고 있는 환자는 자신의 문제를 알아서 다 꺼내 놓지 않는다. 정신건강 문제는 신체건강의 진료 과정 및 결과와 상호작용하면서 영향을 끼친다. 현대에서 최적의 진료를 위해서는 환자의 복합적인 건강 요구에 부응하기 위해 다학제적 전문가들로 구성된 팀이 함께 협력해야 한다. 자문조정정신과 의사는 심각한 급만성 질환의 치료에서 자연스레 나타나는 난감하고 당혹스러운 정신건강 문제를 평가하고 최선의 대처 전략을 제시한다. 이들은 섬망, 기분장애, 불안, 정신병에 대한 진료 지원을 요청받을 수도 있다. 이는 전통적인 정신과 입원 및 외래 환경에서 근무하는 정신과 의사가 이미 하고 있는 것과 다르지 않다. 임상진료팀clinical care team은 환자가 자살경향성이 있는지 평가하는 데 도움을 구하기 위해 자문조정정신과 의사를 부르기도 한다. 또한 대개 담당 의료진이 버겁거나 두려움을 느낄 정도로 환자가 까다롭거나 이해하기 어려운 행동을 보일 때, 팀 내에서 의견의 일치를 볼 수 없을 때, 혹은 그냥 환자를 직접 보고 싶지 않을 때 정신과 의사에게 의뢰한다.

정신과로 의뢰되는 많은 환자는 경련의 역치를 낮출 수 있는 약이 무엇인지, 수술 뒤에 어떤 항정신병약물을 다시 처방해야 하는지와 같은 간단한 생의학적 의사결정

과정만으로도 도움을 받는다. 하지만 자문조정정신과 의사는 여기에 국한되지 않고 대부분의 경우에서 기능정신의학적 접근법으로 효과를 볼 수 있다. 최근에 자살시도를 한 환자, 우울증으로 인해 치료에 참여하지 못하는 환자, 불안 때문에 정말 꼭 필요한 의학적 처치를 견디지 못하는 환자, 의학적 권고를 따를 수 있는 능력에 지장을 주는 '까다로운' 행동을 하는 환자, 신체적으로는 안정적이지만 물질사용이나 인지장애로 인해 병원 밖에서 지내기에는 어려운 환자 등이 그 예다. 그 외에도 기능정신의학과 같은 행동 중심적 접근법이 아니면 문제를 해결하기 어려운 임상 사례도 많이 있다.

자문의로서 우리가 자문 요청을 받으면, 환자뿐만 아니라 의료진도 얼마나 많은 역경을 겪고 압박감을 느끼고 있는지 알아야 한다. 매우 현실적인 측면에서 환자와 의료진 모두 자문조정정신과 의사의 지도가 필요하며, 최상의 의학적 결과를 담보하기 위해 둘 모두에게 개입이 필요할 수 있다. 당연히 이러한 맥락적 접근은 우리가 이 책에서 '기능정신의학'이라 부르는 것의 가장 중요한 부분을 차지한다. 즉, 환자의 행동은 그와 관련된 맥락적 요소(예: 병원 근무자의 반응) 없이는 이해할 수 없다. 마찬가지로, 환자에 대한 임상 의료진의 반응 역시 이러한 기본적인 맥락적 영향력을 분석하지 않고서는 이해할 수 없다.

이 장에서는 폭넓은 사례를 통해 다양한 수준의 인지 및 감정 문제를 보이는 환자들에게 ACT의 개념과 전략을 적용하는 방법을 살펴본다. 일반적으로 질병과 입원은 환자에게 상당한 스트레스가 되며, 임상진료팀은 문제행동을 보이는 환자로부터 스트레스를 받는 경우가 많다. 그래서 우리는 진료를 시행하고 받는 것과 관련된(특히 진료가 길어지거나 반복될 때) 스트레스를 줄이는 데에도 초점을 맞추고자 한다. 신체건강과 정신건강 문제를 복합적으로 지니고 있는 환자에게는, 일반병동medical unit에서 더 중요하게 고려하는 것의 우선순위를 잘 예상하고 통합할 수 있는 팀 기반 접근이 필요하다(예: 병원의 안전 지침을 준수하는 동시에 환자의 자율성을 극대화하기). 이러한 접근법은 구조화되고 개별화된 진료계획을 통해 가장 잘 달성할 수 있다. 이 구조를 통해 환자에게 명확하고 일관된 메시지를 전달하고, 환자와 근무자 모두에서 감정 반응 수준을 낮추며, 근무자에 따라 환자의 문제를 대하는 방식이 달라지지 않게 해야 한다.

≫ 자문조정정신의학에서 ACT의 이점

자문조정정신의학에 ACT 프레임워크를 적용하면 훨씬 더 업무적으로 만족스럽고 효과적인 형태로 조직화된 자문을 할 수 있다. 환자의 문제를 해결하는 데 도움이 되는 효과적인 자문을 제공하는 것뿐만 아니라, 환자와 의료진이 깊이 있고 유익한 관계를 맺도록 도와주는 데에도 ACT를 활용할 수 있다.

우리는 ACT 모형의 다음 세 가지 치료기전을 진료에 광범위하게 적용하여 임상진료팀과 환자 모두에게 효과를 볼 수 있는 귀중한 보조요법으로 활용할 수 있다.

① **개방성**: 불쾌하고 고통스러운 사건, 상황, 상호작용을 호기심, 비판단, 수용적 태도로 접근하기. 개방성은 환자와 환자의 행동에 꼬리표를 붙이고 판단하는 것과 관련된 감정 반응을 줄이는 데 도움이 된다. 혹시라도 그런 부정적 양상이 나타나면 환자–근무자 사이의 분열과 대립만 심화시킬 것이다.

② **맥락감수성/효용성**: 환자와 근무자가 현재에 충실하고, 자신이 사용하는 전략의 효용성을 조망수용할 수 있는 능력을 증진하기. 이를 통해 명백하게 효과가 없는 역기능적이거나 파괴적인 전략을 멀리하도록 한다.

③ **참여**: 긍정적이고 건강에 도움이 되는 목표, 더 많은 활력, 목적, 의미로 이어지는 행동 방식을 개발하는 데 환자와 근무자의 에너지를 쏟기. 의료진은 지속 가능한 가치를 추구한다는 점에서 자신과 환자가 많은 공통점을 지니고 있음을 더 잘 인식하게 된다. 환자와 근무자가 가능한 최상의 건강 상태를 이루기 위해 협력적으로 '윈–윈'하면서 더 개별화된 진료를 촉진할 수 있다. 이를 통해 의료진은 진료를 더 보람되고 가치에 부합하는 것으로 여기게 되고, 전문가 소진도 예방된다.

ACT 모형의 또 다른 특징과 장점은 짧으면서도 포괄적이고 영향력 있는 개입을 촉진하는 데 활용할 수 있다는 것이다. 자문조정정신과 의사는 환자를 한두 번밖에 안 본 상태에서 환자와 의료팀medical team 모두에게 신속하고 긍정적인 모멘텀을 전달해야 할 때가 많다. ACT 모형은 아주 쉽고, 간단하며, 투명하다. 정신과 의사는 ACT에 내재된 맥락적 관점에 따라 '곧바로 작업을 시작'하며 환자와 의료진 모두와 중요한 문제에 대해 집중적이고 직접적인 대화를 나눈다. 자문 의뢰된 내용이 부정확하거나 모호한 경우, 정신과 의사는 ACT의 행동분석 프레임워크를 통해 특정한 환자와 근무자의 행동이 효과가 있는지 여부를 평가하고 권고하는 데 초점을 맞춘다. 행동분석의 선행조건-행동-결과(A-B-C)의 프레임워크는 대개 임상진료팀도 쉽게 이해할 수 있어서, 훨씬 수월하게 자문조정정신과 의사가 권고한 내용을 실행할 수 있다.

성공의 팁

병원의 내외과적 진료와 그 결과는, 환자가 입원하기 전부터 있었거나 입원으로 인해 악화된 정신 및 행동 문제의 영향을 받을 수 있다.

기능에 기반한 자문조정정신의학은 행동분석 기법에 주안점을 두고 의뢰받은 내용을 특정한 맥락에서 특정한 행동에 초점을 맞추며, 문제행동에 대한 환자와 의료진 모두의 역할을 강조하는 효과적인 방법이다.

정신과 자문의는 ACT 모형에 따라 임상진료팀이 쉽고 투명하게 실행할 수 있는, 짧으면서도 포괄적이고 영향력 있는 치료계획을 구성한다.

ACT의 세 가지 치료적 과정은 내외과 환자들에게 나타나는 정신 및 행동 문제에 광범위하게 적용할 수 있다.

≫ 다양한 임상 문제에 ACT 적용하기

이 절에서는 자문의뢰가 들어오는 다양하면서도 '전형적인' 경우를 다룬다. 일부 예에는 자문조정정신과 의사가 환자와 면담 중에 할 수 있는 말이나 행동을 보여 주기 위한 임상 지문도 제시되어 있다.

자살경향성 환자

자살이나 자해행동의 위험이 높은 환자들은 항상 내외과 병동의 일상적 업무에 심각한 어려움과 지장을 초래한다. 대부분의 임상진료팀은 자살경향성suicidality과 관련된 낙인과 자살이 발생했을 때의 법적 소송에 대한 위험성만으로도 이들에게 두려움을 느낀다. 이러한 두려움의 자연스러운 결과로 회피, 양면성ambivaleuce, 분노가 나타나는데, 이는 의료진의 치료적 접근에 지장을 준다. 흔히 내외과 병동에서 자살금지서약을 받지만 그 임상적 효과는 미미한 편이다. 그것은 환자의 자살경향성을 '치료하는' 전략이 아니다. 그래서 정신과 의사라면 어떻게든 문제를 해결해 줄 것이라는 기대를 품은 채 이런 환자들을 자문조정정신과 의사에게 의뢰하는 것도 이해할 만하다.

ACT 프레임워크에서 자살은 회피기반 문제해결의 극단적 형태로 개념화된다(Chiles et al., 2018). 자살로 해결하려는 '문제'는 '안 좋은 느낌'이다. 자살행동은 정신질환이나 진정으로 죽고 싶은 마음의 징후보다는 감정 회피의 극단적 형태로 봐야 한다. 자살행동이 고통스러운 감정, 기억, 느낌을 회피하려는 전략임을 염두에 두고 자살사고를 탈낙인화destigmatizing함으로써 의미 있는 삶에 대한 환자의 열망과 가치를 논할 수 있다.

사례: 주디

주디는 자살사고와 자해행동 병력으로 응급의학과에서 의뢰된 31세 여성이다. 동거인이 주디가 자살 목적으로 약물을 모아 놓은 것을 확인하고 응급실로 데리고 왔다. 주디는 응급실 의사를 보자 "이런 식으로 계속 살고 싶지 않다."라고 말했다. 동거인은 주디의 왼팔에도 피부 표면에 그은 자국이 있는 것을 발견했고, 주디는 그날 아침 일찍 자해한 흔적임을 인정했다.

자문조정정신과 의사는 처음에는 주디의 자살사고와 자살행동의 범위를 명료화할 것이다. 정신과 의사는 이러한 상호작용을 통해 주디가 행동의 효용성에 대한 맥락 감수성 평가에 참여하기 바라며, 그녀의 자살행동을 문제해결과 감정 회피행동의 일환으로 재구성할 것이다.

정신과 의사: 자살만이 벗어날 수 있는 유일한 방법인 것 같다고 말씀하셨는데요. 무엇으로부터 벗어난다는 건지가 좀 궁금합니다. 어디에서 도망치고 싶으신 건가요?

주디: 항상 느끼는 끔찍한 기분이요. 이젠 지긋지긋해요.

정신과 의사: 그럼 자살이 온종일 느끼는 끔찍한 기분 문제를 해결할 수 있는 방법일 수 있겠군요. 제가 이해한 게 맞나요?

주디: 네, 뭐, 선생님이 말씀하신 대로 생각해 본 적은 없지만, 네, 그게 문제를 해결할 수 있는 방법인 것 같아요.

정신과 의사: 그러니까 자살은 기분이 안 좋은 것을 해결하는 방법 중 하나인 거로군요. 요즘 세상에는 기분이 안 좋은 분이 되게 많아요. 전체 인구 중 25%가 살면서 최소한 한 번 이상은 진지하게 자살을 생각한다는 연구 결과도 있더라고요. 놀랍지 않나요?

주디: 정말요? 그렇게 높나요? 믿기지가 않네요.

정신과 의사: 네, 실제로 당신이 경험한 것과 똑같은 고통스러운 공간에 있는 사람들이 꽤 많이 있을 거예요. 사람은 견딜 수 없는 고통을 느끼고, 고통으로부터 벗어날 수 없다고 믿고, 고통이 영원히 끝나지 않을 것 같을 때 아주 자연스럽게 자살을 떠올리게 됩니다. 대부분의 사람은 자살로 죽는 것을 바라지 않아요. 단지 다른 방법으로 기분을 다스릴 줄 모를 뿐이죠.

주디: 저도 그래요.

정신과 의사: 우리가 고통스러운 감정을 다룰 수 있는 다른 방법을 알아내서 굳이 당신이 죽을 필요가 없어졌다고 생각해 보죠. 살면서 뭘 하면 목적과 의미가 있을까요? 삶에서 가장 중요한 게 뭐죠?

주디: 음, 당연히 애들이죠. 전 이혼했고 애들은 아빠랑 살아요. 하지만 전 애들을 만나서 함께 즐거운 시간을 가지는 게 좋아요. 애들을 데리고 영화관에 가면 좋아하거든요.

정신과 의사: 그렇군요, 당신한테는 엄마로서의 역할과 아이들과 함께 시간을 보내는 게 굉장히 중요하군요. 삶에 어떤 변화와 어려움이 있더라도 아이들에게 도움이 될 수 있도록 함께 있고 싶을 것 같네요.

대화 중에 정신과 의사는 안 좋은 기분에 대한 다른 해결책이 있다는 가정을 통해 주디가 아이들의 양육과 삶의 동반자라는 가치를 지키고 추구하도록 한다. 정신과 의사는 그녀와 함께 오감 혹은 호흡에 초점을 맞춘 짧은 '알아차리기' 연습을 할 수도 있다. 이 연습의 목표는 반응적이거나 판단하는 생각을 없애는 것이 아니라, 그저 그것들의 존재를 알아차릴 뿐 빠져들지 않는 것임을 강조한다. 정신과 의사는 주디가 여전히 심적으로 불안한 상태에서도 자신이 원하는 모습의 엄마가 되는 방향으로 작은 발걸음을 내딛을 수 있는 구체적이고 작은 단계를 논의해 나갈 수 있다. 이런 유형의 가치기반 행동 계획 수립은 삶에 대한 긍정적 프레임워크를 만들며, 자살금지서약으로 인한 강압적 분위기를 피할 수 있다. 정신과 의사는 응급실 퇴원 계획의 일환으로 반복적인 자살경향성을 다루기 위한 추적 자문을 시행할 수도 있다. 여기에는 나중에 주디가 자살경향성을 보일 때 주디와 응급실 근무자가 따라야 할 구체적인 재발 방지 실천 계획도 포함된다. 이를 통해 주디가 사전에 동의한 구체적이고 문서화된 치료 및 관리 계획을 제공함으로써 응급의학과 근무자들을 안심시키는 유익한 결과도 얻을 수 있다.

물질남용과 중독

자살행동과 마찬가지로 물질남용 역시 감정 및 행동 회피가 얽히고 설킨 습관적 형태로 볼 수 있다(Petersen & Zettle, 2009; Wilson & Byrd, 2004). 모든 종류의 정신활동성 물질은 잘 알려진 생리적 영향 외에도 고통스러운 개인적 감정을 급속도로 무디게 해 주며, 어떤 경우에는 감정적 고통을 감정적 황홀감으로 바꿔 주기도 한다. 비록 여기서는 약물중독에만 초점을 맞추지만, 다양한 감정 회피행동이 빠르게 중독행동(예: 폭식과 제거bingeing and purging, 섹스, 자해, 도박, 포르노) 패턴으로 이어질 수 있다. 모든 중독행동은 이를 통해 빠르게 나타나는 긍정적 효과가 장기적으로 나타나는 부정적 효과에 의해 무효화된다는 공통적 문제를 지니고 있다. 중독행동의 또 다른 중요한 특징은 행동을 통해 얻으려는 감정적 결과에 대한 습관화(즉, 내성)와 심리적 의존성이 발달한다는 것이다. 즉, 한번 환자가 중독행동의 순환에 빠지게 되면 그 행동이 무엇이든 점점 더 자주 행하게 되고, 원하는 효과를 계속 유지하기 위해서 점차 '용량doses'을 높여야 한다. 그래서 자문조정정신과 의사가 환자 및 임상진료팀과 함께 꼭 다뤄야 할 '진짜' 문제는 중독행동 자체가 아니나라, 그것이 수행하는 감정조절 기능의 중요성이다. 자문조정정신과 의사가 환자를 방문하는 짧은 시간 동안 〈표 8-1〉에 있는 항목을 다루면 도움이 될 것이다.

〈표 8-1〉 물질남용의 ACT 기반 평가 및 관리 지침
1. 환자의 감정적 고통과 극도로 힘든 생활 여건을 온전히 인지하고 인정한다.
2. 물질중독이 괴롭고 원치 않는 개인적 경험(예: 생각, 느낌, 기억, 충동, 신체 감각)을 회피하도록 도와주기 위한 일련의 구체적이고 효용성 없는 행동 전략임을 환자가 이해하게 도움으로써 '맥락감수성'을 확립한다.
3. 환자가 회피해 온 개인적 경험과 직접 경험적으로 접촉하게 함으로써 '개방성'(경험적 수용, 비반응성, 비판단성)을 지닌 태도를 양성한다.
4. 중독 물질을 끊는 것을 암묵적 전제로 참여를 촉진하고, 긍정적인 치료적 초점을 형성하는 것을 목표로 환자가 개인적 가치에 대한 논의에 참여하도록 한다.
5. 환자가 병원에 있을 때와 퇴원했을 때 치료계획이 어떻게 진행되고 있는지 평가하기 위해 환자 및 의료팀과 정기적인 평가 스케줄을 잡는다.
6. 가족 구성원이나 중요한 타인이 환자의 삶에서 중요한 기능적 역할을 하는 경우, 이들이 치료의 효과성을 담보하는 데 아주 중요한 역할을 할 것임을 미리 예상하고 초기부터 치료에 참여시킨다.

그래서 ACT 기반 물질남용 치료계획에서는 환자가 삶에서 가치 있는 결과를 추구하는 방향으로 초점을 옮기면서, 괴롭고 원치 않는 개인적 경험을 수용하는 새로운 심리적 기술을 배우는 능동적인 참가자로서 환자를 참여시킬 때 더 효과를 볼 수 있다. 그런 데에 초점을 맞추지 않고 오직 중독 문제만 해결하려는 정신약물학적 개입은 성공 확률이 훨씬 낮을 것이다. 환자가 감정을 무디게 하는 물질을 사용하면서 가치 있는 삶을 사는 경우는 거의 없다.

사례: 타냐

타냐는 노숙을 하고 있는 45세 여성으로 12년째 약물남용과 중독에 빠져 있다. 남편과는 이혼했고 이제 성인이 된 두 명의 자녀들과는 소원하게 지내고 있다. 그녀는 파란만장한 일들을 겪고, 학대당하고, 여러 차례의 상실을 경험하며 어린 시절을 보냈다고 보고한다. 그녀는 이러한 험난한 시작에도 불구하고 결혼을 했고, 두 명의 자녀를 낳았으며, 몇 년 동안 사무실 관리자로 근무했다. 7년 전 어깨 통증으로 처방받아 복용하던 오피오이드opioid는 자신도 모르게 어느새 비강 내 헤로인 흡입으로, 그리고 지금은 정맥 내 약물사용으로 급격히 진행됐다. 그녀는 지난 5년 동안 직장 없이 길거리, 지인 집, 쉼터 등에서 지내 왔다. 현재는 자신의 상황에 대한 감당할 수 없는 수치심 때문에 자녀들과 연락도 안 하고 가족이나 친구에게 도움을 구하지도 않는다. 길거리에서 생활하는 동안 직간접적으로 경험한 폭력의 트라우마도 지속되고 있다고 보고한다.

타냐는 이미 많은 의료 시스템을 찾았지만, 그녀가 안 좋아지는 것을 막을 수 있는 곳은 없었다. 지난 몇 년 동안 그녀는 약물에 취한 상태에서 자살 위협을 하는 모습으로 응급실에 자주 내원했다. 그러고는 항상 자살에 대한 생각, 의도, 충동을 부인한 채 퇴원을 요구하고는 했다. 그녀는 오피오이드 재활 프로그램에 의뢰됐지만 참여한 적은 한 번도 없었다. 봉와직염이 자주 불거져서 경구용 항생제로 긴급처치를 받았지만 복용해야 하는 기한이 다 되기도 전에 임의로 약물 복용을 중단했다. 지난달에는 봉와직염이 더 심해져서 입원까지 했지만, 7일 동안의 정맥 내 항생제 치료가 채 완료되기도 전에 자의퇴원했다. 지금 그녀는 똑같은 문제로 다시 응급실로 와서 입원 중이다. 그녀가 항생제 치료를 다 마치면 심내막염의 발생 위험을 줄일 수 있는 것이 자명하지만, 임상진료팀은 그녀가 급성 물질남용 문제가 호전되면 다시 병동 밖으로 '뛰쳐나갈' 것을 우려한다.

자문조정정신과 의사가 왔을 때 타냐는 울먹이며 초조한 상태였고, 그간 다른 환자들과 근무자들에게 자살사고를 표현해 왔다. 근무자들은 일단 급성 오피오이드 금단 문제가 해결되자 초조함은 수그러들었다고 보고한다. 타냐는 면담 초반에 시선을 잘 맞추지 못하고 질문에 대답하는 데 시간이 오래 걸리는 등 대화에 참여하는 데 큰 어려움을 겪는다.

정신과 의사: 쉽지 않네요. 피부 안에는 고통스러운 것들이 많이 있기 때문에 그 안을 들여다보는 게 힘들고 무서울 수 있어요. 그래서 거기서 벗어나는 다른

방법을 알아보게 되죠. 약물이 아주 잠시 동안 고통을 안 느끼는 데는 도움이 됩니다. 문제는 피부 밖에서 지내기 위해 점점 더 많은 양의 약물이 필요해지고, 나중에는 그것밖에는 할 게 없어진다는 거예요. 다른 모든 건 삶에서 뒷전으로 밀려나죠. 그저 하루하루 임시방편으로 해결하며 살아가게 됩니다. 아무것도 신경 쓸 게 없고, 어느덧 주위를 둘러보면 삶에서 중요한 것은 대부분 사라지고 없게 되죠.

타냐: (조용히 울며) 전 멍한 상태로 몇 년을 날렸어요. 이런 식으로 느끼고 싶지는 않아요. 너무 고통스러워요.

정신과 의사: 약물의 수렁에 깊이 빠지기 전까지의 삶의 의미에 대해 말씀해 주실 수 있을까요? 결혼도 하고, 자녀도 있고, 일도 하셨던 걸로 알고 있는데요. 그 말씀을 좀 더 듣고 싶네요.

타냐: 제 성장 과정은 완전히 엉망이었어요. 그저 저만의 안정적이고 정상적인 가족이 있기만을 바랐어요. 좋은 아내도 되고 싶었고요. 그래서 결혼을 하고 아이를 낳았죠. 좋은 아내와 엄마가 되고 싶었거든요. 하지만 속으로는 한 번도 멀쩡하다고 느껴 본 적이 없었어요. 더 이상은 참을 수 없었던 것 같아요. 잘 모르겠어요.

정신과 의사: 어릴 때부터 경험해 온 건강하지 못한 악순환을 멈추는 게 아주 중요할 것 같네요. 당신은 새로 이룬 가족에게 그런 악순환을 물려주려고 하지 않았어요. 그런데 어찌하다 보니 어릴 때 노출됐던 파괴적인 학습 과정에 휘말리게 됐고요.

타냐: (더 크게 소리 내어 울며) 저한테 이런 일이 일어나는 걸 원치 않았어요. 그냥 마음이 너무 안 좋아요.

정신과 의사: 저하고 꿈에 대해 이야기하시는 게 얼마나 고통스러운지 이해합니다. 삶에서 가고 싶었던 곳이 어디였고 실제로 다다른 곳은 어디인지 생각해 내신 용기에 박수를 보내고 싶네요. 당신이 더 편안함을 느끼는 데 도움이 될 만한 실험을 좀 해 봐도 될까요? 여기에서 어디로 갈지 함께 알아볼 수 있을 것 같아서요.

타냐: 아무것도 소용없을 걸요. 너무 늦었어요.

정신과 의사: (잠시 침묵을 유지한 뒤) 당신이 얼마나 옴짝달싹 못하고 갇혀 있는 느낌인지, 피부 안으로 들어가는 것이 얼마나 고통스러운지 이해가 되네요. 방금 말씀하신 생각과 느낌이 나타날 때 더 안전한 기분이 들 수 있도록, 마음을 진정시키는 데 도움이 될 만한 연습을 약간만 해 볼 의향이 있으세요?

타냐: 네, 이 문제를 해결하는 데 도움이 될 만한 건 뭐든지 할 수 있어요. (정신과 의사는 환자에게 오감 착지 연습을 시연하며 자세히 알려 준다.)

정신과 의사: 어떤 느낌이었나요?

타냐: 약간 나아졌어요. (울음을 멈추고 코를 푼다.) 이제 좀 더 진정이 됐어요. 감사해요.

정신과 의사: 당신이 그런 고통스러운 느낌에서 벗어나려고 애쓰지 않았다는 것에 주목하세요. 당신은 그저 몸에 주의를 기울였을 뿐입니다. 그런 생각과 느낌은 여전히 그대로지만, 당신이 그것을 쫓아버리거나 거기서 도망치려고 했을 때처럼 많이 거슬리지는 않았을 거예요.

타냐: 전 달리기는 꽤 잘하지만 싸움은 그 정도까지 못해요. 그것 때문에 밖에 나가지도 못해요. 늘 무섭거든요. 아이들과 관련해서는 끔찍한 실패자가 된 기분이에요. 나쁜 엄마가 안 되려면 어떻게 해야 할지 모르겠어요. 모든 게 너무 절망적으로 느껴져요.

정신과 의사: 그렇군요. 또 뭐가 더 있나요?

타냐: 저를 좀 보세요. 제가 어떻게 애들을 볼 수 있겠어요? 저의 이런 모습을 애들에게 어떻게 보여 주겠어요? 헤로인은 기분이 나아지는 데 도움이 좀 돼요. 그리곤 잊어버려요.

정신과 의사: 당신이 도망가는 네 헤로인이 도움이 된다고 생각하는 게 더 맞을 것 같네요. 도망갈 때는 중요한 것에게서까지 전부 다 도망가게 됩니다. 만약 자신을 보호하기 위해 굳이 도망갈 필요가 없다면 어떨까요? 몸에 닻을 내리는 방법을 배우는 게 도망가는 것보다 더 효과가 좋을지도 몰라요. 최소한 고개를 돌려서 당신에게 중요한 것을 바라볼 수 있는 기회는 얻을 수 있으니까요. 실패할 수도 있다고 생각하고, 당신이 저에게 얘기했던 중요한 것을 향해 나아가 볼 수 있을까요?

타냐: 한번 약물에서 깨서 멀쩡한 정신으로 밖에 나가 봐야겠어요. 제가 그럴 능력이 있는지는 모르겠지만요.

정신과 의사: 일단 당신이 원하는 방식으로 다시 살 수 있는 능력은 있다고 확신합니다!

대화가 진행되면서 타냐는 비록 거부당할 가능성이 있더라도 자신이 세상에서 가장 바라는 것은 자녀들에게 가까이 다가가는 것임을 시인했다. 그녀는 자신을 너무 부끄러워한 나머지 몇 년 동안 자녀들에게 연락을 못했다고 말했다. 그녀가 자신의 가치에 따라 행동할 수 있었던 상황에서 자기패배적인 장애물로 기능하는 가혹하고 부정적인 자기판단과 과잉동일시되어 있었던 것은 그리 놀랄 일은 아니었다. 정신과 의사는 그녀가 가혹하고 자기비판적인 생각과 판단에 맞서 싸우거나 괴로워하지 않고, 그저 그것을 알아차려야 한다는 말을 꺼내기 위해 간단한 개방성 연습을 활용했다. 대화는 헤로인이 어떻게 타냐가 고통스러운 내적 상태를 회피하는 데 도움을 주고 효용성 없는 회피행동으로 기능했는지를 반복적으로 다뤘다. 타냐와 정신과 의사는 그녀가 현재 순간에 충실하기(예: 하루에 두세 번 간단하게 5분 동안 바디스캔 연습하기)를 실천함으로써 어떻게 지금 여기에 머무르며, 고통스러운 생각, 느낌, 기억을 통제하거나 없애려고 애쓰지 않고 그저 알아차리는 방법을 배울 수 있는지에 대해 의견을 나눴다. 또한 그녀가 '내부의 비판가'의 존재를 허용하는 것만으로도 그간 헤로인 사용 빈도를 높인 가혹하고 자기비판적인 자기대화를 얼마나 약화시킬 수 있는지에 대해서 이야기를 나눴다. 첫 대화의 거의 마지막에 이르러 타냐는 자녀들과 재결합할 확률을 높이기 위해 '약물에서 손을 떼는' 것과 거주지와 일자리를 알아보는 것에 관심을 보였다.

대화가 타냐의 가치에 초점을 맞췄기 때문에, 그녀는 진료 방식을 상의하고, 임상진료팀의 권고를 경청하고, 현재의 입원치료를 유지하거나 전문적인 중독 치료로 의뢰되는 데 따르는 어려움들을 파악할 수 있었다. 그녀는 금단증상 문제를 다루는 여러 방법에 대한 브레인스토밍에 참여했다. 그리고 병원에서 예전에 시작한 적이 있었던 서부텍스Subutex를 계속 유지하기 위해 입원기반 약물 재활 프로그램에 참여하기로 결정했다. 자문조정정신과 의사는 초기 면담 때 확립한 기본 메시지를 강화하고, 타냐가 약물에서 손을 떼고 사리분별을 명확히 할 수 있도록 격려와 정서적 지지를 제공해 주기 위해 매일 짧게 만났다. 타냐는 정맥 내 항생제 치료를 모두 마친 뒤 4주간의 주거 재활 프로그램으로 전원됐고, 거기에서의 과정도 모두 완료했다.

인지저하, 의학적 문제, 우울증

'우울감'을 느끼는 것은 의학적 문제가 지속되거나 악화되고 있는 환자에게서 흔한 반응이다. 앞서 언급한 것처럼 우울증은 감정적 무감각이나 무쾌감증을 포함하는 회피의 한 형태로 볼 수 있다. 고통스럽고 원치 않는 수많은 개인적 경험은 노화에 동반되는 전반적인 신체 및 인지저하뿐만 아니라 만성적인 의학적 문제와도 밀접한 관련이 있다. 환자는 나아지지 않는 느낌에 낙담하고, 미래에 더 많은 건강 문제가 나타난다는 생각에 기분이 안 좋아지거나, 사소한 의학적 진단명에 파국적 반응을 보이기도 한다. 즉, 그들에게는 피해야 할 것이 많다. 인지저하 문제는 건강과 기분 문제가 섞여 있을 때, 특히 노인에게서 잘 나타난다. 자문조정정신과 의사는 이렇게 겹겹이 미로처럼 얽혀 있는 문제를 해결해 달라는 요청을 자주 받는다.

사례: 에드

에드는 사별한 73세 남자로, 집배원으로 일하다 은퇴했다. 그는 고혈압과 경도의 만성 폐쇄성 폐질환을 앓고 있으며 경도인지장애가 이심됐다. 에드는 호흡곤란이 심해져서 앰뷸런스를 통해 입원했다. 검사 결과는 폐렴이었고, 정맥 내 항생제 치료를 받으며 빠르게 증상이 호전됐다. 에드의 가장 가까운 친척이자 후견인 역할을 하고 있는 조카의 보고에 따르면, 그녀가 매주 일요일 오후에 식료품을 갖다 놓으러 찾아갈 때마다 에드는 대화를 거부했다. 조카는 에드가 항상 같은 옷을 입고 헝클어진 모습이었다며, 독립적으로 자기관리를 할 수 있는 능력이 있는지 우려했다. 병원에서는 그가 퇴원한 뒤 과도기 거주 시설에 있다가 장기간 지낼 수 있는 성인 위탁가정adult family home을 알아보는 계획을 수립했다.

하지만 에드는 이러한 진행 과정에 실망한 나머지 물리치료에 참여하지 않겠다고 했다. 그는 간호사를 비롯한 의료팀에게 "그런 곳에서 지내느니 차라리 죽는 게 낫겠네요."라는 말을 반복하며 우려를 자아냈다. 그는 자살 의도와 안전에 대한 질문에 대해서는 애매한 태도를 보이며 어떤 구체적 계획도 부정했으나, "어차피 집에 못 가면 다 무슨 소용이에요?" 식의 말을 반복했다. 에드는 병원에 있는 동안 자해를 시도하지 않고 안전하게 지낼 것이냐는 질문에는 "누가 알겠어요?"라고 대답했다. 안전에 대한 이러한 우려 때문에 에드를 상시 관찰하는 임상진료팀 담당자가 한 명 배정됐다. 의료진은 설트랄린Sertraline을 처방하기 시작했지만 에드의 상태는 달라지지 않았고 결국 자문조정정신과 의사에게 연락하게 됐다.

에드를 담당하는 의료진들의 나이, 현재 생활 환경, 지나온 삶의 경험은 에드가 살아온 것과 상당히 다를 것이다. 그러한 이유로 의료진 각각은 에드의 삶의 여정의 마지막 단계에서도 그가 정말 무엇을 원하는지 이해하는 데 어려움을 겪을 수 있다. 에드와 함께 삶의 의미와 목적에 대한 더 깊은 대화를 나눈다면, 그의 웰빙은 물론이고 기꺼이 치료에 참여하려는 의지를 촉진할 수 있을 것이다.

초기 평가에서 에드는 마르고, 단정하지 못하고, 과민한 상태로 보였다. 지남력은 잘 유지되고 있었고, 질문을 이해하고 대답할 수 있었으며, 정신과 의사의 평가에 협조적이었다. 그는 자신의 뜻과 무관하게 집이 아닌 곳에서 생활해야 하는 것에 화가 났다고 말했지만, 혼자 독립적으로 살 수 있다고는 확신할 수 없음을 인정했다. 그리고 이러한 '엄연하고 명백한 사실'이 자신을 더 '우울하게' 만든다고 했다.

에드: 제가 자기관리를 할 수 없다는 이런 말도 안 되는 말들이 다 뭔지 모르겠어요. 단지 제가 집을 최상의 상태로 유지하지 못하고 기억력이 예전 같지 않다는 이유만으로 집을 떠나야 한다고 생각하지는 않아요. 전 몇 년 동안 혼자 살았지만 아무 문제도 없었다고요. 저 사람들이(상시 관찰 업무를 수행하고 있는 직원을 가리키며) 저한테 사생활을 침해하는 보모가 필요하다고 결정했다

고요.

정신과 의사: 당신이 혼자 자기관리를 잘하실 수 있고, 지난 몇 년 간 그렇게 하셨다는 말씀은 확실히 알아들었습니다. 굉장히 인상적이네요. 혼자 사신 지는 얼마나 되셨나요?

에드: 15년 전에 아내가 암으로 죽은 뒤부터 쭉 혼자 지냈어요.

정신과 의사: 정말 힘드셨을 것 같습니다. 사랑하는 사람이 내리막길을 걷는 것을 지켜보는 것도 그렇고, 당신이든 누구든 마땅히 그 상황에서 할 수 있는 게 없다는 것도 그렇고요.

에드: 전 요즘도 매일 아내 생각을 해요. (잠시 멈춤) 지금은 아내가 저보다 더 나은 곳에 있는 것 같아요. 아내가 세상을 뜨기 몇 주 전부터는 차마 눈 뜨고 볼 수 없을 정도로 끔찍했어요. 그녀는 마지막까지 전사 같았죠. 제가 괜찮을 거라고, 저를 보살펴 줄 거라고 했어요. 우린 함께 모진 삶을 살았어요.

정신과 의사: 아내분이 생전에 건강하셨을 때 두 분이서 함께 즐기셨던 게 있었나요?

에드: 주말에 캠핑을 즐겼어요. 작은 캠핑카가 있었거든요. 우린 야외 활동을 무척 좋아했어요. 아내는 몬태나 북쪽 끝 출신이어서 하이킹, 스키, 낚시, 캠핑 등 온갖 것을 다 하며 어린 시절을 보냈어요. 그리고 우린 둘 다 교회 장로로 활동했어요. 예배에 처음 나오는 신도들을 환영하고 도와줬죠. 젊은이들이 많았고 우리 부부를 공경했어요. 우린 그들 중 몇 명과 함께 매달 첫 금요일 저녁 모임을 시작하기도 했어요. 매달 우리 중 한 명이 저녁을 준비해서 사람들을 초대했죠. 아내 에밀리는 요리를 정말 잘했어요. 특히 애플파이는 둘이 먹다 하나가 죽어도 모를 정도였죠.

정신과 의사: 말씀을 들어보니 지금은 집에서 혼자 보내셔야 하는 시간이 많을 것 같습니다. 혼자 계실 때는 뭘 하세요?

에드: 음, TV를 많이 봐요. 고전 웨스턴 무비를 좋아하죠. 뒷마당에는 작은 정원이 있어요. 거기서는 시간을 오래 보내지 못해요. 몸을 굽혀서 정원을 가꾸다 보면 허리가 아프거든요. 그래도 즐거워요. 저녁 식사 때는 긴장을 풀기 위해 와인을 한두 잔 마시고요. 저들이 나를 늙은이들이 사는 집으로 보내면서 그

런 걸 할 수 있게 허락해 줄지 모르겠어요. 거기엔 사람들도 너무 많고 다들 하고 싶은 게 다르니까요.

정신과 의사: 당신에게는 두 가지 면이 있는 것 같습니다. 하나는 좀 더 나은 면으로, 바깥에서 자발적인 활동을 좋아하죠. 나이가 들면서는 정원에서 야외 활동을 제대로 즐기고 계시고요. 또 다른 면은 혼자 또는 다른 사람들과 어울려 뭔가를 하면서 긴장을 푼다는 겁니다. 지금 당신이 하고 있다고 말씀하신 활동은 대부분 다 혼자 하는 것들인데요, 밖에 나가 사회 활동을 해 보신 적은 없는지 궁금합니다. 교회에 나가거나 오랜 친구들을 만나거나 하는 것들이요.

에드: 전혀요. 더 많이 나가고 싶지만 혼자서는 힘들어요. 이젠 혼자 안전하게 캠핑이나 여행을 할 수 있을지도 모르겠어요. 하지만 사람들하고 시간은 더 많이 보낼 수 있을 것 같아요. 선생님도 나이가 들면 그런 걸 하는 게 더 힘들어지는 이유를 알 수 있을 거예요. 같이 나갈 사람이 없으니까 집 밖으로 나가는 게 더 힘들어요.

정신과 의사: 네, 그건 혼자 자발적인 활동을 하는 데 아주 큰 장애물이죠. 저도 필요한 상황에서 항상 잘 대처할 수 있을지 확신이 안 서요. 남편은 그런 걸 정말 잘하거든요! 그래서 사람들과 함께 사는 것이 단점은 있겠지만, 한 가지 좋은 점은 꼭 당신 혼자서만 모든 걸 다 할 필요는 없다는 거예요. 사람들과 함께 지내는 걸 좋아하게 될 수도 있다는 것도 또 다른 장점이죠. 과거에는 그걸 중요시하셨는데 지금 삶에서는 사라져 버린 것 같아서요.

에드: 그건 선생님 말씀이 맞을 수도 있어요. 하지만 그렇다고 해서 제가 혼자 살 수 없는 건 아니에요!

정신과 의사: 이사가는 게 곧 "나 혼자서는 스스로 살 수 없어."라는 말은 아닐 겁니다. 혼자서도 충분히 사실 수 있겠지만, 아까 우리가 얘기한 것처럼 새 보금자리에는 진짜 좋은 점들이 있으니까 이사를 선택하시는 게 더 나을 거예요. 혼자 살면서 집안 정리정돈, 설거지, 빨래, 바닥 청소, 화장실 청소 등을 항상 도맡아 하는 것보다는 일도 적고 힘도 많이 안 들 테니까요. 사람들도 만나고요. 그럼 예전에 생활하시던 모습에 더 가까워질 거예요. 물론 그래도

집에서 혼자 살던 시절에 대한 그리움은 항상 들겠지만요.

에드: 이런 이야기를 저와 함께 나눠 주셔서 감사해요. 모든 결정권은 제 조카딸한테 있는데 그 애는 이제 제 전화도 안 받아요. 제가 성인위탁가정을 꽤 많이 가 봤는데요, 뒷마당에 정원이 있고, TV도 여러 대 있고, 와인을 마실 수 있게 해 주는 곳도 많더라고요.

자문조정정신과 의사는 이 대화에서 얻은 정보를 바탕으로 에드의 사례관리자에게, 에드가 뒷마당 정원을 가꾸는 것을 도와줄 수 있고 웨스턴 드라마를 즐길 수 있는 개인 TV와 낙상의 위험이 없을 시 1주일에 며칠 정도 와인을 한 잔씩 마실 수 있는 성인위탁가정을 알아봐 달라고 이야기했다. 정신과 의사는 이 사항들을 검토하기 위해 다시 에드를 만났다. 에드의 사례관리자는 에드와 그의 조카딸에게 정보를 제공하고 그들과 함께 다양한 거주지를 검토했다. 에드는 정원을 가꾸고 좋아하는 TV 드라마를 볼 수 있다면 사람들과 함께 보내는 시간이 더 많은 게 좋다고 했고 조카딸도 그에 동의했다. 자문조정정신과 의사와 첫 대화를 나눈 이후 에드의 정서는 두드러지게 나아졌다. 이제 그는 병원을 떠날 기대를 하며 물리치료에도 참여하기 시작했다. 더 이상 죽음에 대한 모호한 표현도 하지 않았다. 자문조정정신과 의사는 의료팀에게 에드가 정원을 가꾸고 좋아하는 웨스턴 드라마를 볼 수 있다는 신나는 전망에 초점을 맞추도록 했다. 이후 근무자들은 에드가 병원에서 보낸 마지막 며칠 동안 에드와 훨씬 더 즐겁게 상호작용했음을 보고했다.

의학적 처치에 대한 불안을 못 견딤

다양한 유형의 불안을 지닌 환자는 특정한 유형의 의학적 검사나 개입을 못 견딜 때가 많다. 불안을 유발하는 의학적 검사나 시술에서 도망하거나 회피하는 데 제약을 받으면 투쟁-도피 시스템을 촉발하고, 이는 강렬한 불안과 공포를 불러일으킨다. 외상 경험이 있는 환자는 건강과 웰빙을 유지하는 데 꼭 필요한 의학적 치료조차 거부하는 경우가 많다.

다음의 예에 나와 있듯이 ACT로 불안을 다룰 때, 환자가 마음속 '위협 메시지'와 과잉동일시함으로써 공포 반응의 결과를 제거하고 억제하며 통제하기 위해 생성된 규칙지배행동을 촉발한다는 것을 강조한다. 이러한 회피행동은 역효과를 일으켜 결국에는 절정의full-blown 공황으로 치닫는 공포의 톱니바퀴로 작용한다. 따라서 환자가 불안과 그 신체 증상을 통제하려 애쓰지 않은 채 기꺼이 그것과 함께 있도록 교육하면 이러한 상승 과정을 차단할 수 있을 것이다.

사례: 앨리스

앨리스는 51세 여성으로, 호흡곤란과 폐질환을 주소로 내원하여 몇 주 동안 인공호흡기를 달고 있었다. 그녀는 오래전에 알코올 의존이 있었지만 최근 24년 동안 단주를 유지하고 있었다. 그녀는 헛간을 온실로 사용하기 위해 청소를 하다가 유독가스에 노출되어 폐가 손상됐다. 병원에서 인공호흡기를 달고 있던 입원 초반에는 폐기능 저하로 여러 번 치명적인 고비를 맞았다. 하지만 10주 뒤에는 인공호흡기를 떼어 내고 말초 산소 공급으로 대체할 수 있었다. 담당 폐 전문의는 그녀가 약간의 활동에도 산소 공급을 필요로 할 정도로 만성 폐기능장애를 지니게 됐지만, 치료 초반에 비해서는 놀라울 정도로 회복됐다고 생각했다. 그래서 앨리스가 물리치료를 꾸준히 받아서 적절한 힘을 회복한 뒤 전문요양시설로 전원하는 계획을 수립했다. 독감 시즌이 다가오고 있었기 때문에 임상진료팀은 앨리스가 호흡기 감염에 노출될 위험이 더 커지기 전에 얼른 병원을 떠날 수 있기를 바랐다.

앨리스는 물리치료를 받는 데는 동의했지만, 최소한의 노력만으로도 숨이 차다고 보고하며('산소 갈망oxygen hunger') 곧바로 더 이상 치료에 참여하지 않으려고 했다. 그녀는 "도저히 못하겠어요! 숨이 너무 차서 계속하면 폐가 다 망가질 거라고요."라고 말했다. 그러나 실제로 먼저 진행했던 운동부하 검사에서는, 그녀가 장시간 움직이는 노력을 기울이는 동안 산소 포화도는 정상이었다. 초기 개입의 일환으로 전자 산소포화도 판독기가 배치됐고, 더 고강도의 물리치료를 받는 와중에도 산소 포화도는 90% 이상으로 유지되고 있었다. 안타깝게도 이 전략은 앨리스의 참여를 이끌어 내지 못했다. 게다가 그녀는 아무런 활동도 하지 않고 맥박 산소 포화도가 잘 유지되고 있을 때도 계속 숨찬 느낌을 보고해서 비강 산소까지 투여받았다. 그녀는 심박동수와 호흡수가 증가하는 모든 상황에서 산소 갈망을 느끼며, '난 충분한 공기를 마시지 못하고 있어. 난 질식해서 죽게 될 거야.' 같은 생각이 반복해서 든다고 보고했다.

앨리스는 병동에서 며칠을 보낸 뒤 불안을 더 심하게 호소했고, 낯선 물리치료사가 있을 때는 치료를 거부했다. 그녀는 처음 보는 임상진료팀원을 보기만 해도 공황 증상이 촉발된다고 보고했다. 이 시점에서 주치의는 정신과 의사에게 그녀의 불안을 조절해서 물리치료에 잘 참여할 수 있게 해달라고 자문을 의뢰했다. 기저질환과 과거 알코올 의존 병력 때문에 벤조디아제핀benzodiazepines은 사용할 수 없었다. 정신과 의사는 간략한 초기 위험성 평가를 통해 혼합형 우울-불안장애를 고려했고, 단기간에 증상을 가라앉힐 가능성이 별로 없다는 것을 알면서도 일단 SNRI를 처방했다. 그날 오후 정신과 의사는 앨리스의 삶에서 의미 있는 것이 무엇인지 알기 위해 맥락적 면담을 시행했다.

정신과 의사: 여기서 정말 힘든 상황에 계신 것을 이해합니다. 당신이 겪은 그런 의학적 위기 뒤에는 어느 정도 정신적 외상이 남는 경우가 많거든요. 그렇게 초조하고 취약한 기분이 드는 건 힘든 경험이죠.

앨리스: 네에, 지난 몇 달 간 있었던 일은 제 인생에서 거의 최악이었어요.

정신과 의사: 우리가 할 수 있는 게 있나 한번 보죠. 이 모든 일이 벌어지기 전의 삶에 대해 말씀을 좀 해 주세요. 지금 같은 의학적 문제가 생기기 전에는 어떤 삶을 살고 계셨나요?

앨리스: 음, 되게 잘 지냈어요. 하는 일도 정말 좋았고요. 권리보험 회사에서 매니저로 근무했죠. 돈도 많이 벌었어요. 남편과도 아주 잘 지내고 있었고요. 딸도 둘 있는데 학교에서나 밖에서나 아주 잘 지내요. 그러다 나락으로 떨어진 거죠.

정신과 의사: 사고로 폐가 손상된 걸 말씀하시는 거죠?

앨리스: 네, 정말 어이없죠. 저한테 그런 일이 일어날 줄은 몰랐거든요. 전 뭐든 성공적으로 해 왔어요. 당연히 몸 상태도 최상으로 유지해 왔고요. 하이킹, 크로스컨트리 스키 같은 아웃도어 액티비티도 즐겼어요. 딸들하고 애팔래치아 트레일을 따라 하이킹하는 계획도 세우고 있었어요. 둘이 쌍둥이인데, 다른 쌍둥이

들이 흔히 그러는 것처럼 시기하거나 경쟁심을 느끼지도 않고 서로를 끔찍이도 아끼고 사랑하는 정말 착한 애들이에요. 전 그 애들과 함께 있는 시간이 좋아요. 아이들과 함께 하이킹을 못 간다는 게 정말 너무 실망스러워요. 제가 안 가면 애들도 안 갈 거고, 그렇게 제가 모든 이의 여행을 망쳐 버린 것 같아요.

정신과 의사: 아, 정말 삶에 엄청난 변화가 생겼네요. 지금 일을 쉬고 계시니까 경제적인 압박도 더 심하실 것 같고요. 건강하고 활발하고 많은 활동을 함께 하는 엄마이자 삶의 동반자였다가, 이제는 몸도 안 좋고 다른 사람에게 어느 정도 의지해야 하는 신세가 돼 버리셨어요. 정말 많은 것을 잃어버리신 것 같습니다. 경험하신 이런 변화는 슬픈 일임이 분명하고, 미래에 대해서도 불안하실 것 같아요.

앨리스: 전 이 상황을 받아들이는 게 너무 힘들어요. 선생님 말씀이 맞아요. 제 건강이 어떻게 될지 걱정돼요. 선생님이 숨찬 경험을 해 보셨는지 모르겠지만, 이건 사람이 상상할 수 있는 최악의 경험이에요. 충분한 공기를 들이마실 수 없다는 생각만으로도 불안해져요.

정신과 의사: 어렸을 때 불안이나 그런 비슷한 문제로 어려움을 겪으셨던 적이 있었나요? 한동안 잊고 지내다가 폐가 손상되면서 다시 나타난 게 있을까요?

앨리스: 전 항상 걱정이 많고 신경이 예민한 편이에요. 매사 강하게 반응하죠. 걱정할 만한 일에 더 심하게 반응하는 경향이 있는 것 같아요. 술도 긴장을 풀려고 마시기 시작한 거고요. 술이 통제가 안 돼서 끊어야 했지만요. 그래서 걱정되거나 과민반응하게 될 때 스스로를 진정시키는 방법을 배워야 했어요.

정신과 의사: 흥미로운 이야기네요. 그래서 걱정되거나 과민반응하게 될 때 어떤 게 도움이 되시던가요?

앨리스: 음, 제가 걱정하도록 내버려 두면 벗어날 수가 없으니까, "빠져들면 안 돼."라고 말해야 해요. 그냥 다른 방향으로 눈을 돌리고, 다른 일에 집중하는 식으로요.

정신과 의사: 제가 제대로 이해했는지 한번 들어 보세요. 당신은 오래전부터 걱정을 할지 말지 선택하는 방법을 터득했습니다. 걱정스러운 생각과 이미지가 안 나타나도록 막는 게 아니라, 그것들과 합쳐질지 말지를 선택할 수 있는

거죠. 당신이 그것들과 합쳐지면 그것들에 사로잡힐 겁니다. 그것들과 합쳐지지 않고 어떤 식으로든 다른 데로 주의를 돌리면, 그것들이 사라지지는 않겠지만 당신을 낚아채지도 않아요. 당신은 계속 기능 수준을 잘 유지하면서 중요한 일을 할 수 있어요. 제가 제대로 이해했나요?

앨리스: 음, 제가 말씀드릴 때 생각했던 것보다 훨씬 더 명확하게 정리해 주신 것 같은데요. 뭐, 네, 제가 하고 있는 것과 비슷한 것 같아요. 항상 의도한 대로 되는 건 아니고 걱정 속에서 헤맬 때도 있지만요.

정신과 의사: 당신이 지금 처한 상황은 어떤가요? 말할 것도 없이 지금 당신은 거기에 대해서 굉장히 불안해하고 있어요. 삶이 정말 어려운 상황이기 때문에 불안하고 걱정스러운 생각을 하지 않기로 선택하는 것은 어려워 보입니다. 엎친 데 덮친 격으로, 당신은 폐손상에 대한 걱정을 주로 하면서, 그로 인해 앞으로 생활 방식이 어떻게 달라질지에 대해서도 걱정하고 있어요. 문제는 불안만으로도 종종 숨찬 증상을 유발할 수 있다는 겁니다. 그게 불안의 핵심 증상이거든요. 그래서 숨찬 느낌이 들면 그게 폐 때문일 수도 있지만, 당신이 불안과 합쳐졌기 때문일 수도 있는 거예요.

앨리스: 제 인생의 전반부와 지금 시기를 관련지어 생각해 본 적은 전혀 없었지만, 선생님이 무슨 말씀을 하시는지는 알겠어요. 전 물리치료를 받을 때 산소 측정기에 관심이 엄청 가요. 어쩌면 제가 너무 예민해서 측정값에 과민반응하는 걸 수도 있어요. 제가 걱정을 덜 수 있게 산소 측정기까지 갖다 놨다고 하던데, 그것 때문에 더 불안해요! 그냥 측정기를 안 보면서 물리치료 운동하는 게 더 나아요.

정신과 의사: 측정기가 없어도 훈련 중에 숨이 다소 가쁘게 느껴질 수 있는데요, 그럼 숨찬 느낌에 대한 아주 원초적 수준의 기억이 분명 떠오를 겁니다. 그건 확실해요. 하지만 여전히 선택해야 할 것들은 똑같습니다. 불안과 합쳐지거나 재활을 다 마무리하고 삶을 살아가거나 둘 중의 하나죠. 물리치료를 시작하기 전에 정신을 가다듬고 당신이 선택할 수 있는 능력이 있다는 걸 떠올릴 수 있는 시간이 있을 거예요. 당신은 불안과 걱정이 들게 놔두면서 삶에서 중요한 것에 참여할 수 있도록 신체 건강을 회복하기 위한 훈련에 최선을 다

할 수 있어요.

앨리스: 무슨 말씀인지 이해했어요. 말씀드렸던 것처럼 전 어떤 것들에 과민반응 하는 경향이 있는데, 불안도 그 중 하나예요. 아마 그전과는 다른 길로 가 볼 수 있을 것 같아요.

이 대화를 바탕으로 자문조정정신과 의사는 임상진료팀에게 앨리스가 물리치료를 시작하기 전에 다음과 같은 단서를 말해 주도록 권고했다. "물리치료에 대한 마음의 준비를 할 수 있는 시간을 드릴게요." 물리치료사에게는 앨리스의 호흡수가 일정한 수치를 넘어서면 운동을 중단할 것을 요청했다. 이를 통해 앨리스는 호흡수를 다시 허용 가능한 범위로 낮추기 위해 1~2분 정도 복식호흡을 한 뒤 다시 물리치료를 재개할 수 있었다. 이후 임상진료팀의 보고에 따르면, 물리치료 동안 앨리스의 불안과 회피는 훨씬 줄었고 재활에도 더 적극적으로 참여했다.

앨리스는 모르는 물리치료사가 다가왔을 때 불안해지는 경향으로 인해 물리치료 진도가 느린 편이었다. 물리치료사들은 순환근무를 하기 때문에 똑같은 사람이 계속 앨리스를 담당할 수는 없었다. 자문조정정신과 의사는 앨리스가 모르는 물리치료사가 담당할 때는 다음의 지문들을 사용하도록 했다. "네, 처음 보는 사람에게 물리치료를 받는 것은 약간 신경이 쓰일 수 있는데요, 그래도 한번 시도해 보죠.", "하기 힘들어도 끝까지 마무리하면 집에 가서 가족과 함께 지낼 수 있다는 걸 떠올려 보세요.", "오늘 우리가 어디까지 했는지 한번 볼까요?" 물리치료사들은 이렇게 앨리스가 새로운 상황을 수용하고 중요한 목표를 달성할 수 있도록 강화한 것이 정말 큰 도움이 됐다는 피드백을 해 줬다. 이러한 ACT 기반 개입을 통해 앨리스는 물리치료 및 보조요법에 참여하는 수준을 높였고, 10일만에 퇴원해서 전문요양 시설로 옮길 수 있었다.

까다로운 환자들

삶의 역경에 시달리는 환자들은 입원 생활에 어려움을 겪는 경우가 많다. 이들은 다 낫기도 전에 상태가 더 안 좋아질 위험을 감수하고 자의퇴원을 요구하기도 하는 데, 아이러니하게도 그 결과 더 자주 치료받고 더 많은 의료비를 지출하게 된다. 병원의 행동 통제 시스템은 흔히 이들의 불안을 더 심화시키고 행동을 더 예측 불가능하게 만든다. 이들은 분노 폭발이나 자해 위협에 의존하기도 하고, 단순히 치료에 협력하지 않기도 한다. 일반적으로 임상진료팀은 환자가 감사한 마음으로 순종하기 바라기 때문에 이러한 행동을 받아들이기 힘들어한다. 까다로운 환자들의 행동에 위협감과 버거움을 느끼기도 한다. 이러한 행동을 설명하면서 경멸적 꼬리표를 붙이기도 하는데, 이는 다른 의료진이 꼬리표가 붙은 환자에 대한 편견을 갖도록 조장할 뿐이다. 다음 사례가 보여 주듯이 자문조정정신과 의사는 종종 환자가 사회적 규범을 준수하고 임상진료팀의 통상적 조치에 순응하게 만들어 달라는 목적으로 자문의뢰를 받는다.

사례: 네드

네드는 손 부위의 복합골절 후 감염된 상처 부위가 잘 낫지 않아서 정맥내 항생제 치료를 받기 위해 외과 병동에 입원한 19세 남자 환자다. 근무자가 활력징후를 측정하러 왔을 때 그는 침대에 웅크리고 있었고, 근무자는 더 상세한 평가를 위해 간호사를 호출했다. 간호사는 그의 상태를 꼼꼼히 확인했고, 특히 차트에 언급된 우울증과 자해행동을 고려해서 네드와 의미 있는 상호작용을 하려고 시도했다. 그는 계속 과민한 상태로 간호사를 포함한 의료진 누구와도 이야기하려고 하지 않았다. 그는 말수가 별로 없고 특이한 표현 방식 때문에 잠재적인 자해 고위험으로 분류됐고, 자문조정정신과 의사가 보러 올 때까지 상시 관찰 대상이었다. 많은 근무자가 정신과 의사에게 네드가 '어렵고', '비협조적이고', '조종하고manipulative', '관심을 끌려고 하는' 환자라고 경고했다. 다음 지문에 나오는 것처럼 정신과 의사는 기능적 접근법을 활용하여 네드를 참여시키고자 하였고, 그가 자신의 생활 맥락에서 현재의 스트레스를 유발하는 요인을 이해하는 데 초점을 맞췄다.

정신과 의사: 손에 심각한 감염이 생겨서 입원했다고 들었어요. 뭔가 끔찍한 일이 있었던 것 같은데요, 괜찮나요?

네드: (오랜 침묵 뒤 천장을 바라봄) 네네, 괜찮아요. 그냥 여기서 나가고 싶어요.

정신과 의사: 네, 우리도 그랬으면 좋겠어요. 우리가 원하는 건 당신 손이 낫는 거예요. 그래야 집으로도 가고 일도 다시 할 수 있으니까요. 지난밤에 입원했을 때는 무슨 일이 있었던 건가요? 화가 많이 난 것 같던데요. 어쩌면 좀 놀랐을 수도 있고요. 간호사들에게 당신이 아무한테도 자초지종을 말하지 않는다고 들었어요.

네드: 좀 많이 당황했어요. 손이 정말 심하게 다쳤거든요. 그 사람들이 무슨 도움을 주는지도 모르겠고요. 그동안 치료받은 비용도 낼 여력이 없는데, 진료비 명세서가 나오면 어떻게 해야 될지 모르겠어요. 여기서 하루하루 보낼 때마다 일을 못해서 수당도 못 받는데 말이에요. 그러다가 저 남자분을 방에 들여보내더라고요. 아마 저를 못 믿어서 그런 것 같은데요, 저분이 하루 종일 제 얼굴만 쳐다보는 것 때문에 더 안 좋아졌어요. 도저히 진정이 안 돼요. 이렇게 스트레스를 받으면 속이 얼어붙어요. 말하는 게 진짜 어려워지죠. 담당 간호사한테 말할 수도 있었지만, 말씀드렸다시피 전 그냥 얼어붙는 편이라서요.

정신과 의사: 여기에 이르기까지 힘든 일들이 많이 벌어지고 있었군요. 사람들이 당신을 못 믿고 얼굴만 빤히 쳐다보는 기분도 들고요. 확실히 좋은 상황은 아니네요. 스트레스나 압박감이 느껴질 때는 어느 정도 공간이 주어져야 더 잘하시는 것 같은데요, 혼자 있으면 뭐가 도움이 될까요?

네드: 혼자서는 그냥 앉아서 눈을 감고 심호흡을 할 수 있어요. 스트레스를 받으면 가족에게 일어난 일을 떠올리게 돼요. 아빠가 술에 취해 밤길 운전을 잘 못했던 거나, 부지깽이를 들고 저를 때리려고 쫓아왔던 일 같은 거요. 그런 일은 진짜 기분이 나빠서 기억하기 싫어요. 제가 보는 앞에서 아빠가 엄마를 때리고, 엄마가 바닥에 넘어져 코피를 줄줄 흘리면서 도움을 요청했던 것 같은 일도요. 마치 어제 있었던 일처럼 아직도 기억이 생생해요.

정신과 의사: 아이고, 진짜 끔찍한 일들을 겪었네요. 그런 일을 겪어서 정말 안타깝습니다. 그래서 스트레스를 받으면 가만히 앉아서 눈을 감고 숨을 천천히 쉬면서 흔들리지 않고 고정된 상태로 있는 게 도움이 되는 거로군요. 몸과 마음에서 일어나는 일에 대해 일종의 관찰자가 되는 것처럼요. 자신이 스트레스 받는 것을 알기만 하면서 더 악화시키지 않을 수 있는 거죠.

네드: 과거에 진짜 안 좋을 때는 자해도 해 봤어요. 전 그런 걸 안 좋아해요. 그냥 앉아서 혼자 식히는 게 더 낫죠. 저한테는 혼자만의 공간이 필요해요.

정신과 의사: 어떻게 하면 혼자만의 공간을 확보할 수 있을까요? 당신이 혼자 있고 싶은 때라는 걸 간호사가 어떻게 알 수 있을까요? 당신이 보내는 신호나 뭐 그런 걸 통해서라도 그럴 때를 아는 게 좋을 것 같아서요. 앞으로 며칠은 계속 여기 있어야 할 테니 당신과 간호사들이 의사소통을 잘할 수 있는 방법을 알아보죠.

네드: 음, 전 누가 붕대를 교체하거나 수액을 확인하러 오면 얼어붙으니까 한 5분쯤 더 일찍 와서 뭘 할지 미리 알려 주면 좋겠어요. 그러면 그 사이에 마음의 준비를 할 수 있을 것 같아요. 그 사람들이 붕대를 새로 감거나 수액을 바꾸는 걸 지켜보는 게 스트레스예요. 아직도 그 후유증이 남아 있어요.

정신과 의사: 간호사들에게 물어보고 실제로 그런 방법을 활용할 수 있는지 알아볼게요. 당신이 더 좋다면 그들도 그러기 바랄 거예요.

이 대화를 바탕으로 자문조정정신과 의사는 네드가 생애 초기에 심각한 수준의 외상을 경험했으며, 그가 보인 반응 중 상당수가 의료진의 노력에 찬물을 끼얹으려는 것이 아니라 자기보호적인 목적에서 비롯된 것이라고 결론 내렸다. 자기보호적이고 과민한 반응이 외상 병력이 있는 환자들의 전형적인 반응임을 상기시키자, 임상진료팀은 환자에 대해 더 이해심과 동정심을 지니게 됐다. 또한 네드와 함께 개발한 사전고지 계획이 공유되고 난 뒤에는, 네드를 '까다로운' 환자로 판단하지 않고 자비심을 가지고 기꺼이 그의 요청에 협력하는 태도를 지니게 됐다. 네드에게 '공간'을 주고, 그의 방에 들어가는 것에 대해 허락을 구하는 것이 치료계획의 일환으로 기재됐다. 그는 항생제 치료와 재건 수술을 받는 전체 치료 기간 동안 계속 병동에 머물렀고, 완전히 치유된 상태로 퇴원해서 업무에 복귀할 수 있었다. 퇴원할 때 그는 몇몇 의료진들을 개별적으로 찾아가 그들이 친절과 도움을 베풀어 준 것에 대해 개인적으로 감사한 마음을 전했다.

≫ 의료팀이 시행하는 ACT 개입

자문조정정신과 의사는 흔히 의학적 처치에 지장을 주는 불안 초조 및 기타 행동조절 장애를 나타내는 주요 신경인지장애major neurocognitive 환자를 의뢰받는다. 치매 환자가 의학적으로 안정된 뒤에 적절한 주거 시설을 찾는 것이 주된 과제가 될 때 비슷한 문제가 발생한다. 환자가 다른 의학적 문제로 병동에 입원해 있는 동안 문제행동을 행동학적으로 분석하는 데 실패하면 결과적으로 입원 기간이 늘어나는 경우가 많다. 환자가 새로운 환경에서 지내는 것에 대해 효과성이 입증된 개입 계획이 없다면, 많은 시설이 바로 입소를 거부할 것이다.

자문조정정신의학의 중요한 특징 중 하나는 임상진료팀 또한 정신과 의사의 권고를 받는 주요 '고객'이라는 것이다. 일반적으로 자문조정정신과 의사와의 상호작용만으로도 환자들에게 어느 정도 도움이 될 수 있지만, 기능정신의학적 접근법을 통해 치료환경treatment milieu의 전체적인 맥락을 이해할 때 비로소 진정한 효과를 얻을 수 있다. 심각한 인지장애가 있는 환자들도 특정한 기능을 수행하는 행동을 할 수 있다. 자신이 필요로 하는 것을 전달하거나 감정 경험을 스스로 조절할 능력이 없으면 더 흥분되고 초조한 행동으로 이어질 수 있다. 그래서 문제행동의 선행조건과 결과를 주의 깊게 조사하는 ACT 전략을 통해 더 정교한 개입 계획을 수립할 수 있다. 환경을 미세하게 조정해서 문제행동의 발생 위험을 낮출 수 있는 경우는 굉장히 많다. 〈표 8-2〉에 맥락적으로 초점을 맞춘 개입 전략에 따라 환경을 조정한 몇 가지 예가 나와 있다.

〈표 8-2〉 의료팀이 시행하는 기능적 개입

1. 감각 자극의 수준(밝기와 어두움, 조용함과 시끄러움, 따뜻함과 차가움, 음식의 질감과 온도까지 포함)을 모니터링하고 조정한다.
2. 치료를 시작하기 전에 환자에게 주의를 환기시키고, 마음의 준비를 할 수 있는 시간을 준다.
3. 의학적 질환이 있는 환자는 대응 시간이 느린 경우가 많으므로 더 오래 기다린다.
4. 환자가 치료받는 동안 대화하는 것을 선호하는지 파악한다. 만약 대화를 선호한다면 환자는 어떤 호칭을 선호하는가? 환자가 이야기하고 싶어 하는 특정한 주제가 있는가?

5. 접촉의 강도를 고려하고 조정한다. 어떤 환자는 강력한 촉각 자극에 가장 잘 반응한다. 환자의 선호도를 알 수 없는 경우에는 부드럽게 만지며 반응을 지켜본다.
6. 환자가 초조한 상태에 있으면 잠시 멈춘 뒤 이름을 부르며 안심시키고 나서 천천히 다시 설명한다.
7. 안전감을 높이고 예측 불가능한 상황으로 인한 흥분을 가라앉히기 위해 환자의 일상생활에서 일관성과 예측 가능성을 강조한다.
8. 문제행동을 줄이는 데 효과가 있는 개입과 효과가 없는 개입을 지속적으로 모니터링하기 위해 근무자 및 환자의 가족에게서 정보를 수집한다.
9. 기본적으로 모든 근무자가 동일한 문제행동에 대해서는 동일한 방식으로 대응하도록 한다. 이를 위해 명확하고 행동 중심적인 치료계획을 수립하는 것이 가장 좋다.

사례: 허브

허브는 73세 이혼 남성으로, 인지기능이 현저히 저하되고 발화를 포함한 운동 협동 능력에도 지장이 있는 상태다. 그는 침착하고 협조적일 때도 있지만 며칠 간격으로 소리를 지르고 신체적으로 흥분하는 삽화를 보인다. 그런 삽화가 한번 나타나면 비슷한 삽화를 여러 차례 촉발하는 것처럼 보인다. 자문조정정신과 의사와 만날 때는 항상 차분한 모습이었지만, 인지 및 표현력 결핍으로 인해 다른 환경과 상황에서 자신이 왜 그렇게 흥분하게 되는지는 설명하지 못했다. 그가 이렇게 간헐적으로 흥분하는 것 때문에 모든 거주 시설과 요양원에서 그를 안 받으려고 하지만, 그렇다고 입원을 요할 정도의 노인정신의학적 문제가 있는 것은 아니었다. 그의 흥분을 조절하기 위해 다양한 정규 및 필요시 복용약(올란자핀olanzapine, 쿠에타핀quetiapine, 발프로에이트valproate)을 시도해 봤지만, 그런 일이 있을 때 재우기만 할 뿐 흥분과 폭언이 동반되는 삽화를 사전에 예방하지는 못했다. 실제로 일부 의료팀 구성원은 약물의 진정 효과로 허브가 자신을 이해하는 것이 훨씬 더 어려워지기 때문에, 약물을 복용한 뒤에 삽화 발생의 위험이 오히려 더 높아질까 봐 걱정했다. 자문조정정신과 의사는 효과가 있는 것과 효과가 없는 것에 대한 근무자들의 다양한 관점을 더 잘 이해하기 위해 일선 간호사 3명과 회의를 주재했다.

정신과 의사: 허브에게 어려움이 좀 있다고 들었습니다. 여러분이 관찰한 내용과, 그런 일이 벌어지는 이유를 제가 이해할 수 있게 도와주시면 좋겠어요.

간호사 1: 한번은 소리를 지르시길래 왜 그러시냐고 물었더니 소리 지르는 게 아니라 엉덩이가 아프다고 얘기한 거라고 하셨어요. 소리 좀 그만 지르라고 말씀드리니까 더 지르시더라고요.

정신과 의사: 그렇군요, 그럼 뭔가를 표현하려고 애쓰고 계신 거로군요?

간호사 1: 네, 하지만 그분이 소리 지르면 알아듣기가 힘들어요.

정신과 의사: 어떻게 하면 진정시킬 수 있을까요?

간호사 1: 다 소용없어요. 그냥 소리 지르는 걸 즐기시거든요. 딱히 도움될 만한 게 없을 거예요.

정신과 의사: 누구 도움될 만한 걸 알아내신 분이 있나요?

간호사 2: 저는 그분이 소리를 지르면 일부러 천천히 말하기도 하고, 못 알아들은 단어의 철자를 알려 달라고 해요. 그럼 좀 효과가 있어요.

정신과 의사: 네, 천천히 말하기와 단어 철자 물어보기요. 좋네요. 또 있을까요?

간호사 3: 제가 볼 때는 그분이 답답해 하시는 것 같아요. 그래서 그분이 이야기할 때 행동을 천천히 하면서 얼굴을 바라보려고 노력해요. 제가 들으려고 노력하고 있는 걸 아시더라고요. 제가 서두르면 화를 더 내세요.

정신과 의사: 천천히 말하고, 단어 철자를 물어보고, 그분이 말할 때 얼굴을 바라보고, 행동을 천천히 하는 게 있군요. 또 있나요?

간호사 전원: (동의하며 고개를 끄덕임) 아니요.

정신과 의사: 그분을 돌보는 사람들이 다 알 수 있도록 방금 말씀하신 것들을 치료계획에 포함시킬 수 있을까요? 앞으로 며칠 동안 이걸 시도해 보는 데 걸림돌이 될 만한 게 있을까요? 그분이 근무 시간대별로 소리 지르는 횟수를 차트에 기록해 놓는 건 정말 중요합니다. 그러면 우리가 시도하는 게 효과가 있는지 없는지 알 수 있습니다. 어떻게 진행되는지 확인차 내일 한 번 들를게요.

이 사례는 자문조정정신과 의사가 환자에 대한 직접적인 개입 없이도 의료팀이 시행할 수 있는 행동 개입을 개발함으로써 환자를 돕는 방법을 보여 준다. 여기에는 환자의 의무기록에 명확하고 구체적으로 계획을 기록하기, 임상진료팀 회의 때 간단히 정기적으로 계획을 검토하기, 임상진료팀 모두가 실제로 계획에 따르게 하기 등이 포함된다.

계획 기록하기

기록은 문제행동을 분석하고, 근무자들과 자문조정정신과 의사가 한 팀을 이뤄서 문제행동을 감소시키는 개입을 시험하는 데 가장 중요한 도구다. 개입 계획에 상세히 기술된 A-B-C를 추적 관찰할 수 있도록 모든 의료진이 관련 정보를 전자 의무기록에 입력해야 한다. 대개 기록할 내용에 대한 명확한 지침이 있으면 도움이 된다. 모든 임상진료팀과 함께 최신 치료계획을 정기적으로 검토해야 한다. 팀에서 쉽게 사용할 수 있도록 계획은 한두 쪽을 넘지 않게 간략히 하는 것이 좋다. 전자의무기록에서 해당 진료 지침을 쉽게 찾을 수 있는 곳을 정해 놓고, 코팅해서 환자 병실에도 한 부 구비해 놓는다.

팀 회의 때 계획 평가하기

환자 진료에 대한 새로운 접근법에 건설적인 초점을 맞추는 것은 매우 중요하다. 임상진료팀 회의에 앞서, 가능하면 일선 근무자로부터 환자의 문제행동과 지금까지 가장 효과가 좋았던 데이터를 수집한다. 이를테면 이렇게 물어보라. "그는 무엇 때문에 화가 났을까요? 그를 안정시키기 위해 무엇을 시도해 봤나요? 효과가 있었던 것과 효과가 없었던 것은 무엇인가요?" 환자와 '비교적 잘 지내는' 근무자에게서 얻은 피드백을 바탕으로 계획을 수립한다. 개입 프로토콜을 통해 학습한 내용을 바탕으로 계획을 수정하고 편집할 것임을 염두에 두도록 한다. 효과적인 문제해결을 위해서는 모든 구성원이 중요한 역할을 담당하는 팀 접근 방식이 필요하다는 인식을 강화한다. 각 환자마다 독특한 학습 이력, 기질, 반응 패턴을 지니고 있기 때문에, 문제행동을 다루는 데 있어서 '모두에게 다 맞는 크기의 옷'은 없음을 강조한다.

계획이 잘 지켜지도록 하기

임상진료팀과 원내 행정부서는 치료계획을 준수하고 충실히 이행하는 데 필요한 자원을 기꺼이 투입할 수 있어야 한다. 개입과 그 효과를 기록하고 근무자들이 이를 준수하는지 확인하는 담당자를 지정하는 것이 도움이 되기도 한다. 문제행동이 다시 나타나면, 팀 내에서 디브리핑할 때 그 행동을 강화할 수 있는 알려지지 않은 선행조건 및 근무자들의 반응을 파악하기 위해 A-B-C 분석을 시행해야 한다. 자문조정정신과 의사는 근무자들이 행동 계획을 정기적으로 검토하고(필요시 구체적인 대본도 개발한다), 잘한 점을 강조하고 잘 안 된 부분에 대해 브레인스토밍을 한다. 팀원은 이러한 새로운 기술과 접근법을 배울 때 흔히 나타나는 좌절감을 인정하고, 일시적 좌절에 과잉반응하지 않도록 고안된 기술(착지 연습, 자비, 자기자비 경험 연습)을 공유한다. 자문조정정신과 의사는 항상 인내심 있고, 비판단적이며, 호기심 있고, 개방적인 자세의 본을 보이면서 모든 근무자가 창의적이고 실험적으로 접근해서 문제행동을 다루도록 독려해야 한다.

성공의 팁

입원을 요하는 의학적 문제는 그 자체로 스트레스, 사기 저하, 불안, 절망의 주요 원인이 될 수 있다. 자문조정정신과 의사는 병동 근무자가 환자의 자율성과 병동의 일상적 업무 및 환자의 안전 사이에서 균형을 맞추도록 도와준다.

흔히 자문조정정신과 의사는 의료진이 잘 이해하지 못한 환자의 걱정거리에 대해 '목소리를 냄으로써' 환자가 경청되고 감정적으로 공감받는 경험을 하게 해 준다.

기능정신의학에서는 심각한 인지 및 감정 장애로 진단받은 환자들의 행동이나 '아무 의미 없는' 것처럼 보이는 행동을 포함한 **모든 행동**이 특정한 기능을 수행하는 것으로 본다.

많은 의학적 처치, 검사, 치료가 환자로 하여금 감정 및 행동 회피를 하게 하는 고통스럽고 원치 않는 개인적 경험을 유발할 수 있다.

자문을 시행하는 정신과 의사가 아닌 담당 임상진료팀이 치료계획을 실행하는 경우가 많기 때문에, 환자와 담당 의료진 모두가 정신과 자문의 주요 고객이다.

기능적 접근법에 따라 자문하는 정신과 의사는 언제나 다음의 목표를 염두에 둔다.

- 구체적인 행동을 중심으로 개입 계획을 개발한다.
- 환자의 의무기록에 간단하고 직접적인 용어로 계획을 기록한다.
- 진행 과정을 평가하고 계획을 변경할 수 있는 방법을 만든다.
- 반드시 환자와 관계된 모든 의료진이 행동 개입 계획을 인지하고 준수하도록 한다.

≫ 요약

이 장에서는 ACT의 원리와 실제가 어떻게 자문조정정신과 의사에게 의뢰되는 복합적인 내외과적 환자를 진료하는 데 통합적으로 활용될 수 있는지에 대한 몇 가지 예를 다뤘다. 자문조정정신과 의사는 환자가 삶을 살아가기 위해 사용해 왔던 전략에 대해 개방성, 호기심, 비판단적 태도를 보여 주고, 이는 자연스레 환자가 정신과 의사와 상호작용하고 여러 전략을 기꺼이 시도하는 것으로 이어진다. 환자를 도와주는 것은 환자의 대처 반응을 파악하는 데 참조할 만한 기준 없이 단순하게 의학적 문제로만 바라보는 것이 아니다. 그 대신, 환자가 삶에서 정말 중요한 것을 파악할 수 있게 해 주고 이러한 맥락 안에서 의학적 문제를 다뤄야 한다. 건강함의 가치는 환자가 건강할 때 했을 법한 활동과 직접 관련된다.

이러한 ACT의 세 가지 핵심 과정(맥락감수성/효용성, 개방성, 참여)은 간단하고 실현 가능하며, 임상진료팀은 대개 이를 호의적으로 받아들인다. 이 강력한 치료기전을 일관성 있고 충실하게 적용하면, 지금이나 나중에나 환자가 삶에 대처하는 기술뿐만 아니라 의료진과 소통하는 방법에 있어서도 긍정적 변화를 일으킬 수 있다. 자문조정정신과 의사는 담당 의료진이 얼마나 많은 어려움과 버거움을 느끼는지 알고 있어야 한다. ACT 접근법은 환자뿐만 아니라 환자를 진료하는 전문가에 대한 자비심을 갖게 하는 공감적이고 조망수용적인 태도를 강조한다. ACT 정신과 의사는 이 관계의 양쪽 모두에서 감정 처리 능력과 개인적 회복탄력성을 증가시키기 위해 노력한다. 만약 우리가 이것을 잘할 수 있다면, 환자들과 그들을 치료하는 모든 의료진의 삶의 질이 훨씬 더 향상되고 더 많은 보람을 느끼게 될 것이다.

핵심 정리

- 병원 환경은 행동에 강력한 영향을 끼치는 맥락이기 때문에, 기능정신의학 접근법은 내외과 환자들에게 '안성맞춤'이다.
- 기능정신의학 자문의는 행동분석 기법을 활용하여 문제행동의 선행조건과 결과를 정한 다음, 이를 변화시키기 위해 환자 및 근무자와 협력한다.
- 건강 상태의 변화는 불쾌하고 원치 않는 내적 경험을 촉발하고 이로 인해 의학적 처치에 지장을 주는 효용성 없는 회피행동을 유발하기 때문에, 거의 대부분의 내외과 환자에게서 규칙 따르기와 회피의 악영향을 볼 수 있다. 결과적으로 이는 급성기 의학적 상태를 악화시키고 장기적으로 건강 위험을 높인다.
- ACT의 맥락감수성/효용성, 개방성, 참여의 치료 과정을 의학적 문제가 있는 사람에게서 흔히 나타나는 광범위한 정신과, 내외과, 인지적 문제에 직접적으로 적용할 수 있다.
- ACT 기반 자문은 흔히 내외과 병동 입원 환자에게 매우 빠르고, 상세하고, 효과적으로 개입할 수 있다.
- 대개 임상진료팀은 행동이 환자의 문제행동과 직접적으로 관련되기 때문에, 행동 개입 계획은 필수적으로 근무자의 특정한 반응 변화를 포함해야 한다.
- ACT 기반 치료계획은 대개 담당 임상진료팀이 쉽게 이해하고 동의할 수 있다.

■ 읽어 볼 만한 문헌

Losada, A., Márquez-González, M., Romero-Moreno, R. et al. (2015). Cognitive-behavioral therapy (CBT) versus acceptance and commitment therapy (ACT) for dementia family caregivers with significant depressive symptoms: results of a randomized clinical trial. *J Consult Clin Psychol, 83*(4), 760-772.

■ 참고문헌

Chiles, J., Strosahl, K., & Roberts, L. (2018). *Clinical Manual for the Assessment and Treatment of Suicidal Patients* (2nd ed.). 나경세 역(2022). 자살경향성에 대한 임상적 평가 및 치료. 군자출판사.

Petersen, C., & Zettle, R. (2009). Treating inpatients with comorbid depression and alcohol use disorder: a comparison of acceptance and commitment therapy versus treatment as usual. *Psychol Rec, 59*(4), 521–536.

Wilson, K. G., & Byrd, M. R. (2004). ACT for substance abuse and dependence. In S. C. Hayes & K. D. Strosahl (Eds.), *A Practical Guide to Acceptance and Commitment Therapy* (pp. 153–184). New York, Springer.

9장
정신병동에서 ACT 시행하기

유한한 실망은 받아들여야만 하지만, 결코 무한한 희망을 잃어서는 안 된다.
— 마틴 루서 킹 주니어Martin Luther King Jr.

지난 수십 년 동안 정신건강 서비스에 대한 공공 재정 지원은 정신치료에서 벗어나 약물기반 치료로 가용 자원을 체계적으로 전환하는 추세를 보이고 있다. 그러나 생물학적 개입과 더불어 경험적 근거가 있는 정신치료 기법을 함께 시행할 때 임상 및 재정적 편익을 증가시킨다는 연구 결과가 늘어나고 있기 때문에 상황은 달라질 수도 있다. 중증질환 및 합병증으로 정신병동에 입원한 환자에서는 특히 더 그렇다.

이 장에서는 전형적인 정신병동에서 ACT를 시행하는 방법을 다룬다. 먼저 ACT가 전통적인 입원치료의 임상적 효과를 증신한다는 결과를 보고한 연구들의 근거를 검토한다. 제도적 차원에서 변화를 가져오는 것은 복잡하면서도 때로는 맥 빠지는 작업일 수도 있기 때문에, 정신과 의사가 더 '전통적인' 정신병동을 ACT 치료 모형으로 전환하는 작업을 진행할 때 직면하게 될 시스템 차원의 어려움도 검토한다. 관심 있고 헌신적인 정신과 의사가 이 작업을 계속 진행해서 병동 근무자들이 적용할 수 있는 새로운 ACT 기반 프로그램을 만든다고 가정하면, 그런 병동 프로그램을 짜임새 있게 구축하는 방법에 대한 여러 가지 중요한 질문에 대한 답이 필요할 것이다. 이 장에서는 독자들이 ACT 기반 프로그램이 실제로 어떤 것인지 실감할 수 있도록 5~7일의 단기 입원 동안 시행할 수 있는 ACT 치료 프로그램의 구성 요소를 기술하는 데 상당한 분량을 할애하고 있다.

≫ ACT가 임상적으로 효과적인 입원치료임을 지지하는 근거

아직 적지만 빠르게 늘어나고 있는 경험적 문헌들은 ACT 프로토콜이 정신과 입원 환경에서 임상적 서비스 활용과 전반적인 건강 지표에 유익하게 작용함을 보여 준다. 입원 병동에서 ACT를 시행한 결과, 재입원율이 감소하고 주요 정신병리 척도가 호전됐다(Gaudiano et al., 2017; Thekiso et al., 2015). 정신병 환자들에게서 통상적인 치료와 ACT의 효과를 비교 분석한 연구도 있었다. 이 연구들에서는 모두 3~4회기의 짧은 ACT 프로토콜을 적용한 정신병 환자들의 1년 재입원율은 20%였지만, 통상적인 입원치료를 받은 환자들의 재입원율은 40%에 달했다. ACT는 정신병적 증상에 대한 믿음을 낮췄고, 이러한 변화가 정신병적 경험과 관련된 고통의 감소와 강한 관련성이 있었다(Bach & Hayes, 2002; Gaudiano & Herbert, 2006; Gaudiano et al., 2013). 이 연구들을 추적 분석한 결과, ACT의 효과는 퇴원 후 각각 4개월(Gaudiano et al., 2013)과 1년(Bach et al., 2012)이 지난 뒤에도 지속됐다. 최근 스웨덴에서 진행된 연구는 나이, 성별, 치료 전 가치기반 생활 점수를 모두 보정했을 때 통상적 치료군의 입원율이 ACT군보다 월등히 높음을 보고했다(Tyrberg et al., 2017b). ACT군에서는 가치기반 생활 점수가 증가하는 경향도 보였다. 다만 이 연구에서는 정신병동 단기입원 모형이 적용되어서, 앞서 언급한 연구들에 비해 참가자가 적고 ACT를 시행한 평균 횟수가 2회에 불과했다. 이러한 차이로 인해 미국 연구들에 비해 스웨덴 연구에서의 ACT 효과가 약간 덜 두드러졌을 수 있다.

정신병에서 마음챙김기반 치료(ACT를 포함)를 시행한 14개 연구에 대한 메타분석 결과, 모든 유형의 개입을 전부 합쳤을 때 중간 정도의 효과 크기를 보였다(Khoury et al., 2013). 비록 치료 기법의 형태는 각기 달랐지만, 공통적으로 환자가 정신병적 증상을 통제하거나 제거하기보다는 증상과 관계 맺는 방식을 변화시키는 데 중점을 뒀다.

맥락감수성/효용성, 개방성과 같은 핵심 치료기전에 중점을 두는 ACT의 범진단적 프레임워크는 정신장애와 물질사용장애를 같이 지니고 있는 환자에게 이상적인 치료 방법이다. 실제로 이중진단 환자에게 초점을 맞춘 입원환자 치료 프로그램에 ACT를 접목함으로써 더 나은 효과를 얻을 수 있다고 보고하는 연구가 점차 늘어나고 있다(Petersen & Zettle, 2009; Thekiso et al., 2015). 앞서 인용한 두 연구 모두 감정 및 행동 회피가 물질사용장애의 토대이자 기분장애와 불안장애의 핵심 정신병리 과정으로 기능한다는 개념적 논거에 바탕을 두었다. 피터슨과 제틀(Petersen & Zettle, 2009)은 12단계 회복 모형에 근거한 통상적인 치료에 배정된 환자들보다 ACT 치료 프로그램에 배정된 이중진단 환자들이 퇴원 기준을 더 빨리 충족시켰고 개인정신치료 시간도 더 적게 소요됐다고 보고했다. 경험 회피에 대한 자기보고 척도 점수에서도 차이가 있었는데, 통상적인 치료를 받은 집단이 훨씬 더 높은 회피 수준을 보였다. 경험 회피의 감소는 중독행동에서 ACT의 치료 효과가 더 빨리 나타나는 이유를 설명해 주는 듯하다. 해당 연구의 저자들은 또한 통상적 치료 프로그램에 비해 ACT 프로그램은 환자 한 명당 대략 12,000 달러의 비용 절감 효과가 있다고 보고했다(Petersen & Zettle, 2009).

테키소 등(Thekiso et al., 2015)의 연구에서는 ACT 프로토콜로 치료받은 이중진단 환자들이 통상적인 치료만 받은 이중진단 환자들에 비해 입원 3개월째 누적 단주 기간이 더 길었고, 우울 및 불안 증상이 더 낮았으며, 폭음 수치도 더 낮았다. ACT 치료 프로그램의 임상적 효과는 6개월의 추적 기간 동안 지속됐다.

뒤카스 등(Ducasse et al., 2014)은 반복적인 자살사고와 양극성장애, 중독성 질환, 경계성 성격장애와 같은 심한 정신질환을 지닌 고위험 환자들을 대상으로 ACT 프로그램을 병행한 효과를 연구했다. 그 결과 3개월의 추적 기간 동안 자살시도는 한 건도 없었고, 65%의 환자들에서 벤조디아제핀benzodiazepine 처방 용량이 줄었다. ACT 프로그램에 참여한 환자들에서는 경험 회피가 뚜렷하게 감소했고 가치기반 행동의 빈도가 높게 나타났다. 연구자들은 내적 경험을 더 많이 수용하고 가치에 초점을 맞추는 것이 자살사고와 자살시도 감소를 매개하는 효과를 나타냈을 것으로 결론지었다. 비록 이 연구는 외래 환경에서 진행됐지만, 정신병동에서 자살사고, 자살시도, 자살사망이 흔하고, 퇴원 후 한 달 동안 자살의 위험성이 높다는 근거를 고려하면 이 장에서 다루는 내용에도 부합한다.

≫ ACT 치료환경을 조성하는 데 따르는 어려움과 보상

ACT 입원치료 프로그램은 상당한 근거가 있지만 현실에서 실행하기에는 여러 가지 이유로 어려운 점이 많다. 무엇보다 입원환자는 정신질환자 중에서도 가장 증상이 심한 편에 속하며, 적어도 급성기에는 다양한 건강 문제와 인지기능장애가 많이 나타난다. 초기에 사용되는 신경안정제가 심리적인 개입을 더 어렵게 만들기도 한다. 입원은 위기 관리에 초점을 맞춰 짧게만 유지되는 경우가 많다. 기분장애, 성격장애, 섭식장애, 정신병 등에 특화된 병동에서조차 항상 이질적 진단과 동반질환이 존재한다. 많은 환자가 다양한 질환으로 진단받고 다양한 증상을 경험하며, 이 때문에 매뉴얼에 따른 개입은 더 어려워진다. 비자의 입원이 환자의 호응을 감소시키고 정신치료적 개입을 어렵게 할 수도 있다.

정신과 의사가 ACT 치료에 적극적으로 관여하는 것은 자신이 생각하는 치료팀 내에서의 역할에 대한 개념과 상충될 수 있다. 『영국정신의학회지British Journal of Psychiatry』에는 최근에 두 가지 서로 다른 관점을 조명한 의견이 게재됐다(Prosser et al., 2016). 한 관점은 더 포괄적인 방식으로 정신과적 치료를 시행하는 것을 선호하는 것이었고, 다른 관점은 전통적인 정신과적 평가와 생물학적 개입에 국한된 환원주의적 입장을 옹호한 것이었다. 실제로 환자가 증상의 존재를 수용하도록 장려하고 자신의 삶에 가치를 부여하는 것에 중점을 두는 전체론적 정신치료 모형과, 똑같은 증상이라도 이를 없애거나 줄이는 데 초점을 맞추는 환원주의 모형 사이에서 균형을 유지하는 것은 어려운 일일 수 있다.

또한 부족하거나 일관되지 못한 근무 인력 배치, 재정 실용주의financial pragmatism와 임상적 현실주의 사이에서 갈피를 못 잡는 양면적 정책, 병동 근무자가 관리인 역할에만 지나치게 치중하는 것 또한 입원치료 기관의 어려움에 속한다. 게다가 정신과 의사는 평가를 수행하고 약물을 조절해야 하는 책임이 있는 막중한 임상 및 관리 업무를 맡고 있기 때문에, 정신치료적 개입을 시행할 시간이 부족하다는 압박을 느낄 수 있다. 통합적 접근을 채택한 정신과 의사들은 동료에게 지원을 거의 못 받고, 경영진의 관심도 끌지 못하며, 이상하거나 비정상적인 행동을 통제할 수 있는 적합한 약물을 찾기 바라는 환자와 보호자들에게서도 압력을 받을 수 있다.

이러한 어려움에도 불구하고 ACT를 하는 이유는 무엇일까? 환자의 만족도 증가,

치료동맹 향상, 약물 처방 감소, 재입원율 감소, ACT를 접하는 정신과 의사 및 다른 근무자들의 직무 소진 감소 등이 보상으로 주어지기 때문이다. 덧붙여서, 통합적 접근법에 따른 치료가 삶의 질을 향상시키고 기능장애와 재입원을 줄이는 데 더 유리하다는 뇌과학적 근거도 늘고 있다. ACT를 입원 환경에 접목하는 것은 또한 정신건강 정책을 '태도, 가치, 느낌, 목표, 기술, 역할을 변화시키는 깊이 있고 개인적인 독특한 과정'으로 정의하는 더 전체론적 회복 모형으로 전환하는 것에도 호응한다(Leamy et al., 2011, p. 445). ACT와 마찬가지로 회복 모형은 증상의 관해보다는 회복 탄력성과 희망을 만들고자 하며, 정신질환자가 치료저항성 증상이 있는 상태에서도 의미 있는 삶을 살아가게 하는 데 초점을 맞춘다. ACT처럼 회복 모형 역시 삶을 단일한 목적지가 아닌 하나의 과정으로 바라본다(Jacob, 2015).

성공의 팁

ACT는 전통적인 입원치료에 비해 정신병적 증상이 있는 입원 환자의 재입원율을 상당히 감소시키는 효과가 있는 것으로 나타났다.

ACT는 심각하고 만성적인 정신건강 문제에서 비롯되는 잔류 증상을 없애기보다는, 함께 살아가는 방법을 배우는 것을 강조한다는 측면에서 회복기반 접근과 맥을 같이 한다.

병동을 ACT 방식으로 전환하는 데는 정신과 의사의 의무와 책임이 상충되는 여러 상황, 병원 경영진의 호응 및 지원 부족, 병동 근무자가 환자의 '관리자'가 아닌 '치료자' 역할을 맡게 되는 것에 대한 저항을 비롯한 많은 어려움이 있다.

병동 차원에서 ACT 프로토콜을 접목하여 실행하는 것의 이점으로, 환자와 더 생산적이고 만족스러운 치료관계를 형성하고, 환자에게 더 일관된 치료를 제공하며, 병동 간호 인력을 비롯한 임상진료팀의 직무 만족도가 향상되는 것이 있다.

≫ 단기 입원 ACT 프로토콜

여기서는 입원해서 퇴원할 때까지 정신병동에서 진행하는 일관되고 수준 높은 ACT 기반 접근법을 설명한다. 개인치료, 집단치료, 병동 모임에서 ACT를 시행할 때 진단, 약물 처방, 다양한 병동 근무자의 역할을 고려하여 이 책에서 제공하는 내용을 기본 서식으로 활용하기 바란다. 입원치료에서 ACT를 활용하는 방법은 다양할 수 있겠지만, 여기서는 평균 입원 기간을 5~7일로 가정하여 개방병동이나 폐쇄병동에서 ACT를 실행하는 방법을 다룬다. 더 장기간 입원이 예상될 때의 입원치료 프로그램은 여기서 제시한 프로토콜을 더 늘리기만 하면 된다. 이를테면 ACT 집단 회기를 더 추가하는 식으로 말이다. 한편, 대부분 정신병동에서는 다양한 진단을 지닌 임상적으로 이질적인 환자들이 함께 입원해 있다는 점을 중요하게 고려해야 한다. 그간 ACT 기반 입원환자 프로토콜은 기분장애나 경계성 성격장애와 같은 특정 진단의 환자들만 치료하는 병동에서 사용되어 왔다. 따라서 이 책에서 기술하는 치료 원리, 형식, 개입 전략은 더 동질적인 입원 환자들에게 적용할 때 연구에서 보고된 것과 동일한 효과를 얻을 수 있음을 명심하라. 전체 ACT 프로토콜은 〈표 9-1〉에 나와 있다.

ACT 접근법의 기본은 자신의 경험을 인지하고 수용하며 핵심 가치와 삶의 목표를 반영하는 행동에 집중함으로써, 괴롭고 원치 않는 생각이나 느낌, 충동, 기억, 감각이 존재하는 중에도 만족스럽고 가치에 기반해 살 수 있도록 돕는 것이다. 이는 전통적인 입원치료가 생물학적 개입을 통한 증상 감소를 목표로 하는 것과 대비된다. 후자의 접근법은 한번 증상이 사라지면 환자가 다시 예전 기능을 회복함을 전제로 한다. 증상 감소는 대개 환자, 가족, 그 외 중요한 사람이 바라는 바이기도 하다. 하지만 최근 연구들에 따르면 순수한 생물학적 치료를 통한 증상 감소는 환자의 기능 수준 향상과 부분적이거나 약간만 관련이 있다. 2년 동안의 추적 연구에서 정신병적 증상을 동반한 조증 환자의 97%가 증상의 완전 관해를 보였지만, 완전한 기능적 회복은 오직 37%에서만 이루어진 것이 한 예다(Tohen et al., 2000).

증상과 기능이 비교적 서로 독립적일 수 있다는 인식이 커지면서 입원환자의 기능 회복에 중점을 두는 치료 기법들이 점차 부각되고 있다. ACT 접근법은 증상을 기저 질환의 징후가 아니라 생활 맥락의 특정한 핵심 영역이 제대로 기능하지 못하고 있음을 알리는 '환경적 신호'로 여김으로써 이러한 목표를 지지한다. 문제가 되는 기능 부전을 목표로 삼아 변화시키지 않는다면, 환자는 생물학적 치료를 받으면서도 계속해서 높은 수준의 기능장애를 경험하게 될 것이다. 생물학적 개입으로 일부 증상이 호전될 수는 있겠지만, 애초에 증상을 유발한 근본적인 기능의 기전은 달라지지 않는다. 증상의 심각도가 문제가 돼서 치료하지 않은 채로 방치할 경우 특정한 생활

〈표 9-1〉 1주일 입원 ACT 치료 프로토콜

	임상적 활동	ACT 과정	담당자
1일	초기 입원 면담	융합, 회피, 심리적 유연성 평가	정신과 의사, 간호 인력
		입원을 유발한 행동에 대한 기능 분석	
	다학제적 치료계획 수립	효용성, 개방성, 참여의 상대적 장점	정신과 의사, 임상심리사, 간호 인력
	• 진단	약이 환자에게 끼치는 기능적 영향	
	• 치료계획	진단의 기능적 영향	
	– 핵심과정 목표		
	– 약물치료		
	– 집단		임상심리사, 간호사, 사회복지사
	개인치료 회기	ACT 소개	임상심리사, 병동 치료자
		행동의 기능분석과 효용성, 현재 순간 알아차리기	
		가치명료화	
	일반적 병동 활동	마음챙김 활동/호흡 훈련	간호 인력, 보조 인력
2일	FACT 집단	1회기: 기능분석, 효용성, 알아차리기, 가치	임상심리사, 정신과 의사
	개인치료 회기	행동의 기능분석과 효용성, 현재 순간 알아차리기, 약물의 기능, 진단, 가치명료화	임상심리사, 병동 치료자
	개인/집단 활동	가치, 의사소통 기술/문제해결	간호 인력
	치료 순응도 집단	약물의 작용기전에 대한 기능적 이해, 약물을 거부하거나 제대로 복용하지 않는 것을 개인적 가치와 중요한 삶의 목표의 관점에서 논의	정신과 의사, 간호 인력
	일반적 병동 활동	마음챙김 활동/이완	간호 인력, 보조 인력

3일	전체 병동 모임	매트릭스 기법으로 구성한 ACT와 관련된 주제	자원봉사팀, 정신과 의사, 간호 인력, 임상심리사
	개인치료 회기	회피행동의 효용성, 알아차리기, 개방성 개발, 회피에서 가치기반 행동 패턴으로 초점 옮기기	임상심리사, 병동 치료자
	FACT 집단	2회기: 알아차리기, 가치에 대해 배우기, 참여	정신과 의사, 임상심리사
	일반적 병동 활동	마음챙김 활동/호흡 훈련	간호 인력, 보조 인력
4일	환자와 함께 초기 치료 계획 검토	병동에서 관찰되는 회피(침대에만 누워 있기, 전화 안 받기, 집단 혹은 병동 프로그램 불참, '필요시 복용 약물' 요구, 언어적으로 '자살사고' 표현, 자해, 괴로움의 '원인'에 꽂힘, 회피행동이 실제 효과가 있다는 확고한 태도 등)에 대한 기능분석, 지금까지 ACT에 대한 환자 경험(개인치료, FACT 집단치료, 마음챙김 활동, 호흡 훈련)	정신과, 간호 인력, 임상심리사, 사회복지사
	FACT 집단 내 개인 면담	3회기: 알아차리기, 개방성, 조망 수용, 참여	정신과 의사, 임상심리사
	자기낙인 집단	수치심의 내적 경험과 자기낙인 생각 알아차리기, 꼬리표를 그저 꼬리표로 보는 법 배우기, 개방성과 자기자비 지니기, 개인적 믿음과 가치에 따라 기꺼이 '살며 배우기'	간호 인력, 임상심리사
	일반적 병동 활동 (일과 종료)	마음챙김 활동/호흡 훈련	간호 인력, 보조 인력

5일	다학제팀 회의	치료 경과 검토	정신과 의사, 임상심리사, 간호 인력, 사회복지사
		환자가 '이해한' 것과 '이해하지 못한' 것 같은 ACT 과정 논의	
		● 외래 혹은 집단 ACT의 방향	
		● 퇴원 준비나 입원 연장 결정	
	FACT 집단	4회기: 자비, 기꺼이 하기, 전념행동	정신과 의사, 임상심리사
	다음날 퇴원 처방		정신과 의사
	일반적 병동 활동	마음챙김 활동/호흡 훈련	간호 인력, 보조 인력
6~7일	개인 면담	내적 경험 수용하기, 가치를 척도 삼아 행동의 효용성에 집중하기	간호 인력, 임상심리사
	개인 치료 회기	FACT 집단에서 개발한 가치기반 행동을 강화, 끝까지 완수하는 데 장애물이 될 만한 것을 해결, 약물의 기능	임상심리사, 정신과 의사
	퇴원		

FACT: 초점화된 수용전념치료Focused Acceptance and Commitment Therapy

영역에서 기능을 향상시키려는 모든 시도를 가로막는 큰 장애물이 되는 경우도 있다. 그래서 ACT 기반 접근은 적절한 약물치료를 지원하기 위해 환자가 지속적인 약물 복용의 장단점을 더 목표 지향적이고 전략적인 방식으로 평가할 수 있도록, 환자가 임상진료팀과 함께 개인적으로 의미 있는 프레임워크를 구축하게 해 준다. 이러한 개별화된 접근 방식은 멜랑콜릭 양상이 동반된 중증 우울장애나 형식적 사고장애가 동반된 중증 정신병처럼 심리적 개입만으로는 역부족인 상황에서 약물 순응도를 증진시킨다. 정밀하고 적절하게 표적화된 약물치료는 입원 시는 물론이고 퇴원해서도 가치기반 전념행동에 기꺼이 참여하는 것을 촉진하는 ACT 개입과 함께 사용될 수 있다.

고통스럽고 때로는 심각한 수준의 기능부전을 유발하는 증상이 있는 환자에게 가치기반 행동에 참여하도록 요청할 때는 세심하게 진행해야 한다. 처음부터 입원 환자가 자신을 임상진료팀이 붙인 진단적 꼬리표와 관련된 증상들의 집합체가 아닌, 온전한 한 사람으로 바라보게끔 해야 한다.

환자의 실제 행동 및 그것이 환자의 가치에 부합하는 방식에 초점을 맞추는 것은 유용할 수 있다. 양극성장애와 경계성 성격장애를 지닌 한 환자는, 자신이 원하는 것을 전부 가지고도 왜 자해를 하고 폭식증의 위기와 반복적인 자살사고를 겪으며 하루하루를 침대에서만 보내게 됐는지 이해할 수 없다고 말했다. 그녀가 태어났을 때부터 가지고 있었던 것을 인정하고 그녀가 이야기한 가치를 기반으로 회피행동의 효용성에 관심을 쏟는 것은 생각할 거리를 안겨 줬고, 그녀가 자신의 느낌과 부정적 생각을 기꺼이 수용하려는 의지를 발휘하며 '필요시 약물'에 대한 요구를 줄일 수 있는 길을 열어 주었다. 퇴원 직전 그녀는 심각한 관계 문제에 대한 반응으로 자살사고와 모든 활동을 포기하려는 충동이 다시 들었다. 정신과 의사와 병동 근무자들은 그녀가 가치에 집중할 수 있도록 도와주었고, 그녀가 놓인 고통스러운 맥락에서 그녀의 감정을 정상화하고자 했다. 그 결과, 그녀는 예정된 날짜에 퇴원할 수 있었다.

≫ ACT 입원 면담의 중요성

담당 정신과 의사는 상황과 여건에 따라 가능한 수준에서 초기 입원 면담에서부터 통합적 ACT 접근법을 시행한다. 필요하면 시간이 허락하는 범위 내에서 며칠 동안 가족 및 가까운 친구 등과의 면담을 통해 자료를 수집해 나갈 수도 있다. ACT 접근법은 정식 정신과적 면담 안에 매우 쉽게 포함할 수 있다. 정신과 의사는 자살 위험성에 대한 표준적 평가, 치료 전략 수립을 위한 감별진단, 발달 및 장기적 측면에서 종합적으로 개인, 신체, 사회, 가족력 등을 수집하여 환자가 문제적이고 효용성 없는 행동을 하게 된 핵심적인 유해toxic 과정을 파악할 수 있다. 초기 면담은 정신과 의사가 환자의 감정 및 행동 회피, 맥락둔감성, 규칙 따르기, 자기성찰적 인식 및 조망수용의 어려움, 가치와 삶의 원칙에 따라 살아가는 정도를 신속히 파악하는 데 도움이 된다.

정신과 의사는 새로 입원한 환자가 자신의 증상을 해석하고, 반응하며, 상호작용하는 모습을 보면서 초기 진단적 추정을 하는 경우도 많다. 정신과 의사는 초기 면담 때부터 환자의 '문제'행동에 대한 기능분석을 개시함으로써, 삶의 한 단계에서는 효과가 있었지만 현 시점에서 의미 있는 삶을 사는 데는 오히려 괴로움의 원천이자 방해가 되는 행동의 기능을 환자가 통찰할 수 있게 한다. 입원 기간은 짧기 때문에, 환자가 특정한 행동이 그동안의 삶과 지금 시점에서 어떤 기능과 효용성을 나타냈는지 알아차리도록 훈련시키면 퇴원한 이후 심리적 유연성에 도움이 될 것이다.

사례: 팻

팻은 46세 남자로, 만성 중증 우울증과 자살사고를 보여 양극성장애 진단을 받고 입원했다. 그는 3년 동안 세 종류의 기분안정제, 두 종류의 비정형 항정신병약물, 한 종류의 항우울제로 치료받았다. 그는 일에 몹시 열중해 왔으며, 여가 시간에는 불규칙적으로 운동을 했다. 그는 여가 시간에 무엇을 해도 즐거움을 느끼지 못했다. 그가 하는 모든 활동은 항상 결과 중심적이고 성과 지향적이었다. 그의 이러한 행동은 우수한 지적 능력으로 초등학교 때 한 학년을 월반했을 때부터 시작됐다. 그는 나이 많은 동급생 무리에 끼기 위해 자신이 학업과 운동 측면에서 그들과 동등하다는 것을 스스로 입증해야만 한다고 믿었다. 그 상황에서는 결과와 성과 위주의 접근이 적응적으로 기능했을 것이다. 하지만 그가 어른이 된 후에도 계속 경직되게 그런 방식을 삶 전체에 적용하자, 그것은 자신이나 가족에게 아무런 효용성 없는 정신적 · 신체적 소진의 근원이 됐다.

정신과 의사: 삶의 모토가 항상 1등을 하고 최고가 되는 거라고 하셨죠. 그건 어떤 느낌인가요? 그게 평온함에 어떤 영향을 주죠?

팻: 제가 절대 없앨 수 없는 짐처럼 느껴져요. 절대 그만둘 수 없어요. 탈진해서 쓰러질 때까지 계속해야만 해요.

정신과 의사: 전에 말씀하신 것처럼 오래전에 이런 방법을 배우신 거죠, 동급생들에게 스스로를 증명해 보여야만 했던 초등학교 시절부터요. 그런 방식이 지금 삶에서도 여전히 큰 역할을 한다고 볼 수 있을까요?

팻: 그런 것 같아요. 더 못 버티기 전까지는 거기에 대해 의문을 품은 적이 단 한 번도 없었어요. 그런데 다른 방법이 뭐가 있죠? 도저히 생각이 안 나요. 이게

그냥 저예요. 전 평생 우울하게 살게 될까요?

정신과 의사: 당신이 한 발자국 뒤로 물러나 삶에서 실행한 전략과 그 효과를 바라볼 수 있는 건 긍정적 신호인 것 같아요. 어떤 변화를 꾀하든 그게 중요한 첫 단계인 경우가 많거든요.

이 짧은 대화에서 보듯이, 입원 면담에 ACT의 핵심 개념을 도입하면 환자가 입원해 있는 동안 후속 치료에 활용할 수 있는 임상적으로 유용한 정보를 풍부히 얻을 수 있다. 그녀의 경직된 행동 레퍼토리의 근원, 현재 순간의 인식과 조망수용 능력(맥락감수성), 가치의 존재 및 가치기반 행동 등을 치료의 대상으로 삼을 수 있다. 환자가 특정한 삶의 상황에서 자신의 대응 방식을 알게 하는 것만으로도 변화를 향한 첫 단계가 될 수 있다. 그런 삶의 상황은 언제든 반복될 수 있기 때문이다. 환자가 그런 상황에서 무엇이 효과가 없는지 알게 된다면 더 효과적인 전략을 실험적으로 시작해 볼 수 있을 것이다.

이를 위해 초기 면담에서는 문제행동의 선행조건과 결과의 관련성을 명확히 규명하고, 그에 대한 인식을 함양하는 데 초점을 맞추며, 고통스러운 개인적 경험을 통제하거나 없애기 위한 회피행동의 효용성에 주안점을 둔다. 효용성 없는 회피 전략은 흔히 일, 친밀한 관계, 자녀와의 관계, 우정, 여가 생활이나 '내 시간'을 가지는 것 같은 핵심적인 삶의 영역에서 문제를 초래한다. 우리는 정신과 의사가 입원 면담 시 〈표 9-2〉에 있는 ACT 질문들을 참조하여 환자 정보를 수집할 것을 권고한다. 이 질문들은 가장 강력한 치료계획을 수립하는 데 도움이 될 것이다(Strosahl et al., 2012). 이 질문들은 시간이 별로 없는 상황에서도 아주 쉽고 자연스럽게 정신과적 면담에 접목할 수 있다.

맥락에 따라 다르겠지만, 입원 중 초기 면담이 한 번 이상 필요할 수도 있다. 정신과 의사, 간호사, 임상심리사, 정신치료자 등은 저마다 환자를 따로 면담할 기회가 있다. 이는 그들이 각자 ACT 원리에 근거한 공통 언어를 사용할 수 있는 절호의 기회다. 저마다 환자의 자기관찰, 조망수용, 효용성 평가 능력을 개발하기 위한 목적으로 비슷한 질문들을 각기 다른 방식으로 던지는 것이다. 초기 및 후속 면담에 접목할 수 있는 ACT 평가 질문의 예가 〈표 9-2〉에 나와 있다. 행동에 대한 기능분석은 입원 기간 내내 계속 진행하는 과정이다. '마법의 지팡이' 질문은 환자가 현재 증상으로 힘들어하는 것의 제약에서 벗어나, 소중한 가치와 퇴원 후 가능한 삶의 목표로 대화의 방향을 전환할 수 있도록 도와준다.

비록 병동 치료 프로그램이 ACT 프로토콜에 근거하더라도 치료계획은 환자마다 고도로 개별화되어야 한다. 병동은 중증 정신질환자들로 구성되어 있으므로, 우리가 문제를 너무 빨리 해결하려는 욕구를 지니고 있음을 알아차릴 필요가 있다. 어떤 환자들은 몇 년 동안 갇혀 있고, 회피와 규칙 따르기의 발판 위에 삶을 쌓아 왔으며, 자신이 병들고 나약하고 결함이 있다는 믿음과 과잉동일시해 왔다. 그들은 공허함, 통증, 절망감 같은 고질적인 감정에서 벗어나기 위해 아주 많은 양의 여러 약물에 의존해 살아 왔다. 환자가 중요한 타인을 발판으로 삼는 경우도 흔하며, 이는 환자가 가족에게 극단적으로 의존하게 만듦으로써 가족 구성원들의 욕구를 충족시키는 결과로 이어진다. 의료진은 신중함과 유연함을 견지한 채 사례별로 ACT를 적용해야 한다. 그렇지 않으면 자신이 지닌 규칙과 과잉동일시되기 쉽다. 환자의 증상과 상관없이 추가 약물 처방에 의지하는 것은 무조건 잘못이라는 생각이 한 예다. 의료진은 고통에 힘겨워하는 환자가 추가로 약물을 요구하는 것이 회피 전략으로 기능한다고 믿음으로써 실망감을 느낄지 모른다.

〈표 9-2〉 ACT에 부합하는 초기 입원 면담

ACT식 면담의 초점	ACT식 질문
환자의 회피 전략 및 그 결과에 초점을 맞춘다.	당신이 더 잘하고 있는지 어떻게 알죠? '나아지는' 것을 뭘 보고 알 수 있을까요?
	'나아지기 위해' 어떤 노력을 했나요?
	그런 노력이 단기적으로 어떤 효과가 있었나요? 장기적으로는요?
	그런 전략의 결과나 대가는 무엇이었나요?
	삶에서 놓치고 있는 중요한 것이 무엇인가요?

지금까지의 행동 전략과 그 효용성에 대한 기능분석을 시행한다.	그런 행동을 언제 처음 시작했나요?
	그때는 어떤 상황이었죠?
	그것을 어디서 배웠나요?
	다른 상황에서는 어떤 용도로 사용했나요?
	그때도 효과가 있었나요?
	지금은 얼마나 효과가 있나요?
	상황에 따라서 효과가 있기도 하고 없기도 하나요?
내적 경험을 인식하고 구분할 수 있는 능력을 평가한다.	지금 우리가 같이 얘기를 나누면서 어떤 느낌이 드나요?
	몸 어디에서 그런 느낌이 드나요?
	어떤 생각, 감정, 기억, 충동이 같이 드나요?
	그것들이 함께 나타나면서 지금 몸에서 무슨 일이 일어나고 있나요?
개인적 가치와 현재의 삶의 목표를 파악한다.	'마법의 지팡이' 질문: 만약 제가 마법의 지팡이를 가지고 당신의 (문제)를 없애 버릴 수 있다면, 지금 안 하고 있는 것 중에서 뭘 하고 있을까요? 그게 당신에게 왜 중요하죠?
자기성찰적 인식과 조망수용 능력을 평가한다.	그 상황에서 어떤 느낌이 드나요?
	그런 느낌이 든 뒤에는 뭘 하죠?
	그런 느낌에 끌리게 되면 마음속에서 무슨 일이 일어나나요? 그 다음에는 뭘 하죠?
	그렇게 하면 기분이 더 나아지나요?
	'기분이 나아지는 것'은 어떤 목적에 부응하나요?
	장기적으로 그 기분은 어떻게 될까요?

사례: 샘

간호 회진 때 근무자는 샘이 외박을 나가서 집에서 가족들과 함께 지내며 힘든 시간을 보냈다고 보고했다. 샘은 병동에 복귀해서 벤조디아제핀을 몇 차례 더 달라고 요구했고, 이에 대해 간호 인력은 그가 퇴행하고 있고 재평가가 필요할 수 있다고 생각했다. 정신과 의사는 상황을 좀 더 파악하기 위해 샘과 짧게 면담했다.

정신과 의사: 주말은 어땠나요? 근무하시는 분 말씀으로는 힘드셨다고 하던데요.

샘: 진짜 힘들었죠. 어제는 거의 하루 종일 불안했어요.

정신과 의사: 토요일에는 뭘 하셨어요? 어떠셨죠?

샘: 아내하고 딸이랑 같이 보냈어요.

정신과 의사: 즐거우셨을 것 같은데요? 오늘은 뭘 하셨죠?

샘: 우리는 같이 점심을 먹고 해변을 따라 오래 걸었어요. 그리고 나서 다시 여기로 복귀해야 한다는 걸 깨달았고요.

정신과 의사: 그 생각이 떠올랐을 때 느낌이 어땠나요?

샘: 아내와 딸을 만나고 함께 시간을 보낼 수 있어서 행복했어요. 그래서 잠깐은 괜찮았어요.

정신과 의사: 어제, 그러니까 병동으로 돌아오기 전날엔 어땠죠?

샘: 오후까지는 괜찮았어요. 그 뒤 저 혼자 남았고, 지루했고, 뭘 해야 할지 몰랐어요. 그러다가 초조해지기 시작했어요.

정신과 의사: 초조해지기 시작했을 때 속에서 뭐가 느껴지던가요?

샘: 그냥 더 기분이 나빠지고 초조해졌어요. 마치 폭발할 것처럼 계속 심해졌죠.

정신과 의사: 몸 어디에서 그런 초조함이 들었나요?

샘: 주로 머리에서요. 긴장감도 들었고요.

정신과 의사: 몸 다른 부위에서도 긴장과 초조를 느끼셨나요?

샘: 가슴이요. 무섭고 아픈 느낌이 들었어요.

정신과 의사: 그런 느낌과 감각이 나타날 때 뭘 하고 싶었죠?

샘: 벽에다 머리를 박았어요.

정신과 의사: 벽에다 머리를 박은 뒤에는요?

샘: 간호사들에게 제가 그랬다고 이야기했어요. 그래야 불안을 해소할 수 있는 약을 더 받을 수 있으니까요. 그들은 약을 주면서 오늘 선생님과 이야기해 보라고 했어요.

정신과 의사: 벽에 머리를 박은 건 어떤 쓸모가 있었을까요?

샘: 말씀드린 것처럼, 제가 한 짓을 간호사들에게 말하면 약을 받을 수 있고 그럼 더 나아질 수 있죠.

정신과 의사: 만약 당신이 아내와 딸을 두고 여기로 돌아올 생각을 하면서 들었던 불안하고 초조한 느낌을 그대로 계속 갖고 있었다면 무슨 일이 벌어졌을까요?

샘: 모르겠어요. 돌아와야 한다는 생각에 화가 났어요. 안 돌아오고 싶었지만, 치료를 다 받지 않으면 아내가 집에 오지 말라고 할 거라는 걸 알았죠. 아내는 전에도 저를 여기 입원시키려고 했어요. 그냥 계속 그런 것들을 느끼면서 무슨 일이 일어날지는 잘 모르겠어요. 견딜 수가 없었어요.

정신과 의사: 네, 당신은 불안해졌고, 그런 뒤에 속에서 지루함과 불안함을 느꼈고, 그러고 나서 여기로 되돌아와야 한다는 생각에 화가 머리 끝까지 났던 거로군요. 현재의 상황을 고려할 때 그런 감정들 중 하나라도 이상한 건 없었나요?

샘: 네, 없었던 것 같아요. 그런데 제가 그렇게 반응을 많이 한 줄은 몰랐어요.

이 면담은 전체 병동 모임 때 진행됐고, 총 2시간에 걸쳐 다른 12명의 환자들과도 면담을 시행했다. 이 면담은 바쁜 정신과 의사가 짧은 시간 동안에도 환자가 감당하기 힘든 내적 경험을 알아차리고 더 나은 대응을 할 수 있도록 효과적인 ACT 면담을 시행할 수 있다는 사실을 보여 준다. 이 대화는 샘이 그동안 인지하지 못했던 분노 감정을 알아차리고 이름을 붙일 수 있게 했으며, 개인 면담에서 이를 연마할 수 있는 가능성을 열어 줬다. 입원 뒤 처방약은 고용량에서 조심스럽게 천천히 낮춰 갔다. 이러한 치료 맥락에서 정신과 의사는 샘이 회피해 왔던 내적 경험을 점점 더 많이 파악하고 수용하도록 도울 수 있었다. 약물 용량을 점진적으로 감량해 나가며 고통스러운 내적 경험을 수용할 수 있는 능력을 늘려 나가며 균형을 바로잡는 과정이 진행됐다. 균형을 잡다가 한쪽으로 기울어지는 경우도 흔하기 때문에 환자의 리듬을 존중하고 수용하는 것이 중요했다. 정신과 의사는 약물을 사용하는 것과 감정 수용을 촉진하는 것 사이의 줄다리기에서 길을 잃지 않기 위해 충분한 유연성을 유지했다.

ACT 프로토콜에서 우리는 치료 과정에 참여하는 환자의 준비 태세를 존중하고, 병동 맥락의 자원과 한계를 고려하며, 병동 근무자들 및 다른 환자들의 안전을 확보해야 한다. 가장 중요한 것은, 반드시 ACT에 부합하는 방식으로 진단을 공식화하고 환자에게 전달할 수 있어야 한다는 것이다. 이 모든 것을 염두에 두고, 환자의 정신과적 상태가 허락한다면 ACT 프로토콜을 활용해 환자를 치료할 수 있다. 이 프로토콜은 개인, 집단, 일반적인 병동 활동 같은 다양한 수준에서 작동한다.

≫ 진단의 기능 관리하기

정신과 의사는 진단이 어떤 기능을 하고 환자를 어떻게 돕는지 명확히 알고 있어야 한다. 병원 환경에서의 진단은 행정, 통계, 질 관리, 임상 용도 등으로 활용된다. 환자에 대한 진단은 그것이 제시되는 방식에 따라 기능이 달라질 수 있다. 진단을 딱 부러지게 단정적으로 전달하면 미래에 대한 절망, 무기력감, 비관주의와 더불어 자기낙인 생각과 행동을 유발할 수 있다. 진단을 환자에게 펼쳐진 생활 맥락에서 전달하면 환자가 삶의 문제에 대한 비난과 책임감을 덜 느끼게 해 준다. 맥락을 고려할 때, 즉 환자가 평생 살아 온 경험을 감안할 때 환자가 삶에서 얻는 실망스러운 결과는 환자의 잘못이 아니다. 만약 환자가 다른 삶을 살았다면 어쩌면 그 결과도 달라졌을지 모른다. 삶은 슬픔, 애도 그리고 궁극적으로는 희망과 수용으로 이어지는 굴곡이다.

한 가지 확실히 할 것은 환자가 곧 진단명은 아니라는 것이다. 많은 환자는 대개 진단을 문자 그대로 받아들이고 자신을 진단과 동일시하기 시작한다. “난 조울증이야.”, “난 우울증이야.” 혹은 “난 조현병이 있어.” 같은 말은 모두 정신건강 전문가가 붙인 진단적 꼬리표가 환자의 모든 정체성을 규정하고 있음을 보여 준다. 환자에게 진단을 설명할 때는 모든 사람이 삶에서 다양한 역할을 하고 있음을 강조하고, 환자가 자신에게 중요한 역할을 명료화하도록 도와줘야 한다. 이는 약물 효과에만 국한되지 않고 가치와 전념행동을 논의할 수 있는 공간을 열어 주는 것이기도 하며, 환자가 하나 이상의 중요한 삶의 역할을 잘 수행할 수 있는 능력을 향상시키는 데 활용할 수도 있다.

진단명을 알려 주는 것이 도움이 안 될 때도 있다. 그럴 때는 ACT의 세 가지 치료 과정에 집중하며 진단에 대한 논의를 생략하는 것이 더 효과적일 수 있다. 분열성 성격장애로 진단된 환자의 예를 보자. 이런 질환을 앓고 있는 사람은 흔히 회피적이고 구체적인concrete 인지처리 경향을 지니고 있어서, 진단에 초점을 맞추는 것이 환자에게 도움이 안 되고 낙인으로 여겨질 수 있다. 이런 경우에는 회피, 수동성, 위축이 불확실성이나 비난, 타인의 평가로부터 자신을 보호하는 데 중요한 역할을 차지한다는 것에 중점을 두는 ACT 관점의 설명이 환자에게 훨씬 더 와닿을 수 있다. 회피가 환자의 가치와 중요한 삶의 포부를 가로막는 결정적 역할을 하고 있음을 고려하면, 이러한 논의는 회피의 결과에 대한 또 다른 대화의 문을 열어 줄 것이다.

≫ 기능정신약물학 접근법 접목하기

약물치료에 동의하고 처방대로 복용하는 것은 많은 상황에서 핵심적인 삶의 가치를 위한 전념행동으로 볼 수 있다. 약물을 복용하면 환자가 직장에 복귀하거나 자신이 원하는 모습의 부모나 배우자가 되는 것을 가로막고 있는 장애물을 없애거나 줄일 수 있다. 이러한 목적의 약물 복용은 정신과 의사의 지시나 강요에 의한 것과는 정반대로, 자신의 가치를 위한 자유로운 선택으로 볼 수 있다. 약물 처방의 '자유 선택' 모형은 약물 복용의 장애물에 대해 더 개방적이고 솔직한 대화를 나눌 수 있게 해 준다. 약물에 의해 통제당하는 것에 대한 두려움, 부작용에 대한 두려움, 신체적 및 심리적 의존성의 위험 등을 대화의 주제로 다룰 수 있다. 맥락에 따라 논의의 유형이 다를 수 있겠지만, 환자가 장단기적 측면에서 각각 약물의 긍정적 기능 및 약물을 복용하는 것이 가치 있는 삶의 목표를 추구하는 데 어떤 도움이 되는지 알게 하는 것이 목표다.

사례: 캔디스

캔디스는 양극성장애가 있는 55세 여성으로, 여러 차례 정신병적 조증 삽화를 겪은 적이 있다. 그녀는 리튬lithium을 중단할 때마다 거의 어김없이 반복적으로 입원했다. 리튬을 계속 복용하고 있을 때는 대개 증상이 잘 조절되며 스스로도 '정상적'이라고 느낀다.

캔디스: 괜찮은 것 같으면 리튬을 끊어요. 약을 안 먹으면 어떻게 되는지 한번 시험해 보는 거죠.

정신과 의사: 리튬을 끊으면 보통 무슨 일이 생기나요? 예전에도 여러 차례 그런 시도를 하셨던 것 같은데요.

캔디스: 당장은 아무 일도 없어요.

정신과 의사: 그러다가요?

캔디스: 아주 행복하고 열정적인 기분을 느끼기 시작하죠. 엄청 적극적이고 생산적이 되어서 많은 일을 할 수 있고요.

정신과 의사: 리튬을 끊을 때마다 항상 그런 변화를 느끼세요? 잠시 동안은 아무런 변화도 없다가 굉장히 행복하고, 열정적이며, 적극적이고, 생산적이 되는 식으로요?

캔디스: 네, 진짜 기분이 좋아요. 리튬이 도움이 되는지는 잘 모르겠어요. 전 자신감과 유머 감각을 가지고 모든 사람과 대화할 수 있는 상태가 좋거든요. 좋은 아이디어도 많이 떠올리고 평소에 안 하던 일도 많이 하고요.

정신과 의사: 가족이나 주변 사람들 반응은 어떤가요?

캔디스: 제가 진짜 예민해지고 참을성이 없어질 때가 있는데, 그게 문제 될 때는 있어요. 누구 말도 안 듣거든요.

정신과 의사: 또 어떤 일이 일어나나요?

캔디스: 행동 방식이 달라져요. 이상해지죠. 이상한 말과 행동을 하기 시작해요.

정신과 의사: 네, 이상한 말과 행동을 하시는군요. 그런 행동 변화의 결과는 뭐죠? 그런 다음에는 무슨 일이 벌어지죠?

캔디스: 음, 가족 망신을 시켜요. 한번은 공공장소에서 제가 행동한 것 때문에 아들들이 너무 화가 나고 실망해서 몇 주 동안 저랑 말도 안 한 적도 있었어요.

정신과 의사: 또 실망스러운 결과로 이어진 적이 있었나요?

캔디스: 가장 최근에 입원했을 때는 아들이 면회 와서 마치 부모가 아이에게 하는 것처럼 저를 혼내고 가르치더라고요. 끔찍했죠. 이런 생각이 들더라고요. '내가 엄마인데, 아들이 나를 애 취급하면서 가르치네.' 저한테 반말까지 하더라니까요! 여기가 진짜 아팠어요(가슴을 가리키며). 역할이 완전히 바뀌었다고 느꼈죠. 다시는 그런 일이 없었으면 좋겠어요.

정신과 의사: 눈이 번쩍 뜨이는 경험을 하신 것 같네요. 그때 정말 괴로우셨을 것 같아요. 그럼 리튬을 끊으면 처음에는 기쁨과 활동성, 생산성처럼 좋은 것들을 느끼다가, 나중에는 더 쉽게 짜증이 나고, 참을성이 없어지며, 이성적인 판단이 힘들어지고, 결과적으로 아들들과의 관계가 안 좋아지는 거로군요. 맞나요?

캔디스: 네, 다시는 그런 일이 없었으면 좋겠어요. 아들한테 애 취급당하는 느낌이 싫어요.

정신과 의사: 어떻게 하면 아들과 역할이 바뀌는 일을 안 겪도록 자신을 보호할 수 있을까요? 엄마로서 존재하는 게 정말 중요하기 때문에 엄마 역할을 하고 싶으신 것 같은데요. 다시 아들들의 엄마가 되려는 목표를 이루는 데 도움이 될 만한 게 뭐가 있을까요?

캔디스: 리튬을 꾸준히 먹어야 할 것 같아요. 끊고 싶어도 그러면 안 되겠죠.

정신과 의사: 리튬을 먹기 싫고 오히려 끊을 때 기분이 진짜 좋아지더라도 기꺼이 계속 복용하실 마음이 있나요? 당신이 원하는 아들들과의 관계를 위해 계속 리튬을 드시는 것을 선택하실 의향이 있나요?

캔디스: 네, 그런 관점에서는 그게 가치 있는 선택인 것 같아요.

이 대화에서 정신과 의사는 환자가 중요한 삶의 영역에서 잘 기능할 수 있는 능력에 약물이 도움이 됨에도 불구하고, 환자가 약물을 꾸준히 복용하지 않으려는 것에 대해 가치기반 논의를 시작했다. 비록 정신과 의사가 환자로부터 약속을 받아 내기는 했지만, 이어지는 치료 회기들을 통해 다른 병동 근무자들도 환자가 약물을 꾸준히 복용하기로 한 선택을 강화해야 한다.

회피 전략의 일환으로 약물을 복용하고 있을 가능성이 우려될 때도 ACT 기반 개입이 필요할 수 있다. 환자가 중증 불안, 지루함, 공허함 등을 피하기 위해 계속 약물을 복용하거나, 충동적이고 자기파괴적인 방식으로 행동하려는 욕구로부터 '벗어나기' 위해 약물을 복용한다면, 약물은 실질적으로 회피행동을 더 촉진시킬 수 있다. 어떤 맥락에서는 환자가 자해행동을 단념하고 수용하는 것과 새로운 행동 레퍼토리를 개발하고 활용하기 시작하는 과도기에 약물을 복용하는 것이 가치에 부합할 수도 있다. 하지만 또 다른 맥락에서 보면 이는 충동적이고 자기패배적인 행동에 대해 근무자들이 더 구속적인 처치(격리, 신체 강박, 지속적 관찰 등)를 할 것에 대한 두려움을 회피하는 모습의 일환일 수도 있다. 이렇게 되면 환자는 예상되는 불쾌한 결과를 피하기 위해 더 많은 용량의 약물에 의존하게 될 수 있다.

사례: 메리

메리는 양극성장애와 경계성 성격장애가 있는 42세 여성으로, 혼재성 양상이 있는 우울 삽화로 입원했다. 과거 치료 순응도가 낮았고, 초조하고 자살경향성이 나타날 때는 고용량의 벤조디아제핀을 요구하는 경향이 있었다. 그녀는 지난 몇 달 동안 고용량의 비정형 항정신병 약물을 복용해 왔으며, 이제는 더 이상 벤조디아제핀을 처방받지 못한다는 것을 알기에 비정형 항정신병 약물에 더욱 집착하고 있다.

메리: 아침에는 괜찮은데 오후와 저녁 때 힘들어져요. 진짜 슬프고 불안하고, 잠든 뒤에 안 깨어나고 싶어요. 저녁 7~8시쯤에 자러 가서 최대한 오랫동안 자려고 노력해요. 집에서도 그랬어요. 그러다 보니 남편을 전혀 볼 수가 없었어요. 그런 지 꽤 된 것 같아요.

정신과 의사: 오후엔 어떤 느낌이시죠?

메리: 아침에는 바빠서 괜찮아요. 오후 일찍 조용해지면 그때부터 시작돼요. 불안하고 공허하죠. 약을 충분히 먹으면 그런 느낌을 없애는 데 도움이 되기도 해요. 그러니까 약을 끊는 건 생각도 안 하셨으면 좋겠어요. 약을 안 먹으면 또 시작될 테니까요.

정신과 의사: 공허하고 불안한 느낌이 들면 어떻게 하세요?

메리: 보통은 먹고 일부러 토하는데, 여기서는 안 그래요. 자해도 해요. 아무도 못 보게 허리를 긋죠. 하지만 여기서는 안 긋고 싶어요. 그냥 가서 자요.

정신과 의사: 먹고 토하거나 자해할 때 어떤 느낌이 드시나요?

메리: 마음이 편해져요. 더 나아지죠.

정신과 의사: 그러니까, 불안과 공허함으로부터 마음이 편해지는 거로군요. 편안한 게 얼마나 오래가죠?

메리: 아, 오래가요. 한 몇 시간 정도요. 최소한 다음날까지는 효과가 있어요. 도움이 되죠.

정신과 의사: 그러고 나서는요?

메리: 다시 그런 느낌이 들고, 그런 행동을 또 반복하게 되요.

정신과 의사: 그게 도움이 된다고 하셨는데요, 어떤 면에서 도움이 되나요?

메리: 몸에서 통증이 느껴지면 다른 건 다 잊어요. 몸을 그을 때는 제가 살아 있는 느낌도 들어요. 피를 보면 안심이 돼요. 상처를 소독하기 위해 술을 부을 때도 있어요. 그럼 진짜 아프면서 기분이 나아져요.

정신과 의사: 제가 이해한 게 맞다면, 당신이 불안과 공허함이 느껴질 때 사용하는 최우선적인 전략은 그걸 없애기 위해 가능한 한 모든 걸 다 하는 거네요. 먹고 토하거나, 자해하거나, 약을 먹거나 말이에요. 입원해 있을 때는 토하거나 긋지는 않고 그냥 잠을 많이 자고요.

메리: 네, 맞아요. 달리 그런 느낌을 감당할 수 있는 방법이 없으니까요. 속에서 막 폭발할 것 같은 기분이에요.

이 짧은 대화는 환자가 어떻게 감정 및 행동 회피 전략에 갇혀 있는지 보여 준다. 면담 중 환자는 불안, 지루함, 공허함을 수용하는 어떤 생각에도 강하게 저항하는 듯이 보인다. 또한 자신의 감정을 기술하는 데에도 어려움을 겪는데, 이는 이런 환자에서는 흔한 일이다. 정신과 의사는 그녀가 현재 순간을 인식하고 힘든 내적 경험에 대한 개방성을 키우는 데 초점을 맞출 것이다. 하지만 그녀가 자신이 나아지면 약물이 변경될지도 모른다는 두려움을 지니고 있음을 감안하면, 이 환자를 참여로 이끌기에는 어려움이 있을 것이다. 메리가 약물을 복용하는 것은 불안과 지루함을 덜 느끼고 먹고 토하거나 자해하고 싶은 충동을 조절하는 데 도움을 주고 있기 때문에 회피행동으로 기능한다. 첫 번째 ACT 회기 이후 메리의 태도는 달라졌다. 그녀는 빨리 효과를 나타내지만 궁극적으로는 효과가 없는 회피행동 대신, 불안과 공허함을 다룰 수 있는 다른 방법에 흥미를 보였다.

개인 ACT 회기의 역할

개인 ACT 치료 회기에서 다루는 주제는 치료자가 팀에서 맡고 있는 역할에 따라 달라진다. 정신과 의사가 진행하는 개인 면담은 진단, 증상, 치료 전략에 초점을 맞출 가능성이 높다. 이는 환자가 면담 때 흔히 꺼내는 주제이기 때문이다. 정신과 치료팀 내의 다른 구성원은 환자와의 개인 면담에서 더 심층적이고 깊이 있는 ACT 접근을 할 수 있다. 정신과 주치의는 환자의 정신치료를 담당할 시간이 거의 없다. 그래서 치료팀 내의 다른 구성원들이 ACT에 익숙해져서 환자에게 일관된 ACT 메시지를 전달할 수 있어야 한다. 개인 회기는 고통스럽고 원치 않는 경험을 정상화하고, 회피행동의 장단기적 효용성에 대한 환자의 인식 수준을 높이며, 개방성, 현재 순간의 인식, 조망수용, 개인적 가치와의 연결을 증가시키기 위한 실험적 연습을 활용하는 데 초점을 맞춰야 한다.

다양한 임상진료팀 전문가가 환자와 진행하는 회기 내용은 상당 부분 서로 겹칠 것이다. 이러한 중복은 병동에서 일관되게 회피행동의 효용성에 초점을 맞추고, 회피에 대한 대안으로 개방성을 장려하며, 환자의 삶의 포부에 대한 긍정적인 대화를 촉진하는 데 도움이 된다. 많은 입원 환자가 자신의 삶이 거의 다 끝났다고 느끼는데, 긍정적이고 낙관적인 ACT 화법은 이들의 마음을 사로잡으며 동기를 부여한다. 개인 회기 중에는 간단한 마음챙김 연습도 할 수 있다. 간호 인력은 가용 시간에 따라 짧게만 개입할 수도 있는데, 현재 순간에 대한 인식을 장려하는 동시에 원치 않는 개인적 경험에 대한 환자의 고통스러운 반응을 인정하는 데 초점을 맞춘다. 이를 통해 힘든 경험에 대해 보이는 모습이 아닌 있는 그대로의 모습으로 이름을 붙이고 수용할 수 있게 해 준다. 환자가 병동에서 혹은 퇴원 뒤에 할 수 있는 가치기반 행동에 초점을 맞춰 대화를 진행하면서, 기꺼이 고통스러운 경험을 하려는 의지를 고취하는 방향으로 발전시킬 수 있다. 병동 간호사들은 대개 의약품 중에서도 특히 필요시에 복용하는 약물을 관리하는 데 핵심 역할을 담당한다. 따라서 이들은 약물을 추구하는 행동의 기능을 다루고 이를 회피 지향 대 가치기반 프레임워크로 재구조화하기에 이상적인 위치에 있다. 추가 약물을 필요로 하는 긴급성이 더 이상 요청을 수락하는 결정적인 요인이 되지 않으면, 약물 처방이 당장은 고통을 완화하지만 장기적으로는 회피 경향을 강화할 수 있기 때문에 부담을 느끼는 모든 병동 근무자에게 큰 도움이 된다.

환자는 임상진료팀의 여러 구성원(간호사, 임상심리사, 사회복지사, 치료자 등)과의 면담에서 자신의 증상을 자주 물어보고, 자신이 왜 그런 증상을 느낄 수밖에 없는지에 대한 안심이나 설명을 구하려고 한다. 자신의 증상과 내적 경험에 대해 가혹하고, 자기비판적이며, 함부로 평가하는 태도를 지닌 환자는 흔히 자신의 증상에 몰두하고, 이들의 내적 경험은 안 좋은 순간을 정신과적 위기로 심화시킨다.

사례: 로라

로라는 우울증이 심한 젊은 여성으로, 양극성장애로 진단받았다. 현재 그녀는 다른 치료법이 다 실패해서 ECT를 받고 있는데 치료 반응이 느리다. 그녀는 10달 넘게 심하게 우울한 상태로 지내고 있으며 불안 수준도 매우 높다. 이렇게 심한 고통은 로라와 그 가족은 물론이고, 그녀가 감정적 지지와 속효성 항불안제 처방을 요구하는 병동 근무자들도 감당하기 힘들게 한다.

로라: 더는 못 참겠어요. 아무것도 못하겠어요. 진짜 끔찍해요. 병동에서 다른 사람들이 하는 걸 다 지켜봤는데요, 전 하나도 못하겠어요. 전 무가치하고 쓸모없는 인간이에요.

정신과 의사: 당신의 마음은 자신을 병동에 있는 다른 사람들과 비교하고 자신이 얼마나 쓸모없는지 이야기하느라 바쁘네요. 자신을 다른 사람들과 비교하는 게 무슨 도움이 될까요?

로라: 도움이 안 되는 건 저도 알아요. 더 나빠지기만 하겠지만 저도 어떻게 할 수가 없어요.

정신과 의사: 당신의 마음은 부정적인 방식으로 끊임없이 자신을 다른 사람들과

비교하고 있고, 당신도 그게 도움이 되기는커녕 오히려 기분을 더 안 좋게 만든다는 걸 알고 있군요.

로라: 비교하다 보면 하루 종일 침대에 숨어 있고 싶어져요. 달라진 게 전혀 없는 것 같아요. 이젠 질렸어요. 저 때문에 가족을 비롯한 모두가 힘들어요. 잠이 든 뒤에 영원히 안 깨어났으면 좋겠어요. 앞으로도 절대 안 나을까 봐 두려워요. 만약 할 수만 있다면 약을 먹거나 자해를 해서라도 삶을 끝낼 텐데 여기서는 그럴 수도 없어요.

정신과 의사: 삶을 끝내고 싶다는 말씀은 지금 처음 들었네요. 절망감을 느끼시는 건 이해가 되는데요, 삶을 끝내는 건 무슨 의미가 있을까요? 자살로 어떤 문제를 해결할 수 있죠?

로라: 음, 죽으면 더 이상 고통스럽지 않을 것 같아요.

정신과 의사: 온종일 안 좋은 기분을 느끼는 것에 대한 해결 방법 중 하나가 자살인 거로군요, 맞나요?

로라: 네, 그럼 다 끝나니까요.

정신과 의사: 확실히 끝나죠! 그리고 자살하지 않고 다시 나아질 수 있는 기회도 놓치게 되겠죠.

로라: 놓치다니요? 그게 무슨 뜻인가요? 제가 놓치고 있는 게 있나요?

정신과 의사: 전에도 이 정도로 힘드신 적이 있었던 것 같거든요. 그러고 나서 어떻게 됐죠?

로라: 아주 잠깐은 나아졌죠. 살아 있다고 느낄 정도로 일을 할 수 있었어요.

정신과 의사: 네, 당신은 경험을 통해 기분이 달라질 수 있다는 걸 알아요. 그리고 많은 일을 하고 있죠. 심지어 일거리도 찾았고요. 가족을 도와주고 조부모님도 보살펴 드리고 무료 급식소에서 봉사도 하고요. 때로는 도움을 너무 많이 줄 때도 있었고요.

로라: 음, 그건 다 옛날 이야기예요. 지금은 다시 삶의 블랙홀에 빠져 있어요.

정신과 의사: 변화는 우리에게 항상 일어나는 일이고, 잘못된 방향으로 일어날 때도 있지만 어차피 그것도 변합니다. 만약 당신이 스스로 목숨을 끊으면 가족은 어떨 것 같나요?

로라: 모르겠어요. 되게 슬퍼하겠죠.

정신과 의사: 다른 해결책이 있을지도 몰라요. 내부의 비판가가 말하는 내용을 좀 덜 믿는 거죠. 비판가는 당신이 아무것도 못한다고 얘기하지만, 실제 당신이 경험한 걸 보세요. 우리는 당신이 얼마전까지도 많은 일을 할 수 있었다는 걸 알아요. 선행도 했고 사람과 돌봄을 중시하는 일들도 했죠. 어쩌면 내부의 비판가는 지금 이 순간에도 그게 아니라고 말하고 있을지도 몰라요. 지난 하루 이틀 동안 여기서 무슨 일이 있었나요? 오늘 아침에는 뭘 하셨죠?

로라: 일어나서 샤워하고 나가서 담배 한 대 피우고 활동하러 갔어요.

정신과 의사: 네, 그리고 제가 볼 때 당신은 그런 활동에 정말 잘 참여했어요. 근무자들은 심지어 당신이 즐겁게 지내는 것 같다는 기록도 했고요.

로라: 네, 그때는 그랬지만 오래가지 않아 곧 다시 억눌린 기분으로 돌아왔어요.

정신과 의사: 마음속 비판가가 나타나서 당신의 문제를 전부 얘기한 건가요?

로라: 네, 뭐 그런 셈이죠. 정신병동에 입원해 있으니까 이 안에서 가치 있을 만한 게 없잖아요.

정신과 의사: 그럼 당신의 마음은 당신이 쓸모없고 아무것도 못한다고 말하고 있고, 당신의 경험은 당신이 그보다 더 잘하는 것은 물론이고 병동 집단 활동에도 참여한다고 알려 주고 있군요. 제가 보기에도 당신은 지난주보다 표정이 더 편안해지고 불안에 빠지는 것도 줄어든 것 같은데요.

로라: 마음은 이래라 저래라 얘기하는데 뭘 해야 할지 몰라서 하루 종일 아무것도 안 해요. 선생님이 보여 주신 것처럼 멈춰서 '정지'해 보려고 노력도 했는데 진짜 어려워요. 생각을 그냥 흘려보내려고 애쓰지만 그런 생각이 하도 많아서 몸이 완전히 마비되는 느낌이에요.

정신과 의사: 우리한테는 모두 내부의 비판가가 있고 모두 그런 비판적인 목소리에 속아 넘어가기 때문에 내부의 비판가를 없애려고 할 필요는 전혀 없어요. 당신이 정말 할 일은 가족, 친구, 친척, 그 외 도움이 필요한 사람들에게 당신이 했던 것처럼 자신에게 중요한 일에 집중하면서 비판가가 그냥 혼자 수다 떨게 내버려 두는 방법을 배우는 거예요.

이 대화를 통해 로라가 부정적이고 판단적인 내부 대화를 관찰할 수 있는 거리를 확보하지 못하고 있고, 정신과 의사는 그녀가 실제 경험과 마음속에서 하는 말을 생산적으로 변별하도록 노력하고 있음을 알 수 있다. 이 사례에서는 그녀가 알아차림을 함양하고 그것이 비판적 마음에 과잉동일시된 행동과 기분에 끼치는 영향을 확인하기 위해, 조금씩 방식은 다르더라도 똑같은 면담을 여러 번 반복하게 될 것이다.

집단 회기의 역할

집단치료 활동은 폐쇄형 집단, 5~7일 입원에 적합한 독립형 집단 회기, 개방형 ACT 정신치료 회기 등으로 구성된다. 집단치료나 정신교육 수업 회기는 단일 ACT 과정(예: 개방성)에 초점을 맞출 수도 있고 모든 ACT의 치료적 과정을 한 회기에서 다룰 수도 있다. 집단은 정신병 같은 더 특징적인 정신병리를 다루기도 하며, 보다 일반적인 형태로 초점화된 수용전념치료Focused Acceptance and Commitment Therapy: FACT(Strosahl et al., 2012) 집단도 있다. 4회기로 구성된 FACT 집단은 대부분 환자가 퇴원 전에 모든 치료적 모형을 접할 수 있어서 병동 환경에 딱 맞는다. FACT 집단의 회기별 내용 및 치료목표는 〈표 9-3〉에 나와 있다.

FACT 집단 회기는 대개 60~75분 동안 진행되며, 환자는 최대 4~6명까지 참여 가능하다. 이렇게 하는 데는 수많은 이유가 있다. 집단 회기 경험이 전혀 없는 환자는 참가자 수가 적은 것에 안심하고 더 선뜻 참여에 동의한다. 정신질환의 급성기에 흔히 나타나는 인지장애는 몇몇 연습을 수행하는 데 필요한 지시를 이해하거나 기억하는 데 어려움을 유발할 수도 있다. 소규모 집단으로 작업하면 환자들의 주의를 붙들어 놓고 각각이 한지와 개별적으로 작업하기에 더 수월하다.

각 집단의 회기를 구조화하는 것은 굉장히 중요하다. 이는 일상에서 벗어나 아직 병동 생활에 적응하고 있는 환자들을 안심시킬 수 있다. 모든 회기는 의도 설정하기 연습으로 시작하는데, 흔히 조용한 자기성찰 같은 것이 여기에 포함된다. 이어서 다음 집단 때까지 해 오기로 모두 동의한 '숙제'를 환자들마다 한 명씩 검토한다(2~4회기에 해당). 〈표 9-3〉에 나와 있듯이 환자들이 ACT 모형의 세 가지 핵심 치료 과정을 배워 가면서 각 회기의 내용이 상당히 달라지겠지만, 집단 회기는 항상 같은 식으로 마무리된다. 매 회기 끝에는 환자들이 다음 회기 전까지 실천하고자 하는 가치기반 행동을 말하도록 한다. 그 뒤 **과녁 한가운데** 연습을 완수하거나(1회기), 완수한 **과녁 한가운데** 연습으로 돌아가 '가치-행동 일관성' 목표에 점수를 다시 매긴다. 집단 프로토콜의 짧은 기간을 감안하면 가치-행동 일관성 점수는 놀랄 정도로 빠르게 긍정적인 방향으로 변한다. 환자들은 또한 매 회기마다 유용성을 평가하고, 자신에게 할당된 가치기반 숙제를 끝까지 해낼 수 있는 자신감을 평가한다.

FACT 집단 회기를 모두 마친 환자들은 상당히 긍정적인 변화를 보이는 경우가 많다. 집단 회기 참여에 개방성을 보이는 환자도 있고, 치료동맹에서의 긍정적인 변화가 나타나는 환자도 있으며, 실험적 연습을 통해 가치기반 활동에 참여할 수 있는 생활 여건에서 회피행동을 했을 때의 부정적 결과를 체감하는 데 도움을 받는 환자도 있다. FACT 집단에 참여하는 것은 불쾌한 내적 경험을 제거하거나 통제하는 것에서 벗어나, 원치 않는 느낌보다 더 중요한 삶의 우선순위로 초점을 돌리게 해 준다.

〈표 9-3〉 입원 FACT 집단에서 회기별 의제

1회기	목표
집단 소개 및 규칙 소개	참가자들은 자기소개를 하고, 진행자는 집단의 규칙을 확인하고 소개한다.
짧은 강의	ACT 소개
시작에 대한 은유	"여러분은 갈림길에서 두 개의 길 중 하나를 선택해야 합니다. 하나는 순탄하고 잘 닦인 길이지만 아무 곳으로도 갈 수 없어요. 다른 하나는 돌투성이에, 군데군데 움푹 패여 있고, 덤불로 둘러싸여 있는 길이지만 삶에서 중요한 모든 곳과 통해 있죠." (참가자들에게 가고 싶은 길을 하나 선택하도록 한다.)
	여러분은 어떤 길을 걸어 왔는가?

연습	앞의 은유를 바탕으로 다음의 FACT 초점 질문을 던진다
	● 여러분은 어떤 길을 가려고 노력해 왔는가?
	● 여러분은 (그 길이 여러분에게 도움이 되도록) 어떤 노력을 해 왔는가?
	● 지금까지 여러분의 전략은 얼마나 효과가 있었는가?
	● 삶의 활력과 의미의 측면에서 볼 때, 그 전략 때문에 얼마나 큰 대가를 치렀는가?
'인생 경로' 소개	환자들에게 자신의 여정이 어디로 향하고 있는지 물어본다(통제하려고 애쓰는 삶을 지향하는가, 아니면 의미 있고 가치 있는 삶을 지향하는가).
	● 의미 있는 삶은 실제로 어떤 모습일 것 같은가?
	● 여러분은 무엇을 하고 싶은가?
'180도 회전' 은유	많은 것을 지나치게 빨리 바꾸려고 할 때의 위험성, 변화에 필요한 도움과 동기부여, 속도를 늦추고 관찰해야 할 필요성 등을 보여 준다. 환자들에게 일직선을 따라서 빨리 걷다가 신호가 울리면 곧바로 180도 돌게 한다. 이러한 급격한 방향전환은 불균형과 혼란(어떤 경우에는 360도 돌기도 함)을 유발한다.
	이것은 멈춤, 관찰, 방향 설정 없이는 변화하기 어려움을 보여 준다.
숙제	병동에서 실천할 수 있는 마음챙김 연습(예: 바디스캔, 호흡조절, 생각 바라보기)
평가	회기를 마치기 전에 각 참가자들이 **과녁 한가운데** 연습을 완수하도록 한다.
집단 회기에 대한 참가자들 평가	
2회기	**목표**
의도 설정하기 연습	만약 기적이 일어나서 오늘 여러분이 뭐든지 배울 수 있다면 어떨 것 같은가?
숙제 검토	마음챙김 연습을 얼마나 자주 했는가? 마음에 대해서 무엇을 배웠는가?

마음챙김 연습 시작하기	'건포도' 연습과 디브리핑하기. 건포도 연습은 오감을 활용하여 마치 건포도를 처음 보는 것처럼 탐색하는 것이다. 이 연습은 우리가 무심결에 행동하고, 우리와 우리의 체험 사이에 생각과 경험이 끼어드는 경향이 있음을 보여준다.
개인적 사건에 대해 배우기	감정, 생각, 행동의 세 가지 원과 그것들 간의 상호 연관성
가치에 대해 배우기	자유롭게 선택하고, 종착역이 없고, 의존적으로 느껴지지 않고, 항상 기쁘지만은 않은 삶의 방향
집단 역할극	**버스 안의 승객들** 은유와 디브리핑
마음챙김 실습	시간이 남으면 간단한 바디스캔 시행
숙제	각자 다음 회기까지 실천할 가치기반 행동을 이야기한다.
평가	**과녁 한가운데** 연습을 통해 가치-행동의 일관성을 재평가한다.
집단 회기에 대한 참가자들 평가	
3회기	**목표**
의도 설정하기 연습	오늘 수업에서 얻고 싶은 것은 무엇이며, 이를 위해 어떤 준비를 했는가?
숙제 검토	2회기 때 할당된 가치기반 행동
개방성	현재에 충실하고, 판단하거나 반응하지 않기. 도망가고, 숨고, 벗어나려는 유혹을 물리치기. 개방성은 일부러 고통스럽거나 괴로워지기 바라는 것이 아니라, 이미 존재하는 고통을 기꺼이 수용하는 것이다.
개방성 연습	힘든 감정, 생각, 신체 감각의 기억에 마음을 열기
조망수용	"뇌와 마음은 똑같지 않습니다. 마음이 곧 여러분 자신은 아닙니다. 뇌는 컴퓨터, 마음은 운영체계이며, 여러분은 컴퓨터 화면을 바라보는 사용자입니다."

달라붙는 생각 연습	환자들에게 고통스러운 생각이나 감정을 종이에 써서 옷에 붙인 뒤, 다른 사람들의 종이를 읽고 인사를 나누며 방안을 돌아다니도록 한다.
	연습을 반복하되, 이번에는 마치 반려견 이름을 짓듯이 아까의 그 감정과 생각에 부드럽고 다정한 이름을 붙여준다.
	디브리핑
관찰 거리(관찰자로서의 자기)	"강물에 흘러가는 낙엽처럼, 나는 내가 생각을 하고 있다는 걸 알고 있습니다." 괴물과의 줄다리기처럼 다른 은유도 시도
숙제	다음 회기까지 가치기반 행동을 실천하기로 약속한다.
평가	**과녁 한가운데** 연습에서 가치-행동의 일관성을 재평가한다.
집단 회기에 대한 참가자들 평가	
4회기	**목표**
숙제 검토	각 환자가 실천한 가치기반 행동을 디브리핑한다.
의도 설정하기 연습	여러분이 이미 한 것과 다음에 할 준비가 되어 있는 것에 대해 스스로 감사하기: 오늘 수업의 의도(3분)
'자기자비'	내부의 비판가에 동조하는 것에 대한 대안으로 자신을 부드럽게 대하는 방법을 배운다. 순간을 알아차리는 것을 실천하다 보면 자연스레 부드러움을 지향하고 계속해서 삶의 목적지를 향해 나아가게 된다.
자비 연습	괴로움에 빠져 있는 친구를 어떻게 대할 것인가?
	파란 담요로 자신의 몸을 감싸기
	'약간의 흠결' 지니기
기꺼이 하기	설령 감정적으로 힘들어지더라도, 자발적으로 자신이 중요하게 여기는 상황으로 들어간다.
기꺼이 하기 연습	가치에 대한 장애물 코스
숙제	24~48시간 이내에 가치기반 행동하기
평가	**과녁 한가운데** 연습에서 가치-행동의 일관성을 재평가

집단 회기에 대한 참가자들 평가 및 향후 방향(외래 ACT, 마음챙김 집단, 개인치료 등)	

FACT 집단을 진행할 때 임상적 고려 사항

치료자의 관점에서 볼 때 첫 번째 FACT 회기는 굉장히 어려울 수 있다. 집단치료를 처음 경험하는 환자는 집단 안에서 경계하고 조심해야 한다는 선입견을 가질 수 있다. 어색함이 풀어지고 환자들이 굳이 자기의 전 생애를 여러 사람 앞에서 전부 드러내지 않아도 된다는 것을 알게 되면서, 이후 세 차례 회기는 조금 더 부드럽게 진행될 수 있다. 우리는 세 번째 회기에서 환자들로 하여금 불쾌하고 때로는 부끄럽기도 한 생각과 경험을 적어 보도록 요청한다. 참가자들은 얼마나 많은 사람이 자신과 비슷한 생각과 감정을 지니고 있는지 보고 놀라는 경우가 많다. 치료자는 참가자들이 불쾌한 개인적 경험에 대해 자신이 좋아하는 야옹이나 멍멍이에게 하듯 자상하고 다정한 이름을 지어 주도록 격려한다. 이러한 명확한 지침에도 불구하고 참가자들은 대개 원치 않는 생각이나 느낌, 기억 등에 대해 미리 끔찍한 이름을 지어 놓을 것이다. 이 연습의 목적은 내부의 불쾌한 경험에 대한 수용성을 촉진하고, 사람의 마음의 보편성을 확인하며, 조망수용을 격려하고, 자신은 물론이고 두려워하고 회피해 온 경험에 대한 자비로운 지닌 태도를 발달시키는 것이다.

종종 급성 정신과적 증상에서 나타나는 인지저하나 약물로 인한 진정sedation 효과로 인해 환자가 ACT의 여러 실험적 연습에 담겨 있는 은유의 추상적 의미를 이해하거나 참여하는 데 어려움을 겪기도 한다. 가끔은 환자가 은유나 실험적 연습을 문자 그대로나 구체적인 방식으로 대함으로써 어려움을 겪기도 한다. 한 번은 건포도 마음챙김 연습이 끝날 때쯤에 한 참가자가 럼주에 절인 재미있는 건포도 레시피를 이야기한 적이 있었다. 주지화intellectualization 경향이 있는 환자는, 너무 많은 변화를 너무 빠르게 진행할 때 나타나는 위험을 강조하는 180도 돌기 은유(〈표 9-3〉) 같은 것을 경험하는 데 어려움을 겪을 수 있다. 이들은 급격한 방향전환을 신체적으로 경험하려는 노력과 정반대로 디브리핑 때 정교한 설명을 제시할지도 모른다. 집단 진행자는 질문과 진행을 적절하게 활용해서 환자가 의도한 방향으로 반응하게 해야 한다.

특히 **버스 안의 승객들** 같은 은유를 롤플레잉할 때는 외래 집단보다 입원 집단에서 더 지시적일 필요가 있다. 이 은유는 삶에서 가치를 추구하는 것을 회피하는 대가뿐만 아니라, 생각과 감정에 사로잡히는 것의 결과도 보여 준다. 또한 버스 운전사에게 못된 승객들을 통제하려고 하지 말고 그냥 버스에 타고 있게 함으로써 수용성을 강조한다. 5~10분 정도 되는 이 연습을 하는 내내 분명하고, 명료하고, 반복적으로 지침을 제시해야 한다. 집단 진행자는 버스 운전사가 집중을 못하고 운전을 중단하게 만들기 위해 '승객들'이 적극적인 언어적 방해를 하도록 유도해야 한다. 진행자는 또한 버스 운전사가 원하는 삶의 목적지를 향해 계속 운전하는 동안 승객들이 '자기 할 일을' 할 수 있도록, 수용 및 기꺼이 하기를 반영하는 발언들을 할 '채비를 갖추도록' 도와줘야 한다. 가끔은 참가자들이 지침을 너무 문자 그대로 받아들여서 버스 운전사를 물리적으로 방해하기도 하고, 버스 운전사가 본래의 목적지를 잊어버리기도 하며, 일부 집단 구성원은 이제 막 친하게 된 병동 동료에게 상처를 주는 것이 두려워 못된 승객 역할을 맡기 꺼려하기도 한다. 진행자는 집단 참가자들에게 이것은 운전사의 마음속 내용을 반영하는 시나리오일 뿐이기 때문에 실제로 운전사 역할을 하는 환자에게 상처가 되지 않음을 상기시켜야 한다. 이러한 물리적 은유 연습을 실행하는 것은 가끔 중간중간 끊기고, 지루하며, 소용없는 것처럼 보이기도 하지만, 참가자는 이를 통해 많은 것을 배운다는 점을 주목할 필요가 있다. 참가자들은 종종 FACT 집단 마지막 회기에 있는 가치에 대한 장애물 코스를 할 때 **버스 안의 승객들**과 유사성을 느낀다.

가끔은 집단에 참여하는 것에는 동의하더라도 막상 롤플레잉 연습에서는 소극적이거나 참여를 거부하는 환자들도 있다. 환자들이 그러는 것은 올바른 방향으로 가는 한 과정일 수 있으므로 그들의 결정을 수용해야 한다. 바로 이런 환자들이 특히 롤플레잉이나 은유를 디브리핑하는 회기가 난관에 빠졌을 때 정곡을 찌르는 말을 통해 도움을 주기도 한다. 연습이 완전히 산으로 가고 있다고 생각해서 중간에 개입해 '바로잡으려는' 유혹을 느낄 때도 있을 것이다. 힘들어하는 친구에게 어떻게 행동할 것인지 먼저 물어본 다음 자신에게는 어떻게 대할 것인지 물어보는 자비 연습의 한 예를 보자. 이 연습의 목적은 타인에 대한 행동(친절하고 위로해 줌)과 자신에 대한 행동(가혹하고 판단하고 징벌적임)의 차이를 보여 주는 데 있다. 한 참가자는 힘들어하는 친구에게 굉장히 가혹하고 단호한 방식으로 대할 것처럼 말했다. 집단 진행자는 그 참가자가 혹시 연습의 취지를 잘못 이해했는지 확인하고 싶은 마음을 애써 참았다. 그 환자가 자신을 대하는 방식에 이르자 스스로를 굉장히 경멸적으로 질책하면서 머리카락을 뜯고 소리를 지르며 벽에 머리를 박았다. 자신에 대한 행동과 비교하면 친구에 대한 행동은 꽤 친절하고 자상한 편이었으며, 집단 진행자는 이러한 극명한 대조를 통해 그 환자가 자신에게 얼마나 가혹한지 알 수 있었다. 이와 마찬가지로 마음챙김 연습에서도 환자들이 부정적인 생각을 밀어내거나 마음을 비우려고 애쓴다는 말을 계속할 때가 종종 있다. 이런 오해들을 요령 있게 바로잡는 것이 중요하기는 하지만, 옳고 그름에 대해 너무 경직되게 접근하지 말고 단기간의 입원 기간 동안에는 그냥 이를 잘 염두에 두고만 있으라. 씨앗을 심고 자양분을 주다 보면 언젠가는 싹을 피우기 마련이다.

환자의 역기능적이고 효용성 없는 행동이 너무 깊이 몸에 밴 나머지 환자가 그런 행동의 본래 기능을 모르는 경우도 간혹 있다. 한 환자는 자신의 중독행동은 축하의 의미에서 시작된 것이며, 마약과 알코올을 그런 식으로 사용하는 것이 불쾌한 느낌을 피하거나 거기에서 벗어나려는 목적이 아니었다고 단호히 말했다. 그는 최근 생활 스트레스가 심해지면서부터 마약과 알코올을 회피행동의 일환으로 사용했다는 입장을 견지했다. 호기심 있고 개방적인 태도로 이에 대해 더 탐색하자, 그는 초기에 했던 많은 중독행동이 지루함과 공허함을 못 견딘 나머지 자극을 추구하는 목적으로 사용한 것이었음을 알게 됐다.

자기낙인 및 약물 순응도에 대한 보조 ACT 집단

자기낙인과 약물 비순응 문제를 다루는 ACT 집단도 있다. 이 집단은 4회기 FACT 집단과 병행하기도 한다. 앞서도 언급했듯이 집단 간에 어느 정도 중복과 반복이 있을 수 있다. 하지만 이 또한 환자들이 자신의 행동의 효용성을 평가하고, 현재 순간에 충실하며, 자신에게 수용적이고 가치에 기반해 자비롭게 대하는 정도를 평가할 수 있게 해 준다는 점에서 도움이 된다.

낙인은 재입원 위험을 높일 수 있는 자기패배적 행동을 촉진하는 데 중대한 역할을 한다. 오래된 격언처럼, 사람들은 자신에게 달린 모든 경멸적인 꼬리표에 '그대로 맞춰' 사는 경향이 있다. ACT는 여러 임상적 맥락에서 자신 및 타인에 대한 낙인을 감소시키는 강력한 치료 패키지다. 따라서 환자는 물론이고 그들을 돌보는 근무자들의 낙인찍는 태도와 행동도 적극적으로 약화시키는 것이 입원 ACT 프로토콜의 중요한 부분 중 하나다.

낙인 집단은 90분짜리 단일 회기로 이루어진다. 집단의 목표는 다른 사람들(예: 환자의 가족, 친구, 직장 동료)이 환자가 병에 걸렸다는 이유로 꼬리표를 붙이는 것을 알게 하는 것이다. 정신과 입원 환자들은 흔히 자신을 약하고 열등하며 하자가 있는 존재로 인식한다. 이러한 도발적인 판단과의 과잉동일시는 수치심과 불안을 유발하고, 건강하지 못한 자기패배적 회피행동(예: 물질사용, 사회적 위축)을 심화시킨다. 대부분 자기낙인은 사회적 맥락에 있는 사람들이 환자를 낙인찍는 태도와 행동이 그대로 내면화된 것이다. 환자가 낙인찍는 행동에 참여하지 못하게 막을 수는 없지만, 자신의 믿음과 과잉동일시하는 것에 대해서는 어느 정도 선택권을 가지게 할 수 있다. 따라서 낙인 집단의 목표는 **자기낙인** 행동을 줄이는 것이다. 자기낙인으로 치러야 하는 대가와 그에 대한 환경적 원인을 조명하는 데 기능분석을 반복적으로 활용한다. 낙인으로 인한 두려움과 수치심을 더 잘 알아차리게 하기 위해 마음챙김 연습을 활용한다. 이는 자신을 수용하는 데도 도움이 되고, 어떤 꼬리표와도 동일시하지 않는 것을 선택하는 대안적 태도를 강조하는 데도 유용하다. 한 환자는 자신이 앓고 있는 양극성장애 증상과 거의 혹은 아무런 관계가 없는 여러 역할을 수행해 왔음을 깨닫는 조망수용 연습을 한 뒤에 마음이 편안해지는 것을 느꼈다. 이전까지는 삶의 모든 맥락에 있는 모든 사람이 그가 '양극성'이라는 사실에 근거해서 반응한다고 생각했는데, 조망수용 연습을 하면서 다른 사람의 믿음이라고 가정했던 것이 사실은 자신에게 중얼대는 내부의 비판가임을 깨달은 것이다.

입원환자 프로토콜에서 환자들은 치료 순응도 향상을 위해 90분짜리 ACT 정신교육 집단에 참여한다. 이 집단에서는 환자들이 효용성과 가치기반 생활이라는 눈금자를 활용해서 자신의 치료를 관리하고, 비순응으로 이어지는 장애물과 행동을 탐색하는 방법을 가르친다. 이 집단의 핵심 주제는 약물 순응도이지만, 신체활동 증진, 건강한 식단, 긍정적인 사회적 상호작용을 개발하는 것도 함께 다룬다.

약물 순응도 집단은 ACT 매트릭스 모형(4장 참조)을 사용한다. 이는 환자들에게 자신의 행동이 어떤 기능을 하는지 알아차리고, 다양한 행동이 어떻게 삶에서 중요한 것을 향해 다가가거나(가치기반) 물러나게(회피기반) 하는지 구체적으로 보여 준다. 매트릭스 회기에서는 환자들이 약물을 복용하는 것이 자신의 삶에서 더 많은 통제력을 지니고 자신의 가치에 더 가까이 다가가게 해 준다는 사실을 강조한다. 이 집단에서는 약물을 중단하는 '합당한' 이유를 탐색하는 것도 강조한다. 환자들은 불쾌한 부작용을 두려워하거나 실제로 경험함으로써 약물을 중단하기도 하며, 대개 이를 처방의에게 이야기하는 것을 꺼린다. '현실적으로' 정신과 약물을 복용하기 위해서는 이득과 위험의 균형이 맞아야 한다. 환자가 감정적으로 불안정하고 기능할 수 없을 것 같을 때는 약물 복용의 이득이 부작용과 같은 위험을 명백하게 넘어선다. 하지만 일단 환자가 부분적으로나 완전히 회복되면, 이득과 위험의 무게추는 위험 쪽으로 이동할 것이다. ACT 프레임워크에서는 이것이 사람의 자연스러운 반응임을 강조한다. 즉, 비순응과 관련된 문제를 환자를 비난하고 수치스럽게 하는 근거로 활용해서는 안 되며, 집단 진행자는 이를 호기심과 비판단적 마음을 지니고 객관적으로 다뤄야 한다.

성공의 팁

고통스럽고 심각한 증상에 대처하고 관리하는 것도 중요하지만, ACT 입원 프로그램은 환자의 기능 상태와 평상시 삶의 질을 향상시킨다는 철학에 근거하여 치료목표를 설정한다.

생물학적 개입은 실제 현실에서 기능을 방해하는 증상을 목표로 하는 기능정신의학 프레임워크에 따라 이루어진다.

정신과 진단이 전문적 맥락과 논의에는 유용할 수 있지만, 환자가 그런 꼬리표에 수동성, 자기비난, 비관주의로 반응할 가능성이 있기 때문에 환자-의사 관계에서는 조심스럽게 다뤄야 한다.

정신과 주치의와의 초기 입원 면담부터 시작해, 이후의 모든 치료 회기와 임상진료팀 구성원과의 만남에서 일관되게 ACT '메시지'를 전달해야 한다.

균형 잡힌 입원 프로그램은 개인치료, 집단치료, 병동 활동의 각 수준에 맞춰 ACT를 제공한다. 모든 임상진료팀 구성원 및 병동 근무자는 ACT의 핵심 원리를 잘 알고 익숙해져야 한다.

단기 ACT 집단은 보조요법으로 활용할 때 특히 유용하고 강력하며, 병동 환자들도 호의적으로 잘 받아들이는 편이다.

ACT 기반 집단은 가치에 기반하여 행동을 선택하는 맥락에서 약물 순응도와 자기낙인 태도 및 행동에 초점을 맞추는데, 이를 통해 입원 프로그램을 더욱 강화할 수 있다.

≫ 병동 활동 맥락에서 ACT 시행하기

입원 환자가 아무리 개인치료나 집단치료 회기에 많이 참여하더라도, 대부분 시간은 병동에서 다른 환자 및 근무자들과 함께 보낼 것이다. 실제로 환자들과 가장 많이 접촉하는 이들은 간호 및 보조 인력이다. 이는 병동 근무자들이 나름대로 ACT 실무자로서 기능할 수 있도록 효과적인 입원 프로토콜이 반드시 구비되어야 함을 의미한다. 일반적으로 이를 위해서는 모든 병동 직원이 ACT 모형을 교육받고 실행할 수 있어야 한다. 병동 근무자를 교육하고, 이들이 교육받은 대로 실행하기 위한 실천적 지침을 제공하는 것과 관련된 복잡한 내용은 10장에서 다루고 있다. 일단 여기서는 병동 근무자가 어떻게 하면 희망적이고 의욕을 북돋아 주는 ACT 치료환경을 조성하는 데 기여할 수 있는지 간단히 다루겠다.

병동 환자들은 매일 근무자들이 진행하는 마음챙김 활동 회기와 호흡조절 연습에 참여한다. 간호 인력은 독자적으로 의사소통 기술, 가치, 전념행동 회기를 진행할 수 있다. 모든 병동 근무자는 매주 병동 환자들에게 발생한 이슈를 다루는 '열린 포럼' 형태의 정신교육 수업에 참여한다. ACT 매트릭스 모형은 실용적이고 유용하기 때문에 여기서도 활용된다. 다음의 지문은 병동 모임 때 나오는 흔한 대화의 일부다. 여기서는 행동의 효용성을 측정하는 데 중점을 두고 있다. 이를 통해 ACT를 활용해서 '다가가기'나 '물러나기'를 드러내고, 환자들이 고통스럽고 원치 않는 경험을 단순히 마음속 사건으로 알아차리게 가르치는 방법을 보여 준다.

환자 1: 전 불안하면 기도를 해요.

근무자: 기도는 어떤 효과가 있나요? 기도하면 무슨 일이 생기죠?

환자 1: 제 안에 있는 불안을 생각하지 않을 수 있어요.

근무자: 기도를 멈추면 어떻게 되죠?

환자 1: 다시 불안해지죠.

근무자: 그럼 기도는 짧게는 도움이 되지만 길게는 효과가 없네요. 매트릭스에서 기도를 어디에 놓으시겠어요?

환자 1: 왼쪽 윗부분이요.

환자 2: 기도는 좋은 거 아닌가요? 신앙이 깊은 사람은 기도를 중요하게 여겨요. 기도하는 게 잘못은 아니잖아요?

근무자: 물론 기도하는 게 잘못은 아니죠. 중요한 건 기도의 기능이나 목적이에요. 만약 당신이 신앙인이어서 하나님과의 관계가 중요하다면, 그래서 당신이 더 신실해지고 영적인 가치에 가까워지기 위해 기도한다면, 그때 기도는 오른쪽 위에 자리할 수 있을 거예요. 그건 당신의 내면적 건강을 위한 긍정적 행동이니까요. 하지만 당신이 불안함을 안 느끼려고 주의를 다른 곳으로 돌리기 위해 기도한다면, 그건 회피하기 위한 목적으로 하는 거죠. 그럴 때는 왼쪽 위에 자리할 거예요. 기도하는 게 옳으냐 그르냐의 문제가 아니라, 기도를 왜 하는지 그 목적이 가장 중요한 거예요. 예를 들어, 하루 종일 누워만 있는 경우를 생각해 보죠. 만약 탈진했거나 독감에 걸려서 그랬다면 어느 위치에 놓는 게 좋을까요?

환자 2: 오른쪽 위요?

근무자: 맞습니다! 하지만 만약 우울해서 아무도 안 만나고 싶고, 하루 종일 누워 있으면 오히려 더 피곤하고 우울해지는데도 불구하고 계속 그렇게 누워 있다면, 어느 위치에 놓아야 할까요?

환자 3: 그래도 오른쪽 위로 갈 수 있을 것 같아요. 뭘 하기에 너무 우울하고 피곤할 때는 그렇게 하루 종일 누워 있는 게 도움이 되니까요.

환자 4: 네, 저도 우울할 때는 힘이 하나도 없고 아무것도 못하겠어요. 침대는 제가 안심할 수 있는 유일한 곳이에요. 그러다 잠이 들면 우울과 걱정에서 벗어날 수도 있고요.

근무자: 네, 휴식을 취하는 것만큼이나 침대에 있을 때 안심이 되고 안전한 느낌이 드는군요. 그런 식으로 침대에 누워 있는 건 어떤 효과를 나타낼까요? 그렇게 누워서 하루를 보내면 피곤한 게 줄어들고 더 상쾌해질까요?

환자 4: 아니요, 피로감이 사라지는 건 아니에요. 어떨 때는 피곤한 게 더 심해지기도 하고, 할 일을 안 했다는 사실에 죄책감과 혐오감이 느껴질 때도 있어요.

환자 3: 제가 그러고 있으면 가족들도 정말 짜증 내요.

근무자: 여러분은 이제 침대에 누워 있는 게 기력을 회복시켜 주지도 않고 결국에는 더 피곤하게 만들 수 있다는 걸 압니다. 내부의 비판가에게 더 많은 실탄

을 제공하기도 하고요. 가족들 기분도 안 좋게 만들죠. 침대에 누워 있는 게 새로운 문제가 될 수도 있고요. 이제 침대에 누워 있는 걸 매트릭스의 어디에 놓으면 좋을까요?

환자 4: 왼쪽 위요. 물러나는 움직임에요.

근무자: 그렇습니다. 똑같은 행동이 매트릭스의 양쪽에 다 들어갈 수 있다는 것에 주목하세요. 침대에 누워 있는 것 자체가 나쁜 게 아니에요. 여러분이 그걸 하는 이유와 그로 인해 얻게 되는 결과가 중요한 거예요. 침대에 누워 있어서 원하는 결과를 얻었나요?

환자 5: 말씀하신 게 맞는 사람도 있겠지만 전 정말 기분이 너무 안 좋아서 도저히 침대 밖으로 못 나갈 때도 있거든요. 침대를 벗어나는 게 아예 불가능해요. 그럴 기력이 없다는 걸 제가 잘 알고요.

근무자: 네, 우울증이 심할 때는 침대 밖으로 나간다는 생각이 마치 에베레스트 산에 오르는 것처럼 느껴질 수 있어요. 그렇게 하는 게 아주 고통스러운 경험이 될 수도 있고요. 그냥 궁금해서 여쭤보는 건데요, "난 침대 밖으로 나갈 수 없어. 그건 불가능해. 내가 못할 거라는 건 내가 잘 알아." 같은 생각은 매트릭스의 어디에 놓으면 될까요?

환자 5: 왼쪽 위 같은데요. 물러나는 움직임과 같은 유형의 생각이잖아요, 맞죠?

≫ 요약

이 장에서는 ACT를 짧은(5~7일) 입원 기간 동안 일상적인 병동 프로그램에 통합할 수 있는 방법을 보여 줬다. 지금까지는 환자들의 피드백도 좋고 치료 경과도 굉장히 좋다. 더 중요한 것은 ACT 모형이 환자를 대하는 인간적이고 긍정적인 방식 덕분에 병동 근무자들에게도 인기가 많다는 사실이다. ACT는 병동에서 흔히 활용하는 다른 치료 기법과도 잘 통합되고 보완적인 역할을 한다. 그중에서 '회복' 지향적 방식의 치료 기법은 ACT와 마찬가지로 증상의 관해보다는 환자가 증상을 경험하면서도 의미 있는 삶을 살아가게 하는 데 중점을 둔다. 심리적 회복탄력성을 뒷받침하는 핵심 과정을 강화하는 데 집중적인 노력을 기울이는 것은, 정신과 의사와 환자 모두에게 증상을 조절하고 없애야 한다는 회피기반 의제에 갇히지 않을 수 있는 새로운 길을 열어 준다.

정신과 의사로서 입원환자를 대상으로 ACT를 시행하는 것은 아주 큰 만족과 보람을 가져다주고, 전공을 정신과로 선택한 것에 의미를 느끼게 해 준다. 특히 의료진들 사이에 운명론적 태도가 스며들어 있는, 중증 정신질환자가 대부분을 차지하는 아주 열악한 입원 시설에서 근무하고 있다면 더욱 그렇다. 근무자와 환자 모두 꼭 희망을 지니고 있어야 한다. 가끔은 일시적이나마 근무자가 환자의 희망의 보고가 되기도 한다. 입원환자를 대상으로 한 ACT의 주요 사항을 상세히 살펴보는 여정을 마치는 이 시점에서, 깊이 있고 의미 있고 잊지 못할 말을 찾고 싶으나 딱히 영감이 떠오르지 않는다. 대신 빅토르 위고Victor Hugo의 말로 마무리를 하겠다. “미래를 창조하는 데 꿈만큼 좋은 것은 없다.”

핵심 정리

- 병동 단위로 진행하는 ACT 프로토콜은 입원 중 다른 형태의 정신과적 관리에 강력한 보조 요법이 될 수 있다. ACT는 입원 환자의 예후를 향상시킨다.
- ACT 프로토콜에는 다양한 의료진이 시행하는 개인치료 회기, 단기 집단 회기, 자기 낙인과 약물 순응도를 다루는 독립 회기, 전체 병동 모임에서 간호 인력이 시행하는 ACT 매트릭스 개입이 있다.
- ACT의 과정기반 접근은 정신과 주치의가 초기 면담을 진행할 때부터 통합적으로 적용할 수 있다.
- 기능정신의학적 진단을 활용해서 환자의 참여를 고취하고, 활력 있는 삶의 전망에 대해 환자가 수동성과 비관주의로 반응하거나 절망적이고 무기력하게 느낄 가능성을 최소화한다.
- 약물은 감정 회피를 강화하는 쪽으로 사용될 수도 있고, 반대로 환자의 가치와 중요한 삶의 영역에서 기능할 수 있는 능력을 증진하는 쪽으로도 사용될 수 있다.
- 4회기 FACT 집단은 환자들에게 인기가 많으며, 매우 강력한 효과를 나타낸다.

- 짧은 ACT 집단은 자기낙인이나 약물 순응도 같은 주제에 초점을 맞출 수 있다.
- ACT 매트릭스는 환자들에게 ACT 모형의 핵심 과정을 교육하고, 최소한의 훈련만으로도 간호 인력이 직접 수행할 수 있는 아주 유용한 도구다.
- 병동 내 역할과 책임은 각기 달라도 모든 근무자가 ACT 치료자라고 할 수 있다. 이들은 매일 ACT에 기반한 환자 교육을 시행하는 데 매우 중요한 역할을 한다.

■ 읽어 볼 만한 문헌

Frögéli, E., Djordjevic, A., Rudman, A. et al. (2016). A randomized controlled pilot trial of acceptance and commitment training (ACT) for preventing stress-related ill health among future nurses. *Anxiety Stress Coping, 29*(2), 202-218.

Johns, L. C., Oliver, J. E., Khondoker, M. et al. (2016). The feasibility and acceptability of a brief acceptance and commitment therapy (ACT) group intervention for people with psychosis: the 'ACT for life' study. *J Behav Ther Exp Psychiatry, 50*, 257-263.

O'Donoghue, E., Morris, E., Oliver, J. et al. (2018). *ACT for Psychosis Recovery: A Practical Manual for Group Based Interventions Using Acceptance and Commitment Therapy*. Oakland, CA, New Harbinger.

Smallwood, R. F., Potter, J. S., & Robin, D. A. (2016). Neurophysiological mechanisms in acceptance and commitment therapy in opioid-addicted patients with chronic pain. *Psychiatry Res Neuroimaging, 250*, 12-14.

■ 참고문헌

Bach, P., & Hayes, S. C. (2002). The use of acceptance and commitment therapy to prevent the rehospitalization of psychotic patients: a randomized controlled trial. *J Consult Clin Psychol, 70*(5), 1129-1139.

Bach, P., Hayes, S. C., & Gallop, R. (2012). Long-term effects of brief acceptance and commitment therapy for psychosis. *Behav Modif, 36*(2), 165-181.

Ducasse, D., René, E., Béziat, S. et al. (2014). Acceptance and commitment therapy for management of suicidal patients: a pilot study. *Psychother Psychosom, 83*(6), 374–376.

Gaudiano, B. A., & Herbert, J. D. (2006). Acute treatment of inpatients with psychotic symptoms using acceptance and commitment therapy: pilot results. *Behav Res Ther, 44*(3), 415–437.

Gaudiano, B. A., Nowlan, K., Brown, L. A. et al. (2013). An open trial of a new acceptance–based behavioral treatment for major depression with psychotic features. *Behav Modif, 37*(3), 324–355.

Gaudiano, B. A., Davis, C. H., Epstein–Lubow, G. et al. (2017). Acceptance and commitment therapy for inpatients with psychosis (the REACH Study): protocol for treatment development and pilot testing. *Healthcare (Basel), 5*(2), 1–17.

Jacob, K. S. (2015). Recovery model of mental illness: a complementary approach to psychiatric care. *Indian J Psychol Med, 37*(2), 117–119.

Khoury, B., Lecomte, T., Gaudiano, B. A. et al. (2013). Mindfulness interventions for psychosis: a meta–analysis. *Schizophr Res, 150*(1), 176–184.

Leamy, M., Bird, V., Le Boutillier, C. et al. (2011). Conceptual framework for personal recovery in mental health: systematic review and narrative synthesis. *Br J Psychiatry, 199*(6), 445–452.

Petersen, C., & Zettle, R. (2009). Treating inpatients with comorbid depression and alcohol use disorder: a comparison of acceptance and commitment therapy versus treatment as usual. *Psychol Rec, 59*(4), 521–536.

Prosser, A., Helfer, B., & Leucht, S. (2016). Biological v. psychosocial treatments: a myth about pharmacotherapy v. psychotherapy. *Br J Psychiatry, 208*(4), 309–311.

Strosahl, K., Robinson, P., & Gustavsson, T. (2012). *Brief Interventions for Radical Change*. 김창대 외 공역(2017). 상담에서의 단기개입전략: 초점화된 수용전념치료의 원리와 실제. 시그마프레스.

Thekiso, T. B., Murphy, P., Milnes, J. et al. (2015). Acceptance and commitment therapy in the treatment of alcohol use disorder and comorbid affective disorder: a pilot matched control trial. *Behav Ther, 46*(6), 717–728.

Tohen, M., Hennen, J., Zarate, C. M. Jr. et al. (2000). Two–year syndromal and functional recovery in 219 cases of first–episode major affective disorder with psychotic features.

Am J Psychiatry, 157(2), 220–228.

Tyrberg, M. J., Carlbring, P., & Lundgren, T. (2017a). Brief acceptance and commitment therapy for psychotic inpatients: a randomized controlled feasibility trial in Sweden. *Nordic Psychology, 69*(2), 110–125.

Tyrberg, M. J., Carlbring, P., & Lundgren, T. (2017b). Implementation of acceptance and commitment therapy training in a psychiatric ward: feasibility, lessons learned and potential effectiveness. *Journal of Psychiatric Intensive Care, 13*(2), 73–82.

10장
전공의 수련, 시설, 프로그램 세팅에서 ACT 가르치기

행동하지 않는 이념은 헛되다. 이념 없는 행동은 악몽이다.

— 중국 속담

ACT는 여전히 걸음마 단계에 있다. 1999년에 ACT를 종합적으로 기술한 책이 처음 나왔고, 2011년에 2판이 나와 현재까지 사용되고 있다(Hayes et al., 2011). 새로 도입된 임상 모형이 기존 의과대학 커리큘럼에 통합되기까지는 항상 상당한 시간이 소요된다. 그래서 많은 의과대학과 전공의 프로그램에서는 아직 ACT 교육이 체계적이지 않거나 이제 겨우 세팅을 마친 정도에 불과하다. 비록 몇몇 의과대학이나 전공의를 담당하는 교수들이 ACT에 관심을 보인다 하더라도 교수들이 지식과 기술을 쌓고, 의대생과 전공의 그리고 펠로우에게 ACT의 기본적인 이론적 원리를 가르치는 커리큘럼을 개발하며, ACT 평가와 사례개념화, 임상적 개입 기법을 실행할 수 있는 임상 역량을 갖추는 것은 버거운 일일 수 있다.

마찬가지로, 정신건강 간호사와 진료 보조인력 또한 임상교육과정에서 ACT 기법을 훈련받은 적이 없었을 것이다. 이런 경우, 어떻게 하면 이들이 통상적인 업무를 수행하는 과정에서 ACT를 모형에 충실하게 제공할 수 있도록 기존의 치료 레퍼토리에 접목할 수 있을지가 관건이 된다. 실용적으로 ACT를 활용하려는 많은 시설(정신병동, 부분/낮병동)과 프로그램(주간 치료, 위기쉼터 관리crisis respite care)에서 중요한 것은, 다양한 학제와 전문가로 구성된 근무자들 중 누가 환자와 상호작용하더라도 일관성이 있어야 한다는 것이다.

이 장에서는 훈련training과 관련된 내용을 다루며 앞에서 언급한 두 가지 상이한 영역에서 해결책이 될 만한 것을 제시한다.

첫째로, 우리는 ACT 훈련의 구성 요소를 정신과 전공의 수련 맥락 안에서 통합하는 방법을 다룬다. 이는 **졸업후의학교육인증위원회**Accreditation Committee for Graduate Medical Education: ACGME가 채택한 새로운 마일스톤milestones[1] 프레임워크에 상당히 부합하는 핵심역량 훈련 모형이다. 이 핵심역량 모형은 ACT 기술 훈련을 더 큰 범주의 역량기반 마일스톤 프레임워크 안에 통합함으로써, 기존 전공의 수련 프로그램에 불필요한 지장을 주지 않고도 ACT의 원리와 기법을 가르칠 수 있는 이점이 있다.

둘째로, 우리는 ACT 치료 프로그램을 정신병동이나 부분입원, 낮병동에 있는 환자들에게 적용하는 데 따르는 어려움을 일부 다룬다. 이러한 유형의 입원기반 계획을 실현하기 위해서는 병동 근무자들에게 ACT의 기본 원리를 가르쳐야 할 뿐만 아니라, 정신과 의사가 '기존 방식'이나 다른 방식에 더 관심이 있을지도 모르는 병원 경영진과 다양한 행정직을 설득해야 할 수도 있다. 이 책의 저자 중 한 명(Josephine Loftus)은 ACT를 주된 치료 기법으로 활용하는 기분장애 병동을 만들기 위해 끊임없이 노력해 왔다. 병동 맥락에서 ACT 프로그램을 시작하는 데 관심이 있을지 모르는 독자들을 위해, 이 과정을 추진하면서 '배운 것들'을 여기서 함께 공유하고자 한다.

≫ 전공의 ACT 훈련의 세 갈래 길

이 절에서는 개별적으로 혹은 정신과 전공의 프로그램과 함께 활용할 수 있는 ACT 훈련의 세 가지 교육적 구성 요소를 다룬다. 간략히 요약하면 다음과 같다.

① 교재 강독
② 강의식 교육과 행동 리허설을 통한 기술 습득
③ 실습기반 핵심역량 훈련

1) 역주: 마일스톤milestones은 특정한 시기에 나타나는 지식과 술기의 발달로, ACGME의 차기인증시스템Next Accreditation System: NAS의 필수 요소다. 더 자세한 내용은 다음 문서를 참조하면 된다.
https://www.acgme.org/Portals/0/PDFs/Milestones/PsychiatryMilestones2.0.pdf?ver=2020-03-10-152105-537

프로그램에서 이 세 가지를 전부 주의 깊게 통합하여 균형 있게 진행하지 않고 하나만 활용한다면 전공의가 체감하는 훈련 효과가 떨어질 것이다. 한편, 대부분 전공의 프로그램은 전공의를 시작할 때부터 끝마칠 때까지 다양하고 많은 기술을 익혀야 하는 현실적 문제에 당면해 있다. 그래서 각 훈련 요소들 간의 경쟁적 관계로 인해 정해진 기간에 ACT를 훈련하는 데 제약이 생길 수 있다. 따라서 우리는 전공의가 이미 참여할 예정인 교육훈련 활동에 '편승하는piggy-backing' 방식으로 ACT를 훈련시키는 방법을 권장한다. 신진 정신과 의사가 임상 현장에서 활용할 수 있는 도구상자를 더 크게 만들기 위해, ACT의 일부 구성 요소(예: 기능정신약물학, 맥락적 평가)를 기존의 필수 교육 커리큘럼(예: 일반정신약물학, 진단을 위한 정신과적 면담)에 통합시킬 수도 있다. 이 책에서 계속 강조하는 것처럼, ACT는 더 전통적 방식의 정신과 진료와 '이것 아니면 저것'의 관계가 아니라, 오히려 환자의 예후를 향상시키기 위해 보조적으로 활용할 수 있는 레버리지 도구로 바라봐야 한다.

교재 강독

ACT의 교육훈련이 의과대학의 정규 과정이 되기 전까지는 신입 정신과 전공의가 ACT가 근거하고 있는 기초과학, 기능정신의학이나 기능정신약물학의 핵심 원리, 제대로 된 ACT의 임상 모형에 대해 거의 혹은 전혀 접한 적이 없다고 가정하는 편이 나을 것이다. 그래서 교육과정은 일단 전공의가 〈표 10-1〉에 나와 있는 기본 교재들을 '속독'하는 것부터 시작해야 한다.

전공의를 지도하는 교수는 RFT, 기능정신의학 및 기능정신약물학의 실제, ACT의 핵심 치료기전의 '큰 개념들big ideas'에 대한 즉석 '지식 퀴즈'를 낼 수 있는 능력이 있어야 하고 또 기꺼이 그래야만 한다. 이 정도로 준비를 하기 위해서는 지도교수가 이러한 '큰 개념들'을 잘 알고 있어야 한다.

〈표 10-1〉 정신과 전공의를 위한 ACT 훈련 프로그램의 핵심 요소

교재	주로 다루고 있는 ACT 관련 주제
Learning Acceptance and Commitment Therapy: The Essential Guide to the Process and Practice of Mindful Psychiatry(이 책)[2]	ACT가 근거하고 있는 기초과학이론 개론, 기능정신의학과 행동약물학의 원리, ACT 모형의 핵심 치료기전
Learning RFT: An Introduction to Relational Frame Theory and Its Clinical Application (Törneke 2010)[3]	'임상가 친화적' 방식으로 RFT를 소개. RFT의 핵심 및 임상적으로 부합하는 측면에 대한 기본적 이해 제공
Brief Interventions for Radical Change: Principles and Practice of Focused Acceptance and Commitment Therapy (Strosahl et al. 2012)[4]	ACT 면담 기법, 사례개념화 모형, 일반적인 정신과 진료 시간 동안 활용할 수 있는 단기 개입 전략 소개
Learning ACT: An Acceptance and Commitment Therapy Skills Training Manual for Therapists, 2nd Edition (Luoma et al. 2017)[5]	심리적 유연성을 만드는 ACT의 핵심 과정과, 각 과정에 개입할 수 있는 방법을 스스로 배워 나갈 수 있는 훈련 시스템

강의식 교육과 행동 리허설

수동적으로 강의식 교육만 듣는 것은 전공의가 임상 술기를 향상시키기 위해 동시에 또는 순차적으로 학습 활동을 병행하는 것보다 훨씬 못하다는 인식이 점차 확산되고 있다. 이에 따라 다양한 영역 및 세부 분야에서 모의 실습이 전공의 교육에 많이 활용되기 시작했다. 정신과 전공의에게 적용되는 이 원칙은 '적은 수업 시간'과 '많은 실습 시간'이 ACT의 핵심 내용을 가장 잘 전달할 수 있음을 시사한다. 주입식 강의로 ACT 프레임워크 전체를 소개하기보다는 ACT의 임상 단계를 한 번에 다룰

2) 『정신과 의사를 위한 수용전념치료의 이론과 실제』(Goubert et al., 나경세 역, 학지사, 2022)

3) 『(수용-전념치료자를 위한) 언어적 관계틀 배우기: RFT에 대한 개요 및 임상적 활용』(Niklas Torneke, 이선영 역, 학지사, 2019)

4) 『상담에서의 단기개입전략: 초점화된 수용전념치료의 원리와 실제』(Strosahl et al., 김창대 외 공역, 시그마프레스, 2017)

5) 『수용전념치료 배우기』(Luoma et al., 최영희 외 공역, 학지사, 2012). 원서 1판(1st ed.)의 번역본이다.

수 있을 정도로 작게 나눠 소개한 뒤, 1:1 혹은 소집단 롤플레잉으로 ACT의 핵심 기술을 가르치는 것이 더 낫다.

CARE 프레임워크(4장 참조)에서는 대개 하나의 기술 세트가 다음 단계로 이어지기 때문에 ACT 모형을 '토막 내기'에 이상적 방식이다. 이를 통해 ACT를 배우기 원하는 정신과 전공의가 쉽게 이해하고 따라할 수 있는 간단한 기술 습득 프레임워크를 활용할 수 있다. 강사는 1:1 훈련 연습을 하는 동안 각 실습 집단을 순회하며 필요한 경우 피드백과 교정적 모델링을 제공해야 한다. 요즘에는 스마트폰에 장착된 고화질 카메라로 롤플레잉을 실시간 녹화할 수 있기 때문에 소집단 내에서 또는 담당 강사와 함께 내용을 검토하면서 학습에 유용하게 활용할 수 있다.

앞서 언급한 것처럼 ACT 훈련은 '딱 알맞은' 크기로 나눠서 시행하는 것이 좋다. 이렇게 하면 더 심도 깊은 교육적 접근을 통해 더 정교하고 목표에 최적화된 기술을 익힐 수 있다. 〈표 10−2〉에 1년의 전공의 수련 과정 동안 순차적으로 적용할 수 있도록 4회기로 구성된 ACT 강의/기술 훈련이 나와 있다.

〈표 10−2〉 정신과 전공의를 위한 4회기 ACT 훈련 커리큘럼

강의회기	주제	롤플레잉 연습
1회기: 맥락	• 현재 문제의 맥락 및 그에 대한 기능분석의 중요성 • 변화 지향적 면담의 원리와 전략	**모의 환자 면담**: 일반적인 감별진단 면담에 통합하여, 완전한 형태로 환자의 현재 문제에 대한 맥락적이고 기능분석적 평가를 시행한다.
2회기: 회피	• 회피 패턴을 인식하고 약화시키기 • 환자의 가치와 관련하여 회피행동의 파급력 파악하기	**모의 환자 면담**: 환자가 감정 및 행동 회피를 알아차리고 그것과 접촉하게 한다. 삶에서 환자의 가치와 회피 규칙에 따르는 대가를 '반박하는' 대화를 개시한다.
3회기: 규칙 재공식화와 재구조화	• 환자의 문제를 새로운 관점으로 재구조화하기, 은유와 물리적 연습 활용하기 • 회피 규칙의 기능을 변화시켜 접근 지향적 규칙으로 만들기	**모의 환자 면담**: 환자의 현재 문제를 가치기반 관점으로 재정의하고 감정적 고통을 환자에게 중요한 것의 발현으로 정상화한다.

4회기: 실험	• 강력한 행동 변화 실험의 기획 및 실행 지침 제시 • 환자가 자기주도적으로 행동 변화에 참여할 수 있도록 북돋아 주고 동기부여하기	**모의 환자 면담**: 환자가 가치기반 접근행동의 '예'를 파악하도록 돕는다. 전략적 변화와 환자 참여 원칙에 따른다. 고도로 구체화된 행동 변화 계획을 수립하고 실천하며, 환자의 호응에 따라 후속 조치를 결정한다.

전공의 강의 스케줄은 대개 굉장히 빠듯해서 1년에 4회기의 개별 학습 시간을 맞추는 것이 불가능할 수도 있다. 따라서 우리가 적용하려고 하는 실용적인 원칙은 최대한 많은 ACT 강의 회기를 스케줄에 반영해 놓고 거기에 맞춰 내용을 나누는 것이다. 고년차 전공의들이 매년 똑같은 ACT 강의 시리즈를 듣는 것이 꼭 나쁜 것은 아니다. 단 한 번의 회기만으로 ACT 기술을 숙달하는 경우는 거의 없기 때문에 똑같은 기본 기술에 반복적으로 노출시키는 것은 바람직한 교육 전략이다. 또한 이미 한 번 이상 강의 및 기술 습득 연습 과정을 훑었던 전공의가 신규 전공의를 위한 '코치' 역할을 할 수도 있다. 우리의 경험상 코치나 교사가 되는 것은 학생뿐만 아니라 가르치는 사람의 기술까지도 향상시킨다.

실습기반 핵심역량 훈련

정신과 전공의는 새로운 ACGME 표준에 의해 지지정신치료와 정신역동적 정신치료, 인지행동치료 중 최소 두 종류 이상의 정신치료를 능숙히 시행할 수 있어야 한다. ACGME가 채택하고 있는 마일스톤 모형에서는 정신치료 훈련이 전공의 수련 과정 전반에 걸쳐서 구조화되고 계속 이어짐으로써 학습 과정을 발전시켜 나갈 수 있다고 가정한다. 이렇게 발전적으로 습득한 기술은 전공의 수련을 마친 뒤에도 계속해서 진화한다.

인지행동치료 방식은 초점이 더 협소해서 마일스톤에서 요구하는 사항 중 한두 개 정도만 충족시키겠지만, ACT의 기반이 되는 맥락과학은 일반적인 정신과 전공의가 더 넓은 범위의 마일스톤 기준을 충족할 수 있는 적절한 수단이 될 수 있다. 예를 들어, ACT에서는 정신과적 평가 및 진단에 대한 기능분석과 관련된 기술 개발을 다루며, 정신약물학에 대해 다소 독창적인 접근을 시도한다. ACT의 맥락적 면담 시스템,

사례분석, 임상적 개입은 기능정신의학이라는 더 큰 우산 안에 포함되어 있다. ACT는 또한 다양한 유형의 인종과 종교 집단에서도 그 효과가 입증됐다. 그래서 저자들은 정신과 전공의가 훈련에 투자하는 시간을 고려할 때, ACT가 더 협소하게 정의된 다른 정신치료보다 전반적인 정신과적 기술을 향상시키는 데 더 큰 영향을 끼칠 것이라고 주장하는 바다.

맥락행동과학과 행동분석학적 전통의 또 다른 큰 특징은 훈련에 대한 ACT의 접근 방식에 있다. 수준 높은 ACT를 실행할 수 있는 능력은 곧 시간이 지남에 따라 평가 · 향상 · 숙달할 수 있는 구체적이고 관찰 가능한 기술의 사용(즉, 정신과 의사의 행동)과 직접 관련된다. 앞으로는 이러한 구체적이고 관찰 가능한 기술을 **핵심역량**core competencies으로 지칭하겠다. 핵심역량은 ACT 모형을 적용하는 데 가장 중요한 임상 기술이다.

임상 도구 23: 정신과 전공의를 위한 ACT 핵심역량 도구

〈표 10-3〉은 역량 있는 ACT 임상가가 되는 데 필요한 핵심역량을 평가하는 프레임워크를 보여 준다. 총 4개의 기본 실행 영역(일반 면담 역량, 기능 평가 역량, 사례공식화 역량, 임상적 개입과 관리 역량) 안에 32개의 개별 역량이 들어 있다. 각 영역은 특정한 ACGME 마일스톤과 관련되어 있기 때문에, 전공의가 각 마일스톤을 달성하는 데 얼마나 진척을 보이는지 알 수 있는 용도로 ACT 핵심역량 훈련 평가 결과를 활용할 수 있다.

〈표 10-3〉 정신과 전공의를 위한 ACT 핵심역량 도구

등급: 1=미흡, 2=발전하는 중, 3=기대에 부합, 4=기대 이상	
일반 면담 역량 (마일스톤: PC 1, PC 4)	**등급**
1. 환자가 언제든 의미 있는 변화에 참여할 수 있다는 진정한 믿음을 전달한다.	
2. 환자와 일상적 대화를 나누면서 CARE 면담 시퀀스를 완수할 수 있다.	
3. 면담 중 환자가 호소하는 내용의 생의학적 · 심리적 · 사회적 측면을 통합하고 요약하며, 그에 대한 피드백을 제공할 수 있다.	

4. 경쾌하게 대화의 흐름을 유지하며 환자를 참여시키는 전략적 질문을 활용한다.	
5. 환자의 감정적 고통의 원인을 찾아내 증폭하는 면담 전략을 활용할 수 있다.	
6. 면담 중 개방성, 비판단, 호기심 있는 태도의 본을 보인다.	
기능 평가 역량 (마일스톤: PC 2, PC 4, PC 5, MK 1)	**등급**
7. 맥락 및 기능 평가를 정신과적 면담 안에서 매끄럽고 간결하게 시행한다.	
8. 증상, 기능 상태, 삶의 질에 균형 있게 초점을 맞춘다.	
9. 약물치료의 목표로 삼을 수 있는 기능장애를 분리하여 분석할 수 있다.	
10. 약물치료가 목표로 삼은 환자의 행동이 기능적으로 어떤 변화로 이어졌는지 반복해서 측정함으로써 약물 효과를 평가한다.	
11. 매 방문 때마다 초반에 1~10점으로 문제의 심각도를 평가한다.	
12. 행동 및 감정 회피 전략을 파악할 수 있는 능력을 보여 준다.	
13. 환자를 간단한 가치명료화values clarification 과정에 참여시킴으로써 회피의 '대가'를 드러낼 수 있다.	
14. 효용성 없는 회피 전략의 결과에 대해 비판단적인 피드백을 제공한다.	
사례공식화 역량 (마일스톤: PC 3, PC 5, MK 2)	**등급**
15. 사분면 또는 유연성 프로필 분석을 정확하게 수행하여 환자의 장단점을 파악한다.	
16. CARE 프레임워크에 부합하는 임상적 면담을 통해 정확하게 정보를 분석한다.	
17. 기능맥락과 생의학적 프레임워크를 모두 활용하여 환자가 호소하는 증상을 개념화하고 통합할 수 있다.	
18. 환자의 생활 맥락에서 개선이 가능한 기능장애의 원인을 정확하게 파악한다.	
19. 약물치료에 적합한 기능적 목표를 공식화한다.	
임상적 개입과 관리 역량 (마일스톤: PC 4, PC 5, MK 4)	**등급**
20. 환자 및 중요한 타인들에게 신체적 · 행동적 개입의 상호 보완적 속성을 교육한다.	
21. 환자가 문제를 바라보는 관점을 인정하는 동시에 변화시키는 대화를 한다.	
22. 약물이 기능적 목표에 영향을 끼친 것을 관찰한 바에 따라 약물을 선택하고, 처방하며, 변경한다.	
23. ACT의 핵심 치료기전을 활성화하는 능력을 입증한다.	

24. 환자가 '현재에 머무르며' 관찰자 역할을 수행할 수 있도록 돕는다.	
25. 환자가 힘든 내 · 외적 경험을 수용하는 것을 실천하도록 돕는다.	
26. 환자가 비판단과 비반응성을 실천하는 방법을 가르친다.	
27. 환자가 효용성 없는 자기이야기를 차단할 수 있도록 조망수용을 가르친다.	
28. 환자가 확고히 지닌 삶의 가치관과 접촉할 수 있게 돕는다.	
29. 환자가 가치에 부합하는 새로운 행동 방식을 파악하고 실험하도록 돕는다.	
30. 효용성, 개방성, 참여 사이를 유연하게 오간다.	
31. 환자에 대한 개입을 기획할 때는 '작은 변화'의 원칙을 따른다.	
32. 매 회기가 끝날 때마다 자신감과 희망을 평가하고, 필요에 따라 목표를 조정한다.	

MK: 의학 지식Medical Knowledge, PC: 환자 진료 및 술기Patient Care and procedural skills

정신과 전공의가 수행하는 모든 치료 회기는 개인적 핵심역량이나 이를 포함한 더 큰 영역에서 그 전공의의 상대적 장점과 단점을 드러내는 장이 된다. ACT 훈련 시스템의 이러한 특징으로 인해 트레이너/슈퍼바이저는 회기 때마다 슈퍼비전의 초점을 다르게 잡을 수 있다. 초점을 좁게 잡으면 먼저 한두 개 정도의 기술을 시연하고 전공의가 그것을 적용하게 할 수 있다. 초점을 넓게 잡으면 전체 회기를 통해 핵심역량의 하위집단 사이의 전반적 흐름이나 전환에 대해 전공의와 이야기를 나눌 수 있다. 그래서 핵심역량 프레임워크를 통해 트레이너/슈퍼바이저는 슈퍼비전 대화 중 어느 때라도 '가까이 들여다보거나'(미시적 기술) '멀리서 바라볼'(거시적 기술) 수 있다. 〈표 10-4〉에 미시적 기술에 초점을 맞춘 핵심역량 체크리스트가 제시되어 있다. 이는 〈표 10-3〉에 나온 전체 역량 항목 7번("맥락 및 기능 평가를 정신과적 면담 안에서 매끄럽고 간결하게 시행한다.")에 명시된 역량 기준을 충족하기 위한 것이다. ACT의 많은 기본 임상 역량에 이런 식으로 접근할 수 있다. 치료자의 작은 행동이 합쳐져 더 큰 핵심 치료 과정을 만드는 것이다.

임상 도구 24: 맥락적 면담의 미시적 기술 평가

〈표 10-4〉 맥락적 면담의 미시적 기술 평가

등급: 1=미흡, 2=발전하는 중, 3=기대에 부합, 4=기대 이상	
사랑-일-놀이 요소	**등급**
환자의 생활 여건을 확인한다(누구와 함께 사는가?).	
환자의 관계를 확인한다(연애, 기혼, 독신).	
환자의 삶에서 중요한 가족 구성원을 물어본다.	
친한 친구가 있는지, 있다면 누구인지 물어본다(절친한 친구, 먼 친구, 온라인 친구).	
환자의 삶에 영향을 끼치는 영적 믿음, 실천, 철학 같은 것들이 있는지 물어본다.	
수입원을 확인한다(직장, 학자금 대출, 사회보장 제도).	
과거나 현재에 환자가 즐겼거나 재미있게 했던 활동을 알아낸다.	
건강 보호 행동 요소	**등급**
수면 습관과 수면의 질을 물어본다.	
식생활을 물어본다(가정식, 패스트푸드, 신선 식품).	
운동 습관을 물어본다.	
건강 위협 행동 요소	**등급**
카페인 섭취 여부와 섭취량을 물어본다.	
흡연 여부와 흡연량을 물어본다.	
음주 여부와 음주량을 물어본다.	
마리화나 사용 여부와 사용량을 물어본다.	
불법 마약(오피오이드, 코카인, 매스암페타민) 사용 여부, 종류, 사용량을 물어본다.	
문제 분석 요소	**등급**
현재 환자의 문제가 시작된 시기와 그 촉발요인을 물어본다.	
문제를 더 악화시키거나 호전시킨 것이 있는지 물어본다.	
문제의 간단한 내력을 수집한다. 시간이 지남에 따라 어떻게 심해졌는지, 변화가 있는지 아니면 항상 그대로인지, 다른 때에 비해 현재의 심각도는 어떤지(더 나음, 동일함, 더 나쁨) 등을 파악한다.	

문제가 삶의 중요한 영역에 어떻게 영향을 끼치고 있는지, 삶에서 중요한 사람들이 어떻게 반응하거나 영향을 받는지 물어본다.	
문제를 해결하기 위해 과거에 시도한 것을 물어본다. 무엇이 효과가 있었는가? 무엇이 효과가 없었는가?	
문제가 기적적으로 사라진다면 삶이 어떻게 될 것 같은지 물어본다. 삶에서 무엇을 다르게 할 것 같은가? 무엇이 중요할 것 같은가?	

트레이너/슈퍼바이저는 핵심역량을 통해 전공의 한 명 한 명에 대해 매우 구체적이고 특화된 학습계획을 수립할 수 있다. ACT에서 치료자는 서로 구분되는 많은 행동을 수행해야 하기 때문에 핵심역량에서도 개별 항목들의 차이가 나리라는 것을 예상할 수 있다. 훈련과 슈퍼비전을 통해 전공의의 장단점 양상이 변하는 것에 맞춰서 전체적인 학습 계획을 개발하고 수정할 수 있도록, 장단점 영역을 어느 정도 정확하게 기술하는 것을 목표로 삼아야 한다. 첫 번째 전공의는 호기심 · 개방성 · 수용 · 마음챙김을 모델링하는 데 능숙한 반면, 사례분석을 힘들어하고 초점화된 ACT 개입을 실행하는 데는 갈피를 못 잡을 수 있다. 두 번째 전공의는 치료관계를 수립하는 데 어려움을 겪을 수 있지만, 환자의 문제를 살펴보고 효과를 나타낼 수 있는 새롭고 창의적인 방법을 고안하는 데는 천부적인 자질이 있다. 두 명의 전공의 모두 수준 높은 ACT 개입을 시행하기 위해 고군분투할 것이다. 첫 번째 전공의는 환자와의 작업관계는 공고히 형성했지만 그것을 활용할 줄 모른다. 두 번째 전공의는 무엇을 해야 할지는 알지만 환자가 다른 것을 시도하는 데 동의할 정도로 충분히 강한 관계는 형성하지 못했다. 트레이너/슈퍼바이저는 각 전공의의 '프로필'에 대해 핵심역량 접근 방식을 사용함으로써 '모두에게 맞는 하나의 방법'을 추구하는 함정을 피할 수 있다. 전공의를 개별적이고 구체적으로 관찰하여 부족한 기술에 맞춰 훈련시킨다면, 매우 제한된 횟수의 슈퍼비전만으로도 상당한 성과를 얻을 수 있을 것이다.

트레이너와 슈퍼바이저는 관찰 가능한 행동을 평가하는 핵심역량 접근법에 중점을 둠으로써 또 다른 흔한 함정, 즉 전공의의 임상 활동 보고서의 내용을 정확하게 확인하지 못한 채 구두 요약만 듣고 사례를 논하는 것을 피할 수 있다. 환자와 정신과 의사의 임상적 대화, 평가, 개입 활동에 대한 구두 요약은 기본적으로 슈퍼바이저의 승인을 염두에 두고 사회적 측면에서 구성한 서술로서, 회기에서 실제로 있었던 일에 대한 정확하거나 완전한 분석이 아니다. 전공의가 제대로 된 내용을 올바른 순서대로만 이야기한다면야 결과가 안 좋을 리 없을 것이다. 하지만 이러한 '설명'의 지극히 일반적인 속성은 결코 회기 중 치료환경의 복합성을 반영하지 못한다. 대부분의 훈련생은 그들이 행한 임상적 활동에서 효과가 없거나 환자의 참여 수준을 떨어뜨린 것을 '보지see' 않는다. 실제로 모든 학제의 정신건강 치료자는 자신의 치료 수준과 환자의 반응을 과대평가하는 경향이 있다. 이 단순한 인간적 진실 때문에 전공의 교육에서는 끊임없는 임상 훈련과 슈퍼비전이 가장 중요하다.

다행히도 트레이너/슈퍼바이저가 핵심역량 접근법을 적용하기 위해서는 임상 현장에서 활용 가능한 모든 관찰 전략을 사용해야 한다. 그것 말고 달리 기술 등급의 근거로 삼을 만한 것은 없다. 직접적인 관찰 평가는 오직 전공의와 합동으로 치료하거나, 아니면 그 자리에서 '벽에 붙어 있는 파리'마냥 전공의가 하는 것을 지켜보거나, 일방향 거울을 통해서 보거나, 영상 녹화본을 검토하는 방법으로만 가능하다. 이 중 가능한 것이 하나도 없다면, 치료 중에 나타나는 특별한 문제에 대한 모의 롤플레잉에 전공의를 참여시키는 방법도 고려할 수 있다. 어떤 방식이든 임상 사례를 말로만 논하는 것보다는 전공의가 핵심역량을 능동적으로 보여 주는 훈련이 더 낫다. 물론 전공의의 개인적 문제가 치료 과정에서 장애물로 기능하는 것을 비롯한 몇몇 임상적 문제는 구두로 보고하는 과정이 필요하다. 그럴 때조차도 일단 해당 문제를 해결한 뒤에는 전공의가 새로운 대응 방법을 보여 주는 롤플레잉을 수행하는 것이 치료에서 난국을 헤쳐 나가는 데 도움이 될 수 있다.

전공의 연차가 시작할 때와 끝날 때 핵심역량을 평가하는 것은 전공의가 ACT 모형을 포함한 정신치료 기법을 전반적으로 얼마나 익혔는지 요약하는 데 사용되는 흔한 관행이기도 하다. ACT 임상 역량의 큰 영역들은 모두 특정한 마일스톤과 연관되어 있기 때문에, 전공의 임상검토위원회clinical review committee에서는 해당 전공의에 대한 이러한 평가 결과를 매우 관심 있게 살펴볼 것이다. 보다 일반적인 이러한 평가 연습에서는 전공의와 트레이너/슈퍼바이저가 전공의의 기술 개발 수준을 바라보는 관점을 일치시켜야 한다. 서로 간에 공통된 관점을 만들기 위해서는 각각 독립적으로 핵심역량 평가 시스템을 완료한 뒤, 항목별 및 영역별 평가 결과를 서로 비교하는 것이 도움이 될 수 있다. 몇몇 사소한 논의거리를 제외하면 두 명의 평가 결과가 서로 비슷하게 나오는 것이 이상적이다. 반면, 불일치하는 평가 결과가 많으면 불길한 조짐인 경우가 많다. 전공의가 일관되게 트레이너/슈퍼바이저보다 자신의 기술을 더 높게 평가하면 더욱 그렇다. 행동에 초점을 맞춘 핵심역량 시스템의 장점은 모든 의견 차이가 구체적이고 관찰 가능하며 평가 가능한 전공의의 행동을 중심으로 나타난다는 것이다. 모호하고 주관적인 문제에 대해서는 의견 차이가 생기기도 어렵고 해소될 수도 없다.

핵심역량 전반에 걸쳐 전공의가 트레이너/슈퍼바이저보다 자신의 숙련도를 더 낮게 평가해서 의견 차이가 생기는 것은 훨씬 더 긍정적인 시나리오다. 이는 자기비판을 주된 동력으로 활용하는 매우 동기부여가 잘 되어 있고 다소 완벽주의적 성향이 있는 전공의에게서 흔히 나타난다. 이 경우 트레이너/슈퍼바이저는 전공의가 스스로에게 ACT를 부드럽게 적용하는 것이 도움이 된다는 것을 알 수 있다. 예를 들면, 전공의가 자신의 개인적 결점이나 허술함을 더 자비롭게 대하도록 장려할 수 있다. 연간 핵심역량 평가 과정의 결과가 어떻든 간에 평가 순서의 맨 마지막은 트레이너/슈퍼바이저와 전공의가 다음 연차의 기술개발 계획을 공식화하는 것이다. 이를 통해 훈련과 슈퍼비전 과정을 공고히 하고 관계된 모든 사람이 똑같은 공동의 목표를 향해 노력할 수 있다.

성공의 팁

ACT 모형은 기능적 구성 요소들을 정신과적 면담, 사례개념화, 약물학적 개입 등과 같은 기본적인 정신과적 기술에 통합하고 추가하기 때문에 정신과 전공의 훈련 맥락에서 ACT를 더 수월하게 가르칠 수 있다.

ACT 기반 프로그램의 세 가지 주요 분야는 다음과 같다.

- 교재 강독
- 강의식 교육과 롤플레잉을 통한 모의 실습
- 실습기반 핵심역량 개발

핵심역량은 정신과 의사가 수준 높은 ACT 평가 · 사례분석 · 치료를 시행하기 위해 반드시 습득해야 할 구체적 행동 기술이다.

핵심역량은 '영역' 수준이나 특정한 임상적 '미시적 기술' 수준에서 가르치고 평가할 수 있다.

핵심역량 접근법에서 트레이너/슈퍼바이저는 전공의의 구체적이고 관찰 가능한 ACT에 부합하는(혹은 부합하지 않는) 행동에 초점을 맞춰야 한다.

ACT를 가르치는 최선의 교육 방법은 정신과 임상 현장에서 전공의의 행동을 직접 관찰하는 것이다. 구체적 방법은 다음과 같다.

- 전공의와 함께 실제 치료 회기를 진행
- 일방향 거울을 통해 치료 회기를 실시간으로 관찰
- 전공의가 진행한 회기의 녹화 영상을 검토

≫ 간격 메우기: 병동 및 프로그램 근무자에 대한 ACT 훈련

대부분의 입원, 부분 입원, 위기쉼터 환경에서는 정신과 의사, 임상심리사, 사회복지사 등으로 구성된 의료진이 정신치료적 개입을 시행하는 데 치료환경의 영향을 받기 때문에, 여기에 소속된 정신과 임상진료팀 및 근무자가 정신치료적 모형에 입각해 역할을 수행할 수 있도록 훈련시키는 것이 중요하다. 입원 정신병 환자들에 대한 티르베르크 등(Tyrberg et al., 2017)의 연구에서는 전체 병동 맥락에서 근무자들이 ACT 개입을 시행할 때 더 효과가 좋은 것으로 나타났다. 이 연구는 훈련받은 치료자가 제공하는 ACT와 간호사–환자 사이의 일상적인 임상적 상호작용 사이의 간격을 메우는 것이 중요함을 강조했다. 병동 근무자들은 정신과 의사나 임상심리사와 달리 늘 환자와 접촉하며 지낸다. 그들이 종종 약을 늘려 달라는 요구에 조건반사적으로 대응하거나 감정적 고통이 고조된 환자에게 더 구속적인 조치를 취하는 것은 ACT의 특징인 수용기반 개입을 쉽사리 약화시킨다. 실제로 근무자–환자의 상호작용은 환자의 회피 경향을 쉽게 강화할 수 있다.

다음에서 정신과 주치의는 의료보조인medical assistant과 함께 환자와 면담을 진행했다. 글로리아는 불안 발작을 줄이고 충동 구매, 자기절단self–mutilation, 폭식과 제거 등의 충동적인 회피행동을 통제하기 위해 수면 효과가 있는 비정형 항정신병약물과 속효성 벤조디아제핀benzodiazepines을 고용량으로 복용하고 있었다. 그녀는 청소년기 초반에 양극성장애와 경계성 성격장애 진단을 받았다. 하지만 약물을 고용량으로 복용해도 오히려 상태는 2년 동안 더 나빠지기만 했다. 현재 그녀는 객관적 증거도 전혀 없이 자신이 더 잘 기능하기 위해서는 약물의 도움이 필요하다는 생각에 사로잡혀 있다. 현재 입원치료의 목적은 ACT 접근법을 활용해서 그녀가 불안과 충동적이고 자기패배적인 행동에 더 효과적으로 대처하는 전략을 활용할 수 있게 도와주고, 고통스러운 내적 경험을 다른 방식으로 이해하는 방법을 알려 주는 것이다. 다음의 면담 내용은 약물이 그녀에게 어떻게 기능하고 어떤 효과를 나타내는지에 초점을 맞춘다.

글로리아: 전 진짜 예전 약을 다시 먹고 싶어요. 그게 없으면 감당이 안 되는 걸 아니까요. 약을 줄이거나 끊으려고 하면 항상 더 불안해지면서 통제 불능에 빠졌거든요.

정신과 의사: 제가 가장 염려되는 것은 약을 드실 때 당신의 생활 모습입니다. 적어도 지금까지 말씀하신 내용만 들어 보면, 당신은 약을 드시는 동안 대부분의 시간을 침대에서 보내고, 남편과 관계에서 멀어지고, 아이들을 돌봐야 할 때 버거움을 느끼고 있어요.

글로리아: 네, 맞아요. 약을 먹어도 온갖 걱정이 들지만, 그렇다고 약을 안 먹으면 더 심해질 거예요.

정신과 의사: 당신은 한동안 약을 복용해 왔고, 여전히 불안 증상으로 힘들어하고 있어요. 계속 장기적으로 효과가 없는 대처 행동에 빠져 있고요. 약은 불안을 덜 느끼기 위해서만이 아니라, 삶의 만족감을 느낄 수 있는 행동을 하기 위해 먹기도 합니다. 약 때문에 하루 종일 침대에 누워 있을 정도로 졸리다면 설령 그게 어느 정도 불안을 줄여 주더라도 장기적으로는 도움이 안 될 거예요. 혹시 당신이 불안과 감당하기 어려운 충동을 다룰 수 있도록 새로운 방법을 좀 알려드려도 될까요?

의료보조인: 병동에서 당신은 저하고 이것에 대해 이야기를 나눴었죠. 당신의 불안과 양극성장애 증상은 생물학적 취약성 때문일 수 있는데요, 그럴 때 약이 뇌신경계의 화학적 불균형을 교정해 줄 수 있습니다. 남아 있는 증상을 조절하기 위해 어떤 약은 평생 복용하셔야 할 수도 있고요. 우리는 단지 당신에게 맞는 약을 찾으려는 거예요.

정신과 의사: 남편분은 당신이 기분이 나아지고 집안에서 활동할 때도 있다고 하던

데요. 그 뒤에 약을 줄였다고요. 혹시 불안에 대처할 수 있을 때와 불안에 압도될 때의 차이를 아세요? 불안이 다시 슬금슬금 올라오는 게 느껴지면 어떻게 하시죠? 약 말고 효과적인 방법이 있을까요?

글로리아: 네, 약을 줄이면 차이가 느껴져요. 더 정신이 또렷해지고, 힘이 나고, 아이들에게 좋은 엄마와 남편에게 좋은 배우자가 될 수 있을 거라는 희망이 느껴져요. 하지만 오래 못 갈 것 같아서 걱정도 들어요. 그러면 다시 감당하기 어려울 정도로 심하게 불안해지고, 자낙스Xanax를 여러 알 먹지 않으면 진정이 안 돼요.

의료보조인: 우리는 증상이 나아진 뒤에도 약을 꾸준히 복용해야 한다는 얘기도 같이 했었죠. 약을 중단하면 다시 증상이 심해질 수도 있으니까요. 약을 안 드시면 정말 순식간에 무너지시는 것 같더라고요. 그래서 약을 꾸준히 드셔야 합니다.

이 임상적 대화는 의료보조인이 어떻게 ACT 접근법에 어긋나는 반응을 하고, 그것이 정신과 의사가 개발하려고 하는 전체적인 환자 관리 전략을 얼마나 손쉽게 훼손하는지 보여 준다. 글로리아는 약물의 도움이 필요할지도 모른다. 하지만 중요한 것은 약물을 복용하는 목적과 약물이 그녀의 기능 상태를 향상시키는지 여부다. 확실한 것은 의료보조인이 글로리아에게 딱히 이상한 말을 하는 것도 아니라는 것이다. 일상적인 병동 생활 동안 다양한 근무자가 이런 식의 메시지를 반복적으로 전달하면서, 치료의 진정한 목표는 환자가 고통스러운 감정 및 인지 경험을 없애는 것이라는 사회적 관점을 반영한다. 의료보조인이 꾸준히 ACT 원리에 대한 훈련을 받지 않는다면, 환자는 치료의 목표와 자신이 그 목표를 이루기 위해 무엇을 해야 하는지에 대해 명백히 모순된 조언을 들을 확률이 높다. 해결해야 할 진짜 문제는 병동 근무자들이 ACT 프레임워크에 걸맞게 통상적 환자 관리를 수행할 수 있도록 변화시킬 방법을 찾는 것이다.

병동 근무자들에게 새로운 정신치료 모형을 훈련시키는 것의 어려움에 대해서는 로즈버트와 홀(Rosebert & Hall, 2009)이 아주 잘 요약한 바 있으며, 같은 작업을 해본 정신과 의사라면 이에 공감할 수 있을 것이다. 치료적 역할을 수행하는 것에 대한 근무자의 저항을 다루기, 현장 근무자의 역할에 대한 병원 경영자의 편협한 개념에 대응하기, 근무 패턴의 예측 불가능한 변경 및 지나치게 많은 임시직 근로자 문제에 대처하기, 직원에 대한 많은 임상적 및 행정적 요구사항 사이에서 균형을 유지하기, 근무자들이 지엽적인 문제들만 해결하면서 단순히 환자의 안전만 보장하려는 패턴에 빠지지 않게 하기, 취약한 관리 지원을 수시로 강화하기 등, 아주 긴 잠정적 문제 목록을 확인하고 해결해야 한다.

바우어와 길보디(Bower & Gilbody, 2005)의 흥미로운 연구 결과에 따르면, 대부분의 정신병동 근무자는 환자의 감정적 욕구를 다루는 것이 자신의 업무가 아니라고 생각한다. 직역을 불문하고 모든 병동 근무자가 치료적 역할을 수행해야 하고 그것이 주의를 요하는 환자의 행동을 줄이는 데 중요하다는 사실은 간과되고 평가절하되며, 그 때문에 병동 업무 분장에 공식적으로 포함되거나 유지되지 못한다. 힌쉘우드와 스콕스태드(Hinshelwood & Skogstad, 2000)는 병동 근무자가 환자의 불안과 고통을 느끼지 않기 위해 무의식적으로 자신을 보호하려는 방어기제를 활용한다고 추정했다. 병동 근무자에게 고통에 빠진 환자를 공감하고 인정해 주는 상호작용을 하라고 요청하는 것은 이러한 방어를 위협한다. 어떤 근무자들은 환자와 치료적 상호작용을 하는 것은 자신의 역할이 아니라고 생각하며 또 하나의 비현실적인 업무 요구사항으로 치부할지도 모른다. 병동 근무자가 제공하는 정신치료적 개입이 '진정한' 개입이 아니라는 흔한 병원 경영자의 태도 역시 이러한 관점을 강화한다.

근무 패턴과 빠르고 예측 불가능한 직원 변경 역시 프로그램의 충실도를 떨어뜨리는 또 다른 흔한 요인이다. 정규직 근로자는 흔히 긴 시간 동안 불규칙적인 교대근무를 하고 난 뒤 며칠씩 쉬기도 한다. 이는 환자 관리의 연속성을 담보할 수 있는 병동 역량을 직접적으로 저해한다. 또한 병동 근무자는 위기 상황이나 예정에 없는 신환 입원에도 대처해야 하는데, 실제 치료적 역량을 발휘할 수 있는 사람도 이런 상황에서는 급작스럽고 예상치 못한 변화를 경험할 수 있다. 근무자가 부족한 인력에 허덕이는 내외과 병동이나 시설 내 다른 프로그램으로 차출돼서 치료 활동에서 벗어나는 경우도 있다. 이는 병동 근무자가 그저 경영진의 변덕에 따라 희생될 수 있는 장기판 위의 졸에 불과하다는 인식을 강화한다. 이런 식으로 근무자를 이동시키는 것은 병동에 소속된 모든 근무자가 일관된 치료적 접근을 시행하려는 노력을 약화시킨다.

이러한 어려움들을 생각하면, "뭐 하러 애쓰지?"라고 물어보는 사람도 있을 것이다. 일단 현시점에서 최선의 정신과 입원치료 지침은 외래치료로 연계하더라도 입원 직후부터 치료 작업을 시작할 것을 권고한다. 입원 기간이 짧더라도 환자와 정신과 의사 모두 그 안에서 더 많은 정신치료적 개입이 이루어지는 것을 바란다(Mullen, 2009; Walsh & Boyle, 2009). ACT 같은 회복 모형에 기반한 치료를 시행하는 데에는 병동 맥락이 이상적이라는 주장도 있다(Jacob, 2015). 병동 치료환경은 고도로 통제된 상황으로, 아주 단기간에도 밀도 있는 심리적 개입을 시행할 수 있다. 병동이나 프로그램 근무자를 훈련시키는 것은 입원치료에 대한 지식을 전달하고 치료의 질을 향상시킬 수 있는 보람된 경험이기도 하다. 마지막으로, ACT 개입은 근무자들의 웰빙을 향상시키고 지각된 스트레스와 전문가 소진 위험을 낮추는 효과도 있다(Frögéli et al., 2016; Noone & Hastings, 2009).

우리는 병동 근무자들에게 ACT 접근법을 훈련시킨 직접적인(때로는 아프기도 했던) 경험을 바탕으로, 입원 · 부분 입원 · 위기쉼터에서 ACT 기반 프로그램을 개발하는 데 관심이 있는 독자들에게 도움이 될 만한 몇 가지 교훈을 소개하고자 한다. 우리의 많은 권고안은 로즈버트와 홀(Rosebert & Hall, 2009)이 깔끔하게 요약한 근무자 훈련 연구 결과와 일치한다.

적극적 경청 기술 개발에 주력하기

우리가 병동 근무자들에게 가르칠 수 있는 가장 기본적인 임상 기술 중 하나는 바로 환자를 판단하지 않고 경청하는 방법이다. 병동 근무자들은 적극적 경청을 통해 환자가 자신을 표현하고 경험을 관찰하며 추적하도록 할 수 있다는 것을 간과하는 경우가 많다. 환자의 문제를 해결해야 한다는 충동이나 의무감이 불안으로 이어지기도 한다. 이로 인해 명백히 고통받고 있는 환자와의 상호작용을 피하거나, 환자의 말을 경청하려는 진실된 욕구보다는 지나치게 자신의 입장에서만 바라보는 경우도 자주 있다. 경청하고, 반영하며, 공감하고, 인정하는 것은 간호 인력이 개발해야 할 중요한 기술이다.

임상적 의의가 있는 기술에 주력하기

병동 근무자들이 훈련받는 기술은 병동이나 프로그램 여건에 비춰 볼 때 구체적이고, 간단하며, 실현 가능하면서도 반드시 임상적 의의가 있어야 한다. 병동 근무자들은 대개 한 번에 많은 임무를 수행하고 많은 환자를 책임지기 때문에 한 가지 일만 할 시간도 부족하다. 이렇게 극히 현실적인 제약을 고려하더라도 병동이나 프로그램에 종사하는 근무자들은 정신병 집단치료에 활용할 수 있는 수준의 짧고 기본적인 마음챙김 연습을 훈련할 수 있다(Johns et al., 2016). ACT 치료환경의 근무자들은 환자가 자신의 감정을 알아차리고 이름을 붙이도록 도와줄 수 있다. 그들은 이렇게 물어볼 수 있다. "목소리가 들리면 어떻게 하죠?", "그렇게 하는 게 도움이 되나요, 아니면 오히려 더 안 좋아지나요?" 이렇게 간단하고 초점화된 질문은 환자 자신이 증상과 어떤 관계를 유지하는지 알게 해 주고, 곧바로 수용과 같은 새로운 전략을 시도하는 데 대한 논의로 이어질 수 있다. 티르베르크 등(Tyrberg et al., 2017)의 연구에서는 병동 근무자는 ACT의 효용성 질문이 환자가 힘겨워하는 이슈를 다루는 데 특히 더 유용한 것으로 나타났다.

자기주도 학습을 장려하기

ACT에 관심이 있는 근무자들에게는 원외 컨퍼런스와 워크숍 등의 추가적인 훈련 기회를 알아보도록 장려해야 한다. 기관에서 보수교육 훈련비와 학회 휴가 등을 지원해 주는 것이 이상적이다. 개인적 차원에서는 관심 있는 직원에게 책을 구입해 주는 방법이 있다. 임상진료팀 구성원에게 흔히 온라인으로 진행되는 저비용이나 무료 교육 및 훈련 자료를 찾아보도록 장려하는 것 역시 ACT의 기본 지식을 강화하는 데 도움이 된다.

지속적인 훈련을 제공하고 강화하기

직원 훈련은 공식/비공식적 방식 모두 진행할 수 있다. 공식적으로는 1~2일 간의 현장 ACT 워크숍을 개최할 수 있다. 대부분 기관에서 그런 워크숍은 1년에 한 번 정도만 진행할 수 있으며, 근무자는 교육훈련이 끝나면 배운 것을 모두 잊어버린다. 안타깝지만 새로 배운 기술이 병동의 문화와 사회적 규범이 되지 않는 한, 병동 근무자가 현장 훈련을 마치고 근무지로 돌아와 그것을 바로 적용하는 일은 없을 것이다. 새로운 기술을 적용하는 것에 대한 자신감이 부족하고, 다른 근무자들에게 그 기술을 활용하게 할 정도로 관심이 많지 않기 때문이다. 슬프게도 일부 근무자들은 훈련 워크숍을 역량 강화와 직무 만족도 향상을 위해 새로운 것을 배울 수 있는 기회보다는, 그저 병동에서 벗어나 하루 동안 쉴 수 있는 시간으로 여기기도 한다(Tyrberg et al., 2017).

단일 회기 근무자 훈련의 이러한 단점은 기존의 병동 업무와 병행할 수 있는 지속적이고 더 비공식적인 '약식 훈련' 회기를 제공하는 전략으로 상쇄할 수 있다. 예를 들면, 담당 정신과 의사가 ACT 원리를 보여 주는 최근의 환자 문제에 대한 사례기반 논의를 활성화하기 위해 병동 회의를 활용할 수 있다(Luoma & Vilardaga, 2013). 병동 근무자들은 교육 배경, 전문 기술, 의욕 수준이 제각각인 이질적 집단임을 명심하라. 또한 각 병동 근무자별로 기질, '성격personality', 추가적인 임상 훈련에 대한 전반적 감수성에서도 차이가 난다.

전직원을 포함하기

또 다른 중요한 고려 사항은, 가장 열성적인 근무자에게 관심을 쏟고 싶은 유혹이 느껴지더라도 ACT 프로그램으로 전환하는 데 모든 임상진료팀 구성원과 행정 직원을 포괄하는 전직원을 참여시켜야 한다는 것이다. 잘 따라오는 사람들에게 지나치게 많은 긍정적 관심을 쏟으면 의욕 수준이 낮은 다른 근무자들의 원성을 사고 병동 근무자들 사이에 부정적 역동을 유발할 수 있다. 이는 실제 병동에서 ACT를 구현하는 데 장애물이 된다. 아이러니하게도 의욕 수준이 높은 사람일수록 경력을 더 쌓기 바라기 때문에 다른 직장을 찾아 병동을 떠나는 비율이 더 높다. '받아들이지 않는 자들'의 의욕이 부족한 것은 자신감 부족이나 실패에 대한 두려움을 반영하는 것이기도 하는데, 이는 오직 ACT 훈련에 참여함으로써만 극복할 수 있다. 고집스럽게 저항하는 근무자는 ACT 프로그램을 기획하는 모든 회의와 논의 자리에 반드시 참여시켜야 한다. 병동 전직원에게 ACT로의 완전한 이행이 곧 환자 진료를 향상시키고 전문가로서의 만족도를 증가시키는 방향임을 강조하고 또 강조하라.

경험적 훈련 기법을 활용하기

경험적 훈련은 정규직 교육훈련 회기를 통해 공식적인 차원에서 진행할 수 있다. 근무자들이 ACT에 부합하는 마음가짐을 갖게 하는 최선의 방법은 ACT 개념을 직접 경험하게 하는 것이다. 이를 위한 효과적인 방법 중 하나는 '그들의 심기를 불편하게 하는' 환자를 다른 방식으로 대하는 것을 돕기 위해 '버스 안의 승객들'과 같은 경험적 기법을 활용하는 것이다. 그 환자의 무엇이 그렇게 괴로운지 미리 논의한 뒤, 근무자 한 명이 환자 역할을 하고 다른 근무자들이 환자의 '승객들'(예: 침습적 사고, 충동, 기억, 고통스러운 신체 증상) 역할을 하는 것이다. 이 연습이 지니고 있는 경험적 속성은 근무자들이 기본적인 ACT 모형에 대한 이해를 늘릴 수 있는 탁월한 방법이다. 이러한 경험 연습은 모든 사람이 자신만의 버스와 승객들을 지니고 있음을 깨달을 절호의 기회다. 대화는 종종 근무자들로 옮겨 가서 일하는 동안 어려움을 겪게 하는 승객들에 대해 이야기하게 될 것이다. 이러한 상호작용은 병동 환자들의 경험에 대해 더 자비적이고 수용적이고 공감적인 태도를 지니게 하는 경향이 있다. 이러한 회기를 통해 근무자들에게 ACT의 핵심 은유(특히 '인생 경로'와 같이 단기 집단 활동에 잘 어울리는 물리적 은유)를 기반으로 독자적인 집단 회기를 진행하도록 권장할 수도 있다. 근무자들에게 가치기반 집단을 진행하도록 권장하는 것은 ACT의 초점을 유지하는 좋은 방법이다. 대개 이러한 논의는 긍정적이고 힘을 북돋아 주는 정서적 분위기를 조성해서 환자의 가치에 대해 한결 편하게 이야기하게 되는 경우가 많다. 마지막으로, 병동 근무자가 집단에서 공동 진행자로 참여하면 임상진료팀 내 정신과 의사, 임상심리사, 그 외 다른 전문 직종들의 도움을 받아 ACT 기술을 실습할 수 있다.

요청에 따라 즉각적인 슈퍼비전을 제공하기

슈퍼비전을 통해 병동 근무자들은 자신의 생각과 느낌을 환자 관리나 다른 근무자들과의 상호작용과 관련지어 인식하는 경우가 많다. 담당 정신과 의사는 근무자들이 기꺼이 자신의 고통과 실수에 대한 두려움을 수용하고, 환자들이 감정적 고통을 '해결해야만 한다'는 느낌 없이 지내도록 도와줄 수 있도록 흔쾌히 근무자들과 함께 하겠다고 약속해야 한다. 이러한 성장의 여러 순간은 근무 중에 저절로 나타나기 때문에 언제든 슈퍼비전을 통해 개입할 수 있어야 한다. 정신과 의사뿐만 아니라 임상 진료팀 중에서 어느 정도의 자격을 갖춘 사람은 모든 병동 근무자에게 언제든 비공식적인 자문을 제공해 줄 수 있어야 한다. 근무자는 효과적인 슈퍼비전을 통해 자신의 개인적 고통뿐만 아니라, 그러한 경험과 자신의 관계를 바라보는 관점을 조망하는 법도 배우게 된다. 직업과 개인적 삶에서 요구되는 것들이 합쳐지면 높은 수준의 고통을 촉발한다. 그래서 효과적인 슈퍼비전은 근무자 개인의 삶에서 ACT가 효과를 나타내게 함으로써 ACT 접근법에 대한 근무자의 신뢰를 높여 주는 경우가 많다.

병원이나 시설 경영진을 참여시키기

ACT 기반 프로그램을 현실에서 구현하기 위해서는 반드시 고위 경영진의 지지를 확보해야 한다. 경영진의 참여 부족은 근무자들의 치료적 활동에 대한 인식 부족을 의미하며, 이는 근무자들을 훈련시키려는 시도를 심각하게 약화시킨다. 병동이나 프로그램에서 정신치료적 작업을 시행하는 것은 반드시 치료적으로 유익하고 시간과 노력을 들일 가치가 있는 것으로 여겨져야 한다. 이상적으로는 경영진과 프로그램 관리자들이 ACT 프로그램을 실행하는 데 근무자들이 중요한 역할을 하는 것을 지지한다는 의미로 근무자 훈련 자리에 함께하는 것이 좋다.

인내와 끈기

마지막으로, 기존 방식의 입원 병동 · 부분입원 병동 · 위기쉼터 프로그램을 ACT 기반 프로그램으로 전환하는 것을 끊임없는 발전 과정으로 보는 것이 가장 타당하다. 이 과정은 선형적이기보다는 시작과 중단의 연속이다. 정신과 의사는 '목표에 집중하면서도' 계획대로 되지 않을 때 실망하지 말아야 한다. 우리는 근무자들의 다양한 동기부여 수준, 새로운 것을 받아들이는 것에 대한 일부 근무자들의 망설임, 종종 정신과 의사를 의기소침하게 하는 과도한 직무 요구에 대처해야만 하고 또 그럴 수 있다. 다시 말하지만 정신과 의사는 구조의 불안정한 변화를 조망수용함으로써 종종 느려지기도 하는 변화의 속도를 인내하고 수용하며, 끈기 있게 병동 및 프로그램을 목표한 변화의 방향으로 나아가게 할 수 있다. 조망수용은 정신과 의사가 자신의 생각과 느낌에 융합되지 않고, 입원 병동에 대한 가치기반 계획과 환자들의 장기적 예후를 향상시키는 데 더 집중하게 해 준다.

성공의 팁

ACT를 병동 및 시설 프로그램에서 치료 프레임워크로 채택해야 하는 강력한 이유

- 환자들의 치료 효과가 더 향상된다.
- 모든 근무자가 훈련받고 치료 모형에 따를 때 한층 더 좋은 결과를 얻게 된다.
- ACT 훈련은 직무 만족도를 높이고 전문인력 소진 비율을 낮추는 경향이 있다.

병동 및 프로그램 근무자가 ACT 접근법을 활용하는 데 방해가 되는 흔한 요소들

- 긍정적인 임상적 결과를 얻는 데 있어서 병동이나 프로그램 근무자가 차지하는 역할의 중요성을 인지하지 못함
- 보상이 마땅치 않은 활동에 대한 경영 혹은 행정 지원 부족
- 예측 불가능하고 종잡을 수 없는 근무 패턴과 갑작스러운 직원 변경
- 더 많은 치료적 역할을 받아들이는 것에 대한 병동 및 프로그램 근무자의 저항

근무자를 대상으로 하는 ACT 훈련의 긍정적 영향력을 높이는 핵심 과정

- 새로 배우는 기술이 구체적이고, 명확하고, 임상적 의의가 있음을 강조하기
- 다양한 교육 기법(예: 강의식 워크숍, 병동 회의 때 사례 논의, 근무자가 특정 환자에게 어떻게 ACT를 실행할지 모를 때 실시간 슈퍼비전, 근무자가 ACT 개념을 개인적 삶에 접목힐 수 있세 해 주는 경험적 연습, 관심 있는 근무자를 위한 원외 ACT 훈련 장려)을 지속적으로 제공하기

초기부터 적극적인 관심을 보이는 근무자들의 긍정적 에너지를 활용하면서, 회의론자와 상습적 반대론자들을 개발 과정에 참여시킨다.

긍정적으로, 인내와 끈기를 가지라!

≫ 요약

이 장에서는 ACT 같은 치료법이 기존 치료의 보조요법이나 단독치료로 강력한 효과가 있다는 유명세를 얻은 뒤에야 잘 해결될 수 있는 여러 문제를 다뤘다. 대학원 수준의 교육을 받은 새로운 학생(전공의)이 유능하게 ACT를 시행하도록 하려면 어떤 방식으로 훈련시켜야 하는가? 이러한 새로운 기술을 이미 현업에 종사하고 있는 정신건강 전문가들에게는 어떻게 가르칠 것인가? 대부분 다양한 학제와 교육 수준을 가진 구성원들로 이루어진 기관 및 프로그램 환경에서 ACT 같은 모형을 기존의 치료환경에 접목할 수 있는 최선의 방법은 무엇인가? 기관과 프로그램의 임상 관행과 마찬가지로 교육훈련 패러다임 역시 그 자체로 '생명력'이 있기 때문에 이 질문들에 대한 답은 간단하지 않다. 그런 것들은 대개 하룻밤 사이에 저절로 바뀌지 않는다. 그 과정이 불안정하고 실망스럽더라도, 누군가는 비전과 끈기와 단호함을 가지고 변화를 불러일으키고 올바른 방향으로 이끌어 가야 한다. 이 장에서 논의한 교육훈련 전략과 변화를 일으키는 데 필요한 원칙이 당신에게 좋은 출발점이 될 수 있기를 바란다!

핵심 정리

- ACT 모형은 의과대학, 정신과 전공의, 펠로우 수련 과정에서 전수받는 정신치료 기술 세트를 뚜렷하게 향상시킬 수 있는 매우 광범위한 이론적 프레임워크다.
- 정신과 전공의에 대한 ACT 훈련은 다음 세 가지 교육 기법의 조합으로 이루어진다.
  - 교재 강독
  - 기술 개발에 근거한 강의식 훈련
  - 직접적인 관찰 평가 기반의 핵심역량 훈련
- 핵심역량은 정신과 의사가 유능한 ACT 임상가가 되는 데 집합적으로 기여하는 엄선된 임상 기술이다.
- ACT 임상 기술 훈련은 기본적인 임상 활동 위에 복합적인 임상 활동이 중첩되면서 발달해 가는 과정으로 봐야 한다.

- 에이전시와 기관에 소속된 정신건강 전문가에게 ACT를 가르치기 위해서는 행정 및 의료 리더십의 승인을 끌어내기 위한 적극적인 활동뿐만 아니라 ACT 접근법을 관철할 수 있는 인내와 끈기가 필요하다.

■ 참고문헌

Bower, P., & Gilbody, S. (2005). Stepped care in psychological therapies: access, effectiveness and efficiency. Narrative literature review. *Br J Psychiatry, 186*, 11–17.

Frögéli, E., Djordjevic, A., Rudman, A. et al. (2016). A randomized controlled pilot trial of acceptance and commitment training (ACT) for preventing stress-related ill health among future nurses. *Anxiety Stress Coping, 29*(2), 202–218.

Hayes, S., Strosahl, K., & Wilson, K. (2011). *Acceptance and Commitment Therapy: The Process and Practice of Mindful Change*. 문성원 역(2018). 수용과 참여의 심리치료. 시그마프레스.

Hinshelwood, R. D., & Skogstad, W. (2000). The dynamics of healthcare institutions. In R. D. Hinshelwood & W. H. Skogstad (Eds.), *Observing Organisations: Anxiety, Defence and Culture in Health Care*. UK, Brunner Routledge.

Jacob, K. S. (2015). Recovery model of mental illness: a complementary approach to psychiatric care. *Indian J Psychol Med, 37*(2), 117–119.

Johns, L. C., Oliver, J. E., Khondoker, M. et al. (2016). The feasibility and acceptability of a brief acceptance and commitment therapy (ACT) group intervention for people with psychosis: The 'ACT for Life' study. *J Behav Ther Exp Psychiatry, 50*, 257–263.

Luoma, J. B., & Vilardaga, J. P. (2013). Improving therapist psychological flexibility while training acceptance and commitment therapy: a pilot study. *Cogn Behav Ther, 42*(1), 1–8.

Luoma, J. B., Hayes, S., & Walser, R. (2017). *Learning ACT: An Acceptance and Commitment Therapy Skills Training Manual for Therapists* (2nd ed.). Oakland, CA, New Harbinger.

Mullen, A. (2009). Mental health nurses establishing psychosocial interventions within acute inpatient settings. *Int J Ment Health Nurs, 18*(2), 83–90.

Noone, S. J., & Hastings, R. P. (2009). Building psychological resilience in support staff caring for people with intellectual disabilities: pilot evaluation of an acceptance-based intervention. *J Intellect Disabil, 13*(1), 43-53.

Rosebert, C., & Hall, C. (2009). Training acute ward in-patient staff to use CBT techniques, In I. Clarke & H. Wilson (Eds.), *Cognitive Behavioural Therapy for Acute In-patient Mental Health Units: Working With Clients, Staff and the Milieu*. (pp. 143-158). New York, Routledge.

Strosahl, K., Robinson, P., & Gustavsson, T. (2012). *Brief Interventions for Radical Change: Principles and Practice of Focused Acceptance and Commitment Therapy.* 김창대 외 공역(2017). 상담에서의 단기개입전략: 초점화된 수용전념치료의 원리와 실제. 시그마프레스.

Törneke, N. (2010). *Learning RFT: An Introduction to Relational Frame Theory and Its Clinical Application*. 이선영 역(2019). (수용-전념치료자를 위한) 언어적 관계틀 배우기: RFT에 대한 개요 및 임상적 활용. 학지사.

Tyrberg, M. J., Carlbring, P., & Lundgren, T. (2017). Implementation of acceptance and commitment therapy training in a psychiatric ward: feasibility, lessons learned and potential effectiveness. *Journal of Psychiatric Intensive Care, 13*(2), 73-82.

Walsh, J., & Boyle, J. (2009). Improving acute psychiatric hospital services according to in-patient experiences. A user-led piece of research as a means to empowerment. *Issues Ment Health Nurs, 30*(1), 31-38.

찾아보기

[인명]

[내용]

■ 저자 소개

Debrin P. Goubert, M.D.
미국 오리건주 클랙커미스 카운티 노스웨스트 카이저 퍼머넌트 의료센터 병원정신의학 정신과 전문의

Niklas Törneke, M.D., Ph.D.
스웨덴 코핑스빅 지자체 개인의원 원장

Robert Purssey, M.D., FRANCZP
호주 브리즈번 ACT 센터 센터장
퀸즈랜드 대학교 임상부 교수

Josephine Loftus, M.D., MRCPsych
모나코 프린세스 그레이스 의료센터 정신과 기분장애 병동 및 양극성장애 전문센터 센터장

Laura Weiss Roberts, M.D., M.A., DLFAPA, FACLP
미국 캘리포니아주 스탠포드 대학교 의과대학 정신의학 및 행동과학과 학장
캐서린 덱스터 맥코믹과 스탠리 맥코믹 기념교수

Kirk D. Strosahl, Ph.D.
미국 오리건주 휠러시 허트매터즈 컨설팅 유한책임회사 대표

■ 역자 소개

나경세(Kyoung-Sae, Na) M.D., Ph.D.
고려대학교 대학원 박사(정신의학)
현 가천대학교 길병원 부교수
인천광역정신건강복지센터 센터장

주요 역서
『자살경향성에 대한 임상적 평가 및 치료』(2판, 공역, 2022, 군자출판사)
『ACT(수용전념치료)의 100가지 핵심 개념과 기법』(2022, 해피한가) 외 다수

임상 전문가를 위한
수용전념치료의 이론과 실제
Learning Acceptance and Commitment Therapy:
The Essential Guide to the Process and Practice of Mindful Psychiatry

2023년 1월 10일 1판 1쇄 인쇄
2023년 1월 20일 1판 1쇄 발행

지은이 • Debrin P. Goubert · Niklas Törneke · Robert Purssey ·
Josephine Loftus · Laura Weiss Roberts · Kirk D. Strosahl
옮긴이 • 나경세
펴낸이 • 김진환
펴낸곳 • (주) 학지사
04031 서울특별시 마포구 양화로 15길 20 마인드월드빌딩
대표전화 • 02)330 - 5114 팩스 • 02)324 - 2345
등록번호 • 제313 - 2006 - 000265호

홈페이지 • http://www.hakjisa.co.kr
페이스북 • https://www.facebook.com/hakjisabook

ISBN 978-89-997-2812-9 93510

정가 23,000원